Peter Michler & Monika Michler

Gymnastik – aber richtig!

informieren, mobilisieren, dehnen und kräftigen

Gymnastik – aber richtig!
5. neu überarbeitete und erweiterte Auflage 2005
ISBN-10: 3-9500524-3-7, ISBN-13: 978-3-9500524-3-5

Fon & Fax: +43 (0) 55 74/78 391
office@gymnastik.at
www.gymnastik.at

Druck & Bindung
Buchdruckerei Lustenau

Fotos
SFH Bildkommunikation (Bregenz):
Reinhard Fasching, Ivo Vögel, Felix Gröfler
www.sfh.at

Gestaltung & Satz
atelier**merz.**
Alemannenstraße 49, A - 6830 Rankweil
www.ateliermerz.com

Unsere Sportler
Christine Gigl, Werner Battisti

Unser Dank
Unser Dank gilt all den unsichtbaren und stillen Helfern, die am Gelingen von »Gymnastik – aber richtig!« entscheidend mitgearbeitet haben und insbesondere unserem Ausrüster Skinfit.

Inhaltsverzeichnis

Zeichenerklärung

»Gymnastik – aber richtig!« hat ein eigenes Zeichensystem entwickelt. Um einen logischen Übungsablauf zu gewährleisten, ist jede Übung in Ausgangsposition und Bewegung bzw. in Bewegungsphasen zerlegt und entsprechend gekennzeichnet.

Ⓐ Ausgangsposition	Die Ausgangsposition ist mit einem gefüllten Kreis und einem A gekennzeichnet.
○ Bewegung	Bewegungen sind mit einem Kreis versehen.
① Bewegungsphase 1	Sind mehrere Bewegungsphasen vorhanden, sind diese mit Kreis und Ziffern gekennzeichnet.
⊕ Variation	Zur Abwechslung bieten wir Alternativen zur Übungsausführung an.
⟷	Übung soll beidseitig ausgeführt werden
90°	Ansicht um 90° gedreht
180°	Ansicht um 180° gedreht

Als Sportler gehörte ich den Pionieren...

Mag. Toni Innauer – Sportdirektor Nordisch beim ÖSV

Als Sportler gehörte ich den Pionieren des Leistungssports moderner Prägung an. Sehr wohl wurde damals viel Gehirnschmalz und Begeisterung in die Suche nach und Umsetzung von leistungssteigernden Methoden und Strategien verwendet. Die »Pioniere« brachten auch wirklich einiges vorwärts ... aber wo gehobelt wird, da fliegen bekanntlich auch Späne ...
Viele kleine und gröbere, zum Teil bleibende körperliche Erinnerungen sprechen eine kinästhetisch unmissverständliche Sprache und sind Erinnerungen an Fehler bzw. Versäumnisse dieser Epoche.
Die Bedeutung eines begleitenden und ausgewogenen Gymnastikprogrammes im Hinblick auf dessen ausgleichende, regenerierende, sogar leistungssteigernde und vorbeugende Wirkung konnte noch nicht in der heute bekannten Gewichtung erfasst werden.
Nachdem manche »überlebende Pioniere« (alters- und interessebedingt) in Trainerpositionen übergewechselt sind, ist die Hochschätzung richtiger und ständiger Gymnastik auch im Hochleistungssport Allgemeingut und vitales Bedürfnis der nunmehr Verantwortlichen.
Die Durchführung der Übungen wird nach einem Muskelfunktionstest und einer exakten Einschulung in den persönlichen Verantwortungsbereich des Athleten delegiert. Er ist für das begleitende »Service« seines Körpers im Sinne der Korrektur allgemeiner und individueller Schwachstellen und den Ausgleich großer Trainingsbelastungen in letzter Konsequenz selbst verantwortlich.
Wir alle, ob Spitzensportler, Ex-Sportler oder gesundheitsbewusste sportliche Normalverbraucher tragen die Verantwortung für die Funktionstüchtigkeit und damit auch für einen bedeutenden Teil unserer Lebensqualität letztendlich selber.
Das vorliegende Buch »Gymnastik – aber richtig!« wird von mir gerne empfohlen. Es besticht durch die Vielzahl der angebotenen Übungen, die klaren Darstellungen und durch die von mir besonders geschätzten Gegenüberstellungen von geeignetem und ungeeignetem Übungsgut.

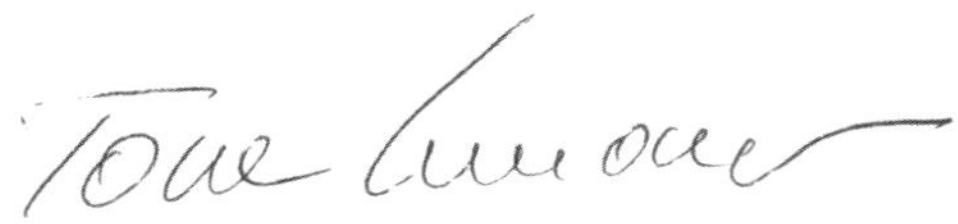

[...] deutliche Darstellung der Übungen ...

Prof. Mag. Wolfgang Leitenstorfer – Abteilungsvorstand für Trainerausbildungen an der BAfL Innsbruck
Stanislav Cherchesov – Cheftrainer des FC Wacker Tirol Innsbruck (bis Mitte 2006)

Als Leiter der Abteilung für Trainerausbildungen an der Bundesanstalt für Leibeserziehung Innsbruck werde ich immer wieder mit der Frage konfrontiert, welche Literaturbeiträge empfohlen werden können, um die Arbeit mit und »an« den Sportlern zu erleichtern und zu helfen, die erworbenen Kenntnisse in die Praxis umzusetzen!
Gerade die Gegenüberstellung von geeigneten und ungeeigneten Übungen bietet vor allem dem noch unerfahrenen Trainer wirklich die Möglichkeit, sein Gymnastikprogramm sinnvoll, abwechslungsreich und leistungsunterstützend aufzubauen!
Die einfache, klare und deutliche Darstellung der Übungen trägt außerdem dazu bei, dass sich der »Leser« auf das Wesentliche konzentrieren kann und nicht von Unwesentlichem abgelenkt wird.
In Bezug auf richtige Gymnastik kann das vorliegende Buch den oben geforderten Ansprüchen vollauf gerecht werden. Als Konditions- und REHA-Trainer des FC Wacker Tirol kann ich den Wert des Buches auch für diesen speziellen Bereich nur unterstreichen!
Muskelverkürzungen und/oder Abschwächungen bzw. muskuläre Disbalancen sind gerade in der populären Sportart Fußball noch immer an der Tagesordnung und Muskelfunktionstests sowie allgemeine wie auch sportartspezifische Gymnastik kann nicht nur dem Trainer, sondern vor allem den Sportlern helfen, Schäden am aktiven und passiven Bewegungsapparat vorzubeugen, was selbstredend viel besser ist, als später »rehabilitieren« zu müssen!
»Kein Krafttraining ohne Koordinationsübungen« ist einer meiner Grundsätze. Und das neue Buch »Gymnastik – aber richtig!« trägt diesem Grundsatz Rechnung!
Die dargestellten Übungen bilden einen wichtigen Bereich in der Gymnastikarbeit des FC Wacker Tirol und bewähren sich in der Vorbereitung und im Bereich des Cooling-Downs nach Spielen und Training.

In nahezu allen Sportarten werden immer noch ...

Prim. Dr. med.-univ. Werner Benzer
Facharzt für Innere Medizin, Kardiologie
und internistische Sportheilkunde
Leiter des Instituts für Sportmedizin
am Landeskrankenhaus Feldkirch

In nahezu allen Sportarten werden immer noch Rekorde überboten. Dies zeigt, dass der Leistungsumfang und die Leistungsintensität in den verschiedensten Sportdisziplinen immer noch weiter zunimmt. Für die Sportler bedeutet dies die Notwendigkeit einer kontinuierlichen Steigerung des Trainingsumfanges und der Trainingsintensität. Wegen der streng sportartspezifischen Trainingsmethoden bleibt aber immer weniger Zeit für die aktive Erholung.
Richtig durchgeführte Gymnastik bietet dazu die idealen Voraussetzungen. Sie ist ein wesentlicher Bestandteil beim Aufwärmen und bei der aktiven Erholung des Leistungssportlers.
Der Wettkampfsport präsentiert sich mit seiner Öffentlichkeitswirkung als Inbegriff von Gesundheit und Fitness. In unserer Gesellschaft stellt jedoch die aktiv Sport treibende Bevölkerung eine Minderheit dar. So wichtig für diese Gruppe Gymnastik ist, umso wichtiger ist diese Art sportlicher Betätigung aber vor allem für die Menschen, die unter Bewegungsmangel leiden. Gerade jene Personen, die durch körperliche Inaktivität bereits Schäden am Bewegungsapparat, verbunden mit Beschwerden aufweisen, können durch gezielte Gymnastik ein weiteres Fortschreiten dieser Schäden verhindern.
Die Autoren der Neuauflage dieses Buches geben sowohl der Sportlerin bzw. dem Sportler als auch dem an Bewegungsmangel leidenden Menschen einen neu überarbeiteten fachlich fundierten und praxisnahen Leitfaden in die Hand, Gymnastik – aber richtig – zu betreiben. Das Buch eignet sich auch ausgezeichnet als Lehr- und Lernhilfe im Turnlehrer- und Trainerbereich.

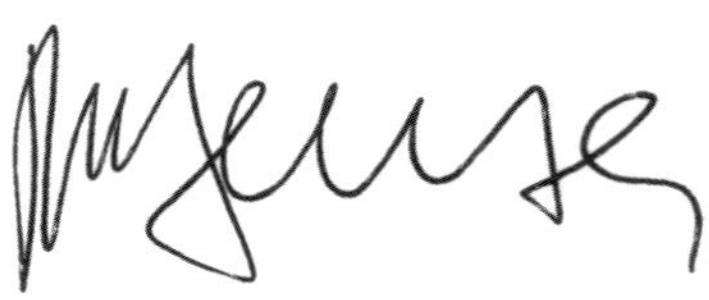

Die aufrechte Haltung ist eine Hochleistung ...

Diplom-Sportarzt Dr. Reinhard Spöttl
Facharzt für Orthopädie und Orthopädische Chirurgie
Leiter der Rückenschule Dornbirn

Die aufrechte Haltung ist eine Hochleistung des Bewegungsapparates und bedarf eines perfekten Zusammenspiels der Aufrichtemechanismen: der Muskulatur, der Gelenke, des Bandapparates, des Nervensystems usw.
Die technischen Fortschritte in unserer »Hochzivilisation« haben zu einem Bewegungsmangel geführt, der sich sehr nachteilig auf den Bewegungsapparat auswirkt:

- Schäden an der Muskulatur – einseitige Verkürzung und Erschlaffung bei gestörtem Muskelgleichgewicht.
- Schäden an Gelenken – reduzierte Gelenksbeweglichkeit durch verkürzte, unelastische Bänder.
- Schäden am Nervensystem – verkümmerte Reaktions- und Koordinationsfähigkeit, unterentwickeltes Bewegungsgefühl und Muskelempfinden.

Gymnastik kann dem entgegenwirken – Gymnastik, aber richtig!
Den Autoren ist es gelungen, mit anschaulichem Bildmaterial und gut verständlichen Texten, Gymnastik dem Interessierten näher zu bringen.
Bedauerlicherweise werden häufig in Sportvereinen, Schulen und beim individuellen Training Übungen durchgeführt, die den Bewegungsapparat belasten; solche ungeeignete Übungen sind im vorliegenden Buch den geeigneten Übungen gegenübergestellt.
Die korrekte Darstellung der Übungstechnik und des -zieles gibt die Möglichkeit, optimale Trainingsprogramme zusammenzustellen.
So kann ich das Buch »Gymnastik – aber richtig!« bestens empfehlen. Es sollte jedem Turnlehrer, Übungsleiter, Trainer, aber auch dem Trainierenden selbst als wichtige Anleitung zur Verfügung stehen.

Ich wünsche dem Buch viel Erfolg und Weiterverbreitung.

Immer mehr Menschen verspüren das Bedürfnis ...

Immer mehr Menschen verspüren das Bedürfnis, sich sportlich zu betätigen. Ob es nun die Liebe zur Natur oder die Freude an der Bewegung ist, man will etwas für seine Fitness tun. Werbung und Trendvorgaben tragen ihren Teil dazu bei.
Die sportlich aktive Gestaltung der Freizeit erfreut sich steigender Beliebtheit, zudem unsere Arbeit geprägt ist von Bewegungsmangel und Rationalisierung im großen Stile.
Das typische Erscheinungsbild in unserer Gesellschaft sind vielfach Mitarbeiter mit schmerzhaften Verspannungen, Muskelverkürzungen kombiniert mit Abschwächungen der Gegenspieler bzw. starken Abnützungen.

Wie vieles in unserem Leben ist die Befindlichkeit unseres Körpers nur eine Frage der Balance. Die Ausgewogenheit unserer Muskelgruppen gepaart mit der vollen Bewegungsfähigkeit von Wirbelsäule, Becken und Gelenken liefert diese Balance.
»Gymnastik – aber richtig!« hat sich diese Balance als Ziel gesetzt und will durch Mobilisieren, Dehnen und Kräftigen dieses Gleichgewicht erreichen oder bewahren. Bewegung soll Spaß machen, soll richtig ausgeübt werden und durch die reichhaltige Übungssammlung für ein abwechslungsreiches Training sorgen.
»Gymnastik – aber richtig!« versteht sich als ein unverzichtbarer Begleiter und Ratgeber für den Trainer, den Sportlehrer, den Therapeuten aber auch für die Sportler selbst.

Wir wünschen allen viel Freude an der Bewegung!

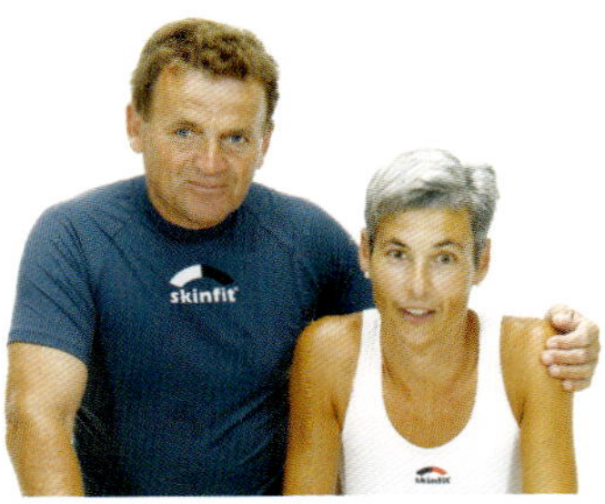

Peter + Monika

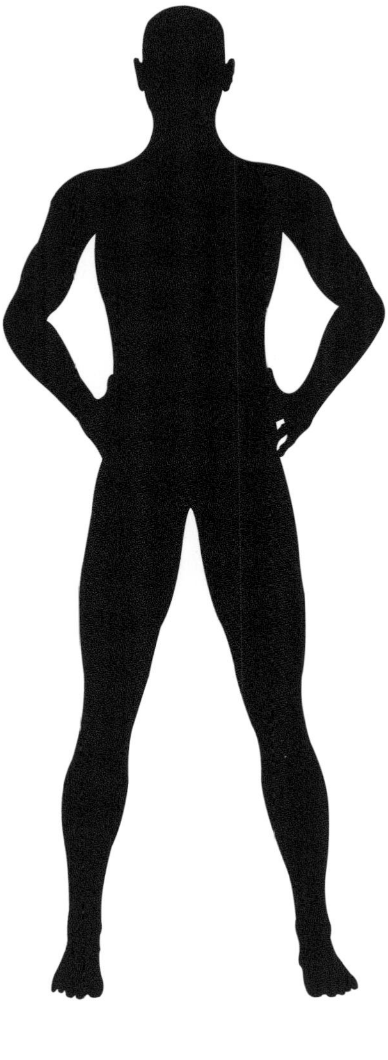

Übersicht

Der aktive Bewegungsapparat

Der menschliche Bewegungsapparat besteht aus dem aktiven und dem passiven Teil. Das Muskelsystem ist der aktive Bewegungsapparat und umfasst die Muskeln mit ihren Sehnen, Sehnenscheiden und Schleimbeuteln. Das Skelettsystem ist der passive Bewegungsapparat und besteht aus den Knochen, Gelenken und Bändern.

Die Muskeln

Muskelarten

Im menschlichen Organismus werden drei Arten von Muskeln unterschieden: die glatte Muskulatur, die quergestreifte Muskulatur und die Herzmuskulatur.

Die glatte Muskulatur ist an der Funktion vieler innerer Organe beteiligt, zum Beispiel in den Muskelwänden des Magen-Darm-Traktes, in der Harnblase und im Gefäßsystem der Bronchien.
Die Kontraktion verläuft langsam und unwillkürlich.

Die quergestreifte Muskulatur bildet die gesamte Skelettmuskulatur. Die Kontraktion wird vom zentralen Nervensystem ausgelöst und ist willentlich beeinflussbar.
Die Skelettmuskulatur wird nach der Art, wie sie beansprucht wird, in Beuge- und Streckmuskulatur eingeteilt.

Die Skelettmuskulatur erfüllt drei wichtige Aufgaben:

- die aufrechte Körperhaltung
- die aktive Bewegung des Körpers
- die Wärmeproduktion

Die Herzmuskulatur ist eine Sonderform der quergestreiften, die aber wie die glatte Muskulatur nicht dem Willen unterworfen ist.

Fasertypen

Fasertypen

Im Muskel lassen sich zwei Fasertypen unterscheiden:

1. *langsam kontrahierende Fasern (ST-Fasern = slow twitch fibres)*
   Diese sind für Ausdauerleistungen verantwortlich (rot, dünn und langsam kontrahierend). Ihre Aufgabe liegt in der Kohlehydrat- und Fettverbrennung.

2. *schnell kontrahierende Fasern (FT-Fasern = fast twitch fibres)*
   Sie sind auf schnellkräftige Leistungen spezialisiert (weiß, dick und schnell kontrahierend). Über kurze Zeit sind sie in der Lage, Kontraktionen mit hoher Geschwindigkeit auszuführen.
   FT-Fasern verfügen über größere Glykogendepots, sind aber weniger gut mit Sauerstoff versorgt.

Untersuchungen zeigen, dass sich die Muskeln nicht nur nach ihrer Zusammensetzung, sondern nach der Art, wie sie beansprucht werden, verhalten.|[1] Individuelle Unterschiede entstehen durch verschiedene Körperhaltungen bzw. einseitige Beanspruchung.

Agonist & Antagonist

Für jede Bewegung ist ein bestimmter Muskel (Kennmuskel) verantwortlich. Dieser Kennmuskel wird als Agonist bezeichnet.
Der Agonist wird dabei von Hilfsmuskeln (Mitspielern) unterstützt. Diese Mitspieler werden als Synergisten bezeichnet. Jedem Agonist wirkt ein bestimmter Muskel entgegen (Gegenspieler). Dieser Gegenspieler wird als Antagonist bezeichnet.

Muskeln, die zur Verkürzung neigen

Verkürzungen

Ein verkürzter Muskel kann seine Mitspieler (Synergisten) und Gegenspieler (Antagonisten) hemmen. Die Verkürzung bewirkt, dass Synergist und Antagonist nicht maximal aktiviert und trainiert werden können. Es kommt zu einem muskulären Ungleichgewicht, wodurch das natürliche Zusammenspiel der Muskeln empfindlich gestört wird. Wir sprechen von funktioneller Verkürzung.

1 vgl. Albrecht/Meyer/Zahner, 2001, S. 25

Muskeln, die zur Verkürzung neigen

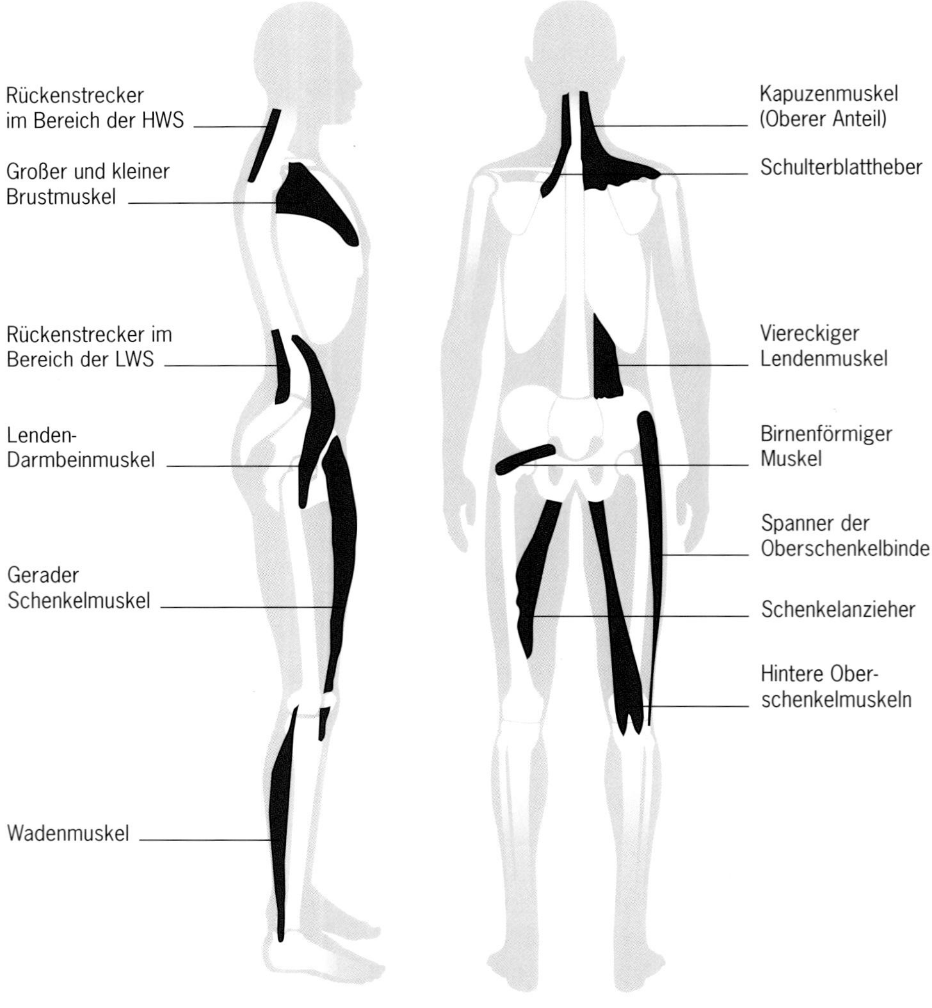

Häufig verkürzte Muskeln

Muskeln	Funktionen
Rückenstrecker (M. erector spinae)	• Im Bereich der HWS und der LWS Strecken und Seitneigen der Wirbelsäule.
Großer und kleiner Brustmuskel (M. pectoralis major et minor)	• Arme (großer Brustmuskel): Heranführen und Einwärtsdrehen. • Brustkorb (großer und kleiner Brustmuskel): Heben der Rippen bei aufgestützten Armen (Hilfsmuskel bei der Einatmung). • Schultergürtel: a. Großer Brustmuskel: Nach-vorne-Senken der Schulter; b. Kleiner Brustmuskel: Senken und Drehen des Schulterblattes.
Lenden-Darmbeinmuskel (M. iliopsoas)	• Lendenmuskel (M. psoas major) • Darmbeinmuskel (M. iliacus) Beugen im Hüftgelenk; Heranführen (Adduzieren), Außendrehen und Nach-vorne-oben-Führen des Oberschenkels; Stabilisierung des Beckens.
Gerader Schenkelmuskel (M. rectus femoris)	Beugen im Hüftgelenk und Strecken im Kniegelenk.
Wadenmuskel (M. triceps surae)	• Zwillingswadenmuskel (M. gastrocnemius) • Schollenmuskel (M. soleus) Strecken im oberen Sprunggelenk (Senken der Fußspitze = Plantarflexion); Beugen im Kniegelenk.

Muskeln	Funktionen
Kapuzenmuskel/oberer Anteil (M. trapezius/pars descendens)	Nach-oben-Ziehen der Schulter; Zur-Wirbelsäule-Ziehen des Schulterblattes (Adduktion) und Unterstützen der Schulterblattdrehung; Halten des Schulterblattes und dadurch Fixierung des Schultergürtels.
Schulterblattheber (M. levator scapulae)	Heben des Schulterblattes und Unterstützen der Schulterblattdrehung nach innen.
Viereckiger Lendenmuskel (M. quadratus lumborum)	Seitneigen im Lendenbereich.
Birnenförmiger Muskel (M. piriformis)	Außendrehen und Abspreizen des Oberschenkels.
Spanner der Oberschenkelbinde (M. tensor fasciae latae)	Beugen und Abspreizen (Abduzieren) des Beines im Hüftgelenk; Innendrehen des Oberschenkels; Pressen des Oberschenkelkopfes in die Hüftpfanne.
Schenkelanzieher (Adduktoren)	Heranführen (Adduzieren) und Drehen des Oberschenkels; Stabilisieren des Beckens im Einbeinstand.
Hintere Oberschenkelmuskeln (Mm. ischiocrurales)	Beugen im Kniegelenk und Strecken im Hüftgelenk; Unterstützen der Drehung des gebeugten Unterschenkels.

Der Lenden-Darmbeinmuskel (Musculus iliopsoas)

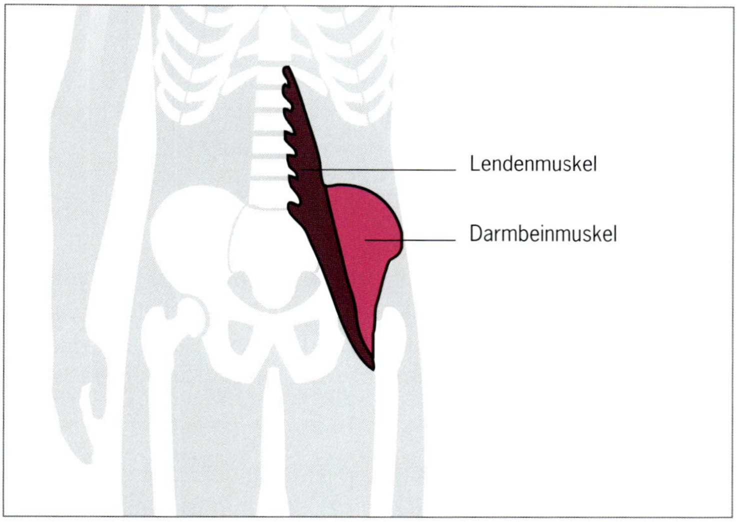

Lenden-Darmbeinmuskel

Beispiel eines zur Verkürzung neigenden Muskels

Der Lenden-Darmbeinmuskel (M. iliopsoas) ist vielfach auch unter dem Namen »Hüftlendenmuskel« bekannt.
Er setzt sich aus zwei Teilen zusammen, dem Musculus iliacus und dem Musculus psoas major. Der M. iliacus entspringt an der Innenseite der Beckenschaufel und der M. psoas major an der Brust- und Lendenwirbelsäule. Gemeinsam setzen sie am kleinen Rollhügel des Oberschenkelknochens (Trochanter minor femoris) an.

Ursprung des Lendenmuskels (M. psoas major):
12. (letzter) Brustwirbel bis zum 5. Lendenwirbel sowie an den Querfortsätzen der Lendenwirbel

Ursprung des Darmbeinmuskels (M. iliacus):
Innenseite der Darmbeinschaufel und vorderer unterer Darmbeinstachel

Gemeinsamer Ansatz von Lenden- und Darmbeinmuskel:
Lenden- und Darmbeinmuskel setzen gemeinsam an der Innenseite des Oberschenkelknochens (im Bereich des kleinen Rollhügels) an.

Lendenmuskel und Darmbeinmuskel bilden den Lenden-Darmbeinmuskel (Musculus iliopsoas), den stärksten Beuger im Hüftgelenk. Er hilft z.B., den Rumpf aus der Rückenlage aufzurichten.

Funktionen des Musculus iliopsoas

Aufgrund seiner Beugewirkung im Hüftgelenk wird der M. iliopsoas beim Gehen, Laufen und beim langen Sitzen beansprucht. Er führt den Oberschenkel nach vorne oben und wird auch als der »typische Laufmuskel« bezeichnet. So kommt er in verschiedenen Sportarten verstärkt zum Einsatz: z.B. in der Leichtathletik beim Hürdenlauf, im Gerätturnen beim Schwebestütz am Barren, im Fußball als »Schussmuskel«.

Der Lendenmuskel (M. psoas major) ist noch gering an der Seitneigung der Wirbelsäule beteiligt. Gemeinsam mit der Bauch- und der Gesäßmuskulatur hat der Lenden-Darmbeinmuskel (Hüftlendenmuskel) wesentlichen Anteil an der Stabilisierung der Lendenwirbelsäule und der Beckenstellung. Darüber hinaus dreht er den Oberschenkel auswärts und führt ihn seitlich heran (Adduktion).

Während der Lenden-Darmbeinmuskel zur Verkürzung neigt, weisen die Bauch- und Gesäßmuskeln (seine Gegenspieler) häufig Abschwächungen auf. Aus der Verkürzung des M. iliopsoas resultiert eine stärkere Beckenkippung nach vorne und somit eine Verstärkung der Lendenlordose.

Lendenlordose

Lendenlordose = natürliche, ventrale Krümmung der Lendenwirbelsäule; [ventral = bauchwärts].

Diese muskuläre Dysbalance (Ungleichgewicht) ist sehr häufig die Ursache für Beschwerden im Bereich der Lendenwirbelsäule und der hinteren Oberschenkelmuskulatur.

Ein verkürzter M. iliopsoas macht eine gezielte Dehnung notwendig. Will man das Muskelgleichgewicht und somit die »Einbettung« der Wirbelsäule in ein korrektes Muskelkorsett wiederherstellen, ist es wichtig, den dominanten Lenden-Darmbeinmuskel zu dehnen und die abgeschwächte Bauch- und Gesäßmuskulatur zu kräftigen.

Muskeln, die zur Abschwächung neigen

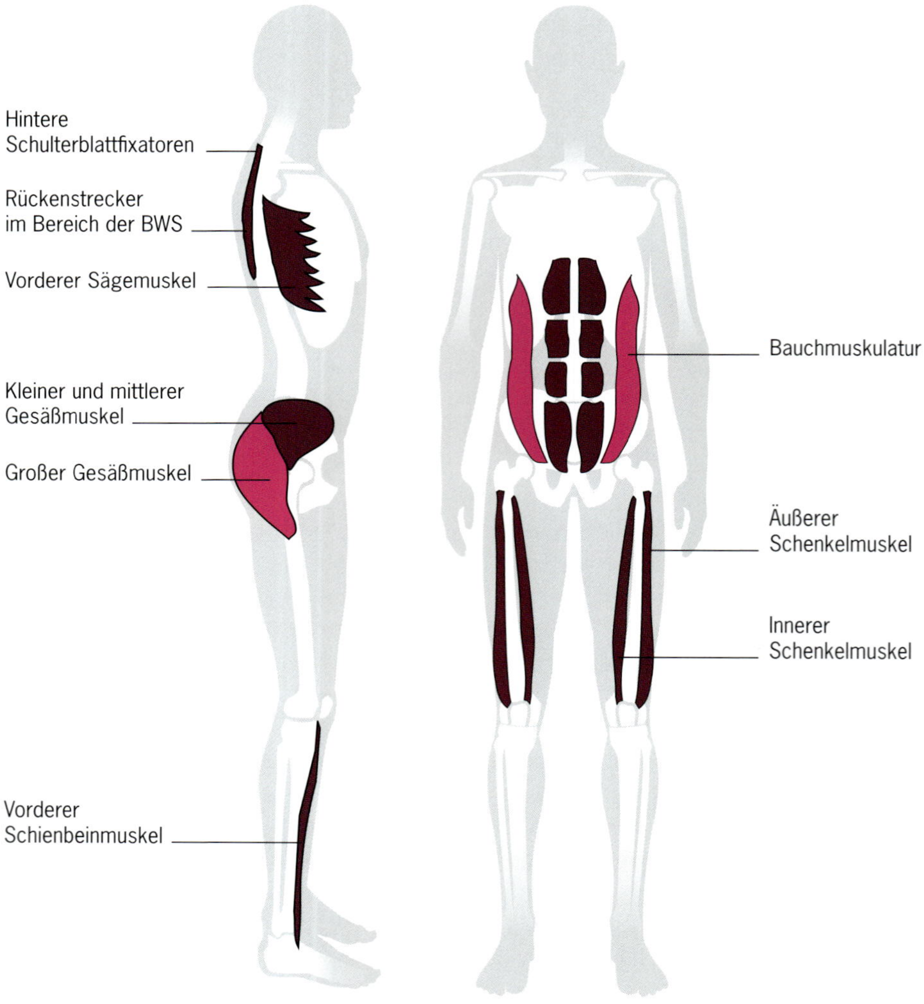

Häufig abgeschwächte Muskeln

Muskeln	Funktionen
Hintere Schulterblattfixatoren	• Großer und kleiner Rautenmuskel (M. rhomboideus major et minor): Fixieren der Schulterblätter (an den Brustkorb pressen) und Zur-Wirbelsäule-Ziehen der Schulterblätter. • Kapuzenmuskel (M. trapezius) a. Mittlerer Anteil (pars horizontalis) Nach-hinten-Ziehen und Stabilisieren der Schulterblätter. b. Unterer Anteil (pars ascendens) Senken der Schultern und Unterstützen der Schulterblattdrehung.
Rückenstrecker (M. erector spinae) im Brustwirbelsäulenbereich	Aufrichten und Seitneigen der Brustwirbelsäule.
Vorderer Sägemuskel (M. serratus anterior)	Ziehen der Schulterblätter nach vorne; Drehen der Schulterblätter (ermöglicht das Hochheben der Arme); Fixieren der Schulterblätter (an den Brustkorb pressen).
Gesäßmuskulatur (M. glutaeus)	• Großer Gesäßmuskel (M. glutaeus maximus) Strecken und Auswärtsdrehen im Hüftgelenk; Nach-hinten-Kippen des Beckens; Abspreizen (Abduzieren) durch obere Anteile und Heranführen (Adduzieren) durch untere Anteile; Stabilisieren des Beckens.

Muskeln	Funktionen
Gesäßmuskulatur (M. glutaeus)	• Mittlerer Gesäßmuskel (M. glutaeus medius) Abspreizen des Oberschenkels; Innendrehen durch vordere Anteile und Außendrehen durch hintere Anteile; Unterstützen des Beugens und Streckens im Hüftgelenk. • Kleiner Gesäßmuskel (M. glutaeus minimus) Abspreizen und Innendrehen des Oberschenkels.
Vorderer Schienbeinmuskel (M. tibialis anterior)	Heben des Fußes im oberen Sprunggelenk (Fersenschub = Dorsalflexion); Heben des inneren Fußrandes (Supination) im unteren Sprunggelenk.
Bauchmuskulatur (Abdominalmuskeln)	• Gerader Bauchmuskel (M. rectus abdominis) Beugen des Rumpfes; Nach-hinten-Kippen des Beckens; Stabilisieren des Beckens. • Schräge Bauchmuskeln (Mm. obliquii abdominis) a. Äußerer schräger Bauchmuskel (M. obliquus externus abdominis) b. Innerer schräger Bauchmuskel (M. obliquus internus abdominis) Beugen, Drehen und Seitneigen des Rumpfes • Querverlaufender Bauchmuskel (M. transversus abdominis) Überwiegend an der »Bauchpresse« beteiligt; formt mit anderen Muskeln die Taille.
Schenkelmuskulatur (M. vastus lateralis/medialis)	• Äußerer und innerer Schenkelmuskel: Strecken im Kniegelenk.

Die Bauchmuskeln (Abdominalmuskeln)

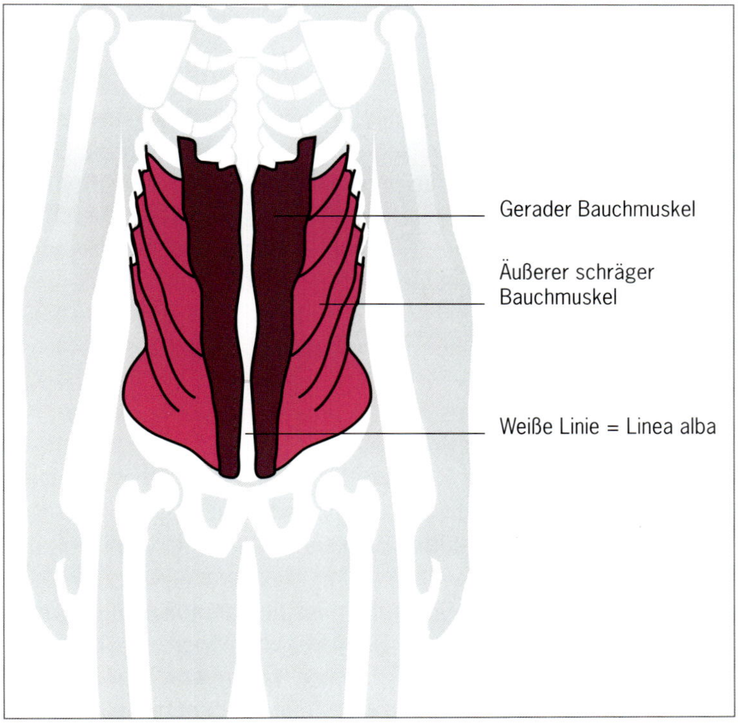

Bauchmuskeln

Linea alba: Ein sehniger Streifen (zwischen rechtem und linkem geradem Bauchmuskel), der vom Schwertfortsatz des Brustbeines zum Schambein verläuft.

Die Bauchmuskeln lassen sich in gerade, schräge und querverlaufende Bauchmuskeln einteilen. Als wichtiger Anteil an der Rumpfmuskulatur kommt ihnen sowohl schützende wie auch stabilisierende und dynamische Funktion zu: Sie schützen die Organe zwischen Brustkorb und dem oberem Beckenrand (Schutzreflex).

Sie sind entscheidend an der Ausatmung beteiligt; sie kippen das Becken nach hinten; sie stabilisieren es; sie ermöglichen Bewegungen des Rumpfes wie Beugen, Drehen und Seitneigen.

»erhöhter Bauchdruck«

Gut ausgebildete Bauchmuskeln (sie sind die Antagonisten der Rückenmuskeln) entlasten und stabilisieren die Wirbelsäule bei großen Belastungen, wie z. B. beim Heben von großen Gewichten. Durch die so genannte Bauchpresse (Intraabdomineller Druck = Kontraktion sämtlicher Bauchmuskeln in Verbindung mit dem Zwerchfell) wird der Bauchdruck erhöht. Dieser »erhöhte Bauchdruck« wirkt nach oben und unten entlastend auf die Bandscheiben.

Der gerade Bauchmuskel (M. rectus abdominis)

gerader Bauchmuskel

Ursprung: Außenfläche des 5. bis 7. Rippenknorpels und Schwertfortsatz des Brustbeines
Ansatz: Oberer Rand des Schambeines
Funktion: Beugen des Rumpfes und Nach-hinten-Kippen des Beckens; Stabilisieren des Beckens.

Aufrechterhaltung des Beckens

Durch seinen Ansatz am Schambein ist der gerade Bauchmuskel für die Aufrechterhaltung des Beckens verantwortlich. Ist er zu schwach ausgebildet, kippt das Becken nach vorne. Die Folge ist eine Verstärkung der natürlichen Krümmung der Lendenwirbelsäule (Lendenlordose). Diese Fehlstellung des Beckens bzw. der Lendenwirbelsäule wird meist noch durch einen dominanten, verkürzten Lenden-Darmbeinmuskel (M. iliopsoas) unterstützt.

Die schrägen Bauchmuskeln (Mm. obliqui abdominis)

1. Der äußere schräge Bauchmuskel
(M. obliquus externus abdominis)
Ursprung: Außenfläche der 5. bis 12. Rippe
Ansatz: Darmbeinkamm, Leistenband, Schambeinhöcker und weiße Linie (Linea alba)

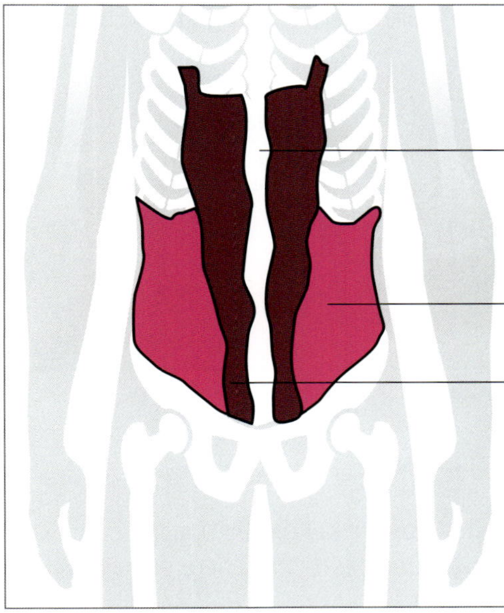

Schräge und querlaufende Bauchmuskeln

2. *Der innere schräge Bauchmuskel (M. obliquus internus abdominis)*

Ursprung: Darmbeinkamm, Leistenband
Ansatz: 9. bis 12. Rippe, weiße Linie (Linea alba)

Funktionen der schrägen Bauchmuskeln (Mm. obliquii abdominis): Beide Muskeln (äußere schräge und innere schräge) haben im Wesentlichen einen fächerförmigen Verlauf und sind an der Atmung und an der Bauchpresse beteiligt. Bei beidseitiger Beanspruchung unterstützen sie den geraden Bauchmuskel beim Rumpfbeugen vorwärts. Bei einseitiger Beanspruchung neigen sie den Rumpf zur Seite. Das Drehen des Oberkörpers erfolgt durch Aktivieren eines äußeren schrägen Bauchmuskels und des inneren schrägen Bauchmuskels der Gegenseite.

Zusammenspiel der äußeren und inneren schrägen Bauchmuskeln

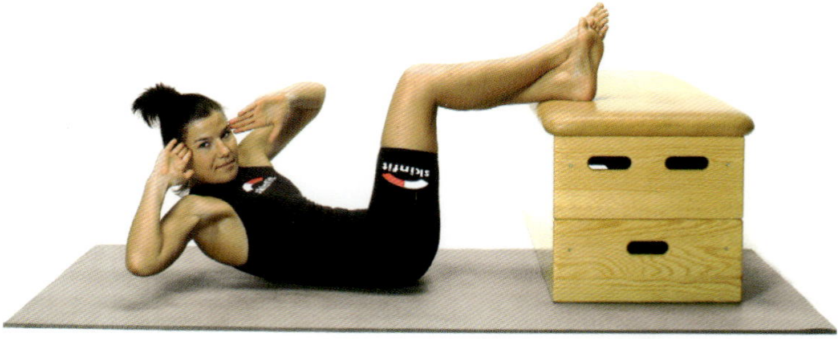

Zusammenspiel der Bauchmuskeln

»Linker Ellbogen zum rechten Knie«

Zusammenspiel

Die schrägen Bauchmuskeln werden bei dieser Übung so belastet, dass der linke äußere schräge und der rechte innere schräge Bauchmuskel beansprucht werden.

Der querverlaufende Bauchmuskel (M. transversus abdominis)

querverlaufender Bauchmuskel

Ursprung: 7. bis 12. Rippenknorpel, Darmbeinkamm
Ansatz: weiße Linie (Linea alba)

Funktion: Er bildet die tiefste Schicht der Bauchmuskeln und hat die Funktion einer elastischen Binde, die die Bauchorgane stützt. Mit anderen Muskeln ist er an der Taillenformung und der Bauchpresse beteiligt. Die Bauchmuskeln können durch Kontraktion den Bauchdruck erhöhen und wirken beim Heben entlastend auf die Bandscheiben.

Muskuläre Dysbalance (= muskuläres Ungleichgewicht)

Muskuläre Dysbalance

Bei der Diagnose »Muskeldysbalance« müssen individuelle Faktoren miteinbezogen werden. Die Muskulatur ist in ihrer Arbeitsweise neben den genetischen Faktoren sehr stark von der Funktion abhängig.
Ursachen muskulärer Dysbalance können genetisch bedingt oder die Folgen von Bewegungsmangel oder einseitiger Belastung sein: Bewegungsmangel bewirkt eine zunehmende Abschwächung der nicht beanspruchten Muskulatur.
Einseitige Belastungen aufgrund vieler Wiederholungen von typischen Bewegungsabläufen führen im Laufe der Zeit zu funktionellen Verkürzungen. Die beanspruchte Muskulatur wird sowohl durch stereotype Bewegungen als auch durch falsche Haltungen (Gewohnheiten) gekräftigt, Muskeln verkürzen sich, während die nicht beanspruchten Muskeln weiter vernachlässigt werden. Hier kommt es zu weiteren Abschwächungen.

Muskuläre Dysbalancen können
- die Statik der Wirbelsäule beeinträchtigen
- durch geändertes Muskelspiel die Gelenke überlasten

Beeinträchtigung der Wirbelsäulenstatik

Der Spannungszustand des Lenden-Darmbeinmuskels, des geraden Oberschenkelmuskels, der Gesäßmuskeln und der Bauchmuskeln bestimmt die Krümmung der Lendenwirbelsäule (Lendenlordose) und die Beckenkippung. Die am Becken angreifenden Muskeln regeln die Stabilisierung des Beckens:
- Hüftbeuge- (Lenden-Darmbeinmuskel, gerader Oberschenkelmuskel) und Rückenmuskeln im Lendenwirbelsäulenbereich sind häufig verkürzt.
- Hüftstreck- (Gesäßmuskeln) und Bauchmuskeln sind häufig abgeschwächt.

So verstärkt ein verkürzter Lenden-Darmbeinmuskel (Musculus iliopsoas) die Lendenlordose und die Beckenkippung nach vorne. Das

Ungleichgewicht von verkürzten Brustmuskeln und abgeschwächten Schulterblattfixatoren ergibt als äußeres Bild meist einen Rundrücken. Dies wird oft noch von einer Verkürzung der Zwischenrippenmuskeln begleitet und führt zu einer Einschränkung der Brustkorbbeweglichkeit und der Atmung. Muskuläre Dysbalancen verändern die charakteristische Krümmung und somit die Statik der Wirbelsäule.

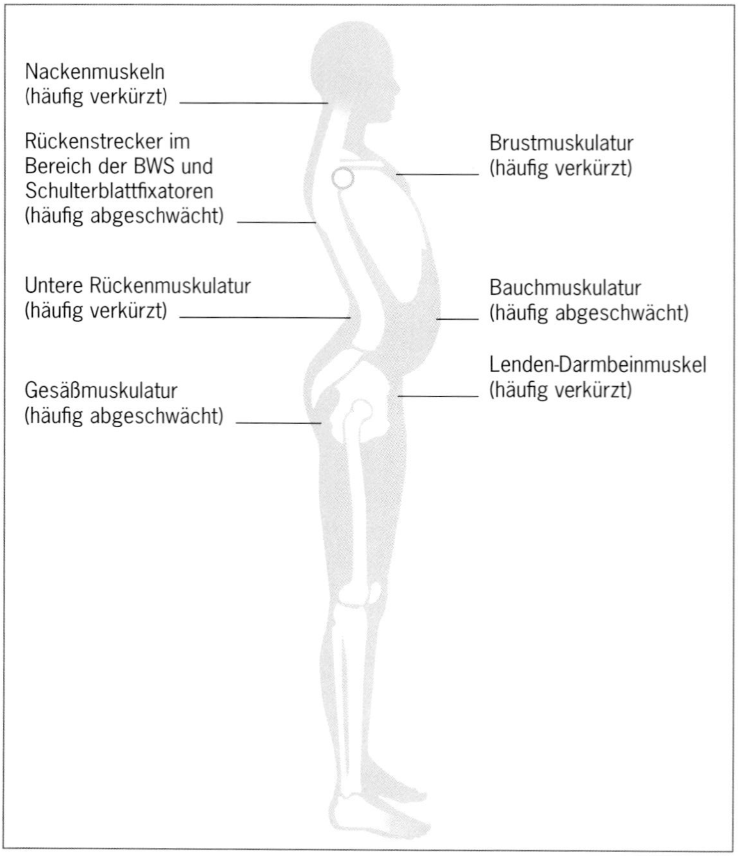

Muskuläre Dysbalance

Gelenksüberlastung durch geändertes Muskelspiel

Die Folge einer oft sehr intensiven und einseitigen Beanspruchung sind meist Muskelzerrungen und Sehnenansatzbeschwerden. Knorpelflächen, Bänder und Kapseln sowie Sehnen und deren Ansätze können fehlbelastet werden.

Der Körper reagiert mit Reizzuständen

- im Bereich der Achillessehne
  (durch Verkürzung der Wadenmuskulatur).
- im Bereich des Kniegelenks
  (durch Verkürzung verschiedener Oberschenkelmuskeln).
- im Bereich der Sehnenansätze am Becken
  (wie z.B. Leistenbeschwerden durch Verkürzung der Adduktoren), um nur einige Beispiele zu nennen.

Eine muskuläre Dysbalance vermindert die Belastbarkeit des aktiven und passiven Bewegungsapparates, erhöht die Verletzungsanfälligkeit und bewirkt eine Minderung der sportlichen Leistungsfähigkeit. Daraus resultiert die Notwendigkeit, muskuläre Dysbalancen möglichst früh zu erkennen, um rechtzeitig korrigierend eingreifen zu können. Noch besser allerdings ist die Kenntnis über die Problematik der häufig zur Verkürzung neigenden bzw. zur Abschwächung neigenden Muskeln. Wird dies in der Trainingsplanung berücksichtigt, so werden zuerst die verkürzten Muskeln gedehnt und dann ihre Antagonisten und Synergisten gekräftigt. Das Training verfehlt ihr Ziel, wenn nur die »sportartspezifische Muskulatur« gekräftigt wird und die Gegenspieler vernachlässigt werden. Bewegungen sind das Ergebnis von mehreren Muskelaktivitäten, die parallel oder in Serie erfolgen. Dabei ist eine Muskelkette gerade nur so stark wie ihr schwächstes Glied.

Trainingsplanung

Eine optimale Kräftigung der abgeschwächten Muskulatur ist nur dann möglich, wenn ihre verkürzten Gegenspieler auf die »normale Länge« gedehnt worden sind.

Nur durch gezieltes Dehnen der verkürzten Muskeln sowie durch gezieltes Kräftigen der abgeschwächten Muskeln kann der muskulären Dysbalance entgegengewirkt werden.

Alle Übungen, für die die kräftemäßigen Voraussetzungen fehlen, können den Bewegungsapparat unfunktionell beanspruchen (Fehl- bzw. Überbelastung von Muskelpartien und Gelenken). So ist z. B. beim Liegestütz vorlings bei ungenügend ausgebildeten Schulterblattfixatoren und Armstreckern eine Überlastung des gesamten Schultergürtels und der Lendenwirbelsäule möglich. Um dies zu vermeiden, sollte das Training methodisch und »in kleinen Schritten« aufgebaut sein. Die richtige Vorgangsweise ist es, sich, von einfachen bzw. leichten Übungen ausgehend, zu steigern: »Vom Leichten zum Schweren!«

Der passive Bewegungsapparat

Das Skelettsystem ist der passive Bewegungsapparat und besteht aus Knochen, Gelenken und Bändern.
Über 200 Einzelknochen machen das menschliche Skelett aus und die meisten Knochen sind durch Gelenke miteinander verbunden. Bänder verbessern die Stabilität der Gelenke und verbinden meist zwei Knochen. Das Gelenk ist von einer Kapsel umgeben. Damit die Knochen nicht aneinander reiben sind ihre Enden mit einer Knorpelmasse überzogen. Im Inneren der Kapsel wird die Gelenksschmiere erzeugt, die die Kapsel »ernährt«. Durch Be- und Entlastung nimmt der Knorpel bestimmte Substanzen der Gelenksflüssigkeit auf und verdickt sich. Die Aufnahme funktioniert wie bei einem Schwamm. Bei längerer Be- und Entlastung kann es zur Neubildung weiterer Knorpelzellen sowie zur Verdickung der Knorpeloberflächen kommen.
»Gymnastik – aber richtig!« beschäftigt sich etwas intensiver mit dem Fußgelenk, dem Kniegelenk und der Wirbelsäule.

Das Fußgelenk

Das Fußgelenk besteht aus dem oberen und dem unteren Sprunggelenk.

Fußgelenk

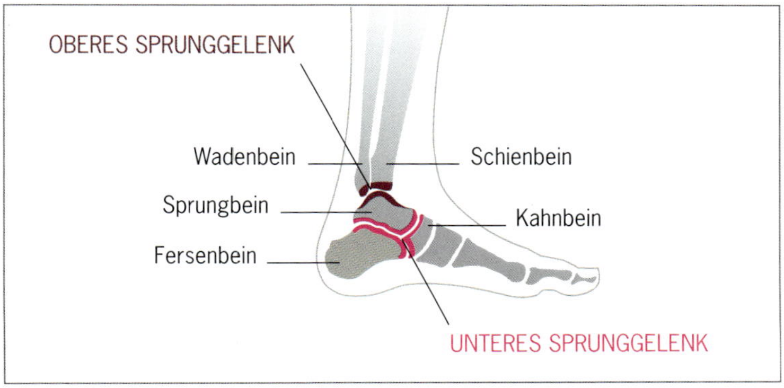

Fußgelenk

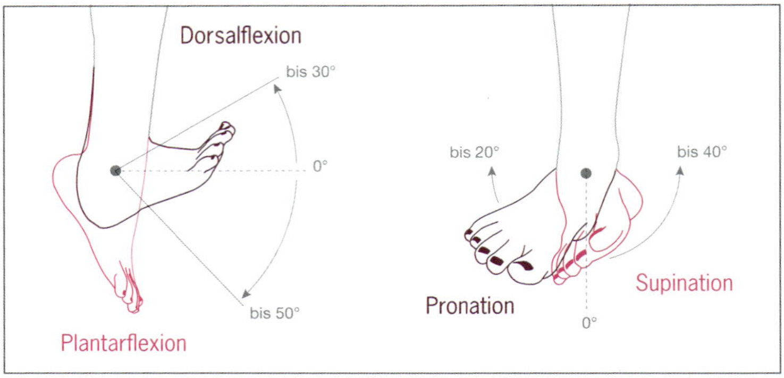

Bewegungen im Sprunggelenk

Dorsal- & Plantarflexion

1. *Oberes Sprunggelenk*
Sprung-, Schien- und Wadenbein bilden das obere Sprunggelenk. Innen- und Außenbänder stabilisieren und schützen das Gelenk. Funktion: Beugung (Dorsalflexion) und Streckung (Plantarflexion) des Fußes

Supination & Pronation

2. *Unteres Sprunggelenk*
Sprung-, Kahn- und Fersenbein bilden das untere Sprunggelenk. Funktion: Heben des inneren (Supination) bzw. des äußeren Fußrandes (Pronation)

Vor allem durch das untere Sprunggelenk kann die Fußstellung dem unterschiedlichsten Bodenprofil angepasst werden, sodass eine möglichst große Auflagefläche erreicht wird. Bei steter Überlastung (so z.B. beim Laufen auf harter Unterlage) bzw. bei Bänderschwäche ist eine Senkung des Fußgewölbes möglich.

Die Größe der Körpermasse, die Kleinheit der Kontaktfläche sowie Sportarten, die die Fußgelenke sehr stark belasten, sind oft Gründe für Probleme oder Verletzungen im Bereich der Fußgelenke. So lastet zum Beispiel beim Gehen auf den Fußkanten (Innen- oder Außenkanten) bzw. beim Abstoß in Pronation bzw. Supination des Fußes

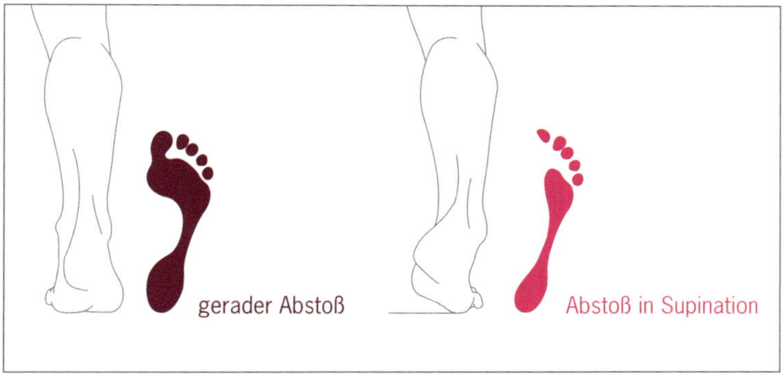

Abstoß

das gesamte Körpergewicht auf den inneren bzw. äußeren Anteilen des unteren Sprunggelenks.
Somit ist die Kontaktfläche im Gelenk sehr gering. Dies führt zur einseitig erhöhten Belastung des Gelenksknorpels und des jeweiligen Bandes. Die Achillessehne wird dabei asymmetrisch belastet.
Die meisten aller Sprunggelenksverletzungen sind Bänderverletzungen. Diese werden oft bei Antritten, Sprüngen, Landungen (schräges »Aufsetzen« des Fußes, Bodenunebenheiten) oder durch Ermüdung oder Unachtsamkeit oder durch Umknicken hervorgerufen.

Die häufigsten Funktionsstörungen im Bereich der Achillessehne (Achillodynie)

Achillodynie

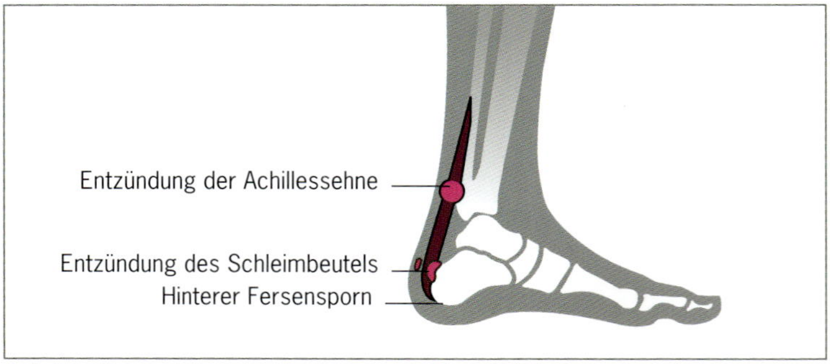

Funktionsstörungen im Bereich der Achillessehne

1. Entzündungen der Achillessehne (Tendinitis/Peritendinitis)
Akut tritt eine Entzündung der Achillessehne häufig bei untrainierten Personen auf, die mit einem zu intensiven Training beginnen. Längeres Bergaufwärtslaufen kann die Schmerzen auslösen.
Auch bei gut trainierten Sportlern kann die Entzündung der Achillessehne auftreten,

- die auf zu hartem oder auf sehr weichem Boden (Sand) trainieren,
- die unzureichende Sportschuhe tragen,
- die bei intensivem Training keine ausreichende Regeneration haben.

Besonders tückisch ist der Umstand, dass die Schmerzen nach dem Warmlaufen in vielen Fällen verschwinden, nach dem Training aber in umso stärkerer Form zurückkehren.

2. Entzündungen des Schleimbeutels (Bursitis achillaea)
Der Schleimbeutel liegt zwischen der Achillessehne und dem Fersenbein und verhindert, dass die Sehne am Knochen scheuert.

Ursachen der Entzündung:
- zu starkes nach außen oder nach innen Kippen der Ferse
- schlecht sitzende Sportschuhe mit Druckstellen im Fersenbereich
- mangelnde Fersenstabilität (Bänderschwäche)

3. Hinterer Fersensporn
Hierbei handelt es sich um eine schmerzhafte, spornartige Verknöcherung am Ansatz der Achillessehne

Ursachen:
- chronische Überbeanspruchung
- Fehlstatik (Hohlfuß)
- Druckstellen im Fersenbereich (Schischuhe, ...)

Für sämtliche Funktionsstörungen im Achillessehnenbereich gilt, die Schmerzen nicht zu ignorieren, da das Risiko einer chronischen Entzündung sehr hoch ist. Bei wiederholten bzw. länger andauernden Beschwerden empfiehlt es sich, einen Arzt aufzusuchen.

Um den Funktionsstörungen im Achillessehnenbereich prophylaktisch zu begegnen, gilt es, die meist verkürzte Wadenmuskulatur gezielt und wohldosiert zu dehnen.

Das Kniegelenk

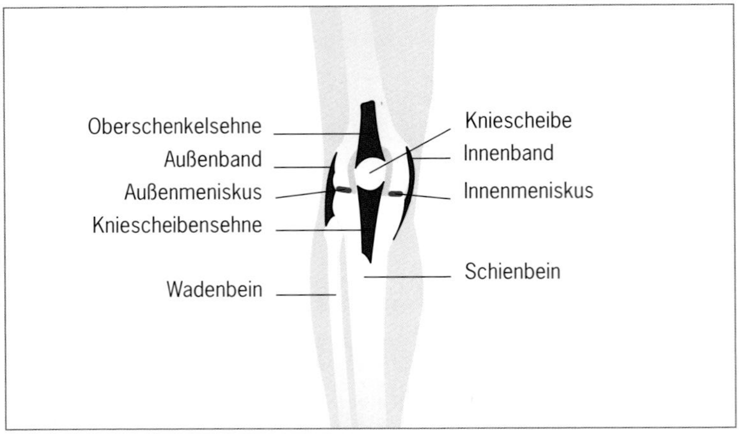

Kniegelenk von vorne

Kniegelenk

Das Kniegelenk ermöglicht ein Beugen und Strecken des Beines. Bei gebeugtem Bein kann zudem der Unterschenkel nach innen bzw. nach außen gedreht werden.

Kreuzbänder

Die beiden Kreuzbänder stabilisieren das Kniegelenk vor allem im gebeugten Zustand. Sie verhindern ein übermäßiges Vorwärts- und Rückwärtsgleiten des Schienbeinkopfes.

Das vordere Kreuzband verhindert das Vorwärtsgleiten und das hintere Kreuzband das Rückwärtsgleiten. Zudem wirken sie bei der Innenrotation hemmend.

Seitenbänder

Die Seitenbänder (Innen- und Außenband) verhindern, dass sich das Knie seitlich verschiebt. Bei gestrecktem Knie sind sie gespannt, bei gebeugtem Knie schlaff. Man kann zum Beispiel bei gebeugtem Knie den Unterschenkel nur so weit nach außen drehen, bis die Seitenbänder gespannt sind.

Menisken

Die Kontaktflächen des Oberschenkelknochens und des Schienbeines wären sehr klein, wenn sie nicht von einer Knorpelschicht überzogen wären und nicht die Menisken, die den restlichen Gelenksraum ausfüllen, zwischen ihnen liegen würden.
Bei einer Beugung bzw. Streckung im Kniegelenk gleiten die Menisken hin und her. Der innere Meniskus ist mit dem inneren Seitenband zusammengewachsen. Daher ist er wesentlich verletzungsanfälliger als der äußere Meniskus, da er weniger gut ausweichen kann.

Die beiden Menisken sorgen für
- eine bessere Gelenksstabilisierung
- eine Abfederung der axialen Kräfte (Stoßdämpferwirkung)
- eine bessere Kraftverteilung und unterstützen die Drehgleitbewegung im Kniegelenk

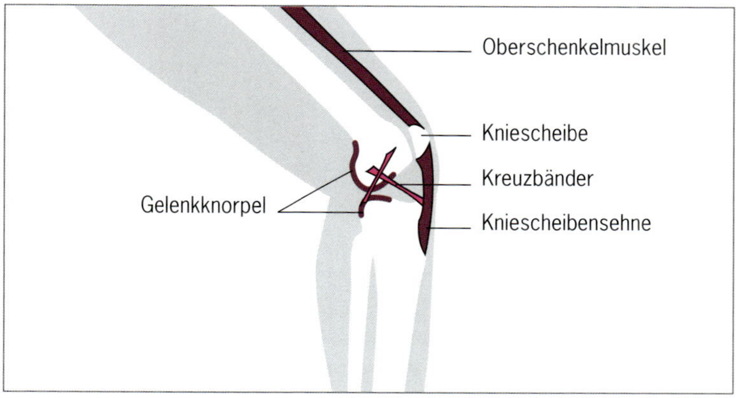

Kniegelenk von der Seite

Der gerade Oberschenkelmuskel kann den Oberschenkel im Hüftgelenk beugen und kann durch die kräftige Kniescheibensehne den Unterschenkel im Kniegelenk strecken.

Belastungen der Kniegelenke

1. *Belastungen der Kniegelenke in der tiefen Hocke*

Belastungen in der tiefen Hocke

Die Kniegelenkstrecker (M. quadriceps femoris) stabilisieren die Kniescheibe und sind dafür verantwortlich, dass sie »in der richtigen Spur gleitet«. Je größer die Kniebeugung ist, desto größer ist die Zugkraft auf die Kniescheibensehne und die Kniescheibe selbst:

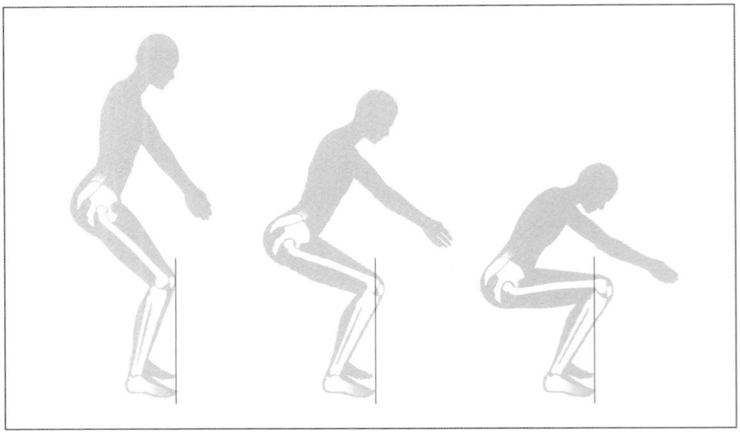

verschiedene Kniewinkel

Kniewinkel größer als 90° (kniegelenkschonende Stellung)	Bei leicht gebeugten Knien sind die Kniestrecker leicht angespannt. Die Kniescheibe wird nach oben in Richtung Oberschenkel gezogen. Die gleiche Zugkraft wirkt auch auf die Kniescheibensehne zwischen Kniescheibe und Schienbein.
Kniewinkel 90°	Wird der Kniewinkel verkleinert, so werden die Kräfte auf Kniescheibe, Meniskus und Kniescheibensehne größer.

Kniewinkel kleiner als 90° (kniegelenk-belastende Stellung)	Verstärkt man die Kniebeuge, so verlagert sich das Knie noch weiter nach vorne. Die Kniegelenkstrecker (M. quadriceps femoris) müssen größere Muskelarbeit leisten. Die Kniescheibe wird dabei von Kräften belastet, die sie nach oben (Richtung Oberschenkel) und vor allem nach hinten (Richtung Oberschenkelknochen) ziehen. Die Gefahr von Abnützungen am Knorpel (an der Innenseite der Kniescheibe) sowie der Überlastung der Kniescheibensehne ist sehr groß, wenn Stellungen mit kleinem Kniewinkel (kleiner 90°) wiederholt eingenommen werden.

Tiefe Hocke: Knie stark gebeugt (Kniewinkel kleiner als 90°) und Unterschenkel meist leicht nach außen gedreht.

Zusätzliche Gefahren

Die Gefahr einer Überbeanspruchung des Kniegelenks bei Übungen in tiefer Hocke wird noch zusätzlich erhöht, wenn

- auf altersspezifische Gegebenheiten des Sportlers keine Rücksicht genommen wird (zum Beispiel auf empfindliche Knorpel im Wachstum oder auf degenerierte Knorpel im »Seniorenalter«),
- sie regelmäßig wiederholt werden,
- sie mit zusätzlicher Belastung ausgeführt werden (z.B. Tief-Hochsprünge mit Bleiwesten zum Schnellkrafttraining),
- sie schwungvoll ausgeführt werden (der Schwung wird meist in einem kleinen Winkel abgebremst),
- die Beanspruchung durch plötzliche Krafteinwirkung ruckartig erfolgt (z.B. Kosakentanz, Hüpfen aus oder in der tiefen Hocke, ...).

Bei der Kräftigung der Kniegelenkstrecker empfiehlt es sich, die gelenkschonenden Übungen (Kniewinkel größer als 90°) auszuführen. Zu hohe Druck- und Scherkräfte im inneren Gelenksspalt können

Verletzungen an den Zonen der Muskelansätze, an der Innenseite des Kniegelenks sowie vorzeitige Degeneration vor allem des inneren Meniskus zur Folge haben.

Kräfte auf die Kniescheibe

Die Kräfte, die auf die Kniescheibe bzw. deren Sehne (Sehne zwischen Kniescheibe und Schienbein) wirken, sind umso größer, je kleiner der Kniewinkel ist. Die Kraft auf die Kniescheibensehne erhöht sich bei der tiefen Kniebeuge auf das 7,6fache des Körpergewichtes|[2]. Die Kniescheibe wird hierdurch sehr stark nach hinten in Richtung Oberschenkelknochen gezogen. Der Knorpel an der Innenseite der Kniescheibe ist somit einem starken Belastungsreiz ausgesetzt. Dies führt vor allem bei Jugendlichen sehr häufig zu Knorpelreizungen der Kniescheibe (Chondropathia patellae).

Eine vermehrte Druckbelastung der Kniescheibenrückseite ist vor allem beim Abwärtsgehen gegeben. Diese wird vor allem durch eine Hüftstreckung und eine Rückverlagerung des Körperschwerpunktes hervorgerufen. Hier kann der Einsatz von Stöcken diese Druckbelastung erheblich reduzieren.

Versuche stets, hohen Anpressdruck auf die Kniescheibe und deren Sehne zu vermeiden und sorge dafür, dass die kniegelenkstabilisierende Muskulatur gut gekräftigt und regelmäßig gedehnt wird.

Innenmeniskus

Beim Schwungholen oder bei der Landung nach Sprüngen (Abbremsen) wird das Kniegelenk in der tiefen Hocke meist noch zusätzlich nach innen belastet. Der Innenmeniskus ist dabei sehr stark gefährdet, da er durch seine Verwachsung mit der Gelenkskapsel und dem inneren Seitenband dem Druck weniger gut ausweichen kann. Bei Kniegelenksproblemen empfiehlt es sich, den Knorpel auf die kommende sportliche Betätigung vorzubereiten. Durch 10 bis 15 Minuten langes Radfahren z.B. nimmt der Knorpel Flüssigkeit auf, wird dicker und hat dadurch ein besseres Druckdämpfungsverhalten.|[3]

2 vgl. Weineck, 1990, S. 140
3 vgl. Rd.: Medical Tribune, 2004, S. 26

2. Belastungen der Kniegelenke beim Überstrecken

überstrecktes Knie

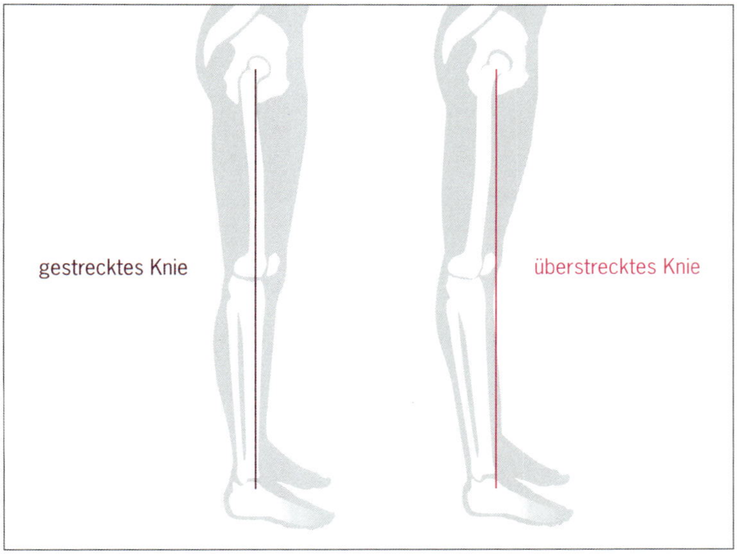

gestrecktes/überstrecktes Kniegelenk

Gefährdung der Kreuzbänder

Beim überstreckten Kniegelenk ist die Kniekehle einer außergewöhnlichen Belastung ausgesetzt. Der gesamte hintere Kapselbandapparat wird überstreckt. Von den Kreuzbändern – den zentralen Pfeilern – wird vor allem das hintere überdehnt. Darüber hinaus kann dies zur Reizung der an der Oberfläche der Kniekehle verlaufenden Nerven führen. Erfolgt die Überstreckung ruckartig, schwungvoll oder unter sehr großer Gewalteinwirkung, sodass die hintere Beugemuskulatur nicht mehr dagegenhalten kann, sind die hinteren Kreuzbänder gefährdet.

Abschließend kann gesagt werden:
Bei schwacher Muskulatur des Oberschenkels sind die Kreuzbänder schutzlos!

3. *Belastungen der Kniegelenke beim Tragen von Schuhen mit hohen Absätzen*

Belastung durch hohe Absätze

Untersuchungen ergaben, dass die Außenseite der Kniegelenke stärker gedehnt und die Innenseite stärker zusammengepresst wird, wie es auch bei so genannten O-Beinen typisch ist. Das häufige Tragen von hohen Absätzen (5cm und höher) birgt somit ein größeres Risiko, im Alter an abgenützten und entzündeten Kniegelenken zu leiden.

Die Wirbelsäule

Wirbelsäule

Die Wirbelsäule ist die zentrale Achse des menschlichen Körpers. Sie hat, von der Seite betrachtet, die Form einer doppelt s-förmigen Säule und besteht aus einzelnen knöchernen Segmenten, den Wirbeln. Straffe Bänder – vorderes und hinteres Längsband – stabilisieren die Wirbelsäule in ihrer Form.

Die Wirbelsäule besteht aus 33 bis 34 Wirbeln:

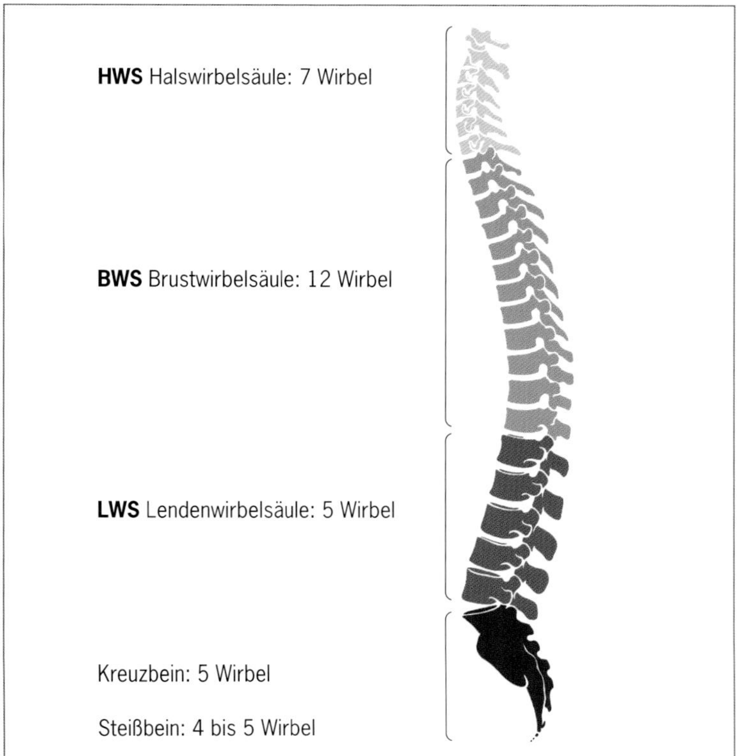

Wirbelsäule

Lordose

Im Bereich der Halswirbelsäule (HWS) und der Lendenwirbelsäule (LWS) ist die Wirbelsäule nach vorne gekrümmt (Lordose).

Kyphose

Im Bereich der Brustwirbelsäule (BWS) und des Kreuzbeines ist die Wirbelsäule nach hinten gekrümmt (Kyphose).

Diese Krümmungen sorgen für eine optimale Federungs- und Tragefunktion. Die Größe der einzelnen Wirbel nimmt von oben nach unten, entsprechend der zunehmenden Last bzw. Belastung, zu. Die Wirbelkörper sind untereinander durch die Zwischenwirbelscheiben, die so genannten Bandscheiben, verbunden.

Die Bandscheiben

Bandscheiben sind wie Wasserkissen

Sie bestehen aus einem äußeren, formgebenden Faserring und einem gallertartigen Kern in der Mitte. Der Faserring ist aus konzentrischen Schichten aufgebaut (wie eine Zwiebel), und der Kern besteht aus einer schleimigen Masse mit hohem Wassergehalt.
Die Bandscheiben haben die Funktion eines »Wasserkissens«. Sie dämpfen Stöße und Erschütterungen und vermitteln der Wirbelsäule Beweglichkeit, wobei der zentrale Gallertkern bei Bewegungen immer zur Gegenseite ausweicht. Darüber hinaus haben sie die Aufgabe, den senkrechten (vertikalen) Druck abzufangen und zu verteilen.

Übermäßige Druckbelastungen der Wirbelsäule führen zu einer Höhenabnahme der Bandscheiben. Durch Flüssigkeitsabgabe verringert sich das Volumen der Bandscheibe. Die Folge ist ein Nachlassen der Spannung und der Stabilisierung durch die Längsbänder. Diese Lockerung kann zu einer Stellungsänderung der Wirbelkörper führen, und die austretenden Nerven werden häufig bedrängt und dadurch gereizt. Hat aber die Wirbelsäule nach Belastung genügend Zeit sich zu erholen, können die Bandscheiben wieder ihre volle Höhe und Belastbarkeit zurückerlangen.

Flüssigkeitsabgabe & -aufnahme

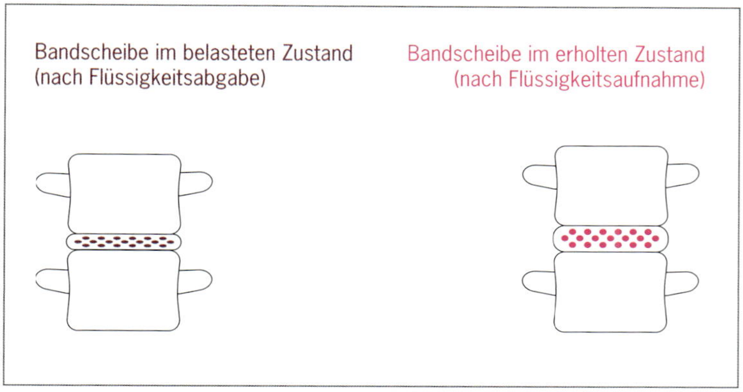

Flüssigkeitsabgabe und -aufnahme der Bandscheiben

»die Bandscheibe lebt von der Bewegung«

Im entlasteten Zustand nimmt die Bandscheibe wieder Flüssigkeit auf. Der ständige Wechsel von Belastung und Entlastung regelt den Flüssigkeitshaushalt der Bandscheibe (Prinzip der Diffusion), denn »die Bandscheibe lebt von der Bewegung«.|[4]

Ist die Bandscheibenhöhe reduziert, kann sie ihre Stoßdämpferfunktion nicht mehr optimal erfüllen. Dies ist vor allem nach längeren statischen Belastungen (sitzende Tätigkeiten, längere Autofahrten, ...) oder am Abend (durch die stundenlange aufrechte Haltung) der Fall.

Der Druck auf die Bandscheiben variiert je nach Körperstellung und äußeren Einflüssen. Neben Haltung und Bewegung bestimmt die Lage des Körpers die Beanspruchung der Bandscheiben. Beim Sitzen, zum Beispiel, ist der Druck auf die Zwischenwirbelscheiben größer als beim Stehen. Ist die Sitzhaltung darüber hinaus noch gebeugt, führt dies zu einer Dauerbelastung der Brustbeingelenke und zu einer Verkürzung der Nackenmuskulatur.|[5]

4 vgl. Junghanns, 1986, S. 54
5 vgl. Schnack, 1992, S. 64

Wirbelsäulen-
abschnitt beim
Seitneigen

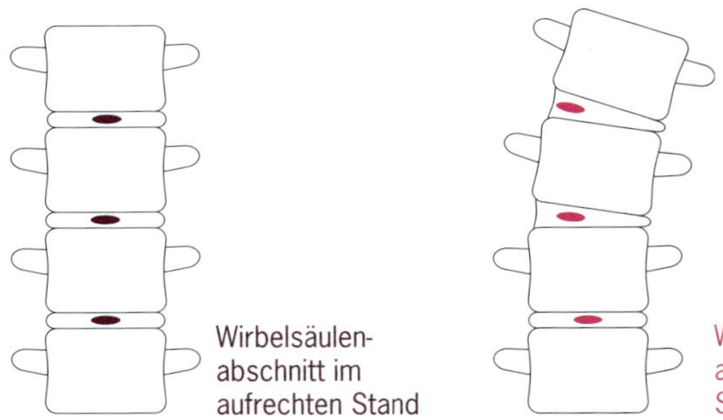

Wirbelsäulenabschnitt im aufrechten Stand / beim Seitneigen

Gallertkern
der Bandscheibe

Der Gallertkern der Bandscheibe (Nucleus pulposus) weicht bei Bewegung zur Gegenseite aus und kann bei häufiger Fehl- und Überbelastung geschädigt werden.

Aufgaben der Wirbelsäule

schützen	Schutzfunktion	Die Wirbelsäule umschließt das Rückenmark und schützt die Ursprünge der Rückenmarksnerven.
stützen & tragen	Stütz- und Tragefunktion	Die Wirbelsäule stützt Kopf, Rumpf, Schultern und Beckengürtel. Der Kopf kann frei beweglich getragen werden; der Rumpf kann nicht mehr zu einer formlosen Masse zusammensinken. Durch die doppelte s-Krümmung der Wirbelsäule wird die Körperlast verteilt.

Federungs-funktion	Die Wirbelsäule ist elastisch im Beckengürtel verankert (starke Bänder halten Kreuzbein und Beckenschaufel zusammen = Iliosacral-Gelenk: ISG). Dadurch werden Erschütterungen gedämpft und das Gehirn vor Stößen geschützt. Darüber hinaus wirken die Bandscheiben als Verteiler von Druck- und Stoßkräften.	federn
Bewegungs- und Ausgleichs-funktion	Die Wirbelsäule ist die Bewegungsachse des Körpers und für die Erhaltung des Gleichgewichts durch Ausgleichsbewegungen von entscheidender Bedeutung. Sie erlaubt alle notwendigen Bewegungen wie Beugen, Strecken, Drehen und Seitneigen (dynamische Funktionen).	bewegen

Beweglichkeit der Wirbelsäule

Beweglichkeit der Wirbelsäule

Die Beweglichkeit der Wirbelsäule wird durch die kleinen Wirbelgelenke und die straffen Bänder bestimmt. Obwohl zwischen den einzelnen Wirbeln nur ein kleiner Bewegungsspielraum herrscht, ergibt die Summe der Teilbewegungen doch ein beträchtliches Bewegungsausmaß. Eine vollständige Beweglichkeit ist dann gegeben, wenn alle Segmente normal beweglich sind.

Ist ein Teil weniger beweglich oder sogar blockiert, so werden die anderen Segmente stärker beansprucht. Übermäßige, schwungvoll ausgeführte Beugebelastungen schaden den Zwischenwirbelscheiben und den stabilisierenden Längsbändern. Eine verstärkte, ruckartig oder schnell ausgeführte Überstreckung wirkt sich negativ auf die Zwischenwirbelgelenke aus.

beugen &
überstrecken

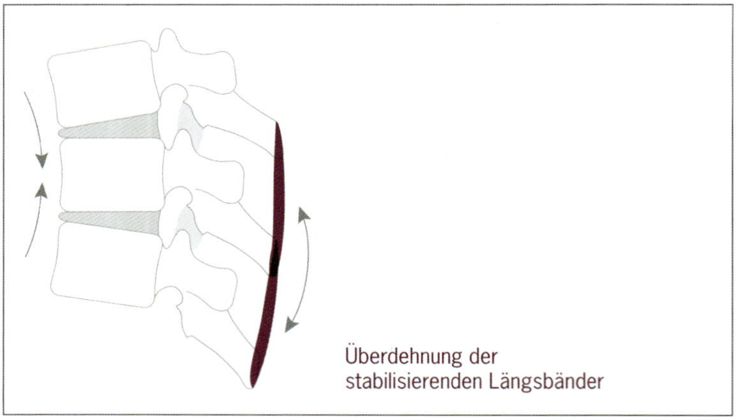

Schwungvolle Beugebelastung (nach vorne)

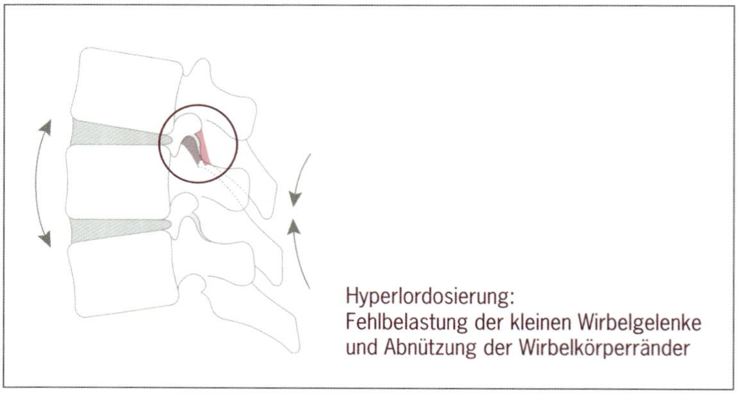

Ruckartige Überstreckungen (nach hinten)

Beweglichkeit
einzelner
Abschnitte

Wir sprechen generell von vier Bewegungsmöglichkeiten:

- Beugen,
- Strecken,
- Drehen (Drehen um die Längsachse = Rotation) und
- Seitneigen.

Sämtliche Bewegungen einzelner Wirbelsäulenabschnitte können auch kombiniert erfolgen, zum Beispiel Beuge-Dreh- und Streck-Drehbewegungen.

Halswirbelsäule	Die Halswirbelsäule ist der beweglichste Wirbelsäulenabschnitt. Beugen, Strecken, Drehen und Seitneigen sind sehr gut möglich.	HWS
Brustwirbelsäule	Durch die Verbindung von Brustwirbelsäule und Brustkorb (Rippen) sind die Bewegungen zum Teil etwas eingeschränkt. Beugen, Strecken, Drehen und Seitneigen sind möglich.	BWS
Lendenwirbelsäule	Beugen und Strecken sind sehr gut möglich; Drehbewegungen hingegen minimal und Seitneigen nur in eingeschränktem Maße.	LWS

Die mehrdimensionale Beweglichkeit der Wirbelsäule nimmt von oben nach unten ab. Drehbewegungen im Bereich der Hals- und Brustwirbelsäule sind mit größerem Bewegungsumfang möglich als Drehbewegungen im Bereich der Lendenwirbelsäule.

Schädigungen der Wirbelsäule

Durch die unterschiedliche Beweglichkeit der einzelnen Wirbelsäulenabschnitte werden deren Übergänge stark beansprucht. Übergänge von der Hals- in die Brustwirbelsäule, von der Brust- in die Lendenwirbelsäule sowie von der Lendenwirbelsäule in das Kreuzbein weisen so öfters Schädigungen auf.

Besonders empfindlich reagiert die Wirbelsäule auf kombinierte Bewegungen im Stand, wie zum Beispiel Beuge-Dreh- und Streck-Drehbewegungen.

Rumpf- und Hüftmuskulatur stabilisieren die Wirbelsäule und halten den Oberkörper und das Becken dynamisch. Durch eine gut ausgebildete, stabilisierende Muskulatur können ungünstige Belastungen sowie das Risiko einer Wirbelsäulenschädigung oft vermieden werden. Die Wirbelsäule ist so gut wie ihre Muskulatur.

Belastungen der Wirbelsäule

Die Ursachen, welche zu Überlastungen der Wirbelsäule führen, können vielfältiger Natur sein:

Dauerdruck	bei langandauernder Beanspruchung der Wirbelsäule in starker Krümmung (falsche Körperhaltung, sitzende Arbeitshaltung, ...)
Übermäßige Druckbelastung in Extremstellungen	• bei Sportarten mit hohen Axialbelastungen (Trampolin- und Wasserspringen, Gewichtheben, ...) • durch Stauchungs- und Scherkräfte sowie durch Überstreckungen bei Landungen nach Sprüngen; Belastung der Bandscheiben und des hinteren Längsbandes beim Vorbeugen und Belastung der Wirbelbogengelenke bei der Neigung nach hinten (Gerätturnen, Rhythmische Sportgymnastik, Eiskunstlauf, ...) • bei Sportarten mit starken Beuge- und Streckbewegungen (Rudern, Delphinschwimmen, Speerwerfen, ...) • bei Sportarten mit vielfach asymmetrischen Beuge-Dreh- und Streck-Drehbewegungen (Tennisaufschlag, Golfabschlag, ...) • beim Heben und Bewegen von Gewichten (Lasten)

Druckbelastungen bei gymnastischen Übungen	• in Bauchlage: Gymnastische Übungen, die wiederholt schwungvoll in eine verstärkte Hohlrückenstellung (Hyperextension) führen, können die kleinen Wirbelgelenke und die Wirbelkörperränder der HWS und der LWS fehlbelasten (z.B. Bauchwippe). • in Rücken- oder Hanglage: Alle Übungen, bei denen die Bewegungen aus dem Hohlrücken (»Hohlkreuz«) erfolgen (zum Beispiel beim Schwungholen aus einer Gegenbewegung), überlasten den Bereich der Lendenwirbelsäule und bewirken eine Kräftigung des ohnehin schon meist dominanten Hüftlendenmuskels. So können unfunktionelle Übungen, wie z.B. das gleichzeitige Heben der gestreckten Beine (große Hebelwirkung), das Gleichgewicht zwischen Wirbelsäule und Muskulatur empfindlich stören.
Muskuläre Dysbalance	Bei schwacher Bauch- und Rückenmuskulatur kann die Wirbelsäule nicht lange in aufrechter Stellung gehalten werden. Eine muskuläre Dysbalance im Beckenbereich bestimmt eine geänderte Beckenstellung. Eine Änderung der normalen Neigung des Beckens führt oft zu einer erheblichen Druckerhöhung in den Bandscheiben der Lendenwirbelsäule.

Rücken- oder Hanglage

Risiken

Besondere Risiken für unsere Wirbelsäule bergen Sportarten, die durch Stöße, Schläge und Erschütterungen die »normale« Belastung der Bandscheiben um ein Vielfaches erhöhen.
Diese übermäßigen Druckbelastungen gefährden die Wirbelsäule umso mehr, wenn sie im Zustand reduzierter Bandscheibenhöhe erfolgen. Alle Übungen in Rumpfvorhalte führen allein schon durch das Gewicht des Oberkörpers zu einer starken Belastung der Lendenwirbelsäule. Endgradig federnde oder wippende Bewegungen leiern den Bandapparat der Wirbelsäule aus und sind in dieser Form zu vermeiden. Alle Beuge-Dreh- und Streck-Drehbewegungen, die wiederholt sehr schwungvoll oder mit Gewichten ausgeführt werden, führen zu einer starken Beanspruchung der Wirbelsäule.

Pauschalurteile, wie z.B. »Rhythmische Sportgymnastik oder Aerobic oder Rudern oder ... schadet der Wirbelsäule« sind an der Stelle nicht angebracht. Nur die Betrachtung des individuellen Falles erlaubt eine Einschätzung über funktionell kritische Übungen und deren Auswirkungen auf den Bewegungsapparat.

1. *Belastung der Wirbelsäule beim Heben*
Beim Heben von Gewichten, ist ganz besonders darauf zu achten, dass die Bewegungen »technisch exakt« ausgeführt werden. Denn eine falsche Bewegungsausführung kann besonders im Bereich der Lendenwirbelsäule großen Schaden anrichten.

Untersuchungen haben gezeigt, dass der Druck auf die Bandscheiben beim Heben eines »nur« 50kg schweren Gewichtes auf 720kg anwachsen kann.

Wirbelsäulenbelastung beim falschen Heben eines 50kg schweren Gewichtes:

Druckbelastung

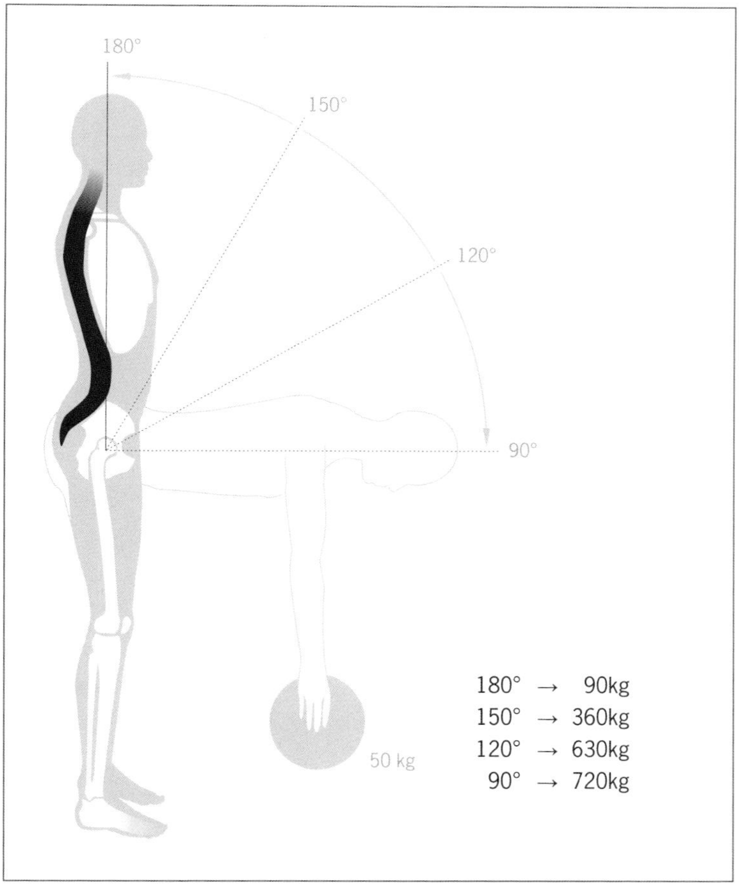

Druckbelastung der Bandscheibe des 5. Lendenwirbels (L5/S1) [6]

Häufige Extremstellungen sowie falsche Belastungen führen oft zu frühzeitigen Veränderungen in der Wirbelsäule, verbunden mit entsprechenden Abnützungserscheinungen. Eine unkontrollierte Ausführung verstärkt die Beanspruchung und führt meist frühzeitig schon zu Verschleißvorgängen der Wirbelsäule.

6 nach Matthiaß; in Junghanns, 1986, S. 50

geeignet
Das richtige Heben

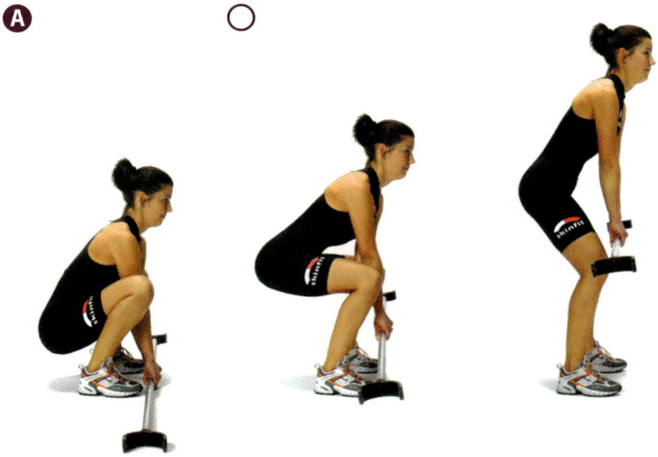

Ⓐ Stabile Ausgangsstellung:
Last nahe dem Körperschwerpunkt und tief einatmen
Stabilisieren der LWS durch Anspannen der Bauch- und Rückenmuskulatur!

○ Sprung-, Knie- und Hüftgelenk strecken (Gesäßmuskeln aktivieren) und beim Heben ausatmen!

❗ Achte vor allem auf eine Stabilisierung des Rückens und vermeide, Lasten zu heben, ohne die Knie zu beugen!

ungeeignet
Rumpfvorhalte

Gegenstand zu weit weg vom Körperschwerpunkt (langer Hebelarm). In dieser Rumpfvorhalte kommt es allein schon durch das Gewicht des Oberkörpers zu einer starken Belastung der LWS.

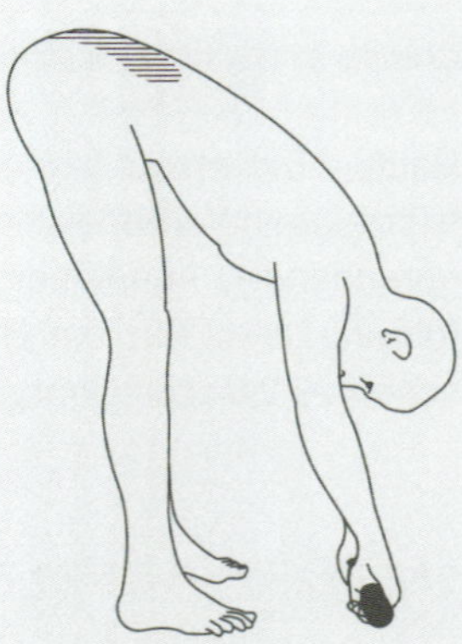

Das richtige Heben

Die Belastung der Bandscheibe wird erhöht, wenn »eine Abweichung der Wirbelsäule aus der Achse« erfolgt|[7].
Wird ein Gewicht falsch gehoben, kann sich der Druck auf die Bandscheibe des 5. Lendenwirbels bis auf das ca. 14fache erhöhen. Ein Gewicht von 50kg würde diese Bandscheibe mit 720kg belasten!
Wird ein Gewicht jedoch »korrekt« gehoben, ist nur eine 4fache Belastung dieser Bandscheibe gegeben (bei 50kg ⟶ 200kg Belastung)|[8].
Große Gewichte niemals barfuss heben! Das mehrmalige Heben von großen Gewichten (ohne passende Schuhe) kann zu Absenkungen im Fußgewölbe führen.

positiv:
1. Abstand des Gegenstandes vom Körperschwerpunkt (im Bereich der LWS) möglichst gering
2. Stabilisierung der Wirbelsäule durch Aktivierung der Bauch- und Rückenmuskulatur. Die Druckeinwirkung auf die Bandscheibe wird möglichst gering gehalten. Die Last wird gleichmäßig auf die Bandscheiben verteilt.

Stabilisierung des Rückens

Durch bewusstes Anspannen der Bauchmuskulatur und des Zwerchfells (tiefes Einatmen in der Ausgangsposition vor dem Heben) entsteht ein erhöhter Druck im Bauchraum (Intraabdomineller Druck), der nach oben und unten entlastend wirkt ⟶ »Bauchpresse«.
Die Bandscheiben werden trotz hoher Belastung vor dem Zusammenpressen geschützt und die komprimierende Wirkung kann dadurch um ca. 40% reduziert werden|[9].

entlastende Bauchpresse

Heben und Absetzen mit möglichst geringer Belastung der Wirbelsäule bedeutet:
- Bewegung langsam und dosiert ausführen!
- Bewegung durch bewusstes Ausatmen unterstützen!

7 vgl. Schnack, 1992, S. 68
8 vgl. Reinhardt, 1989, S. 28
9 vgl. Wirhed, 1988, S. 49

Das Heben eines schweren Gegenstandes mit gleichzeitiger Drehung des Rumpfes bewirkt einen erhöhten Druck auf die Bandscheibenränder. Jede Drehung in Kombination mit einer Beugung oder Streckung der Wirbelsäule ist im Stand zu vermeiden! Sind solche Bewegungen unvermeidlich, sollte der Rumpf stabilisiert und möglichst im Körperzentrum gehalten werden.

Deshalb: »Niemals gleichzeitig heben und drehen!«

Entlastungshaltungen für die Wirbelsäule

Entlastungshaltungen haben die zentrale Aufgabe, den Körper von belastenden Kräften zu befreien und die Wirbelsäule in ihrer tragenden Funktion zu entlasten. Dies wird erreicht, wenn große Teile des Körpergewichts »abgegeben werden können« (zum Beispiel in Rückenlage am Boden). Eine entlastete Wirbelsäule (in der Entspannungshaltung) beschleunigt die Aufnahme von Flüssigkeit in den Bandscheiben. Durch muskuläre Entspannung wird die Wirbelsäule entlastet und kann wieder ihre ursprünglich geschwungene Form einnehmen. Druckbelastungen auf die Nervenwurzeln werden verkleinert oder beseitigt.

Einbeinstand auf kniehohem Kasten

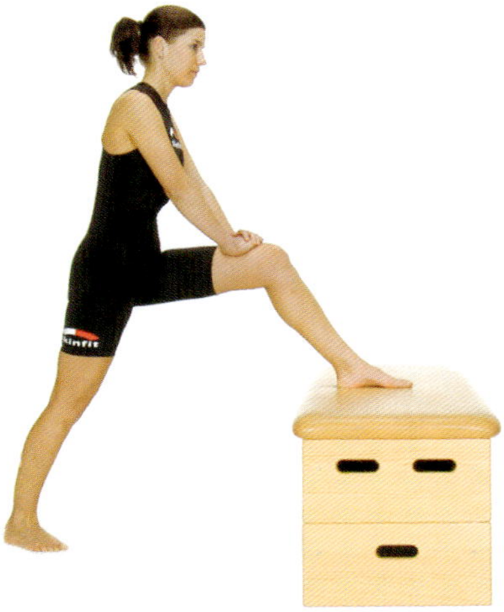

Arme stabilisieren Oberkörper durch Stütz am Oberschenkel

Entlastungshaltungen für die Wirbelsäule sollten möglichst oft eingenommen werden. Dazu zählen unter anderem auch das Anlehnen im Sitzen und im Stehen oder das Abstützen des Kopfes im Sitzen, um nur einige zu nennen.

Beine gestreckt – Fersenschub

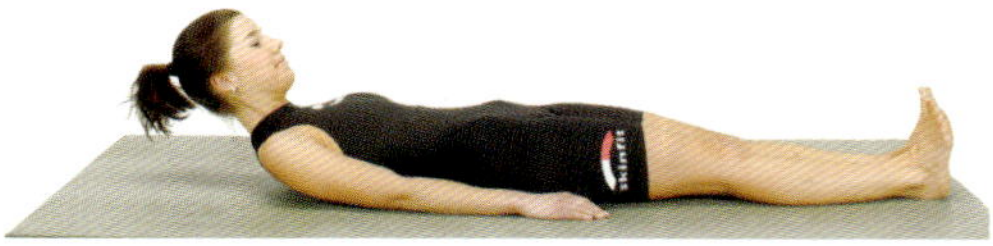

Kinn Richtung Brust (Faust hat zwischen Kinn und Brustbein Platz; Näheres Seite 250)

Rückenlage mit angewinkelten Beinen

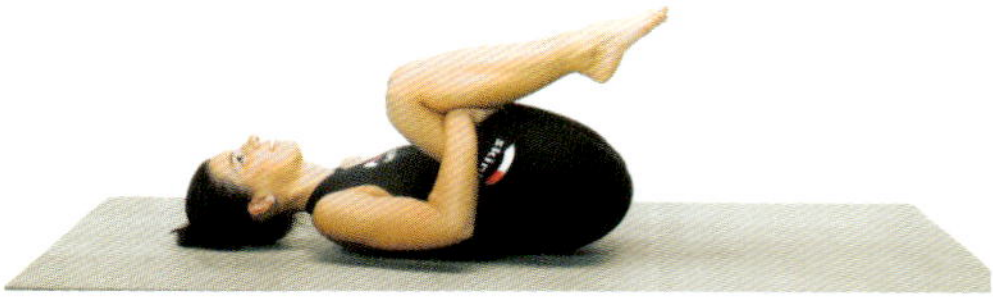

Gebeugte Beine zum Oberkörper gezogen

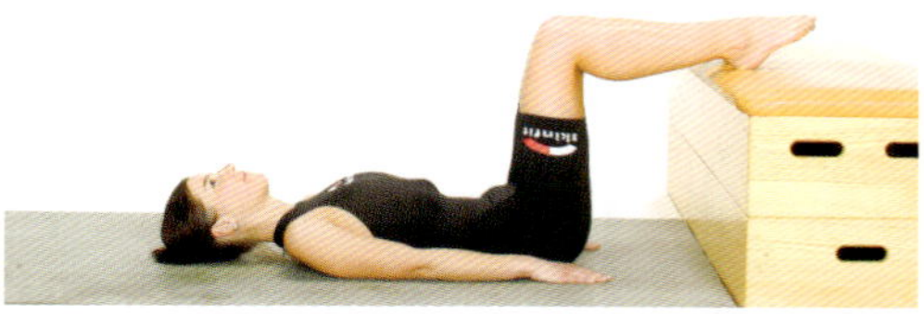

Gebeugte Beine auf kniehohem Kasten (Stuhl, Bett) abgelegt

In Rückenlage sind die Bandscheiben

- vom Druck des Oberkörpers,
- von der Zugkraft der Rückenmuskeln,
- von der Zugkraft des Lenden-Darmbeinmuskels befreit.

Kauerstellung

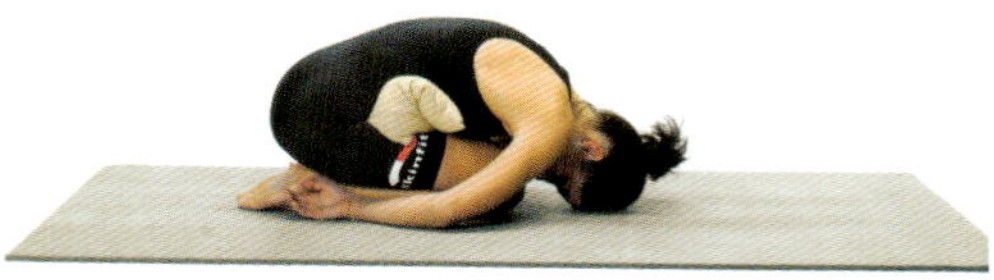

Fersensitz mit abgelegtem Oberkörper auf den Oberschenkeln

Eventuell mit Unterstützung: Polster zwischen Bauch und Oberschenkel!
In dieser Entspannungsposition wird die Wirbelsäule »lang gemacht«.
Bei Kniegelenksproblemen auf andere Entlastungshaltungen ausweichen!

Entspannung im Sport

Unter Entspannung versteht man ein bewusstes Zurücknehmen jeglicher Anspannung und Aktivität, das so genannte »Abschalten«.

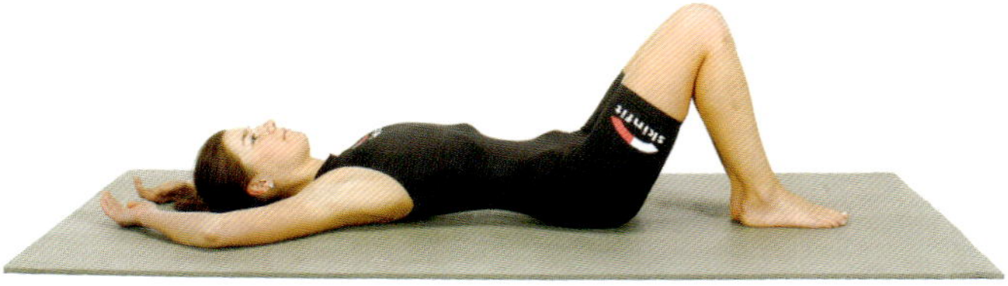

Entspannungsposition

Entspannung, um ...
- Spannungszustände, Stress und auch Ängste abzubauen.
- einen angenehmen, positiven Zustand zu erleben, in dem sich Körper, Geist und Seele regenerieren können.
- eine erhöhte Aufmerksamkeit und Konzentrationsfähigkeit zu erreichen.
- eine verbesserte Leistungsbereitschaft zu erzielen.
- das Umlernen von automatisierten Bewegungen zu erleichtern.
- den Zustand von Über-Aktivität oder Nervosität auf einen normalen Stand zu bringen.
- nach intensiven sportlichen Belastungen den Körper schneller zu regenerieren.

Bewegungsabläufe verankern

Im Zustand der Entspannung ist es am besten möglich, das Unterbewusstsein zu beeinflussen, sich Bewegungsabläufe anzueignen und zu verankern. Die vielfältigen Möglichkeiten der Entspannung reichen von Atemübungen, Massagen, Wasseranwendungen, Sauna, Regenerationsläufen, Lockerungs- und Dehnungsübungen, Abwärmübungen bis zu speziellen Entspannungstechniken.
Zu den bekanntesten Entspannungstechniken zählen das Autogene Training, die Konzentrative Muskelentspannung sowie die Progressive Muskelrelaxation nach E. Jacobson.
Entspannungsmaßnahmen sollen ein fixer Bestandteil sportlichen Trainings sein.

Hinführen zur Entspannung durch bewusstes Atmen

Entspannung & Atmung

In angenehmer Rückenlage oder im Sitz (mit beiden Beinen am Boden!) wird versucht, sich ausschließlich auf die Atmung zu konzentrieren.

- Einatmen (Inspiration) durch die Nase
- Ausatmen (Exspiration) durch den leicht geöffneten Mund

1. *Bauchatmung:*
Leg Deine Hände auf den Bauch und versuche nun, ruhig zu den Händen hin einzuatmen. Du spürst wie sich der Bauch füllt und beim Ausatmen, wie sich die Bauchdecke senkt.

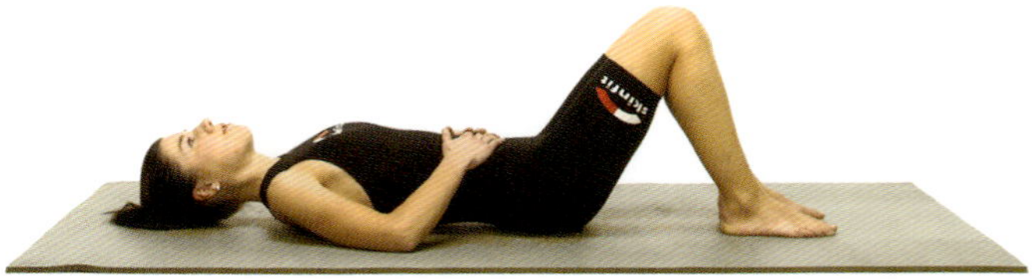

Bauchatmung

2. *Brustatmung:*
Leg Deine Hände auf den Brustkorb und versuche nun, ruhig zu den Händen hin einzuatmen. Du spürst wie sich der Brustkorb hebt und beim Ausatmen, wie sich der Brustkorb senkt.

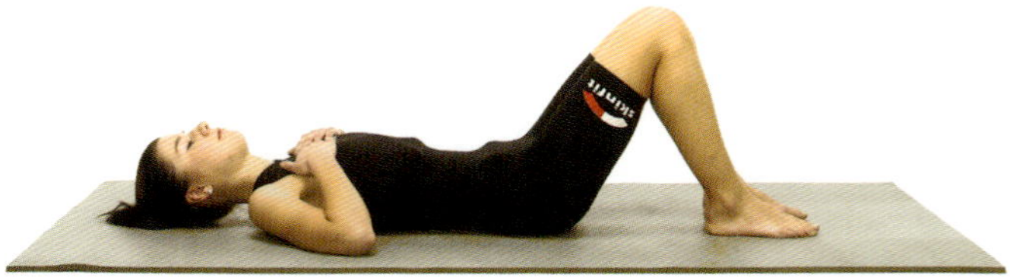

Brustatmung

3. *Kombinierte Bauch-Brustatmung:*
Leg eine Hand auf den Bauch, die andere auf den Brustkorb. Versuche beim Einatmen bewusst wahrzunehmen, wie sich nacheinander Bauch und Brustraum füllen. Halte den Atem kurz an und versuche nun, bewusst von oben nach unten auszuatmen (d.h. zuerst Brustraum und anschließend Bauchraum leeren).

Bewusstwerden des Atems:
- Fühle wie der Atem von selbst fließt.
- Atme durch die Nase langsam ein und lass den Atem langsam durch den leicht geöffneten Mund ausströmen.
- Leg nach der Ein- und nach der Ausatmung eine kurze Pause von ca. 2 Sekunden ein. Du spürst wie die Atmung tief und entspannt abläuft.
- Lass Dich beim Ausatmen innerlich los und der Atem wird ruhig und gleichmäßig.

Von allen angeführten Atemtechniken führt die Bauchatmung zur tiefsten Entspannung.

Grundbewegungen

Alltagsbewegungen sind immer wiederkehrende Grundbewegungen wie Beugen, Strecken, Drehen, Heben usw. Meist werden sie unbedacht jahrelang nach dem gleichen Muster ausgeführt. Mögliche mangelhafte oder sogar falsche Bewegungsmuster sollen von körpergerechten abgelöst werden. Dabei empfiehlt es sich, von einfachsten natürlichen Grundbewegungen auszugehen. Sie sollen häufig und bewusst geübt werden, damit sie bei wiederholten Bewegungsabläufen automatisch angewandt werden können.

Will man die sportliche Leistungsfähigkeit durch verbesserte Technik steigern, sind die richtigen, natürlichen Bewegungen des Rumpfes und der Extremitäten Voraussetzung. Ziel ist eine Optimierung der Bewegung.

Natürliche Grundbewegungen sollen
- Wirbelsäule und Gelenke keiner Fehlbelastung aussetzen.
- die Bewegungsausführung mit möglichst geringem Kraft- und Energieaufwand ermöglichen.

Die richtigen Bewegungsmuster müssen zum Teil erlernt werden und bedingen den Einsatz ganz bestimmter Muskelgruppen (Agonisten = Kennmuskeln). Die für eine Bewegung primär verantwortlichen Muskeln werden von anderen Muskelgruppen, den Synergisten (Mitspieler) unterstützt .

Im Überblick haben wir die wichtigsten Grundbewegungen mit ihren charakteristischen Muskelaktivitäten zusammengefasst:

1. Rumpfbeugen aus der Rückenlage

... erfolgt grundsätzlich durch das Aktivieren der Bauchmuskeln: »Bauch einziehen«.

A

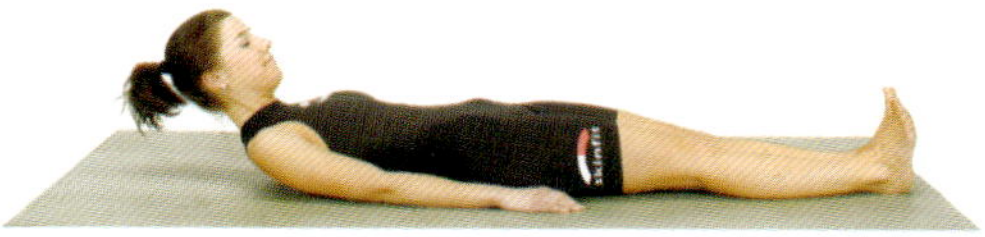

○

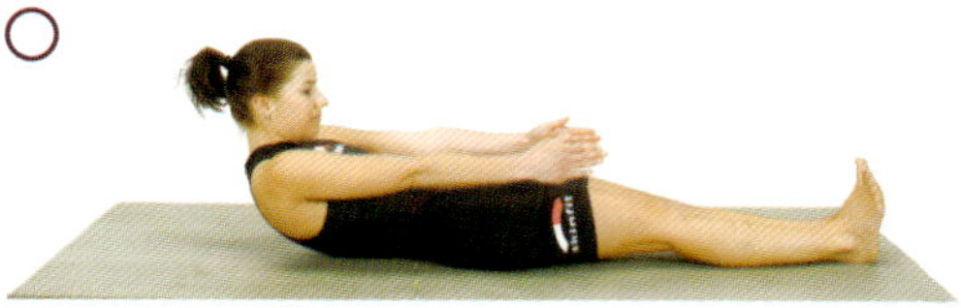

A Bauchmuskeln anspannen (Vorspannung) und Nacken lang machen

○ Langsames Aufrollen des Oberkörpers bis zur LWS

Die Rumpfbeugung ist abgeschlossen, wenn Hals-, Brust- und Lendenwirbelsäule maximal gekrümmt sind.

Auch im Stehen sollte die Rumpfbeugung durch ein Aktivieren der Bauchmuskeln erfolgen!

2. Rumpfstrecken

... erfolgt grundsätzlich durch das Aktivieren der Rückenstrecker.

①

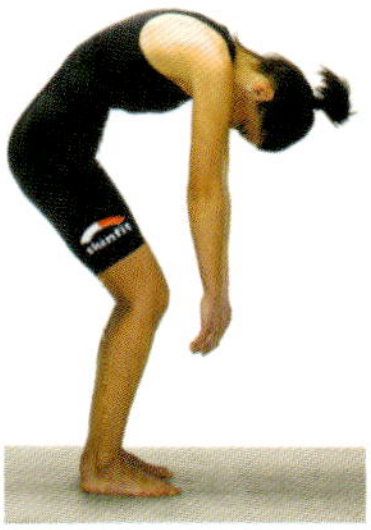

②

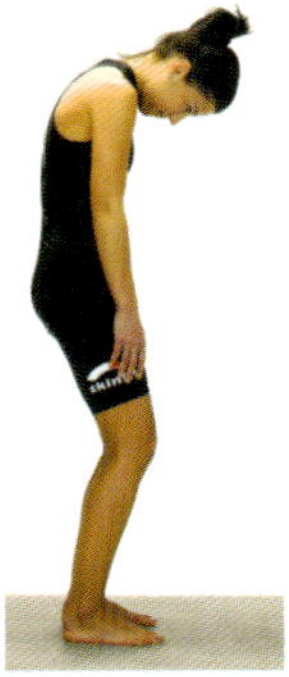

③

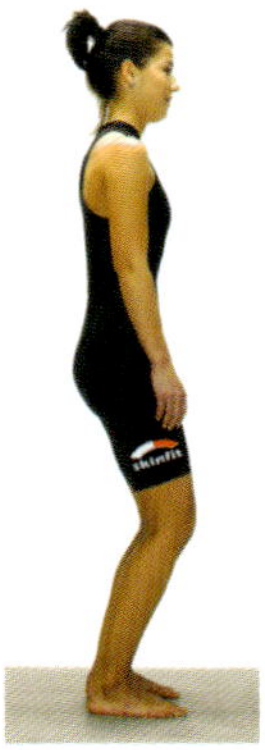

A Die Bewegung wird durch ein Aktivieren der Gesäßmuskeln eingeleitet: »Gesäßbacken zusammenpressen«

① Wirbel für Wirbel aufrollen, Anspannen der Gesäßmuskeln und zusätzliches, langsames Anspannen der Rückenstrecker

② Schultern und Arme locker hängen lassen!

③ Kopf erst zum Schluss heben!

3. Rumpfdrehen und Rumpfseitneigen

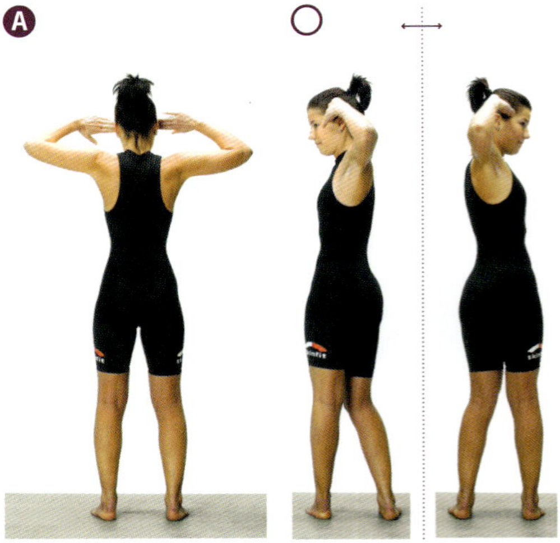

A Stand, Bauch- und Gesäßmuskeln angespannt, Finger an den Schläfen (Ellbogen nach außen)

O Oberkörper langsam nach links und rechts drehen; Gesäßspannung halten

Hinweis:
- Beim Rumpfdrehen ist auf einen gestreckten Oberkörper zu achten.

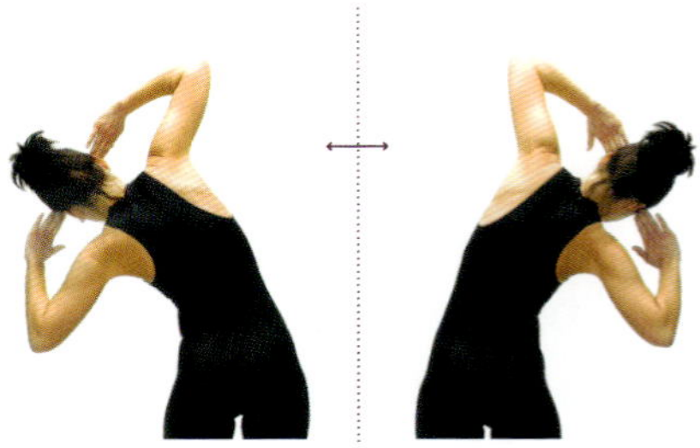

+ Variation:
Oberkörper zur Seite neigen

Der Oberkörper soll eine rein seitliche Bewegung ausführen!

> Bei allen Übungen, bei denen sich der Rumpf aus dem Körperzentrum bewegt, ist ein Anspannen der Bauch- und Gesäßmuskulatur sowie der Rückenstrecker zur Entlastung der Wirbelsäule Grundvoraussetzung.

4. Hüftbeugen

... erfolgt grundsätzlich durch das Aktivieren der typischen Hüftbeuger (M. iliopsoas, M. rectus femoris).

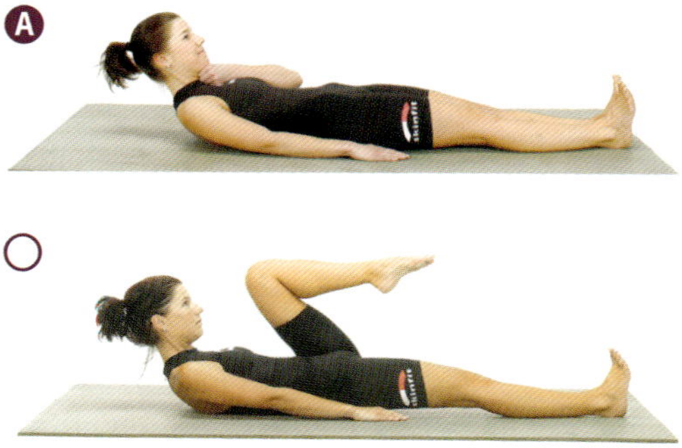

Ⓐ Rückenlage; aktivierte Bauchmuskeln (Vorspannung = Nacken lang machen; Faust hat zwischen Kinn und Brustbein Platz) leiten das korrekte Hüftbeugen ein

○ Knie Richtung Schulter ziehen

Durch Anspannen der Bauchmuskulatur (Synergist) wird die Lendenwirbelsäule beim Hüftbeugen entlastet.

---

5. Hüftstrecken

... erfolgt grundsätzlich durch Aktivieren der Gesäßmuskulatur (vor allem des großen Gesäßmuskels) mit Unterstützung der inneren Hüft- und der hinteren Oberschenkelmuskulatur (Synergisten).

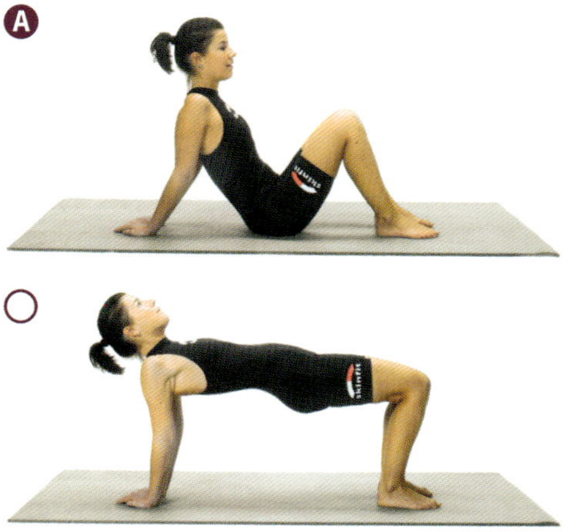

Ⓐ Sitz mit angewinkelten Beinen

○ Bauch einziehen, Gesäßbacken zusammenpressen und Becken heben

Hinweis:
- Oberschenkel und Oberkörper sind waagrecht.

6. Rumpf-Hüftbeugen aus der Rückenlage (Kombinationsübung)

... erfolgt grundsätzlich durch Aktivieren der Bauchmuskeln sowie der Hüftbeuger.

A
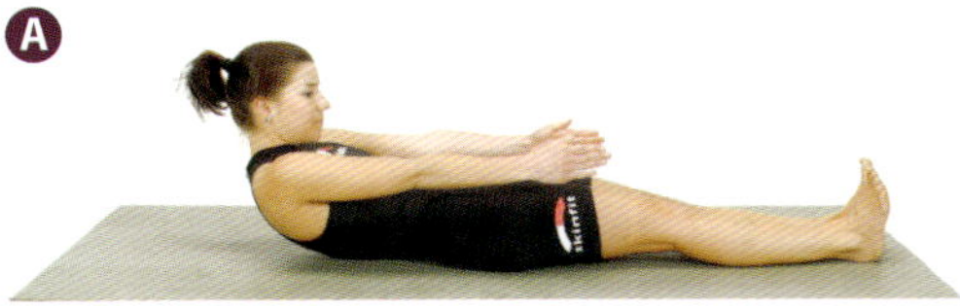

O
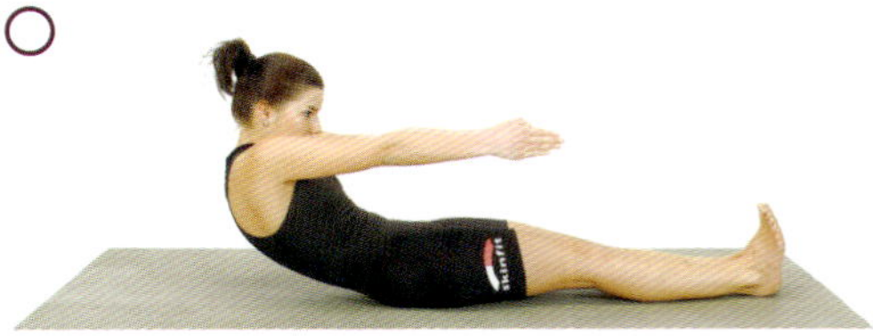

A Rückenlage, Bauchmuskeln angespannt

O Aufrollen des Rumpfes, bis die Wirbelsäule maximal gekrümmt ist (Rumpfbeugung ist beendet); LWS hat noch Bodenkontakt

Weiteres Aufrollen durch Beugung im Hüftgelenk (Aktivierung der Hüftbeuger)

7. Hüft-Rumpfstrecken (Kombinationsübung)

... erfolgt grundsätzlich durch Aktivieren der Gesäßmuskeln (vor allem des großen Gesäßmuskels) in Verbindung mit den inneren Hüftmuskeln (M. adductor magnus), der hinteren Oberschenkelmuskulatur sowie der Rückenstrecker.

A
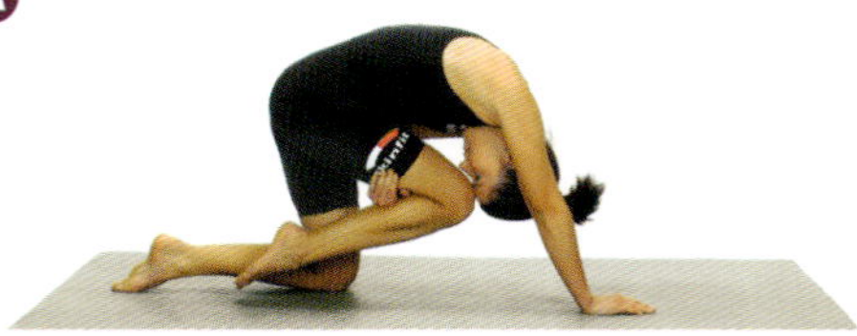

O
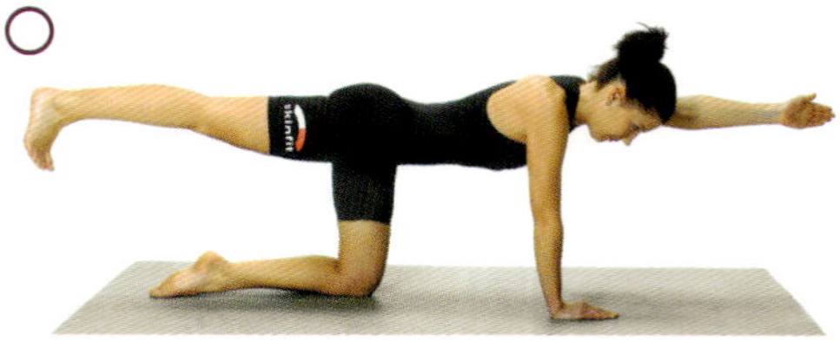

A Bankstellung, rechtes Knie mit linker Hand und Stirn zusammengeführt

O Gesäß- und hintere Oberschenkelmuskulatur anspannen (Hüftstreckung, Ferse schiebt); Rückenstrecker aktivieren (Rumpfstreckung)

Bein und Arm sind max. bis in die waagrechte Verlängerung des Oberkörpers gestreckt.

8. Armbewegungen

Ⓐ ① ②

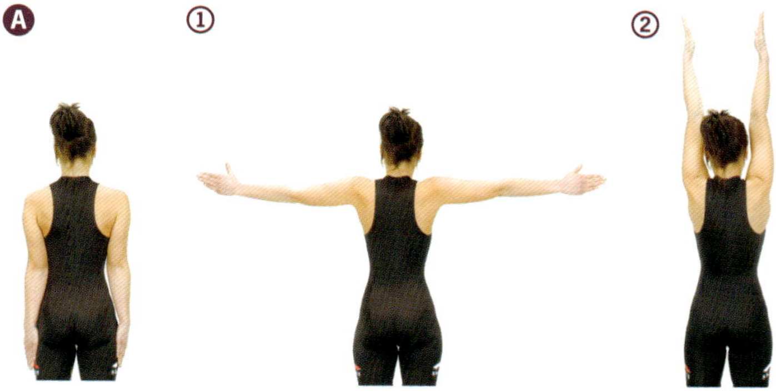

Ⓐ Stand, Arme angelegt, Daumen zeigen nach vorne!

① Arme auswärtsdrehend in die Seithalte führen (Schulterblattdrehung ohne Anheben der Schulterblätter). Daumen zeigen nach oben!

② Arme weiter auswärtsdrehend in die Hochhalte führen. Daumen zeigen nach hinten!

9. Beinbeugen – Beinstrecken

①

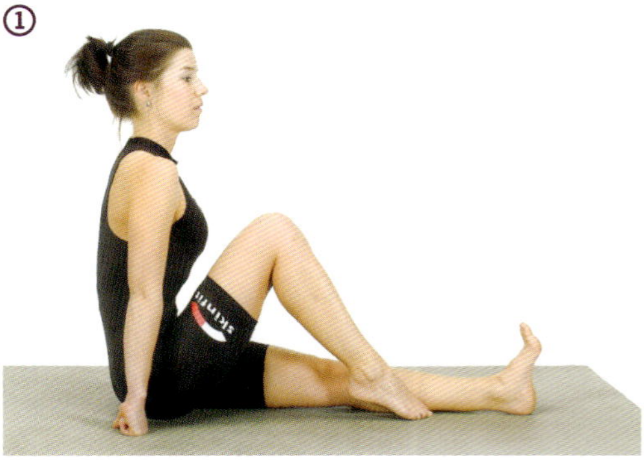

②

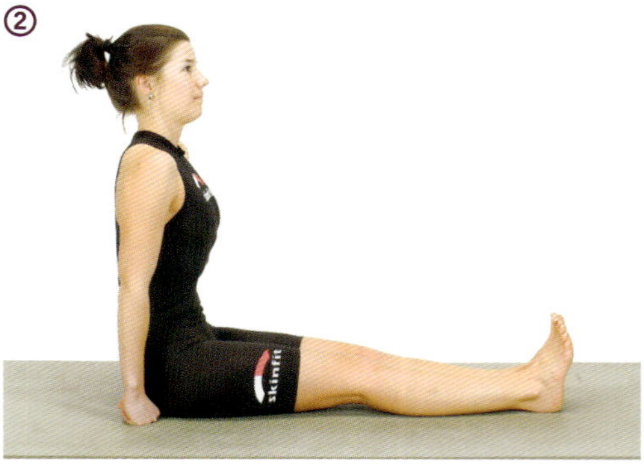

Ⓐ Langsitz, Beine im Kniegelenk gestreckt und im Fußgelenk gebeugt

① Ein gestrecktes Bein im Kniegelenk beugen und im Fußgelenk strecken, Fußgelenk gestreckt
⟶ Plantarflexion

② Gebeugtes Bein im Kniegelenk strecken und im Fußgelenk beugen = Fersenschub
Fußgelenk gebeugt
⟶ Dorsalflexion

Grundsätzlich gilt
- Fußgelenk gebeugt – Dorsalflexion (= Fersenschub)
- Bei leicht gestrecktem Knie (nicht überstreckt) ist im Fußgelenk gebeugt.
- Das »Schieben der Ferse« unterstützt die Funktion der Muskeln an der Oberschenkelvorderseite (M. quadriceps femoris) bei der Kniestreckung.
- Fußgelenk gestreckt – Plantarflexion (= Senken der Fußspitze)
- Bei gebeugtem Knie ist im Fußgelenk gestreckt.

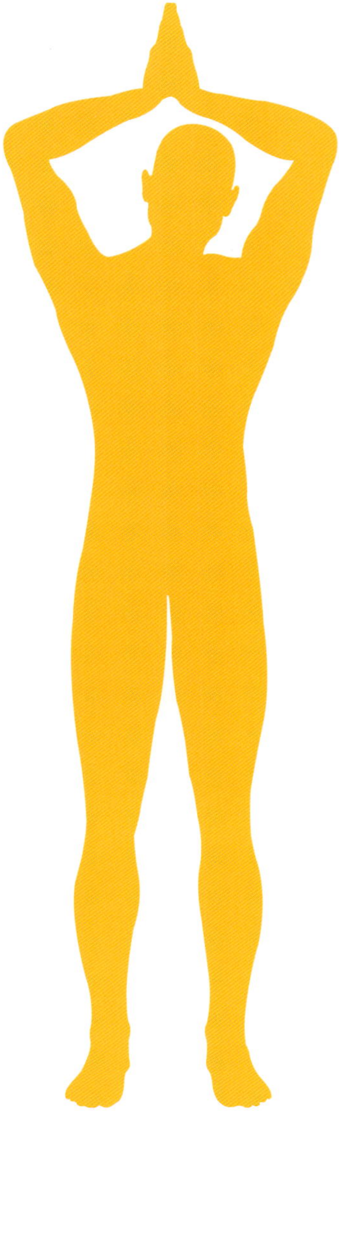

Übersicht

Aktives Mobilisieren

Mobilisieren bedeutet beweglich machen. Die Beweglichkeit vereint Gelenkigkeit und Dehnfähigkeit. Die Dehnfähigkeit der Muskulatur kann durch gezieltes Training verbessert werden. Wird die Dehnfähigkeit erweitert, kann der Bewegungsumfang in den Gelenken (die Schwingungsweite) erhalten bzw. zusätzlich vergrößert werden. Spezielle Übungen zur Erhaltung bzw. Verbesserung der Dehnfähigkeit werden im Kapitel »Dehnen« sehr ausführlich behandelt.
Die Gelenkigkeit ist geprägt von der Form und der Struktur der am Gelenkaufbau beteiligten Knochen. Sie ist in hohem Maße erblich festgelegt und somit wenig beeinflussbar. Der Bewegungsumfang kann normal (mobil), zu groß (hypermobil) oder zu klein (hypomobil) sein.

hypermobil oder hypomobil

Bewegungseinschränkungen in Gelenken können hervorgerufen sein durch

- Krankheiten und Verletzungen (z.B. Narbengewebe nach Muskelrissen,...)
- muskuläre Dysbalance (Verkürzungen und Abschwächungen durch oft wiederkehrende einseitige Belastung)
- zu wenig Bewegung oder natürlich bedingte Abnützung (Gelenk nie in seinem totalen Bewegungsausmaß genutzt)

Mobilisierende Übungen sollen den Bewegungsumfang der Gelenke bzw. in den Gelenken erhalten, verbessern oder wiederherstellen.

Die positiven Effekte eines Beweglichkeitstrainings sind:

- Erreichen eines optimalen Gelenkwinkels;
- Beschleunigen eines motorischen Lernprozesses, da eine optimale, dynamische Bewegungsausführung möglich ist;
- Verbessertes Zusammenspiel von Muskeln, Sehnen und Bändern;
- Rascher Abbau von Muskelverspannungen und verbesserte Regeneration nach intensiver Belastung;
- Beschleunigte Regeneration nach Verletzungen.

Mobilisieren der drei größten Gelenksysteme

Wir behandeln im folgenden Abschnitt die Mobilisierung der drei größten Gelenksysteme (Wirbelsäule, Schultergelenk und Hüftgelenk). Einige Übungen – zur Mobilisierung der Wirbelsäule und des Hüftgelenks – sind sehr gut geeignet, um gleichzeitig Brustkorb und Becken beweglicher zu machen.

aktives Mobilisieren

Wir beschränken uns im folgenden Kapitel auf das rein aktive Mobilisieren. Der Übende führt die Bewegungen selber aus. Lockere Bewegungen verteilen die Schmierflüssigkeit in den Gelenkinnenräumen. Knorpel werden besser ernährt, verdicken sich und gewähren einen besseren Schutz vor Gelenkschäden. Die Gelenkskapsel wird besser durchblutet und elastischer. Dadurch wird im Gelenk eine größere Bewegungsamplitude möglich.

Tipps

Mobilisiere
- im aufgewärmten Zustand!
- in entspannter Haltung!
- in alle Bewegungsrichtungen!
- ohne großen Kraftaufwand!
- langsam, kontrolliert und grundsätzlich schmerzfrei!

Mobilisierende Übungen sollten fixer Bestandteil eines ausgewogenen Gymnastikprogrammes sein, da als Nebeneffekt eine leichte Steigerung von Muskeldurchblutung und Kreislauf stattfindet. Dies bietet zudem eine ideale Ausgangsbasis für nachfolgende sportartspezifische Aufwärm- und Kraftübungen.

geeignet

Seitneigen des Kopfes

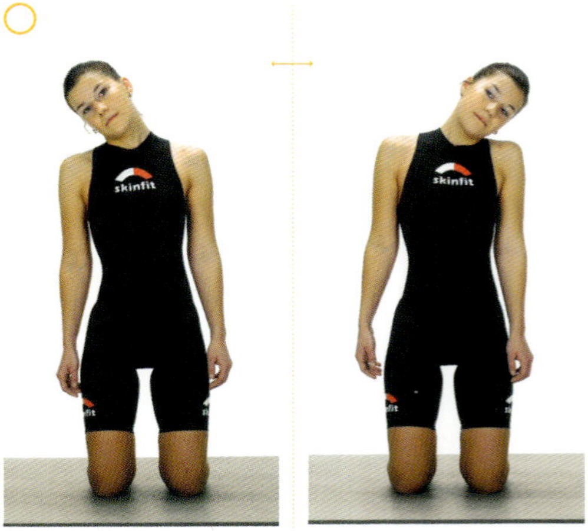

- Ⓐ Kniestand, Gesäßmuskeln angespannt
- ○ Langsames Seitneigen des Kopfes

Hinweis:

- Schultern bleiben auf gleicher Höhe!

Seitverschieben des Kopfes

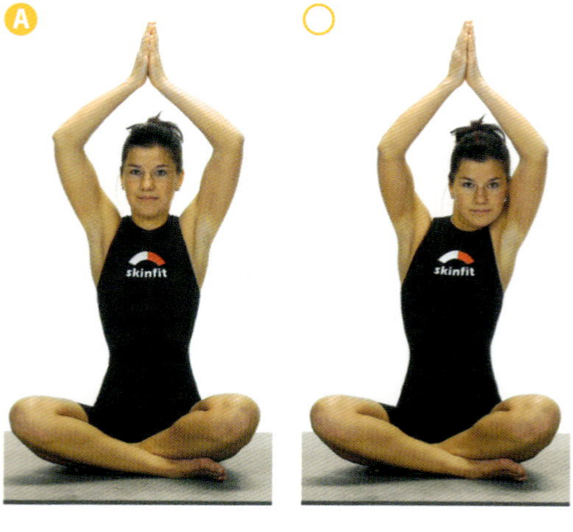

- Ⓐ Sitz, Oberkörper aufgerichtet
- ○ Langsames Seitverschieben des Kopfes

Hinweis:

- Führe die Übung stets langsam und mit dem Gesicht nach vorne aus.

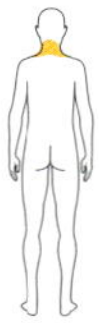

geeignet

Zurückschieben des Kopfes

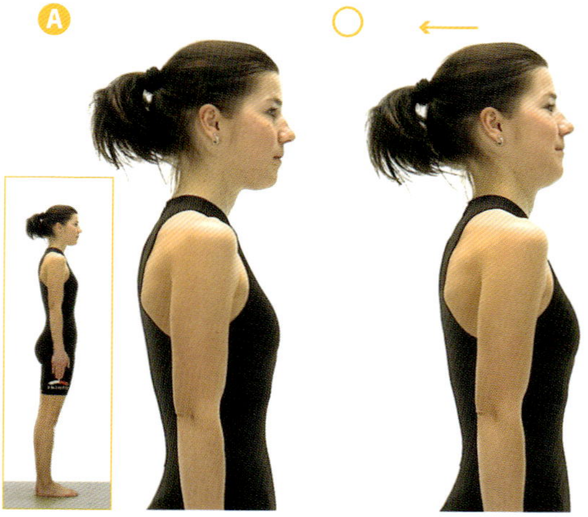

A Stand, Gesäßmuskeln angespannt

○ Bei aufrechter Kopfhaltung Kinn gerade zurückschieben

Hinweis:
- Besonders geeignet zur Entlastung des Nervenkanals.

Drehen des Kopfes

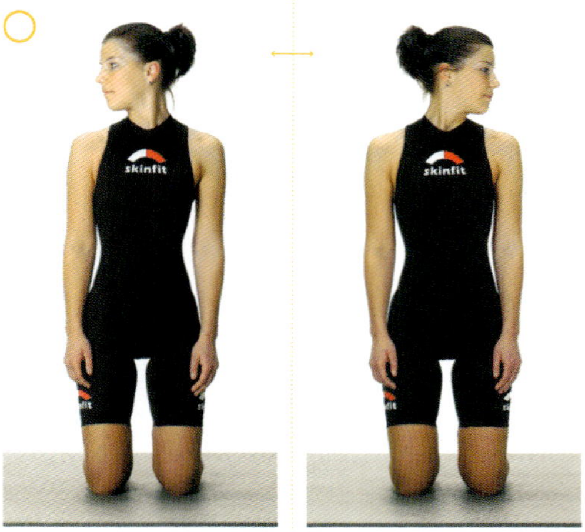

A Kniestand, Gesäßmuskeln angespannt

○ Kopf langsam nach rechts und nach links drehen

Hinweis:
- Mit dem Kopf dabei nicht nach hinten ausweichen!

geeignet

Kopf zur Seite drehen und nicken

①

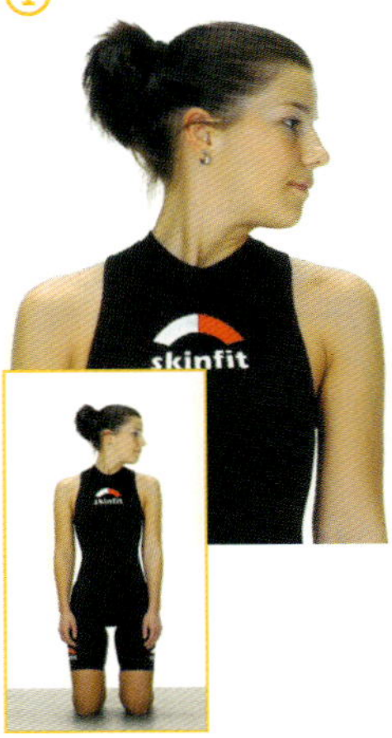

②

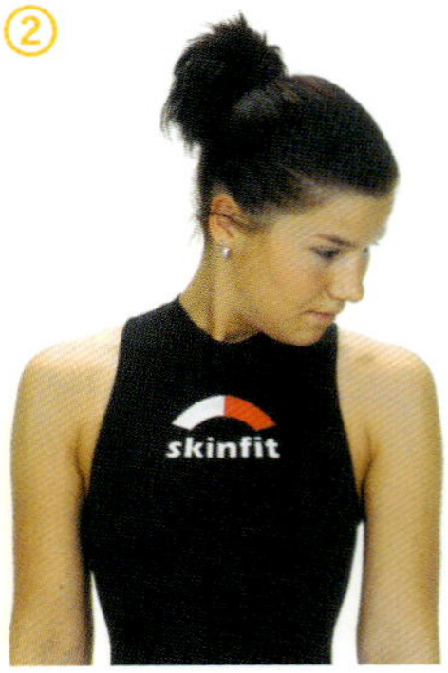

- Ⓐ Kniestand, Gesäßmuskeln angespannt
- ① Kopf zur Seite drehen
- ② Mehrmals nicken

Hinweis:
- Dabei nicht nach hinten ausweichen!

Variation durch Beschreiben eines Halbkreises

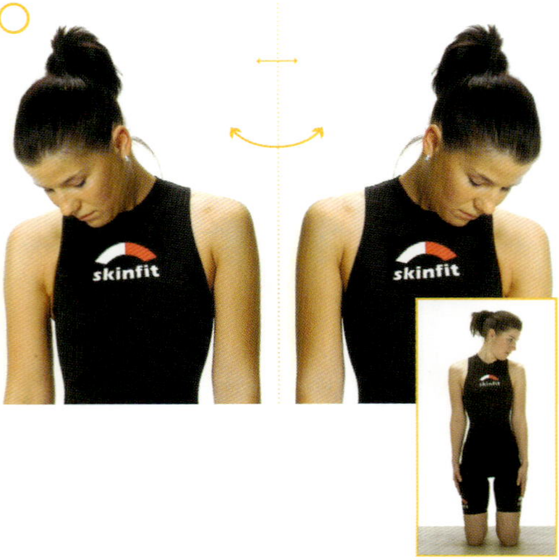

- Ⓐ Kniestand, Gesäßmuskeln angespannt
- ○ Kopf beschreibt einen Halbkreis (Kinn an der Brust)

Hinweis:
- Kopf nicht nach hinten ausweichen!
- Alle Halswirbelsäulenübungen sollen langsam ausgeführt werden!

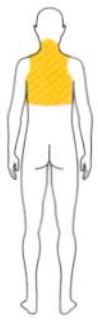

geeignet

Beugen und Strecken der HWS und der oberen Segmente der BWS

①

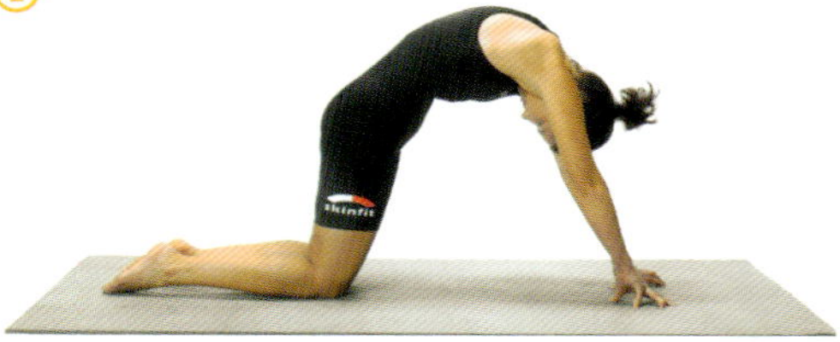

②

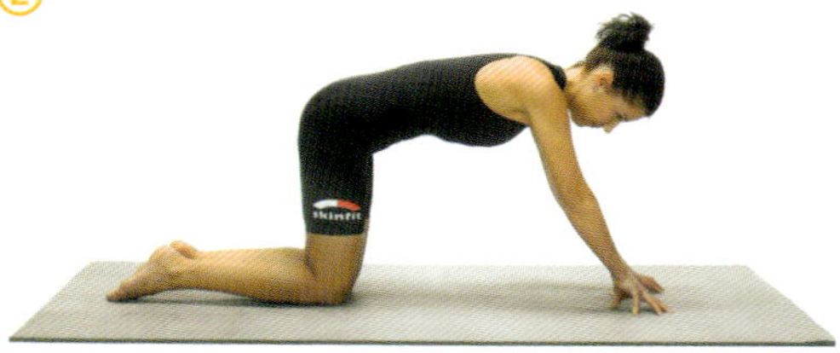

- Ⓐ Bankstellung im Fingerkuppenstand
- ① Kinn zur Brust und langsam in den Rundrücken ziehen (Katzenbuckel)
- ② Spannung langsam lösen und Wirbelsäule strecken (WS und Kopf bilden eine Gerade)

Beugen und Strecken der HWS (untere Segmente) und der BWS

①

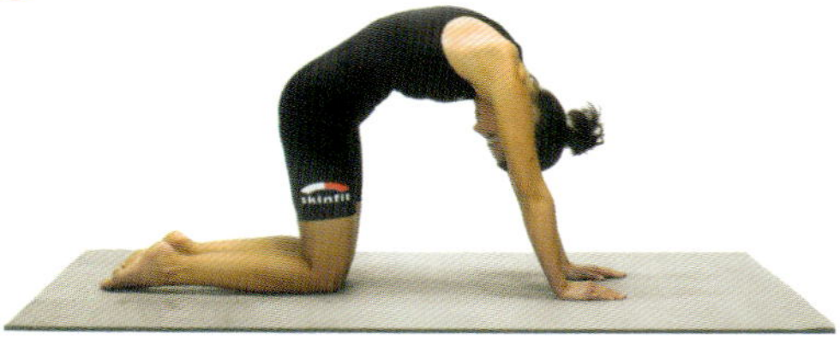

②

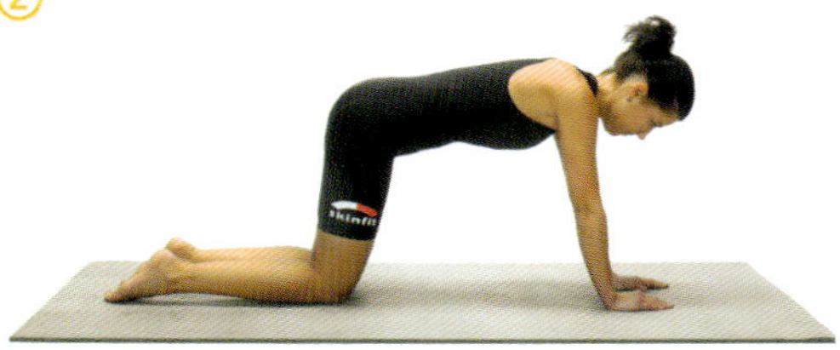

- Ⓐ Bankstellung, Handflächen am Boden
- ① Kinn zur Brust und langsam in den Rundrücken ziehen (Katzenbuckel)
- ② Spannung langsam lösen und Wirbelsäule strecken (WS und Kopf bilden eine Gerade)

geeignet

Beugen und Strecken der Lendenwirbelsäule

①

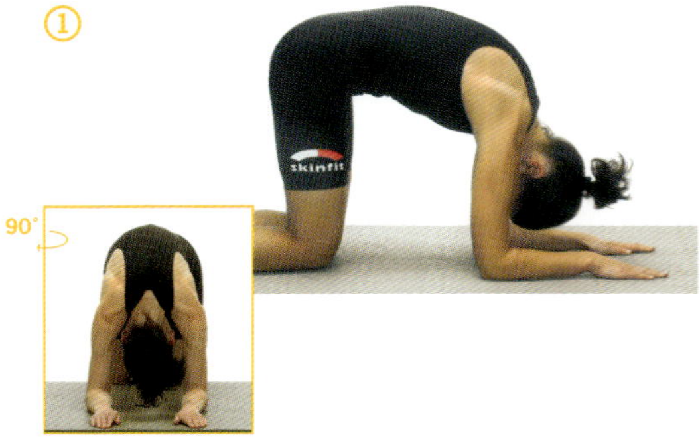

②

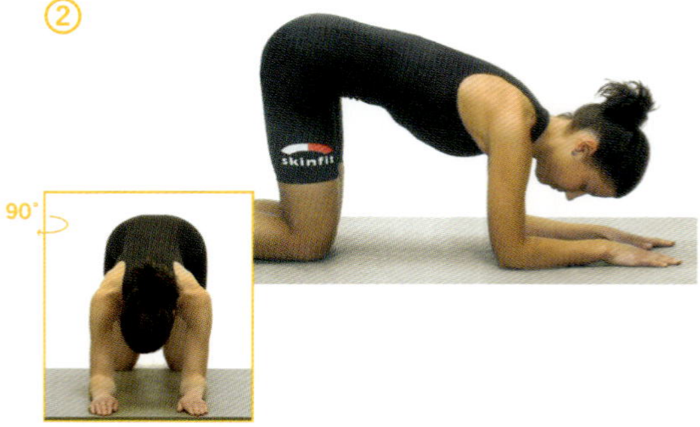

Ⓐ Bankstellung im Unterarmstand

① Kinn zur Brust und langsam in den Rundrücken drücken (Katzenbuckel)

② Spannung langsam lösen und Wirbelsäule strecken (WS und Kopf bilden eine Gerade)

geeignet

Kippen des Beckens

①

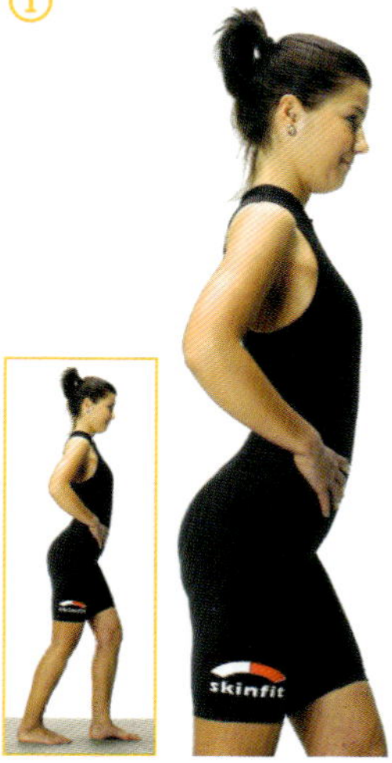

②

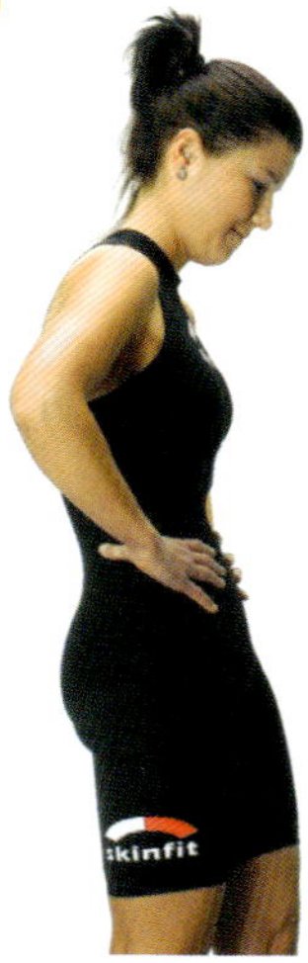

- Ⓐ Schrittstellung, Knie leicht gebeugt
- ① Becken nach vorne kippen; Schambein nach hinten
- ② Becken nach hinten kippen: (Bauch einziehen: Bauch- und Gesäßmuskeln anspannen)

Variation

①

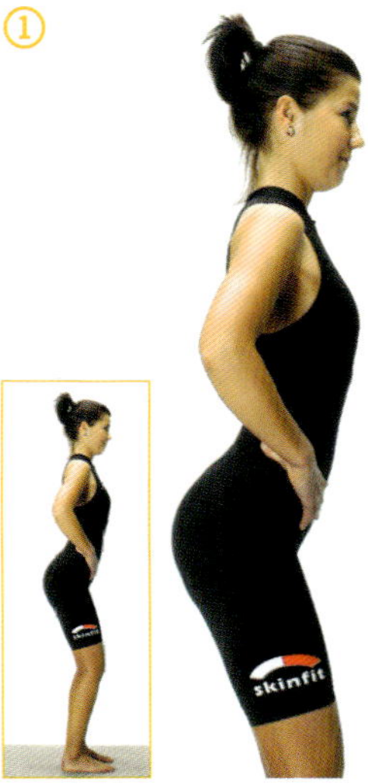

②

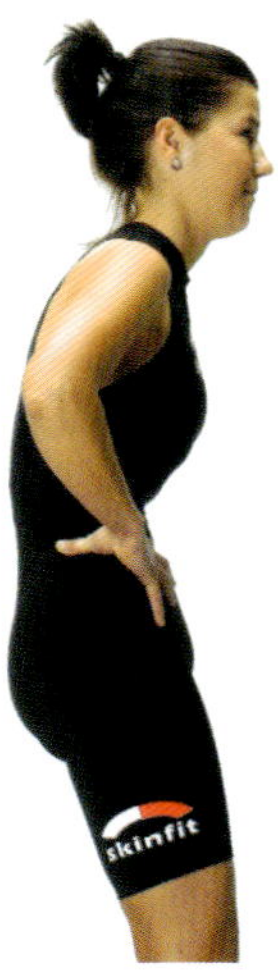

- Ⓐ Stand, Füße parallel, Knie leicht gebeugt
- ① Becken nach vorne kippen
- ② Becken nach hinten kippen: (Bauch einziehen: Bauch- und Gesäßmuskeln anspannen)

Hinweis:

- Becken nach hinten kippen heißt Schambein weit nach vorne schieben!

geeignet
Kippen des Beckens

①

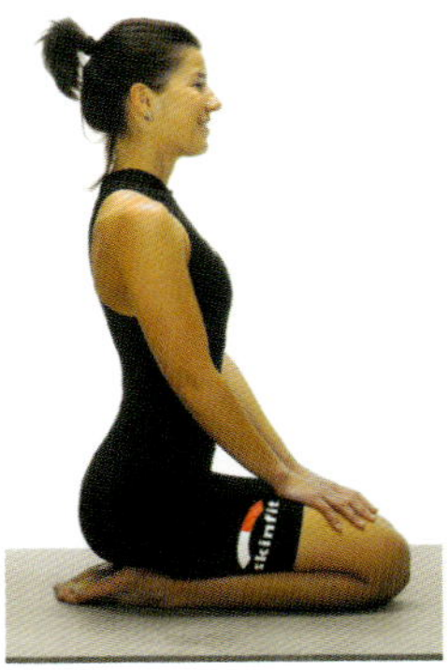

②

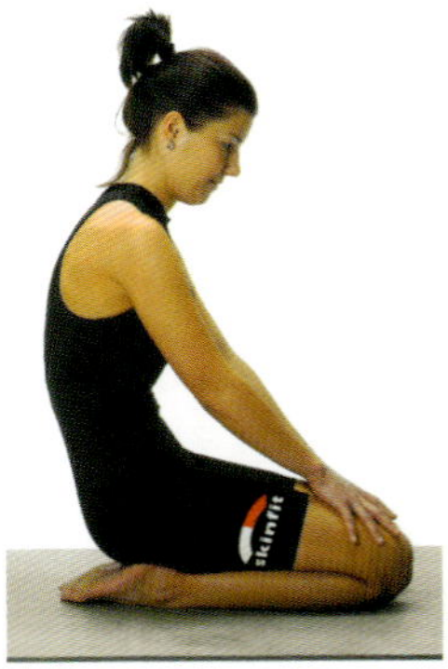

Ⓐ Fersensitz mit geradem Rücken

① Becken nach vorne kippen: Schambein nach hinten!

② Becken nach hinten kippen: Schambein weit nach vorne schieben!

Hinweis:
- Bei Beschwerden im Knie sollte auf die kniegelenkschonenden Übungen im Stand oder in Rückenlage ausgewichen werden.

Variation: Rückenlage

①

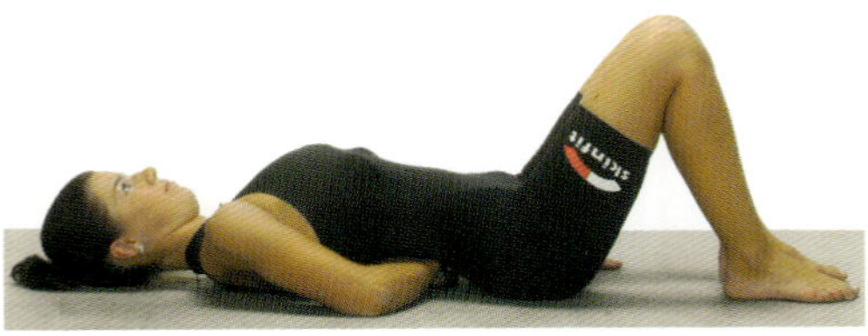

②

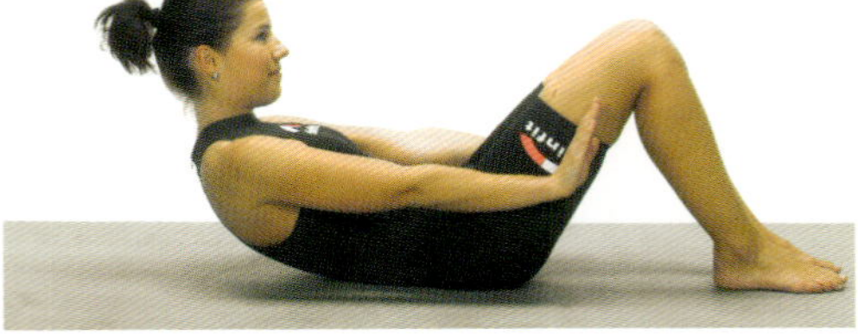

Ⓐ Rückenlage mit angewinkelten Beinen

① Becken nach vorne kippen: Schultern drücken zu Boden (Hand hat unter der LWS Platz)

② Becken nach hinten kippen: Bauch einziehen

Hinweis:
- Durch leichtes Anheben des Kopfes Lendenwirbelsäule bewusst zu Boden drücken.
- Handflächen schieben nach vorne.

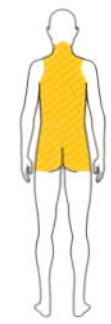

geeignet

Beugen und Strecken der Wirbelsäule

① ② ③

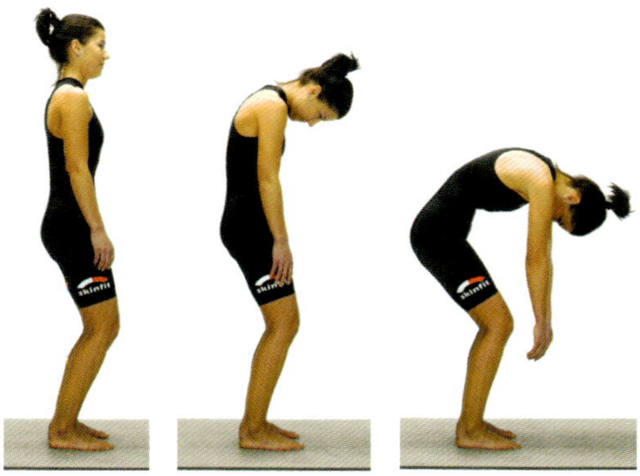

Ⓐ Stand; Beine leicht gebeugt

Abrollen des Rumpfes:
① Aktivieren der Bauchmuskeln!

② Halswirbelsäule beugen (Kinn zur Brust)

③ Oberkörper weiter abrollen; dabei Rumpf, Kopf und Arme locker hängen lassen

Aufrollen des Rumpfes:
- Aktivieren der Gesäßmuskeln und der Rückenstrecker
- Strecken der Wirbelsäule

Variation in Bankstellung

①

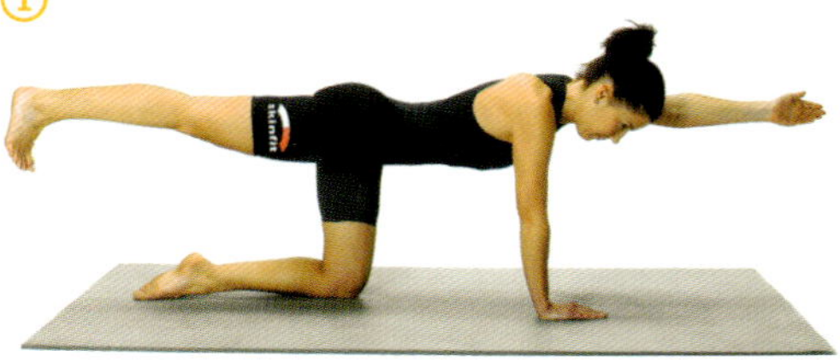

②

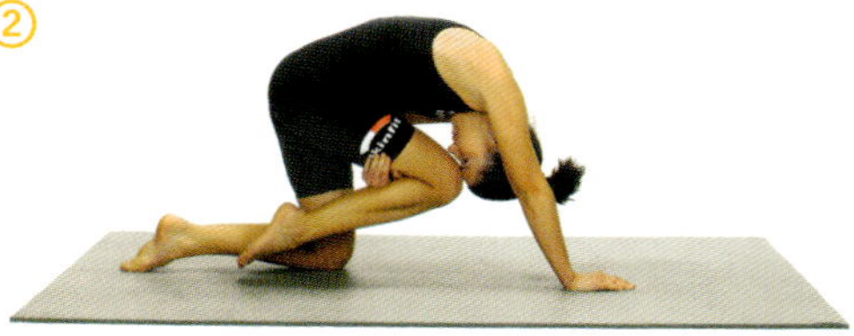

Ⓐ Bankstellung

① Strecken durch Aktivieren:
- der Gesäßmuskeln und
- der Rückenstrecker

Bein und Arm bis max. in die Waagrechte strecken (Ferse schiebt!)

② Beugen durch Aktivieren:
- der Bauchmuskeln

Rechtes Knie mit linker Hand und Stirn zusammenführen

geeignet

Seitneigen der Wirbelsäule

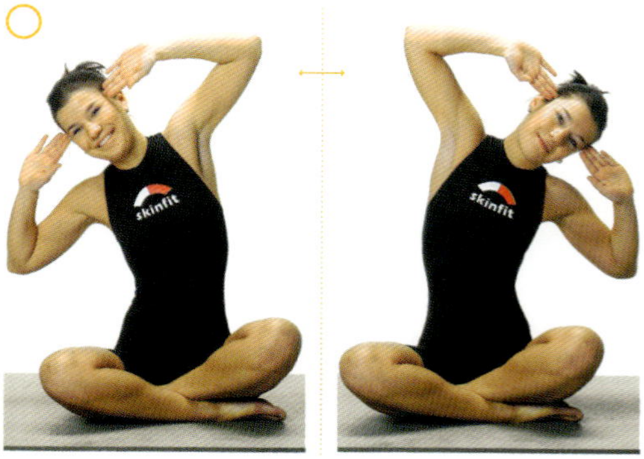

Ⓐ Schneidersitz mit aufrechtem Oberkörper: Bauch- und Gesäßmuskeln angespannt, Rückenstrecker aktiviert

○ Oberkörper zur Seite neigen und Knie dabei zu Boden drücken

Hinweis:
- Oberkörper führt eine rein seitliche Bewegung aus.
- Gesäß behält Bodenkontakt!

Drehen der Wirbelsäule

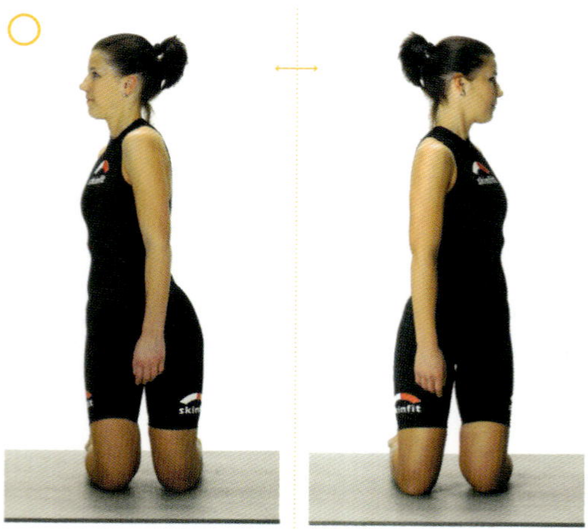

Ⓐ Kniestand, Knie hüftbreit; Becken stabilisiert

○ Oberkörper langsam nach rechts und links drehen

Hinweis:
- Arme und Schultern locker hängen lassen!
- Durch Bauch- und Gesäßspannung Becken stabilisieren.

geeignet

Drehen der Wirbelsäule

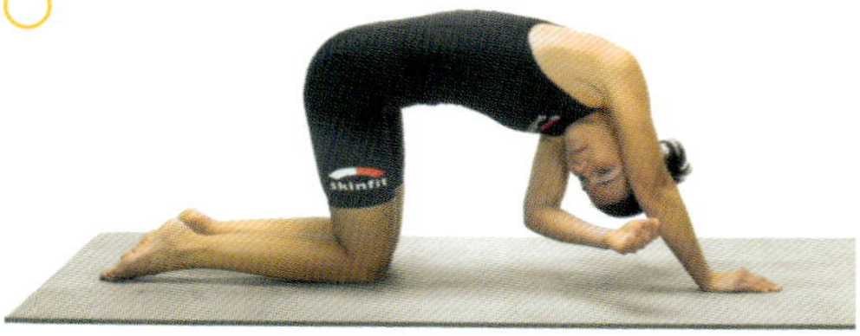

- **A** Bankstellung
- Einen Arm unter dem Körper durchführen

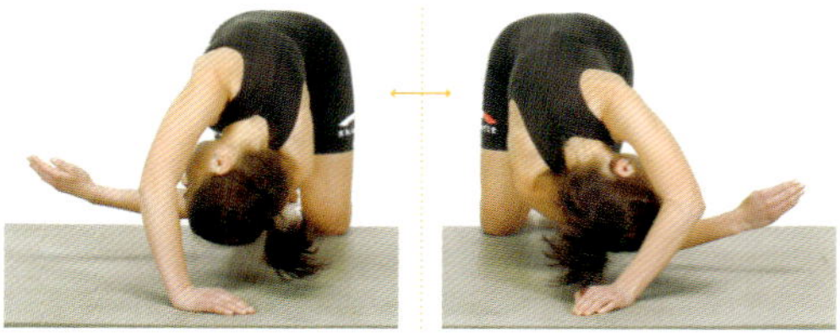

Hinweis:
- Wird der Hand nachgeschaut, so wird die Mobilisierung verstärkt.

Variation in Rückenlage

A

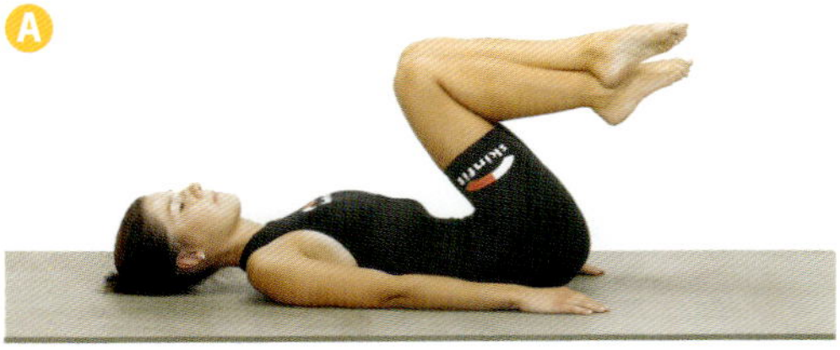

- **A** Rückenlage, Beine gebeugt und überkreuzt
- Gebeugte Beine langsam nach links und rechts legen

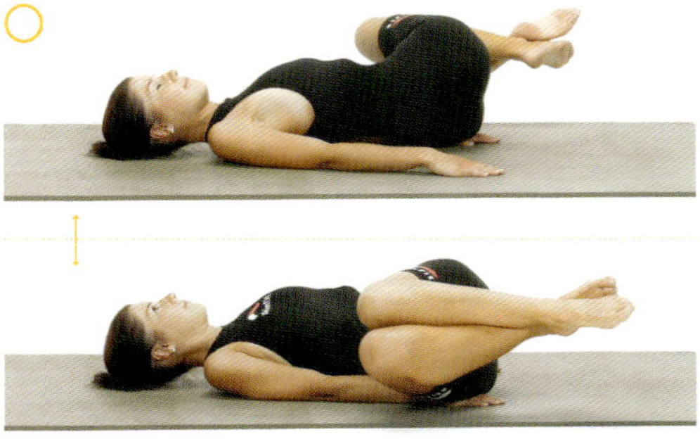

Hinweis:
- Ziehen die Knie Richtung Schulter, werden die oberen Anteile der Wirbelsäule mitmobilisiert.

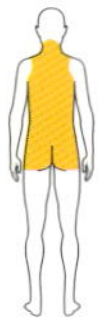

geeignet

Strecken der Wirbelsäule (Ganzkörperstreckung)

①

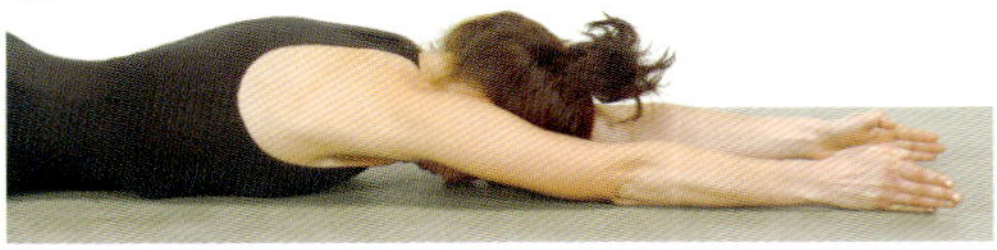

②

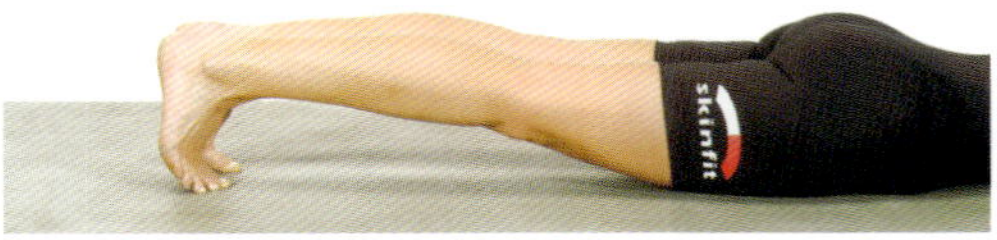

⊕

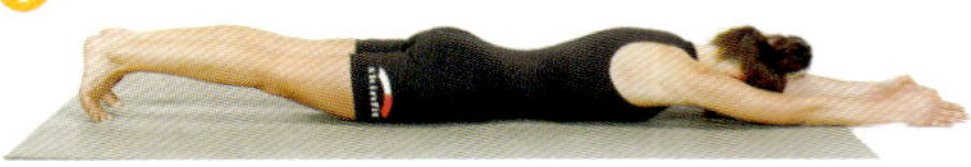

- Ⓐ Bauchlage, Arme in Hochhalte, Fersenschub
- ① Hände so weit wie möglich wegschieben
- ② Fersen so weit wie möglich nach hinten schieben

⊕ Gleichzeitiges Wegschieben von Händen und Fersen

Variation durch Diagonalzug

①

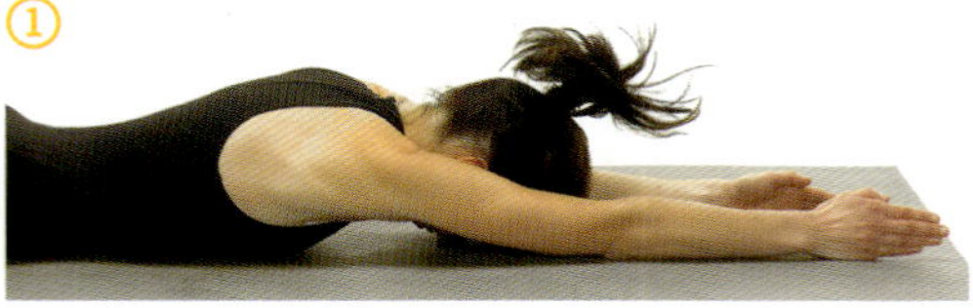

②

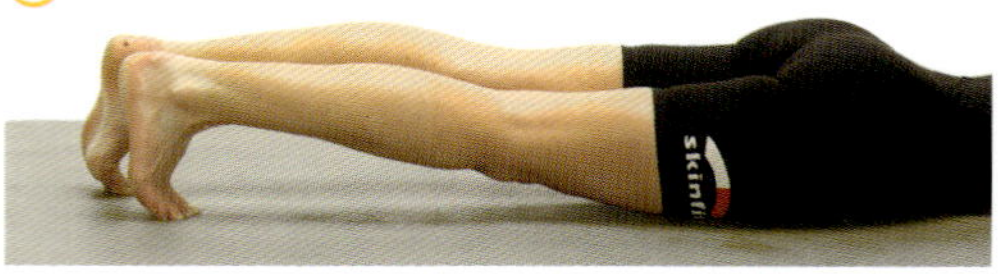

⊕

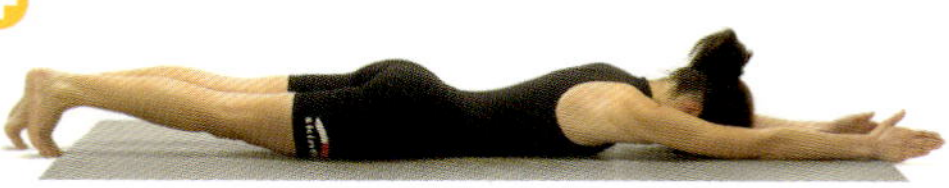

- Ⓐ Bauchlage, Arme in Hochhalte, Fersenschub
- ○ Eine Hand und gegengleiche Ferse so weit wie möglich voneinander wegschieben

Hinweis:

- Mobilisiere stets beidseitig!

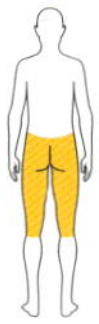

geeignet

Strecken und Beugen in der Hüfte

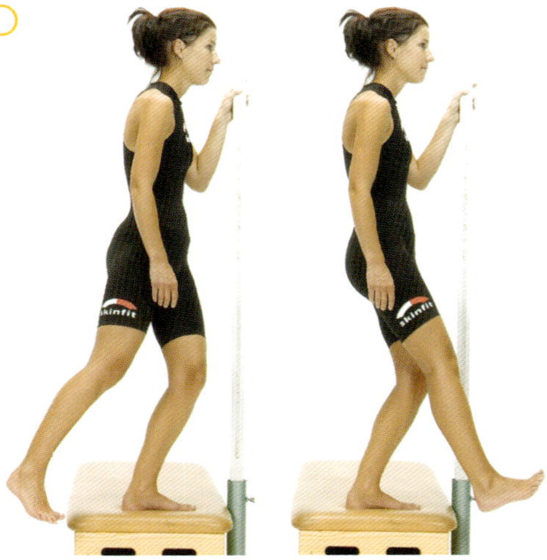

- **A** Stabiler Stand auf erhöhter Unterlage
- Rückwärts- und Vorwärtspendeln eines Beines

Hinweis:

- Becken nicht ausdrehen!

Abspreizen und Heranführen in der Hüfte

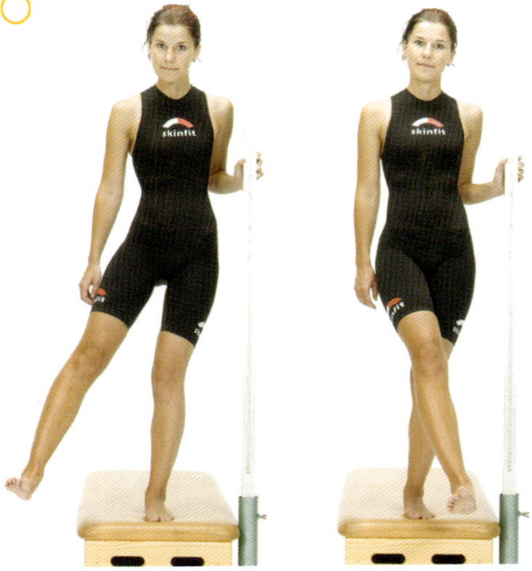

- **A** Stabiler Stand auf erhöhter Unterlage
- Pendeln eines Beines vor dem Körper:
  Abspreizen (Abduzieren) und Heranführen (Adduzieren)

Hinweis:

- Um eine günstige Übungswirkung zu erzielen, sollte das Pendeln mindestens 30 Sekunden lang ausgeführt werden.
- Oberkörper bleibt ruhig!

geeignet

Drehen in der Hüfte

○

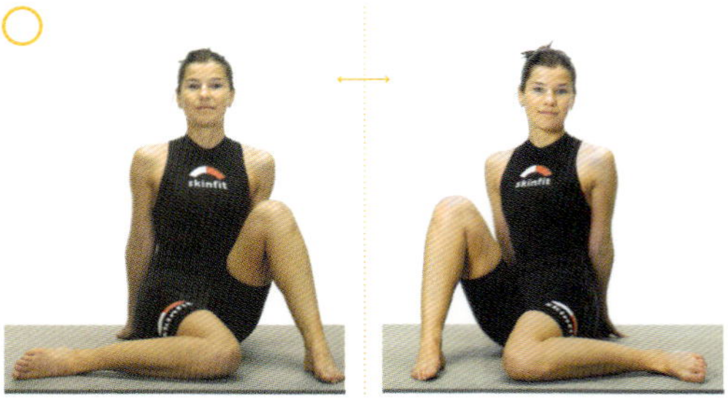

- (A) Grätschsitz, Beine gebeugt
- ○ Einwärtsdrehen eines Beines (Innenrotation); Knie langsam Richtung Boden führen

Hinweis:
- Übe stets beidseitig!

Variation durch Innen- und Außenrotation

①

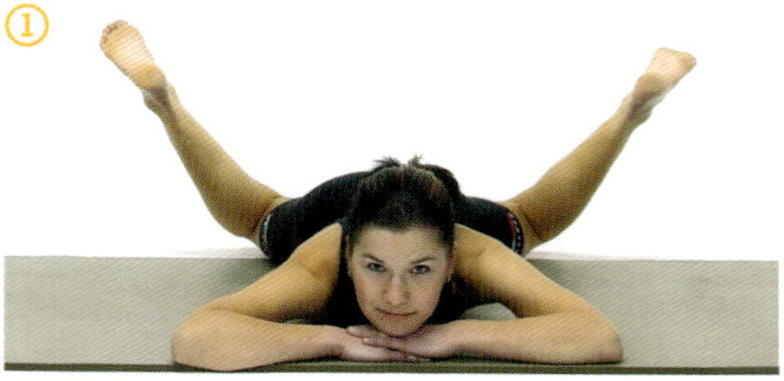

②

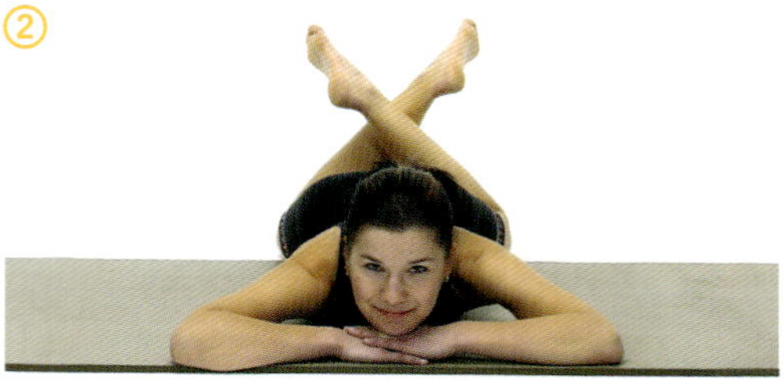

- (A) Bauchlage, Beine gebeugt
- ① Oberschenkel einwärtsdrehen (Unterschenkel soweit wie möglich öffnen) = Innenrotation
- ② Oberschenkel auswärtsdrehen (Unterschenkel soweit wie möglich kreuzen) = Außenrotation

Hinweis:
- Vermeide Ausweichbewegungen des Beckens (Hohlkreuz)!

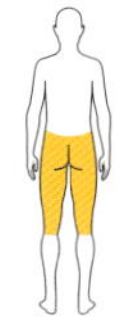

geeignet

Kombinierte Bewegung in der Hüfte

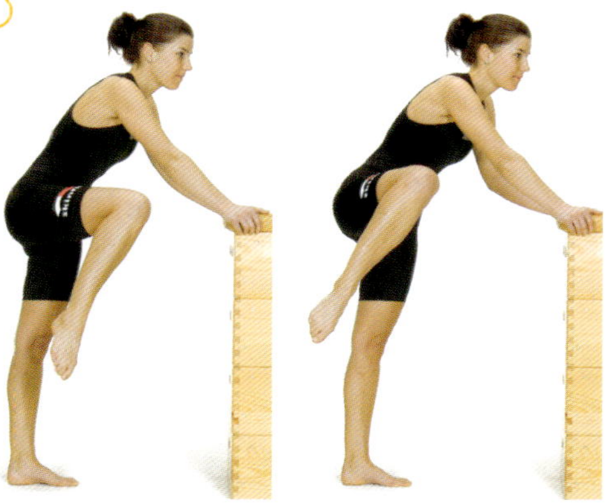

- (A) Stabiler Stand
- ○ Kreisen eines gebeugten Beines

Hinweis:
- Radius und Bewegungsrichtung variieren.

Variation in Bankstellung

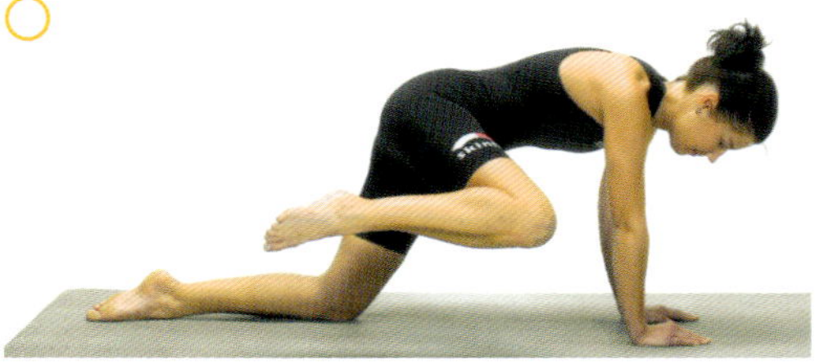

- (A) Bankstellung
- ○ Kreisen eines gebeugten Beines

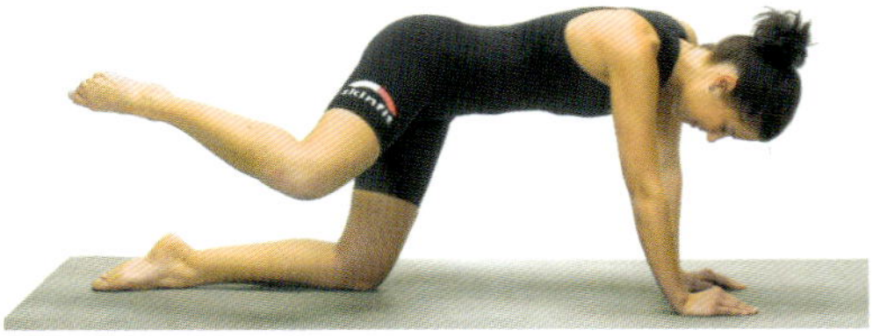

Hinweis:
- Mobilisiere langsam, aber dynamisch und stets beidseitig!

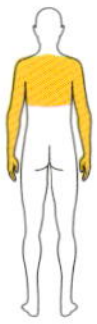

geeignet

Heben und Senken der Schultern

A
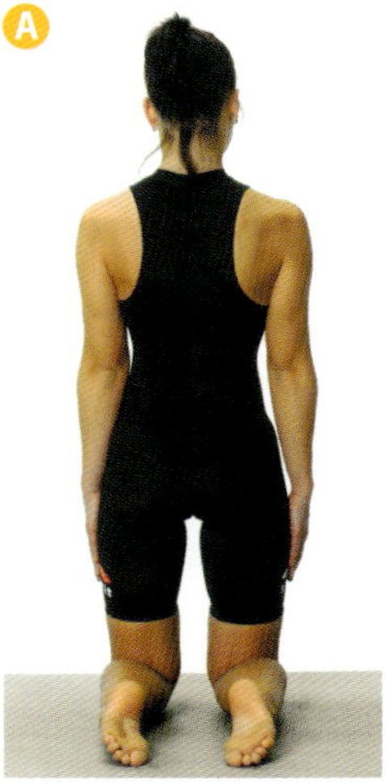

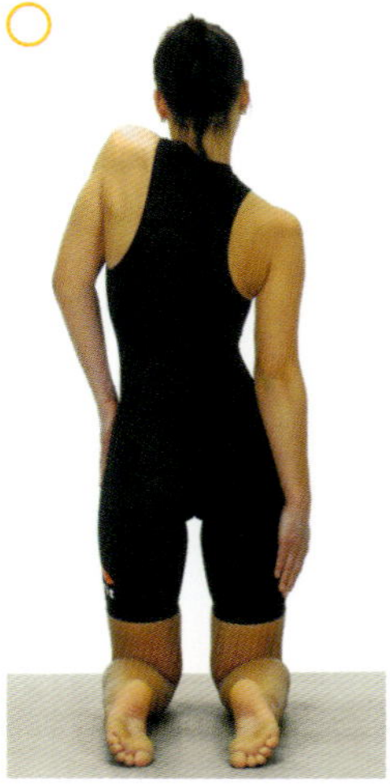

- A Kniestand, Gesäßmuskeln angespannt
- Heben und Senken einer Schulter

Hinweis:
- Bauch- und Gesäßspannung halten!
- Mobilisiere stets beidseitig!

Variation

A
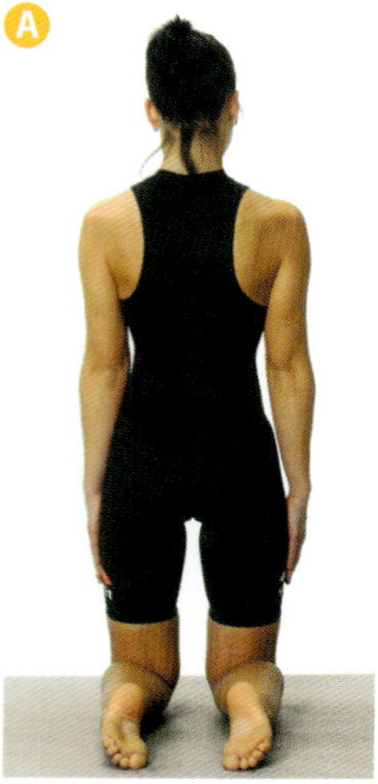

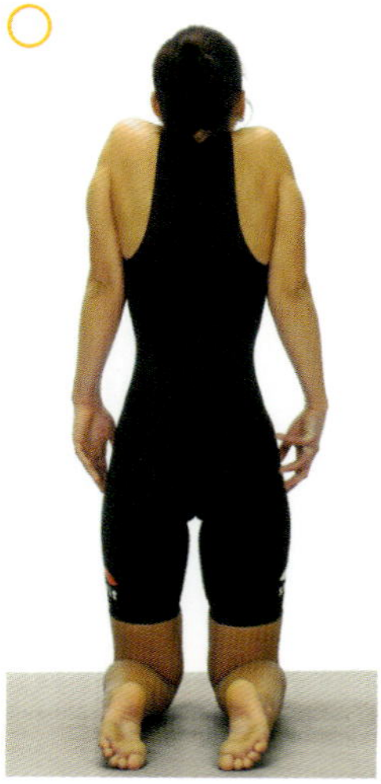

- A Kniestand, Gesäßmuskeln angespannt
- Heben und Senken der Schultern (beidseitig)

Hinweis:
- Bei Übungen im Kniestand ist eine weiche Unterlage zu empfehlen.

geeignet

Kreisen der Schultern

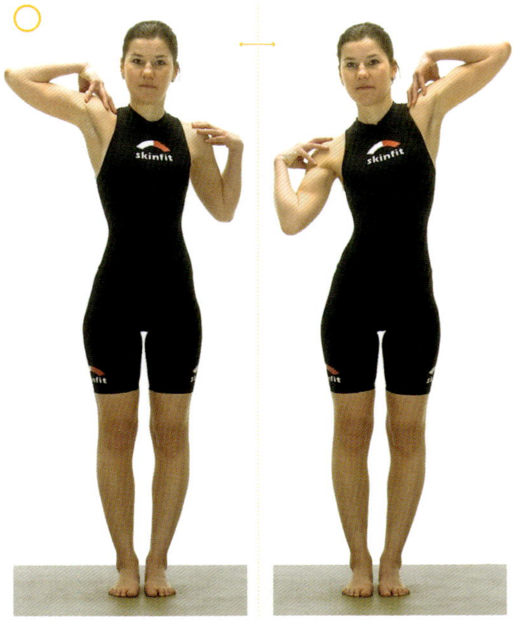

A Kniestand, Arme in Schlaghalte

Mit den Ellbogen Kreise beschreiben (links/rechts oder im Wechsel)

Hinweis:

- Bewegungen langsam und kontrolliert ausführen!

Grundsätzlich sollen in der Funktionsgymnastik Arm- und Schulterbewegungen häufiger nach hinten durchgeführt werden. Dadurch erreichen wir

- eine Kräftigung der zur Abschwächung neigenden hinteren Schultergürtelmuskulatur,
- eine Dehnung der zur Verkürzung neigenden Brustmuskulatur sowie
- eine Streckung der Wirbelsäule.

geeignet

Kreisen der Schultern

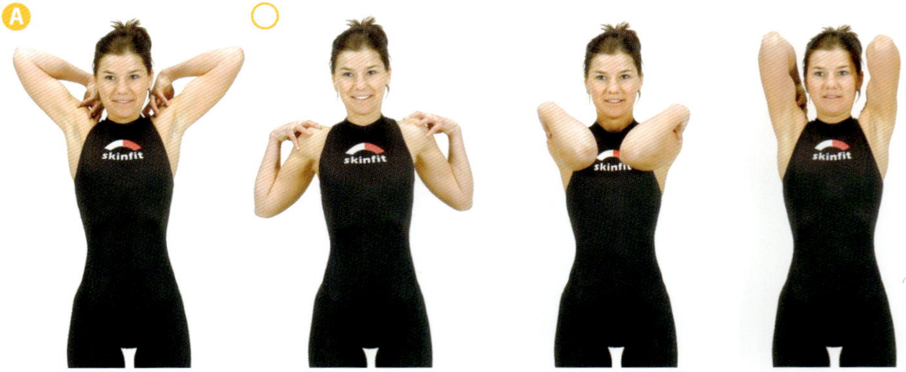

- Ⓐ Kniestand, Arme in Schlaghalte
- ○ Mit den Ellbogen gleichzeitig Kreise nach hinten beschreiben

Hinweis:
- Bauch- und Gesäßspannung halten!

Variation

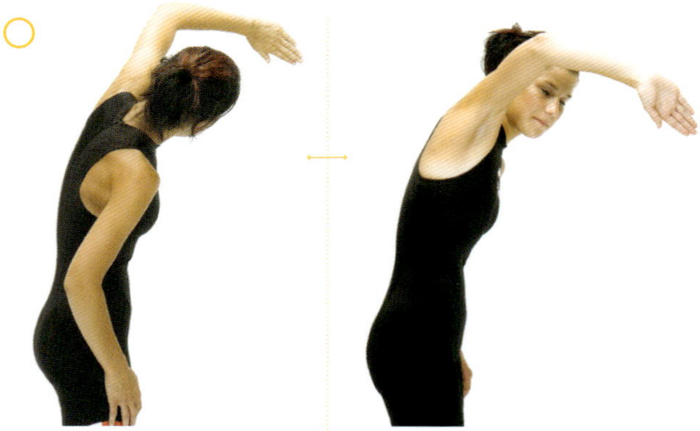

- Ⓐ Stand, Gesäßmuskeln angespannt
- ○ Mit den Armen Kraulbewegungen ausführen

Hinweis:
- Bewegung langsam ausführen!

geeignet

Pendeln der Arme

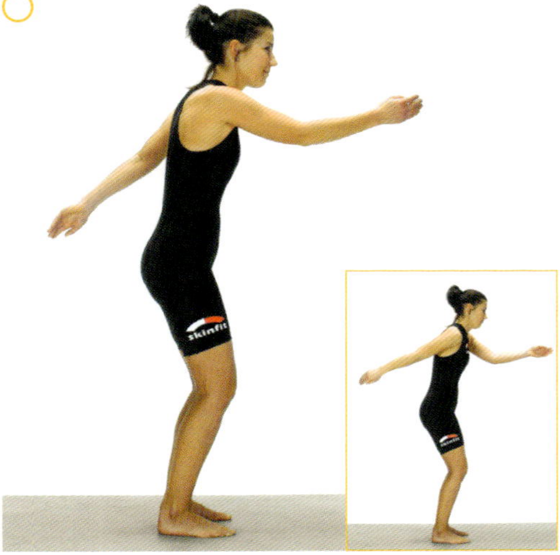

- (A) Stand mit leicht gebeugten Beinen
- Gegengleiches Vorwärts- und Rückwärtspendeln der Arme

Hinweis:
- »Pendle« locker und rhythmisch mit gleichzeitigem leichtem Beugen/Strecken der Beine!

Variation durch Pendeln der Arme vor dem Körper

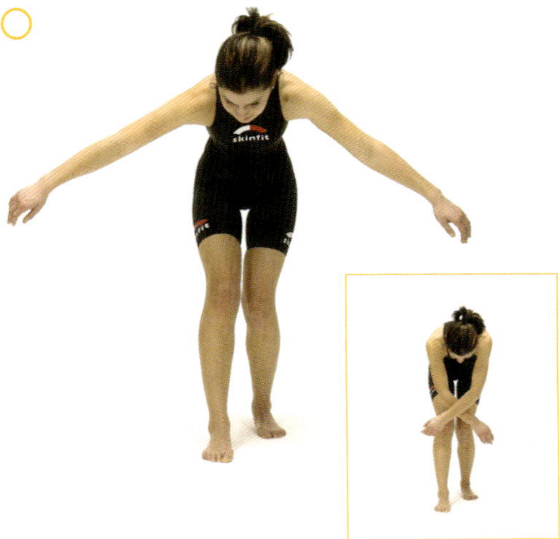

- (A) Schrittstellung, Knie leicht gebeugt
- Pendeln der Arme vor dem Körper; Überkreuzen und zur Seite führen

Hinweis:
- Bei allen Übungen im Stand Bauch- und Gesäßspannung halten!

geeignet
Drehen in der Schulter

①

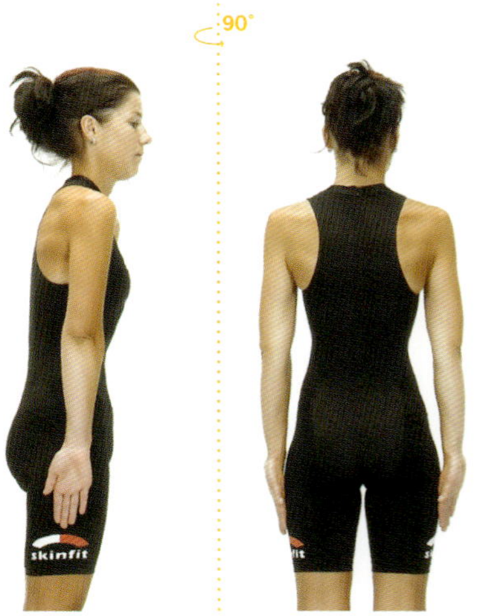

②

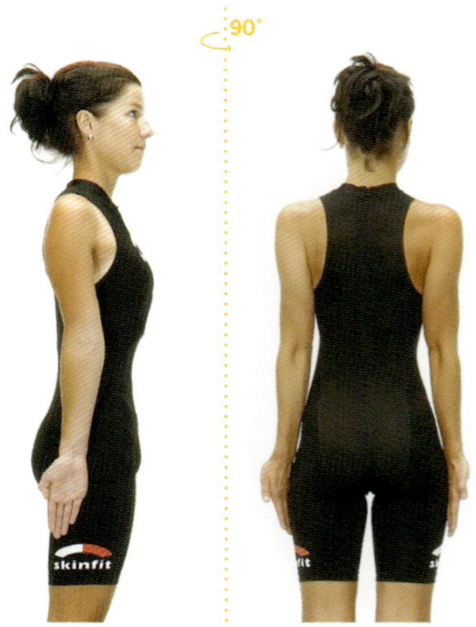

- Ⓐ Stand, Gesäßmuskeln angespannt
- ① Einwärtsdrehen der Arme, Schultern nach vorne
- ② Auswärtsdrehen der Arme, Schulterblätter hinten zusammenziehen

Hinweis:
- Bewegung bewusst langsam ausführen.
- Bauch- und Gesäßspannung halten!

⊕

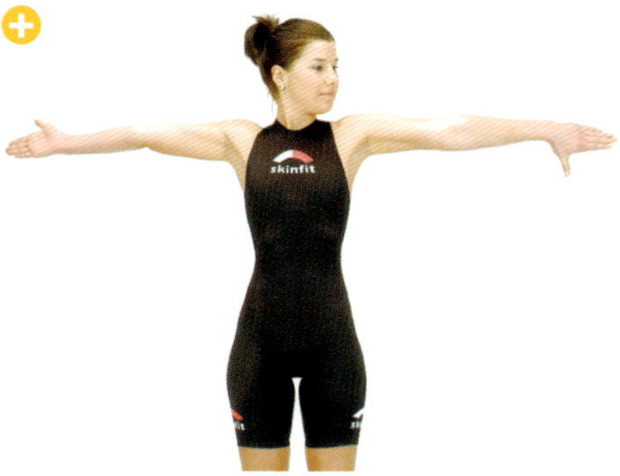

⊕ Variation:
Gegengleiches Einwärts- und Auswärtsdrehen der Arme in Seithalte

Hinweis:
- Blick zum Handrücken (Daumen unten).

geeignet

Zusammenführen der Fingerspitzen hinter dem Körper (Schürzengriff)

①

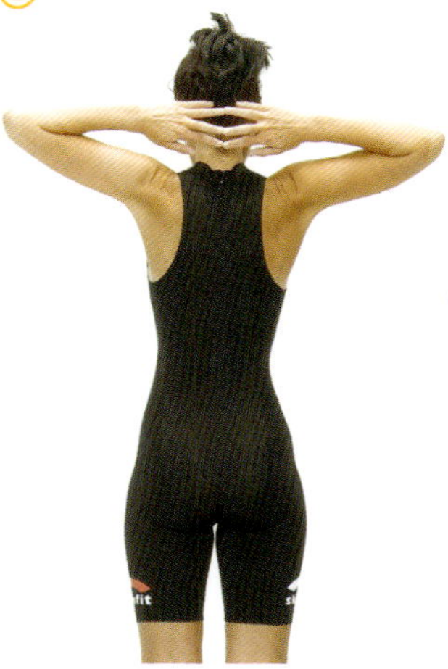

②

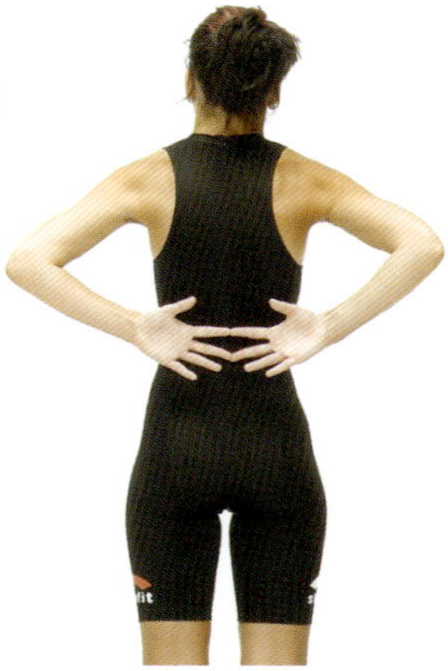

⊕

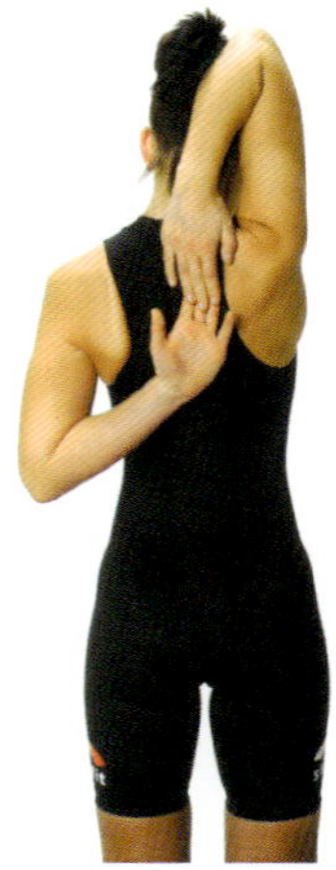

- **A** Stand oder Kniestand
- **①** Zusammenführen der Fingerspitzen im Nacken (Außenrotation)

  Zur Vergrößerung des Bewegungsumfanges, Ellbogen nach außen und zurück ziehen!
- **②** Zusammenführen der Fingerspitzen am Rücken (Innenrotation)
  Je höher dies gelingt, desto größer ist die Innenrotation!

⊕ Variation durch Kombination (für Geübte):
Ein Arm führt die Bewegung über den Nacken und der andere über den Rücken aus.

Hinweis:
- Mobilisiere stets beidseitig!

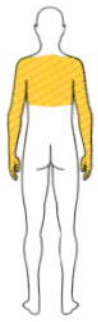

geeignet

Drehen in der Schultern

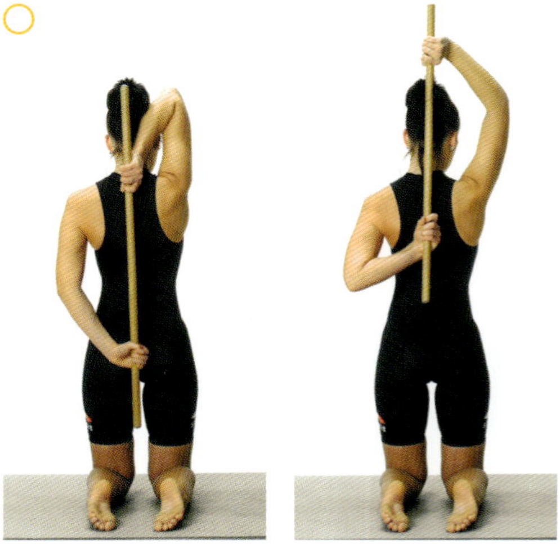

- **A** Kniestand; beide Hände halten den Stab hinter dem Körper
- **O** Abwechselndes Nach-oben- und Nach-unten-Ziehen des Stabes ohne diesen loszulassen

Hinweis:
- Kombination von Innen- und Außenrotation in der Schulter.
- Mobilisiere stets beidseitig!
- Bauch- und Gesäßspannung halten!

Heben der Schultern und des Schultergürtels

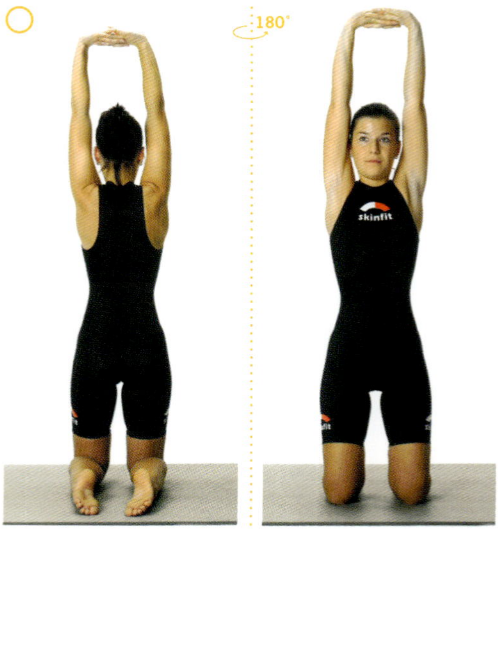

- **A** Kniestand, Arme im ausgedrehten Flechtgriff über Kopf
- **O** Langsames Nach-oben-Schieben der Handflächen

Hinweis:
- Bewegung langsam und mehrere Atemzüge lang ausführen.
- Atme bewusst:
  Beim Hochführen der Arme ausatmen!

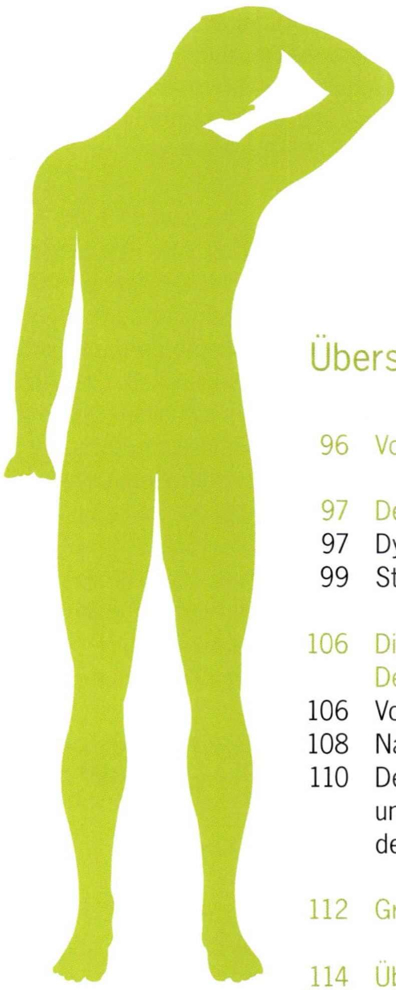

Übersicht

Vorbemerkungen

dehnen

Durch die Ausgewogenheit von mobilisierenden, dehnenden und kräftigenden Übungen können kräftige, elastische Muskeln, eine harmonisch geschwungene Wirbelsäule, eine normale Beckenneigung und die volle Bewegungsfähigkeit im Fuß-, Knie-, Hüft-, Ellbogen- und Schultergelenk erreicht werden.
Sind Gelenke bereits hypermobil (mit zu großem Bewegungsumfang) sollten keine forcierenden Dehnübungen mehr durchgeführt werden.|[10]
Ziel ist es, die muskuläre Stabilität der Gelenke zu erhalten oder zu verbessern, den alltäglichen Beugehaltungen entgegenzuwirken und die Regenerationsmechanismen positiv zu beeinflussen.

Ziel

Ist anfangs die Dehnspannung sehr hoch, so lässt sie mit zunehmender Dauer nach. Der momentane Endgrad der Gelenkstellung (die physiologische Beweglichkeitsgrenze) wird von Mechanorezeptoren (Reizüberbringer) signalisiert. Durch mehrmaliges Dehnen steigt die subjektive Toleranzgrenze der Rezeptoren gegenüber den Dehnreizen. Bei wiederholtem Dehnen nimmt die Bindegewebsfaser an effektiver Länge zu, da es zu einer Anpassung kommt.

Muskeln mit der Neigung zur Verkürzung

Unser Augenmerk gilt vor allem denjenigen Muskelgruppen, die zu hoher Aktivität, also zu Verkürzungen neigen und daher gedehnt werden müssen, wie zum Beispiel:

- die hintere und seitliche Nackenmuskulatur
- die Brustmuskeln
- die Rückenstrecker im HWS- und im LWS-Bereich
- die Adduktoren (die Beinanzieher)
- die Hüftbeuger
- die Kniestrecker, die Kniebeuger und die Wadenmuskeln

Mit zunehmendem Alter treten Verschleißerscheinungen auf und man spricht in der weiteren Folge von eingeschränkter Beweglichkeit. Deshalb ist das Dehnen auch für ältere Menschen sehr wichtig.

10 vgl. Albrecht/Meyer/Zahner, 2001, S. 26

Dehntechniken

Dynamische Dehntechniken
1. *Aktiv dynamische Dehnung*
2. *Passiv dynamische Dehnung*
3. *Kombination: aktiv dynamische und aktiv statische Dehnung*

Statische Dehntechniken
1. *Aktiv statische Dehnung*
2. *Passiv statische Dehnung*
3. *Sonderformen des passiv statischen Dehnens*
   a) Passives Stretching
   b) Intermittierendes passives Dehnen
   c) Anspannungs-Entspannungs-Dehnungs-Technik

Dynamische Dehntechniken

dynamische Dehntechniken

Kennzeichen der dynamischen Dehntechniken sind rhythmisch und weich ausgeführte Bewegungen mit meist relativ kleinem Bewegungsumfang. Diese Bewegungen sollen langsam ziehend und stets kontrolliert ausgeführt werden.
Schnell ausgeführte Übungen sind tonussteigernd und erhöhen die Explosivkraft der Muskulatur. Sie entsprechen daher nicht der dynamischen Dehnmethode im üblichen Sinne, sondern vielmehr dem so genannten Muskelschnellkrafttraining.

intermittierendes Dehnen

1. Aktiv dynamisches Dehnen (rhythmisches oder intermittierendes Dehnen) eines Muskels bzw. einer Muskelgruppe erfolgt durch den rhythmischen Wechsel von Kontraktion und Entspannung seiner Gegenspieler. Der zu dehnende Muskel wird durch Kontraktion seiner Gegenspieler in Dehnstellung gebracht.

2. Passiv dynamisches Dehnen eines Muskels erfolgt durch den Wechsel von Belastung und Entlastung unter Mithilfe äußerer Kräfte (Schwerkraft, Partner, Geräte) oder Muskelgruppen, die nicht antagonistisch wirken. Der zu dehnende Muskel wird durch Belastung in Dehnstellung gebracht.

3. Aktiv dynamisches Dehnen in Kombination mit aktiv statischem Dehnen eines Muskels erfolgt durch den mehrmaligen rhythmischen Wechsel von Kontraktion und Entspannung seines Gegenspielers mit anschließendem Halten in der Dehnstellung.

Das Dehnen früherer Jahre war vor allem von schwungvollen Bewegungen geprägt. Man versuchte durch Schwingen, Wippen und intensives Nachfedern die Muskeln möglichst weit zu dehnen, um einen größtmöglichen Bewegungsumfang der Gelenke zu erreichen.

Dehnreflex

Die ruckartige Dehnung aktiviert den Dehnreflex (Schutzreflex der Muskulatur); d. h. der Muskel zieht sich als Schutz vor einem Überdehnen anfänglich zusammen. Wird dieser Schutzreflex ruckartig überwunden, können Muskelfaserverletzungen (Mikroverletzungen, Zerrungen, ...) die Folge sein. Diese Verletzungen führen in der Ausheilphase zu Narbenbildungen und verringern somit die Elastizität.

Ein vorrangiges Ziel der dynamischen Dehnung ist es, die Muskeln und Sehnen optimal auf die kommenden sportlichen Anforderungen vorzubereiten (= Vordehnen).

Dehnen im Kinder- & Jugendsport

Das aktiv dynamische Dehnen ist besonders für das Training mit Kindern und Schülern geeignet, da es ihrem ausgeprägten natürlichen Bewegungsdrang entgegenkommt. In diesem Altersabschnitt überwiegen die aktiven, dynamischen Beweglichkeitsübungen gegenüber den passiven, statischen. Neben der Berücksichtigung des natürlichen Bewegungsdranges wird mit dieser Methode die Dehnfähigkeit (der Agonisten) erhöht und zusätzlich die antagonistische Muskulatur gekräftigt.

Weiters wird durch den ständigen Belastungswechsel (Zusammenziehen und Strecken der Muskeln) die Koordinationsfähigkeit der das Gelenk überziehenden Muskeln verbessert. Wichtig ist jedoch, dass die Dehnübungen weich und rhythmisch und nicht ruckartig, schnellkräftig und zerrend ausgeführt werden. Denn nur so lässt sich ein Aktivieren des Dehnreflexes vermeiden.

Statische Dehntechniken

statische Dehntechniken

Der zu dehnende Muskel wird in eine Dehnstellung gebracht und in dieser für einige Sekunden gehalten.
Statisches Dehnen = gehaltenes Dehnen = Stretching

- Aktiv statisches Dehnen: Die Dehnstellung wird durch die Muskelarbeit des Gegenspielers erreicht.
- Passiv statisches Dehnen: Die Dehnstellung wird durch Unterstützung äußerer Kräfte erreicht.

1. *Aktiv statisches Dehnen*
   Ein Muskel (Agonist) wird durch die muskuläre Arbeit (Kontraktion) des Gegenspielers in eine Dehnstellung gebracht und in dieser für einige Sekunden gehalten. Ausschlaggebend für die Intensität der Dehnung ist die Kraft des Gegenspielers (des Antagonisten).

aktiv statisches Dehnen

Aktiv statisches Dehnen am Beispiel der Adduktoren

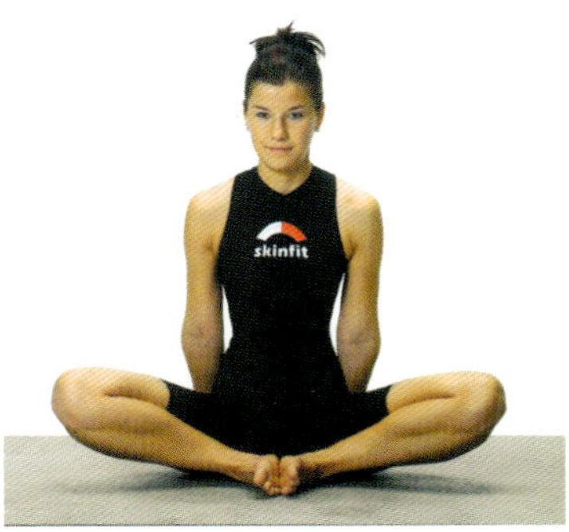

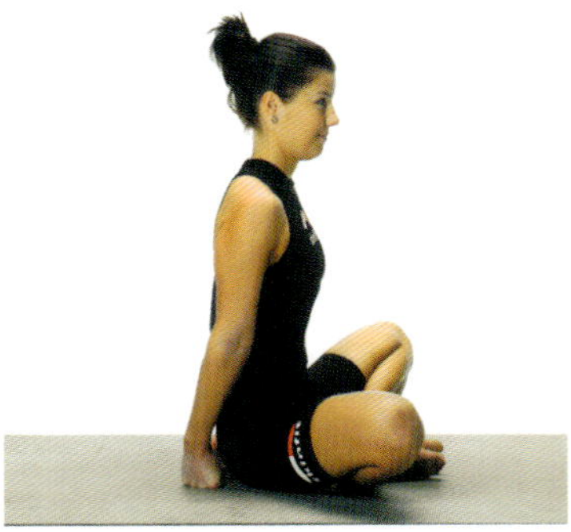

Die Knie werden langsam so weit wie möglich nach unten gezogen und in der Endstellung gehalten.

Das Nach-unten-Ziehen der Knie durch die äußere Hüft- und Oberschenkelmuskulatur (Antagonisten) bringt die Adduktoren (Agonisten) in Dehnstellung.

Ein Vorteil der aktiv statischen Dehntechnik ist die zusätzliche Kräftigung der kontrahierenden Muskulatur (Gegenspieler). So werden die Agonisten gedehnt, während gleichzeitig ihre Antagonisten gekräftigt werden.

Nicht immer genügt jedoch die Kraft der Antagonisten, um die beabsichtigte Dehnung optimal auszuführen.

2. *Passiv statisches Dehnen (permanentes Dehnen, Dauerdehnen)*
   Die zu dehnende Muskulatur wird durch Unterstützung äußerer Kräfte (Schwerkraft, Partner, Geräte, ...) langsam und kontrolliert (ohne Nachfedern) in die Dehnstellung gebracht.
   Die Spannung wird kontinuierlich aufgebaut und gerade noch als angenehm empfunden. Diese Dehnstellung wird bis zum Nachlassen der Muskelspannung gehalten.

Passiv statisches Dehnen am Beispiel der Adduktoren

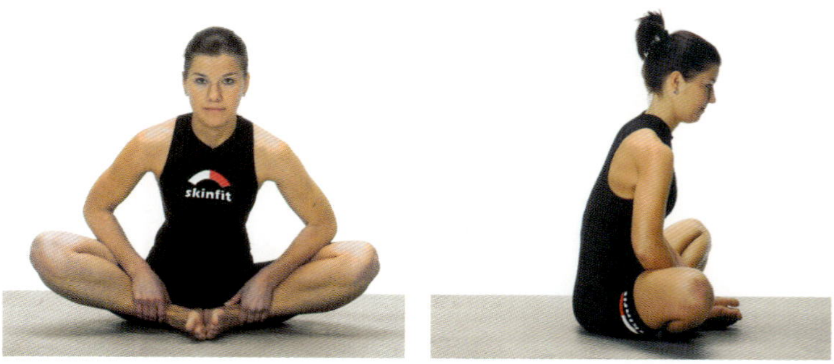

Die Ellbogen drücken beide Knie soweit wie möglich nach unten und halten sie in dieser Endstellung
= gewünschte Dehnstellung der Adduktoren.

Die Dehnstellung wird durch den Druck der Ellbogen, durch das Gewicht des Oberkörpers und nicht durch die Muskelkraft des Antagonisten erreicht.

Der Dehneffekt beim passiv statischen Dehnen ist größer als beim aktiv statischen Dehnen!
Dehnen mit Partnerhilfe setzt viel Verständnis und Gefühl voraus. Um Überdehnungen (Schmerzen) zu vermeiden und ein gezieltes Dehnen zu ermöglichen, wird vom Partner Rücksicht und ein hohes Maß an Einschätzungsvermögen verlangt.

3. *Sonderformen des passiv statischen Dehnens*

passives Stretching nach Bob Anderson

a) Passives Stretching nach Bob Anderson

Das passive Stretching nach Bob Anderson besteht aus dem kurz andauernden Easy-Stretch und dem anschließenden länger dauernden Development-Stretch.

Der Muskel (bzw. die Muskelgruppe) wird langsam in eine sanfte Dehnstellung gebracht und passiv statisch (ca. 10 Sekunden) gedehnt, bis die Muskelspannung nachlässt = Easy Stretch. Anschließend wird durch ein kontrolliertes Verstärken der Dehnung eine neue Endstellung erreicht. Diese wird nun bis zum Nachlassen der neuerlichen Spannung (ca. 10 bis 20 Sekunden) gehalten = Development Stretch. Dieser Vorgang kann mehrmals wiederholt werden (= stufenweises Dehnen). Das richtige Dehngefühl kann nur nach eigener Erfahrung beurteilt werden. Wichtig ist, dass alle Bewegungsabläufe ruhig und ohne Federn und ohne Schwung ausgeführt werden. Die Dehndauer und die Anzahl der Wiederholungen kann je nach Zielsetzung und Dehnerfahrung des Übenden beliebig variiert werden.

b) Intermittierendes passives Dehnen

intermittierendes passives Dehnen

Beim intermittierenden passiven Dehnen findet ein ständiger Wechsel von passiv statischer Dehnung und völliger Entspannung des Muskels statt.
Dieser ständige Wechsel sorgt für eine gute Durchblutung und dadurch für einen intensiven Abbau von Stoffwechselprodukten, die die Muskulatur belasten.
Aus diesem Grunde sollte unmittelbar nach hohen Muskelbelastungen (Training, Wettkampf) das intermittierende passive Dehnen angewandt werden (= Nachdehnen).
Die besten Ergebnisse werden erzielt, wenn bei mehrmaligem Wechsel für Dehnung und Entspannung jeweils ca. 10 Sekunden verwendet werden.

c) Anspannungs-Entspannungs-Dehnungs-Technik (AED-Technik)

AED-Technik

Die Anspannungs-Entspannungs-Dehnungs-Technik ist ebenfalls noch unter folgenden Begriffen bekannt

- PNF-Stretching = Propriozeptive-neuromuscular-fascilitoring-Stretching
- CRH-Stretching = Contract-Relax-Hold-Stretching
- Postisometrische Dehnung

Als Vorbereitung für diese komplexe Dehntechnik wird die zu dehnende Muskelgruppe in Dehnstellung gebracht und einige Sekunden gehalten (leichte Vordehnung).

Jetzt kann mit der eigentlichen AED-Technik begonnen werden:

- Muskelgruppe maximal anspannen (ca. 5 Sek.)
- Muskelgruppe entspannen (ca. 2 Sek.)
- Muskelgruppe passiv statisch dehnen (ca. 10 - 15 Sek.)

anspannen

1. Muskelgruppe maximal anspannen
Die Muskelgruppe wird bis zum Maximum angespannt (= isometrische Kontraktion gegen einen Widerstand). Das Aufbauen und Halten der maximalen Anspannung soll innerhalb von circa fünf Sekunden erfolgen. Danach erfolgt ein völliges Nachlassen der willkürlichen Spannungsaktivität.

entspannen

2. Muskelgruppe entspannen
Ohne die Gelenkstellung zu verändern werden die Muskeln circa zwei Sekunden entspannt. Ein Nachlassen der Spannung wird deutlich spürbar.

passiv statisch dehnen

3. Muskelgruppe passiv statisch dehnen
Die zuvor angespannte und anschließend kurz entspannte Muskulatur wird nun behutsam (ca. 10 bis 15 Sekunden) passiv gedehnt (langsames Herantasten an die optimale, individuelle Dehnspannung).
Der gesamte Ablauf (Anspannung – Entspannung – Passive Dehnung) sollte 2- bis 3mal wiederholt werden.
Die Muskulatur ist nach der isometrischen Kontraktion besonders dehnfähig, da der Widerstand der Muskeln gegen eine Dehnung (natürlicher Schutzreflex) vermindert ist. Dadurch kann ein größerer Dehneffekt erzielt werden.

Dehnung & Atmung

Je stärker die Anspannung, desto stärker die Entspannung und desto effektiver die Dehnung! Bei der Anspannungs-Entspannungs-Dehnungs-Technik ist es besonders wichtig, dass ruhig und gleichmäßig geatmet wird; keinesfalls sollte gepresst werden! Das Anhalten der Atemluft beim Anspannen der Muskulatur verzögert die Entspannung und wirkt sich hinderlich auf den Muskelstoffwechsel aus.

AED-Technik am Beispiel der Adduktoren

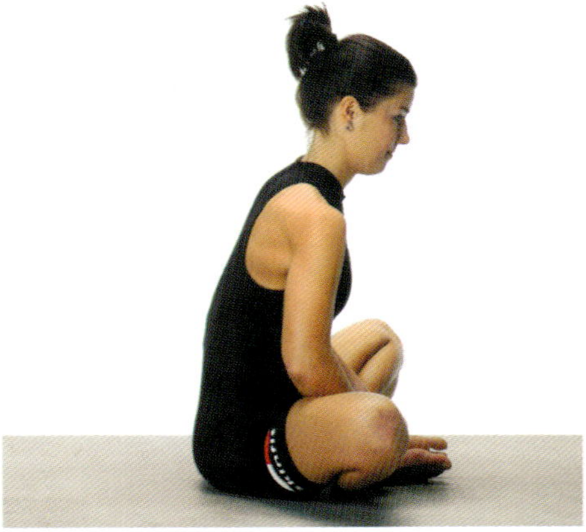

Vorbereitung: Dehnstellung einnehmen und vordehnen

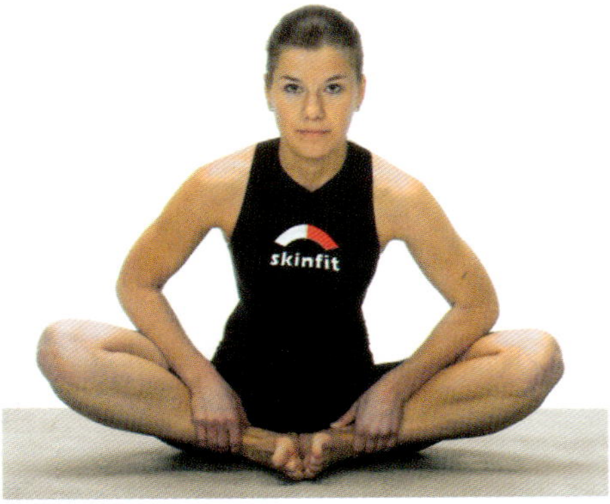

① Anspannen der Adduktoren (Isometrische Kontraktion) ca. 5 Sekunden

Die Ellbogen bieten der isometrischen Kontraktion Widerstand. Ohne eine Bewegung im Hüftgelenk auszuführen, drücken die Knie mit maximaler Kraft gegen die Ellbogen.

② Entspannungsphase (2 Sek.) Die willkürliche Anspannung der Adduktoren wird gelöst (dabei bleibt die Gelenkstellung unverändert).

③ Passiv statische Dehnung der Adduktoren (10-15 Sek.): Der Entspannung folgt eine sanfte Dehnung. Die Ellbogen drücken gegen beide Knie bis die gewünschte Spannung erreicht ist.

Der Anspannungs-Entspannungs-Dehnungs-Technik sowie den passiv statischen Dehnungsarten ist immer dann der Vorzug zu geben, wenn es um die Steigerung der Dehnfähigkeit geht.

Die Wahl der richtigen Dehntechnik

Auf der Strecke bleibt des öfteren die differenzierte Anwendung des Dehnens. Die Wahl der richtigen Dehntechnik hängt davon ab, welches Ziel mit dem Dehnen verfolgt wird.

Mögliche Gründe für das Dehnen
- Dehnen, um die Muskulatur auf bevorstehende sportliche Anforderungen optimal vorzubereiten (spezielles Training, Wettkampf, Konzentration, ...) = Vordehnen
- Dehnen, um die muskuläre Spannung (Tonus), die nach jeder länger dauernden Bewegung erhöht ist, zu senken = Nachdehnen
- Dehnen, um die Beweglichkeit zu erhalten bzw. zu verbessern und Haltungsschwächen vorzubeugen

Vordehnen

vordehnen

Dehnungsübungen im Rahmen des Aufwärmens haben die Aufgabe, die Muskeln und Sehnen auf bevorstehende sportliche Anforderungen optimal vorzubereiten:
- Sie versetzen den Bewegungsapparat in eine höhere Leistungsbereitschaft.
- Sie verbessern die Bewegungsökonomie und -qualität.
- Sie ermöglichen eine bessere Feinkoordination bei geringerem Kraftaufwand.
- Sie vermindern das Verletzungsrisiko.
- Sie bewirken eine Harmonisierung der psychischen Vorgänge (Konzentration, Motivation, ...).

Gedehnt werden vor allem die Muskeln, die bei der jeweiligen Sportart stark beansprucht werden. Die Muskeln werden nur kurzzeitig gedehnt, um auf Extrembelastungen vorbereitet zu sein. Denn durch eine zu lange Dehndauer bzw. durch eine zu große Wiederholungsanzahl wird die Kontraktionsbereitschaft des Muskels reduziert. Die Bindegewebsstrukturen verformen sich plastisch; die Muskeln werden schlaff, und die Leistungsbereitschaft ist nicht mehr optimal gegeben. »Explosivität und Spritzigkeit gehen verloren.« Daher ist bei der Anwendung der statischen Dehntechnik auf relativ kurze Dehndauer (ca. 5 bis 10 Sekunden) und geringe Wiederholungsanzahl (1 bis 2) zu achten.

Nach statisch durchgeführten Dehnübungen ist es empfehlenswert, zur dynamischen Dehnung – mit weich geführten Bewegungen (ca. 3 bis 5 Wiederholungen) – überzugehen. Besonders bei schnellkraftorientierten Sportarten sollen anschließend sportartspezifische Kräftigungsübungen folgen, da sie tonuserhöhend wirken.
Aber auch die Integration von sportartspezifischen koordinativen Übungen, wie Schritte, Sprünge, Drehungen, etc. gehören in das Aufwärmprogramm.

Sportler praktizieren in der Wettkampfvorbereitung oft Dehnungsübungen mit enormer Gelenksbeweglichkeit. Hierbei wird deutlich, dass es dabei nicht so sehr um muskuläre Dehnungen, sondern vielmehr um die Dehnung des Kapsel-Band-Apparates geht.
Sie müssen diese extremen Positionen anstreben, um im Wettkampf ihren vollen Bewegungsumfang auszuschöpfen. Dies birgt allerdings die Gefahr, sich eine sekundäre Hypermobilität der Gelenke zu erwerben|[11].
Dehne erst nach einem allgemeinen Aufwärmen (Körper auf Betriebstemperatur)!

Übersicht Vordehnen

Dehntechnik	Dehndauer	Wiederholungen	Bemerkungen
Passiv statisches Dehnen	5-10 Sek.	1-2	nach statischer Dehnung dynamisches Dehnen anschließen
AED-Technik	5-10 Sek.	1-2	
Aktiv dynamisches Dehnen	kurz	5-10	langsam ziehend und kontrolliert

11 vgl. Albrecht/Meyer/Zahner, 2001, S. 25f

Die empfohlenen Richtwerte von Dehndauer und Wiederholungsanzahl können jederzeit variiert und angepasst werden.
Grundsätzlich sind Dehndauer und Wiederholungsanzahl abhängig von den individuellen Voraussetzungen des Sportlers (z.B. Dehnerfahrung) und von den spezifischen Anforderungen der jeweiligen Sportart.

Nachdehnen

nachdehnen

Nach vollbrachter sportlicher Leistung ist es sinnvoll, den Körper gezielt abzuwärmen. Dies bedeutet, die Aktivität geordnet zurückzunehmen und somit für eine Normalisierung sämtlicher psychophysischer Vorgänge zu sorgen.

Anstrengendes Training/anstrengender Wettkampf bedingen meist einen intensiven Ermüdungszustand. Ein stark ermüdeter Muskel ist unelastisch und reagiert auf zu starke (zu intensive) Dehnreize sehr empfindlich (Verletzungsgefahr) ⟶ Dehne behutsam und setze keine maximalen Dehnreize im erschöpften Zustand! Um die Regeneration zu beschleunigen, sind aktive Entmüdungsmaßnahmen notwendig (aktive Regeneration).

Cool-down

Unter »aktivem Entmüden« (Abwärmen = Cool-down) versteht man einfache Ganzkörperübungen, wie lockeres Auslaufen oder Ausschwimmen mit anschließend behutsamem, leichtem »Langmachen« der stark beanspruchten Muskulatur.
Diese Maßnahmen erfordern oft eine gewisse Überwindung, sind aber aufgrund ihrer vorteilhaften Wirkung unverzichtbar. Gezielte, leichte Dehnungsübungen (keinesfalls endgradig) sind ein wesentlicher Teil des Abwärmens. Sie beruhigen das Herz-Kreislauf-System und beugen Muskelverspannungen vor. Weiters beschleunigen sie den Abbau von Laktat und Ermüdungsstoffen und ermöglichen eine raschere Energieversorgung. Ihre zusätzlich positive Wirkung auf die Psyche wie z.B. Stressabbau, erleichtert das so genannte »Abschalten«.

Abbau von Laktat und Ermüdungsstoffen

Forschungsergebnisse in Bezug auf muskuläre Regeneration belegen den größeren Effekt bei dynamischen und intermittierenden gegenüber statisch endgradigen Dehnungen|[12]. Unmittelbar nach einer anstrengenden Belastung ist durch den mehrmaligen Wechsel von Dehnung und völliger Entspannung des Muskels eine gesteigerte Durchblutung sowie ein intensiver Stoffwechsel gewährleistet. Beim statisch endgradigen Dehnen werden die Gefäße komprimiert und die Durchblutung gedrosselt. Bei einem übersäuerten Muskel verzögert sich dadurch die Regeneration.|[13]

Ein stark ermüdeter Muskel ist unelastisch und reagiert auf starke, zu intensive Dehnreize sehr empfindlich (Verletzungsgefahr)
⟶ Dehne behutsam!

Übersicht Nachdehnen

Dehntechnik	Dehndauer	Wiederholungen	Bemerkungen
Aktiv dynamisches Dehnen	kurz	3-5	
Intermittierendes passives Dehnen	ca. 10 Sek.	2-3	Entspannung ebenfalls 10 Sekunden (keine endgradigen Dehnungen)
Passiv statisches Dehnen	ca. 10 Sek.	2-3	Keine endgradigen Dehnungen

Die empfohlenen Richtwerte von Dehndauer und Wiederholungsanzahl entsprechen dem notwendigen Minimum (Untergrenze). Je nach individuellen Bedürfnissen, je nach Sportart oder Art der Belastung kann es jedoch notwendig sein, den Dehnumfang zu vergrößern (vor allem durch Erhöhung der Wiederholungsanzahl).

12 vgl. Albrecht/Meyer/Zahner, 2001, S. 26
13 vgl. Rd.: Medical Tribune, 2004, S. 26

Dehnen zur Erhaltung und Verbesserung der Beweglichkeit

Sind Bewegungseinschränkungen gegeben, bedarf es mühsamer und konsequenter »Arbeit«, sie wieder zu beseitigen.
Daher ist es wichtig, die »zur Verkürzung neigenden Muskeln« in ihren Funktionen zu überprüfen, regelmäßig zu dehnen und damit muskulären Dysbalancen vorzubeugen.

prophylaktisch dehnen

Ist das Ziel, die Beweglichkeit zu verbessern bzw. zu erhalten, so bieten sich vor allem die statischen Dehntechniken (das aktiv statische Dehnen, das passiv statische Dehnen, das passive Stretching sowie die AED-Technik) an.
Bei der aktiv statischen Dehntechnik wird neben der Dehnung der Muskulatur eine gleichzeitige Kräftigung der Gegenspieler erzielt.

Beim passiv statischen Dehnen bzw. beim passiven Stretching ist durch das Einwirken äußerer Kräfte ein wesentlich größerer »Dehnungswinkel« und daher ein höherer Dehneffekt möglich als beim aktiv statischen Dehnen.
Die Anspannungs-Entspannungs-Dehnungs-Technik (AED-Technik) sorgt für den größten Dehneffekt und wird deshalb häufig von Leistungssportlern angewandt. Durch das anfängliche, maximale Kontrahieren des Muskels ist beim anschließenden Dehnen ein größerer Dehnungswinkel möglich als beim passiv statischen Dehnen.
Diese Dehnform (AED-Technik) ist jedoch sehr anspruchsvoll und daher vor allem Geübten – die regelmäßig dehnen – zu empfehlen.

Intensiv-Stretching

Bei starken Verkürzungen wird das Intensiv-Stretching empfohlen: mehrmaliges Stretchen in möglichst kurzen Zeitabständen (so z.B. auch mehrmals täglich). Untersuchungen haben gezeigt, dass es am effektivsten ist, alle zwei bis drei Stunden die verkürzten Muskeln zu dehnen|[14].

14 vgl. Schnack, 1992, S. 132ff

Mit Hilfe des Intensiv-Stretching kann die Beweglichkeit besonders rasch verbessert werden. Die Anwendungsbereiche liegen im Breiten- und im Leistungssport, in der Haltungskorrektur und in der Rehabilitation.
Bei Bewegungseinschränkung dehne oft und mehrmals täglich!

Übersicht zur Erhaltung der Beweglichkeit

Dehntechnik	Dehndauer	Wiederholungen
Aktiv statisches Dehnen	ca. 5-10 Sek.	mind. 3
Passiv statisches Dehnen	ca. 10-15 Sek.	3-5
Passives Stretching Easy-Stretch Development-Stretch	ca. 10-20 Sek.	ca. 3
AED-Technik	ca. 10-15 Sek.	mind. 3

Beginne mit dem Dehnen – wenn möglich – erst nach einem allgemeinen Aufwärmen.
Die empfohlenen Richtwerte von Dehndauer und Wiederholungsanzahl können jederzeit den individuellen Voraussetzungen und Bedürfnissen angepasst werden.

In vielen Fällen vermag ein gezieltes Dehnprogramm die Wiederherstellung des Bewegungsapparates (nach Verletzungen, Operationen) zu beschleunigen. Dies macht aber die Rücksprache mit dem Arzt und eine professionelle Begleitung dringend notwendig!

Grundsätzliches

Atmung

- Beim Dehnen soll bewusst, gleichmäßig und ruhig geatmet werden. Mit unserer Atmung nehmen wir immer Einfluss auf unser Spannungsgefühl und damit auf die Dehnungsintensität. Das Einatmen (tiefes Einatmen) erhöht die Körperspannung, das Ausatmen (bewusst langsam) senkt sie. Keine Pressatmung!

Kopf in Verlängerung der Wirbelsäule

- Bei allen Dehnübungen bleibt der Kopf in der verlängerten Achse der Wirbelsäule. Um Fehlstellungen und dadurch Fehlbelastungen zu vermeiden ist es bei vielen Übungen notwendig, die Wirbelsäule zu stabilisieren. Achte stets auf eine korrekte Körperhaltung!

einfache Bewegungsabläufe

- Einfache Bewegungsabläufe erleichtern das Dehnen, da die gesamte Konzentration für die Körperwahrnehmung zur Verfügung steht. Bei starken Verkürzungen empfiehlt es sich, betroffene Muskelgruppen einzeln zu dehnen. So sollte zum Beispiel auf Übungen verzichtet werden, bei denen beide Beine gleichzeitig in Streckung gedehnt werden. Besser ist es, zunächst ein Bein zu dehnen und anschließend das andere. Somit ist eine bessere Kontrolle gegeben. Dehne stets beidseitig!

»Betriebstemperatur«

- Ein aufgewärmter Körper ist eine gute Voraussetzung für jede Dehnung. Kreislaufanregende Übungen wie lockeres Laufen und Springen sind nur eine Möglichkeit, um die so genannte Betriebstemperatur (ca. 38,5°C) zu erreichen. Die Muskulatur ist besser durchblutet, der Kreislauf ist angeregt. Durch zusätzliche Lockerungsübungen können die Muskeln entspannt werden. Dies führt zu einer Erhöhung des Dehneffekts. Bei Dehnung eines nicht vorgewärmten Muskels ist äußerste Vorsicht geboten. Der Muskel ist bei starken Dehnungsreizen verletzungsanfällig und verlangt daher ein behutsames und einfühlsames Dehnen. Auf eine allgemeine »Vorwärmung« der Muskulatur sollte nicht verzichtet werden!

- Das Empfinden einer angenehmen Dehnspannung ist wichtig. Denn nur wenn ein Reiz auf das Nervensystem und die bindegewebsartigen Strukturen ausgeübt wird, ergibt dies eine positive Wirkung. Sportler, die oft dehnen, empfinden die Dehnspannung als angenehm, diejenigen hingegen, die selten dehnen, empfinden sie oft als unangenehm und intensiv, da das Nervensystem viel empfindlicher reagiert.

Dehnspannung spüren

- Eine bewusste Bewegungsvorstellung kann beim Einnehmen der Dehnstellung die Dehnungswirkung positiv beeinflussen. Allein schon die Vorstellung, wie der Muskel »lang wird« ist sehr hilfreich. Denke und fühle Dich in den Muskel hinein!

Bewegungsvorstellung

- Je einfacher und schneller sich jemand entspannen kann, desto größer ist die Dehnung.

- Die Wirksamkeit des Dehnens hängt nicht allein von den angewandten Dehntechniken ab, sondern vor allem von der
  - Qualität der Bewegungsausführung,
  - Wahl der Körperbereiche,
  - Präzision der Ausführung,
  - Intensität der Dehnreize,
  - Regelmäßigkeit der Durchführung.

Dehnerfolg

dehnen
Seitliche Nackenmuskulatur

geeignet
Zur-Seite-Legen des Kopfes

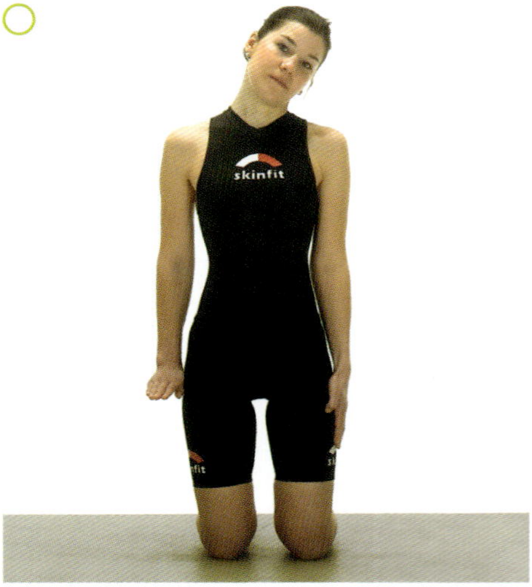

Aktiv statische Dehnung

- (A) Kniestand
- (O) Kopf nach links legen, rechte Handfläche zieht zu Boden

Hinweis:
- Bei Übungen im Kniestand verhindert eine weiche Unterlage (Matte) unangenehme Druckschmerzen im Kniegelenk.
- Dehne stets beidseitig!

Variation

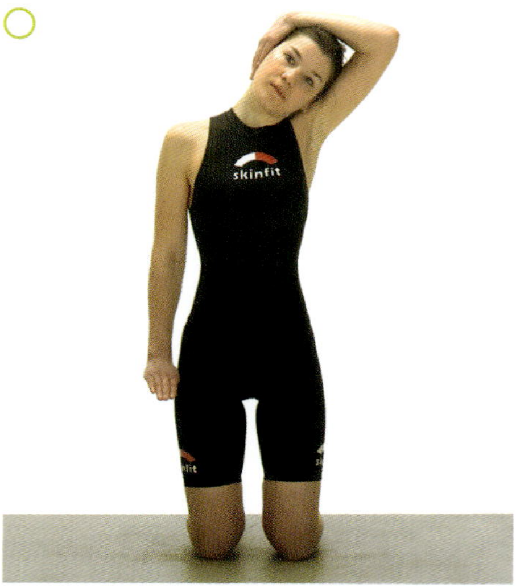

- (A) Hand fixiert den Kopf in Endstellung
- (O) Handfläche der Gegenseite zieht zu Boden

Hinweis:
- Dehne stets beidseitig!

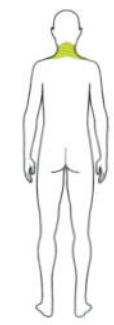

dehnen

Rückenstrecker im Bereich der Halswirbelsäule (Kopfstrecker)

geeignet

Nach-oben- und Nach-vorne-Schieben des Kopfes durch Druck der Finger

A ○

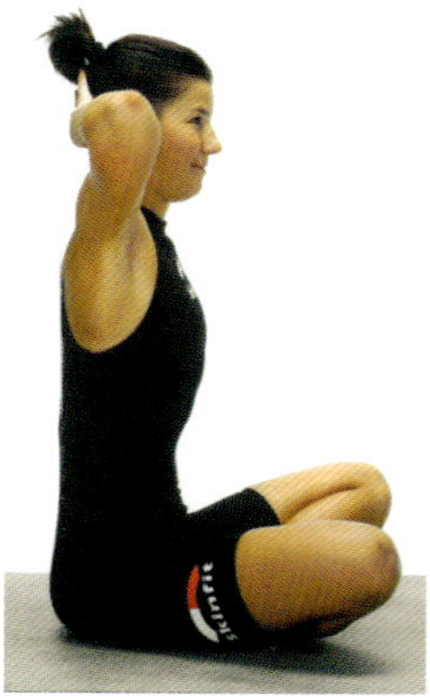

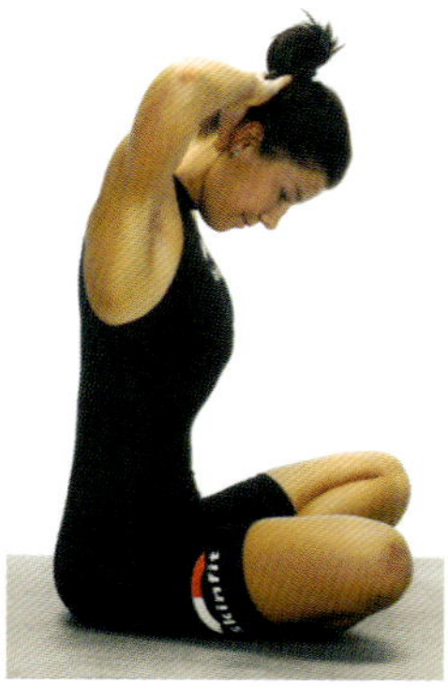

Passiv statische Dehnung

- (A) Sitz, Oberkörper aufgerichtet; gespreizte Finger liegen flach am Hinterkopf, oberhalb des Haaransatzes
- ○ Durch Druck der Finger an den Hinterkopf (Ellbogen außen) den Kopf nach oben und dann nach vorne schieben

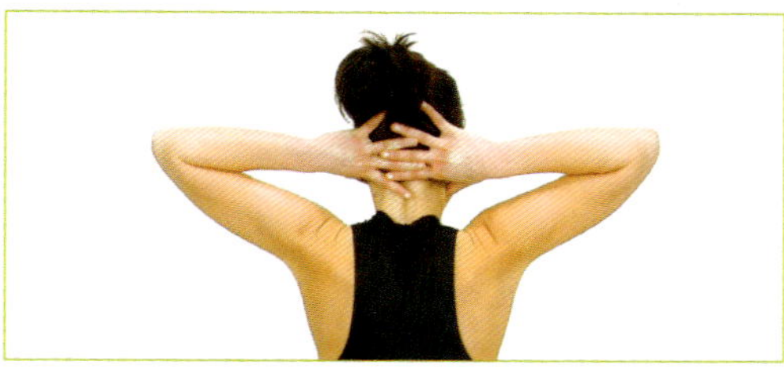

Hinweis:

- Der Fingerdruck schiebt den Kopf nach oben und nach vorne.

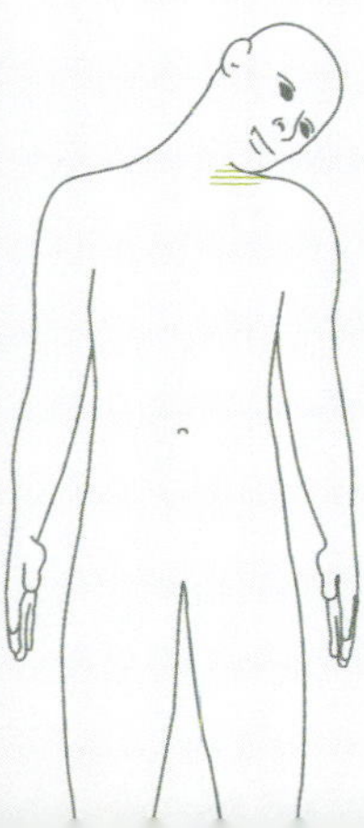

ungeeignet

Kopfkreisen

Da kein Kugelgelenk vorhanden ist, kann es zu einer Schädigung der Zwischenwirbelscheiben und der Wirbelkörperränder kommen. Das Einengen der Kopfarterie kann zu Schwindel führen.

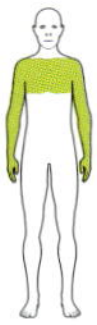

geeignet

Körper vom Arm langsam wegdrehen

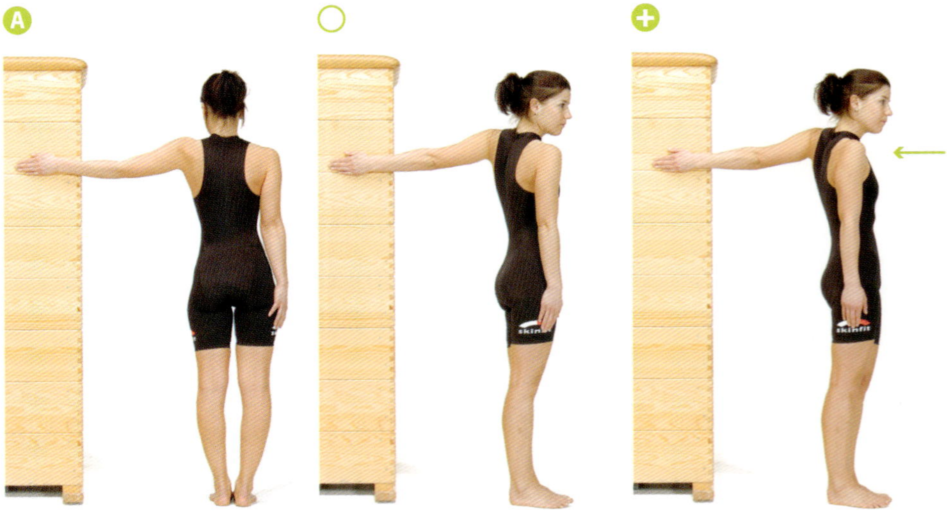

Passiv statische Dehnung

(A) Stand seitlich an einer Wand; Handfläche des gestreckten Armes in Schulterhöhe an einem festen Widerstand

○ Körper langsam vom gestreckten Arm wegdrehen

(+) Intensivierung der Dehnung
- durch Zurückziehen der Gegenschulter oder
- durch zusätzliches Beugen der Beine

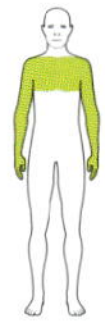

geeignet

Nach-unten-Ziehen einer Schulter

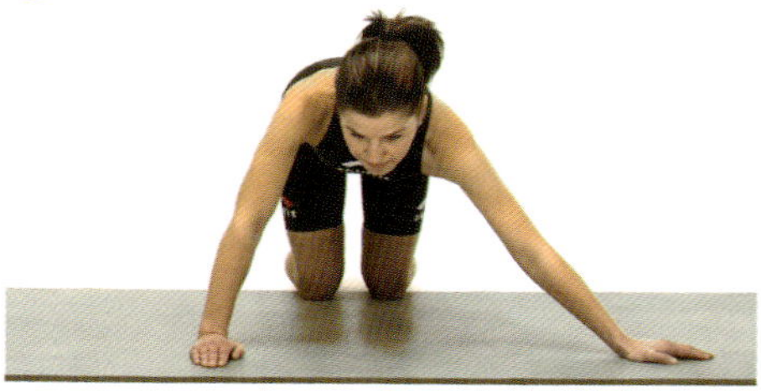

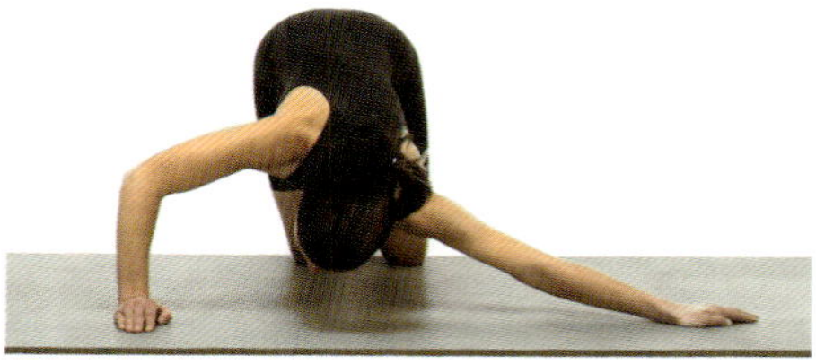

Passiv statische Dehnung

- (A) Bankstellung mit breiter Armhaltung; Handflächen am Boden
- ○ Zu-Boden-Ziehen einer Schulter

Hinweis:

- Dehne behutsam und stets beidseitig!
- Ellbogen der zu dehnenden Seite bleibt gestreckt.

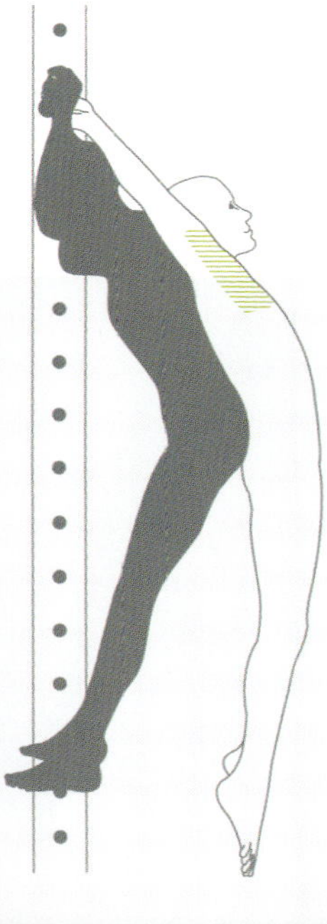

ungeeignet

B steigt Sprosse für Sprosse hinauf und federt A im Hang hinaus

Durch die Abwehrspannung der Arm- und vorderen Rumpfmuskulatur ist keine Dehnung möglich. Vielmehr können Überdehnungen und Zerrungen die Folge sein.

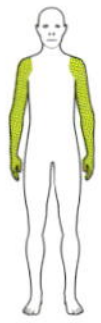

dehnen
Armbeuger

geeignet
Becken heben und vorschieben

A

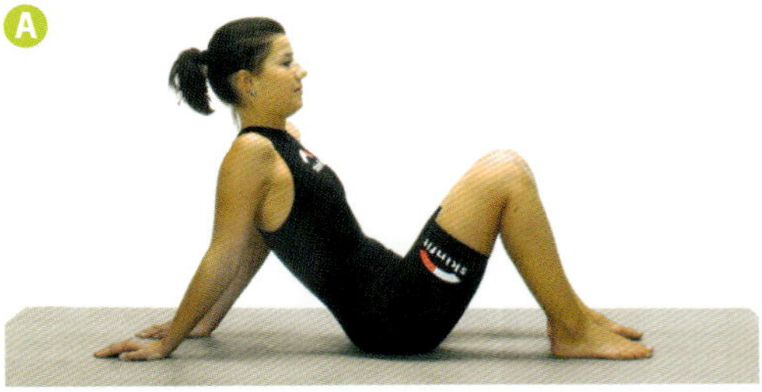

①

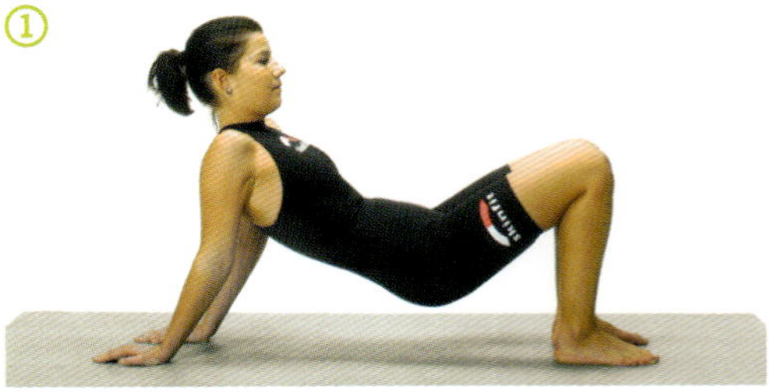

②

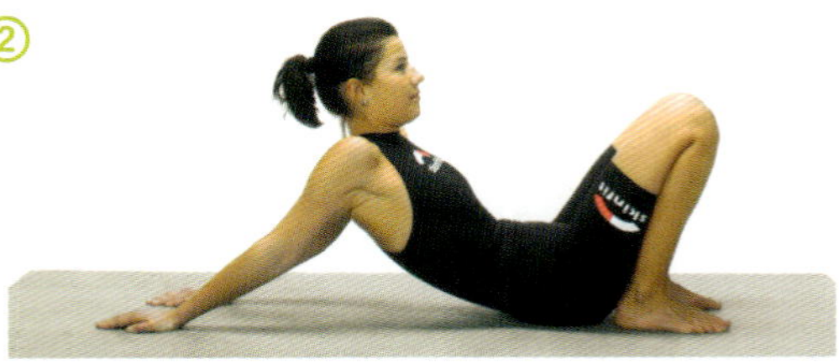

Passiv statische Dehnung

A Sitz mit angewinkelten Beinen; Arme weit hinter dem Körper abgestützt; Finger zeigen nach hinten

① Becken heben und soweit wie möglich vorschieben

② Sobald die gewünschte Spannung erreicht ist, Becken nach vorne ablegen

Hinweis:
- Dehne behutsam!

ungeeignet
B führt die gestreckten Arme von A rhythmisch nach hinten-oben

Bei der dynamischen Ausführung in dieser Extremstellung ist kein gezieltes Dehnen möglich. Vielmehr können Überdehnungen und Zerrungen (Faserrisse) die Folge sein.

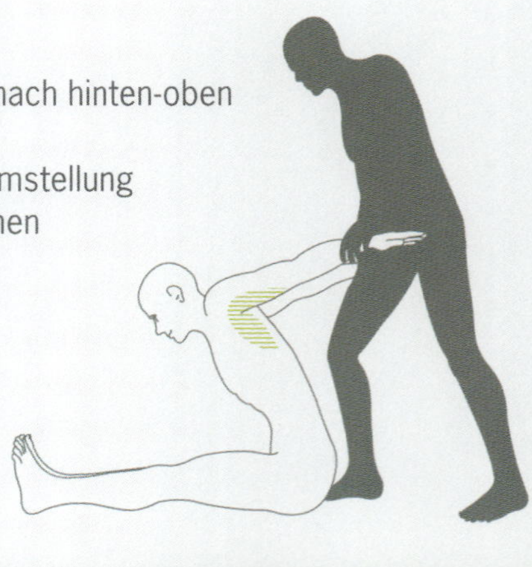

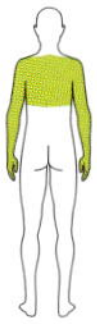

geeignet

Waagrechtes Zum-Körper-Drücken eines Armes

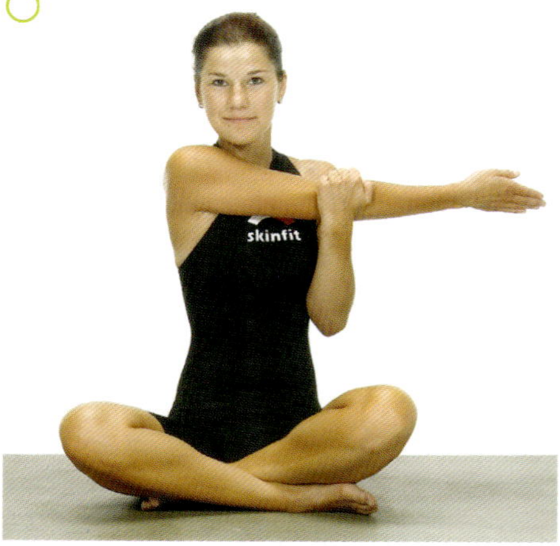

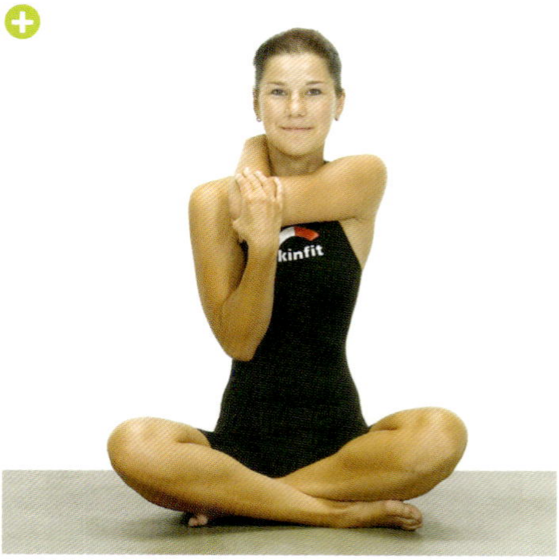

Passiv statische Dehnung

- Ⓐ Sitz; Oberkörper aufgerichtet
- ○ Gestreckten Arm zum Körper drücken

⊕ Variation:
Ellbogen mit der anderen Hand zur Schulter drücken

Hinweis:

- Kopf in Verlängerung der Wirbelsäule!
- Achte bei allen Übungen im Sitz auf eine ausreichende Bauch- und Gesäßspannung!

geeignet

Rechtwinklig gebeugte Arme zusammenführen

A

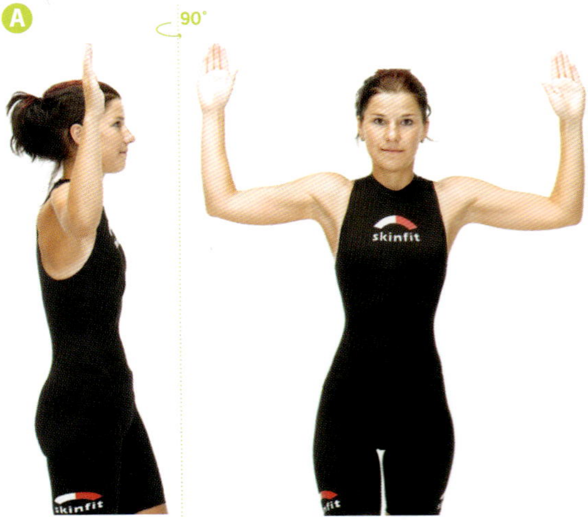

○

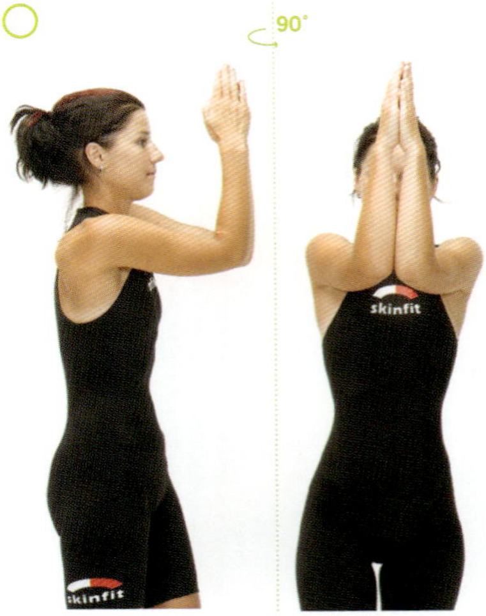

Aktiv statische Dehnung

A Schrittstellung: Oberkörper aufgerichtet; Arme in U-Halte

○ Bei aufrechtem Oberkörper (Bauchspannung halten) Unterarme vor dem Körper zusammenführen

Hinweis:

- Ellbogen zusammenhalten!
- Winkelstellung der Arme beibehalten (jeweils 90°)!

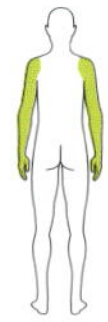

geeignet

Mit der Hand den gegengleichen Ellbogen nach unten ziehen

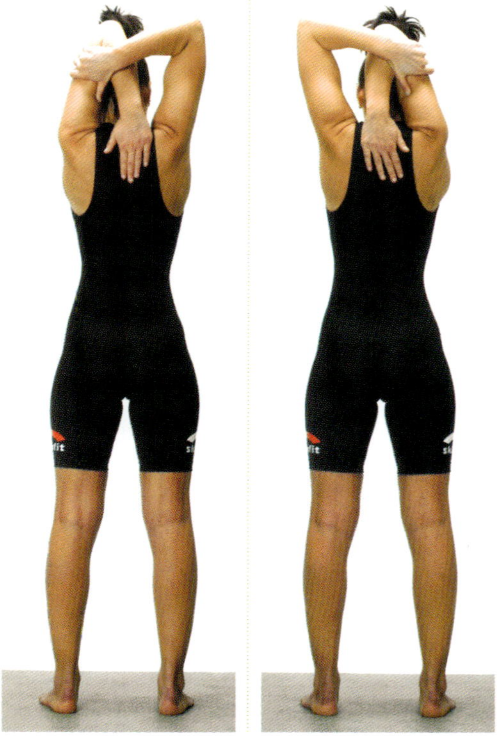

Passiv statische Dehnung

A Stand; ein Arm gebeugt hinter dem Kopf

Mit der anderen Hand wird der Ellbogen nach unten gezogen

Hinweis:

- Bauch- und Gesäßspannung halten!
- Dehne stets beidseitig!

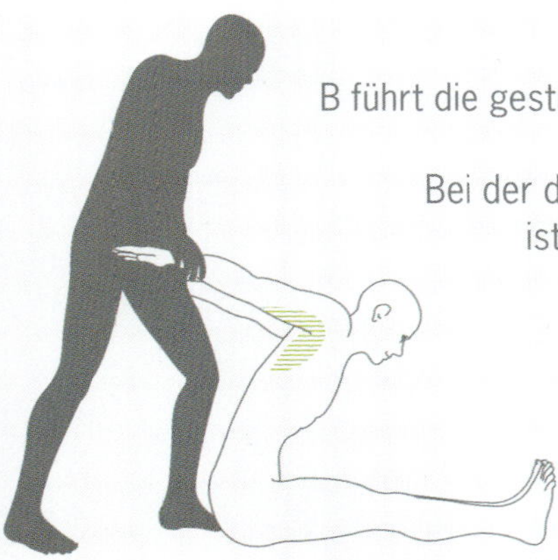

ungeeignet

B führt die gestreckten Arme von A rhythmisch nach hinten-oben

Bei der dynamischen Ausführung in dieser Extremstellung ist kein gezieltes Dehnen möglich. Vielmehr können Überdehnungen und Zerrungen (Faserrisse) die Folge sein.

geeignet

Handflächen schieben bis zur völligen Streckung der Arme nach vorne

A

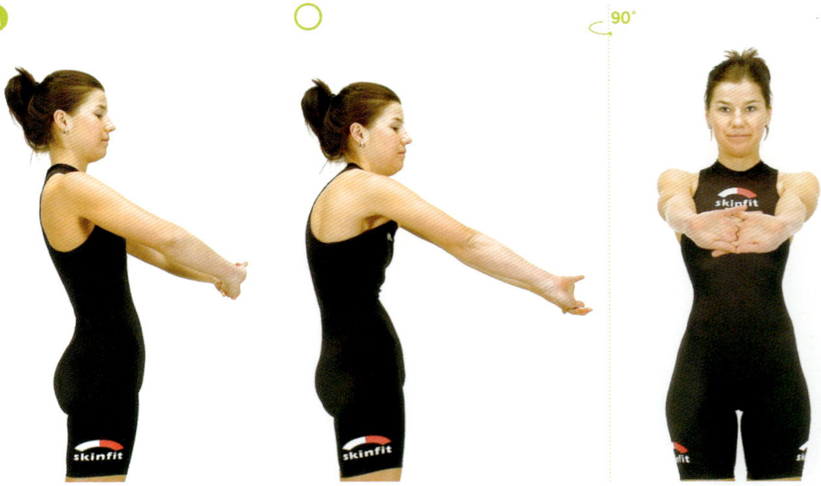

Passiv statische Dehnung

A Stand; Hände im Flechtgriff ausgedreht

○ Handflächen vorschieben: Dehnung wird durch eine Rollbewegung der Schultern nach vorne eingeleitet

Hinweis:

- Bauch- und Gesäßspannung halten!
- Streckbewegung langsam ausführen!

geeignet

Arm auswärtsdrehend strecken; Handgelenkbeugung verstärken

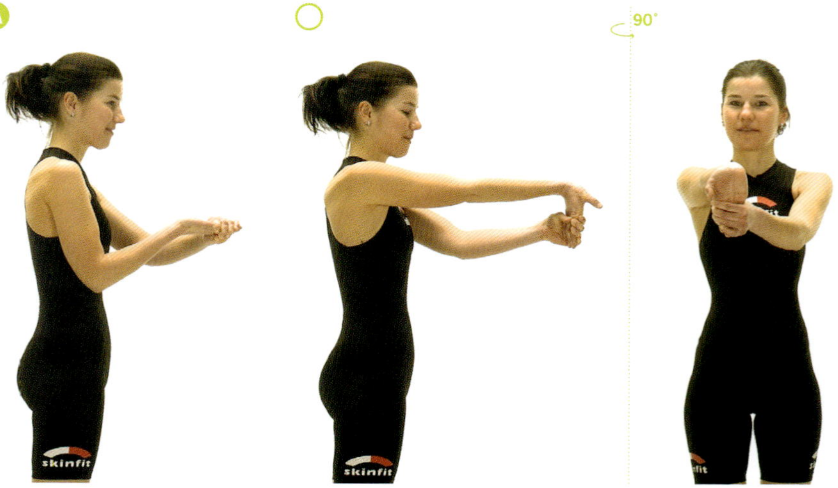

Passiv statische Dehnung

- (A) Stand; ein Arm gebeugt; andere Hand fixiert an den Fingern
- (○) Gebeugten Arm langsam auswärtsdrehend strecken; Handgelenkbeugung verstärken (handrückenwärts)

Hinweis:

- Besonders wirkungsvolle Übung zur Prophylaxe von Beschwerden an der Ellbogeninnenseite (»Golferarm«, »Werferarm«).
- Daumen zeigt in Endstellung nach unten.

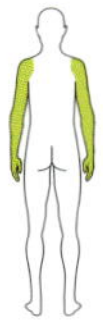

geeignet

Oberkörper langsam zurückziehen

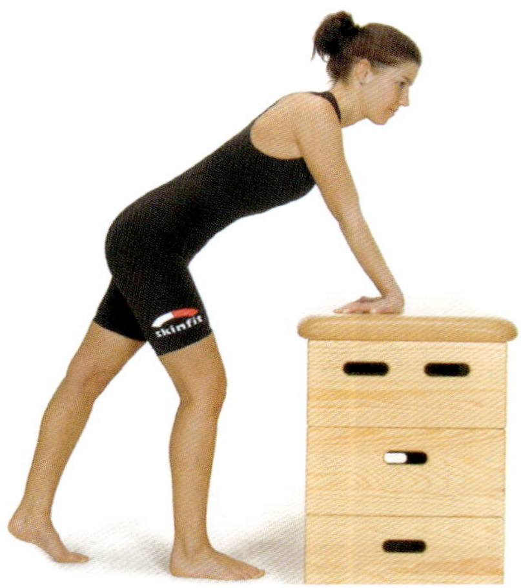

Passiv statische Dehnung

- (A) Schrittstellung; Handflächen der gestreckten auswärtsgedrehten Arme auf Unterlage, Finger zeigen leicht nach hinten
- ○ Oberkörper so weit zurückführen, bis gewünschte Spannung erreicht ist

---

Variation in Bankstellung

(A)

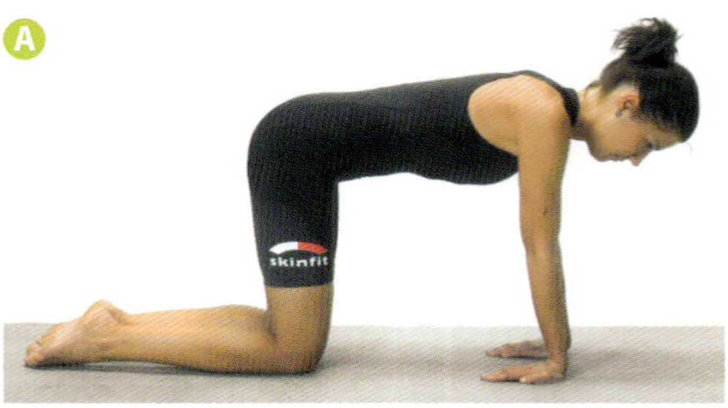

○

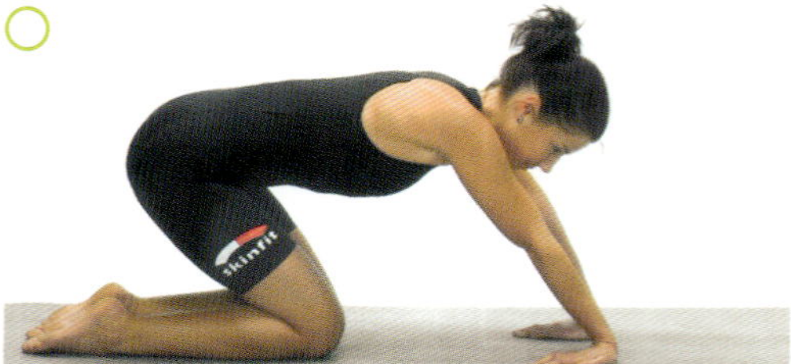

- (A) Finger zeigen verstärkt nach hinten
- ○ Oberkörper langsam zurückziehen

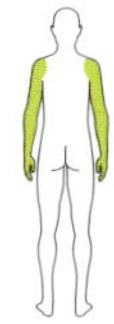

geeignet

Handgelenk beugen

A

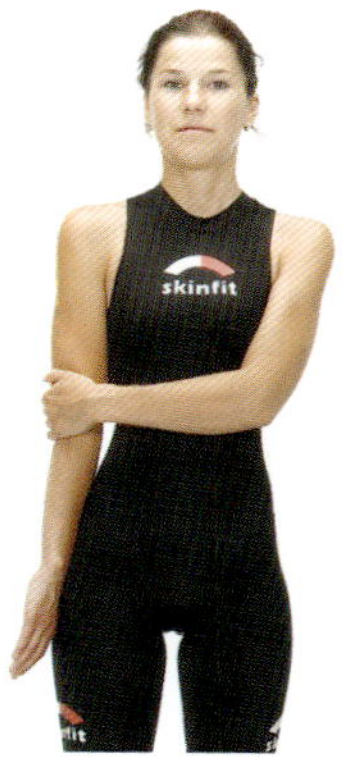

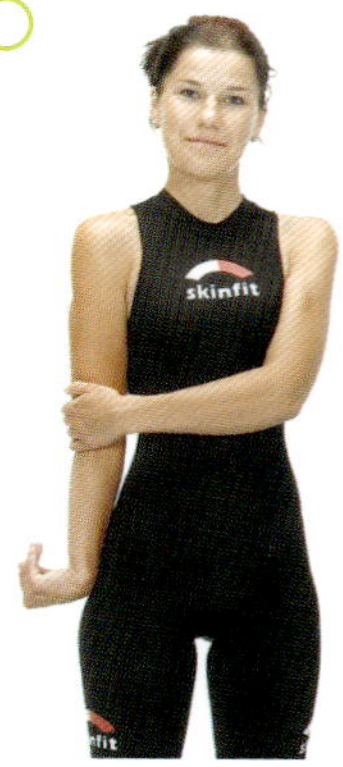

Aktiv statische Dehnung

A Stand; gestreckter Arm einwärtsgedreht; von anderem Arm am Rumpf fixiert

○ Handgelenk beugen (handflächenwärts)

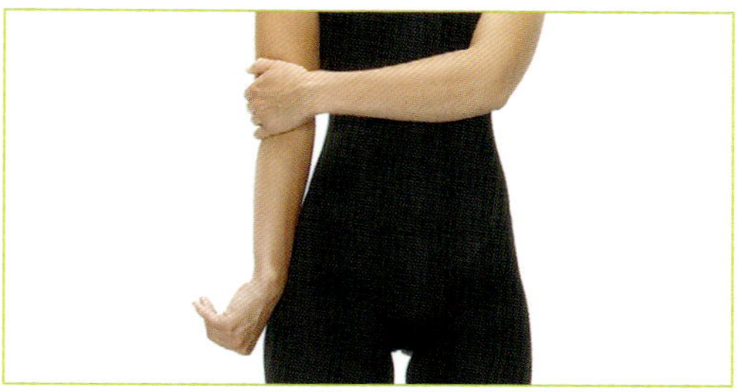

Hinweis:

- Besonders wirkungsvolle Übung zur Prophylaxe von Beschwerden an der Ellbogenaußenseite (Tennisarm).

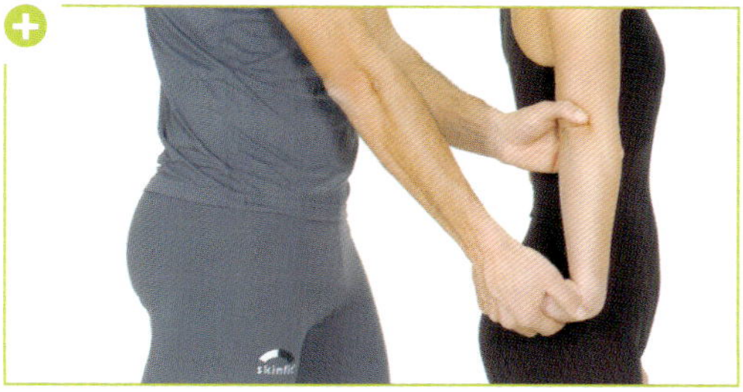

Passiv statische Dehnung

+ Variation durch Partnerübung: Partner fixiert Ellbogen und beugt im Handgelenk (handflächenwärts)

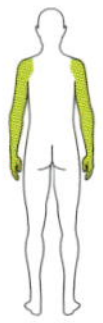

dehnen
Handgelenkstrecker

geeignet
Obere Hand zieht die untere so weit wie möglich nach oben

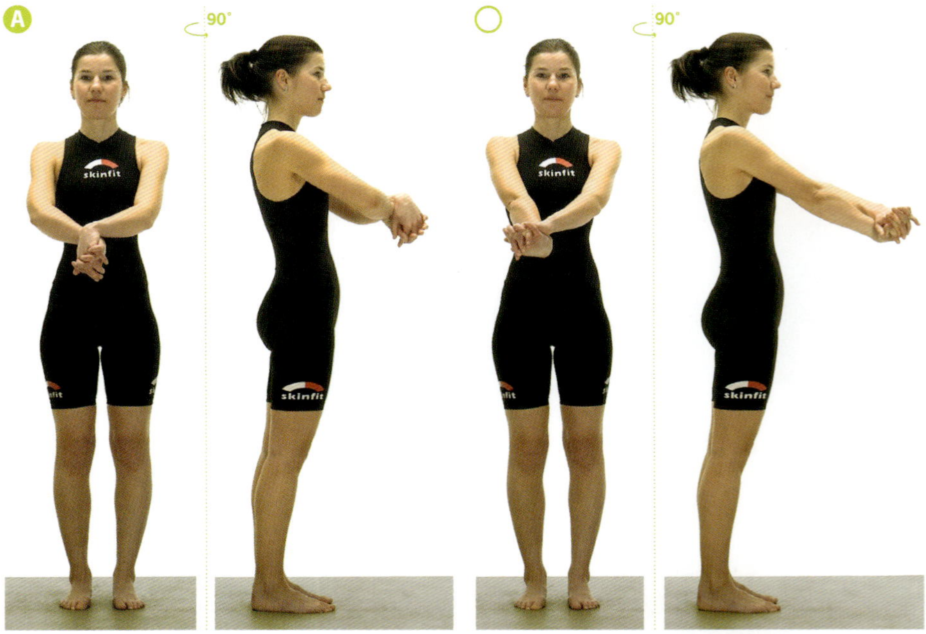

Passiv statische Dehnung

Ⓐ Stand; überkreuzte Unterarme im Flechtgriff; leicht gebeugt

○ Obere Hand zieht die untere nach oben, dabei Ellbogen strecken und gleichzeitig den unteren Arm einwärtsdrehen

Hinweis:
- Gut geeignet zur Prophylaxe von Tennisarmbeschwerden!
- Dehne stets beidseitig!

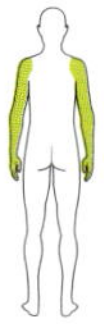

geeignet

Handrücken flach auf den Boden legen

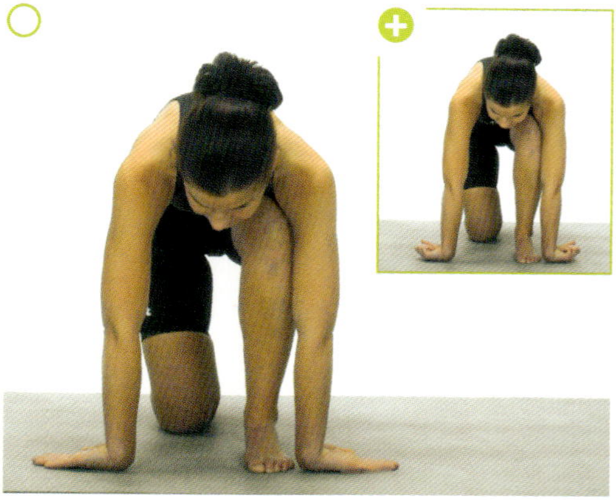

Passiv statische Dehnung

- Einbeinkniestand: Oberkörper auf Oberschenkel abgelegt; Arme gestreckt in Schulterbreite
- Handrücken auf den Boden legen; Finger leicht nach hinten

+ Durch zusätzliches Beugen der Finger zur Faust wird die Dehnung verstärkt.

Handgelenke zusammenführen

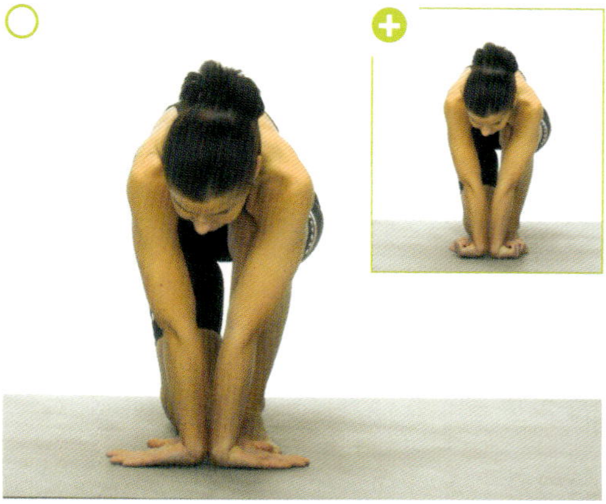

- Einbeinkniestand: Oberkörper auf Oberschenkel abgelegt; Arme gestreckt in Schulterbreite
- Handgelenke so weit wie möglich zusammenführen

+ Variation durch zusätzliches Beugen der Finger zur Faust: Dehnung wird verstärkt.

Hinweis:

- Übung nur auf weicher Unterlage ausführen!

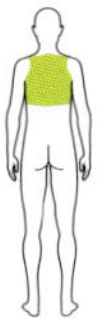

geeignet

Oberkörper beugen und zwischen den Beinen hängen lassen

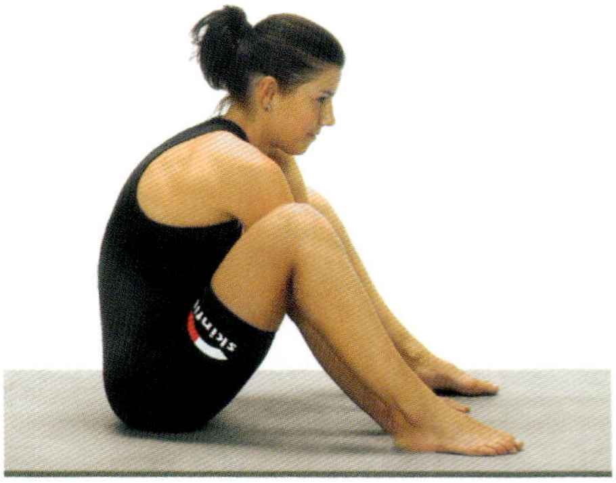

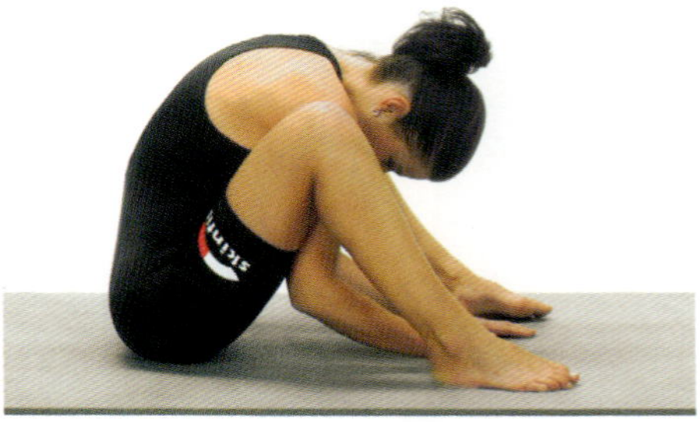

Passiv statische Dehnung

- (A) Sitz mit angewinkelten Beinen (hüftbreit)
- Oberkörper beugen und zwischen den Beinen hängen lassen

(+) Variation:
Durch den Zug der Ellbogen nach unten wird die Dehnung verstärkt.

ungeeignet

Rollbewegung rückwärts mit gebeugten Beinen

Beinahe das gesamte Körpergewicht liegt auf der Hals- und Brustwirbelsäule ⟶ starke Belastung dieses Wirbelsäulenabschnittes.
Bei schwungvoller Ausführung kann das hintere Längsband der Wirbelsäule überdehnt werden.

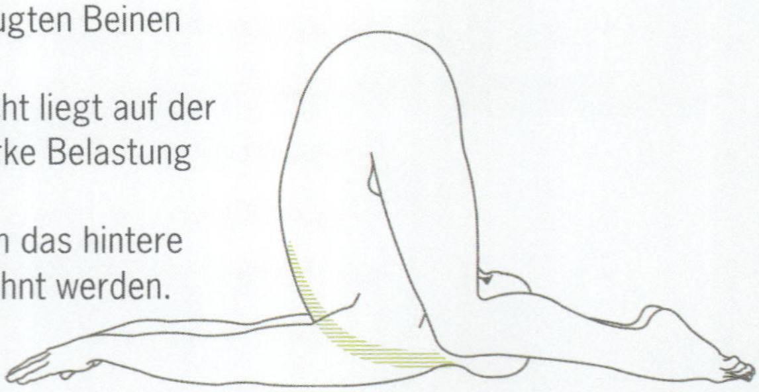

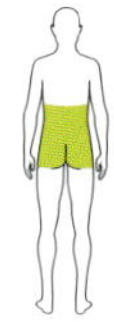

dehnen

Rückenstrecker (vor allem im LWS-Bereich) & Gesäßmuskeln

geeignet

Oberkörper nach vorne beugen, Hände greifen von innen nach außen zu den Zehen

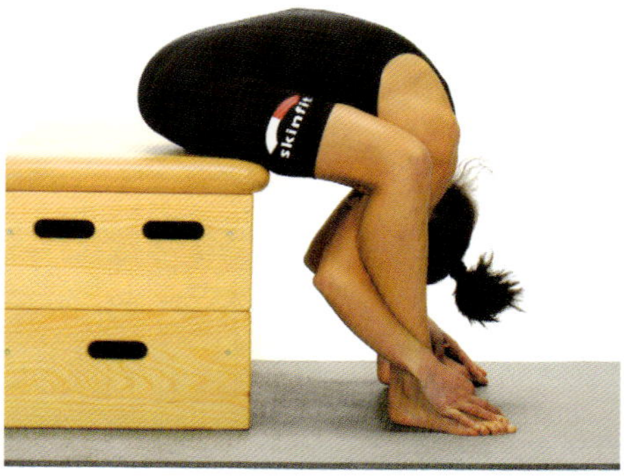

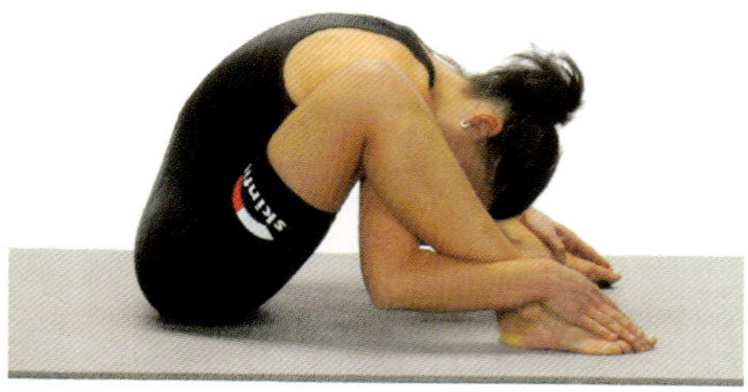

Passiv statische Dehnung

A Erhöhter Sitz: Beine hüftbreit (Kniewinkel größer als 90°)

Oberkörper nach vorne beugen: Der Zug der Arme und ein bewusstes Nach-hinten-Drücken der LWS verstärken die Dehnung.

Variation:
Sitz mit angewinkelten Beinen, Hände greifen von innen nach außen zu den Füßen

Hinweis:
- Fußsohlen behalten Bodenkontakt!

ungeeignet

Rollbewegung rückwärts mit gestreckten Beinen

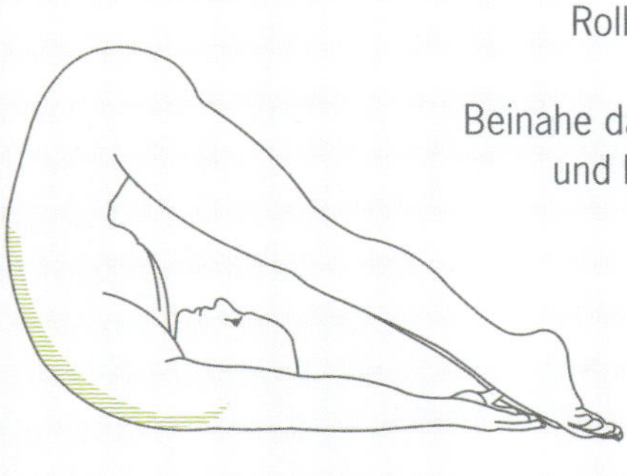

Beinahe das gesamte Körpergewicht liegt auf der Hals- und Brustwirbelsäule ⟶ starke Belastung dieses Wirbelsäulenabschnittes. Bei schwungvoller Ausführung kann das hintere Längsband der Wirbelsäule überdehnt werden.

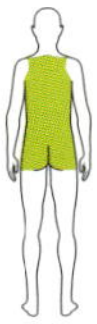

dehnen

Hintere Rumpfmuskulatur (vor allem Rückenstrecker)

geeignet

Kopf langsam Richtung Füße ziehen

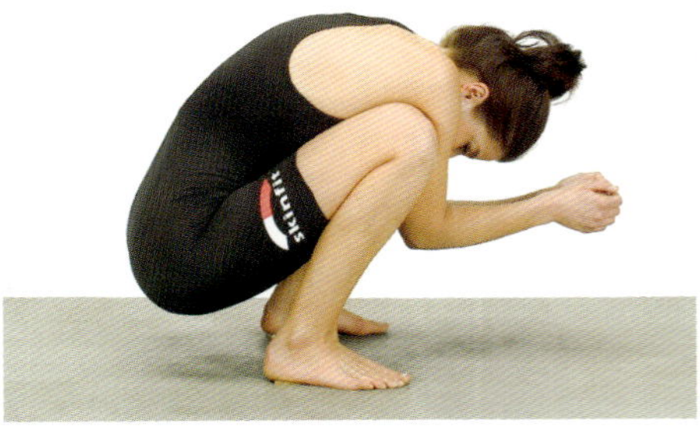

90°

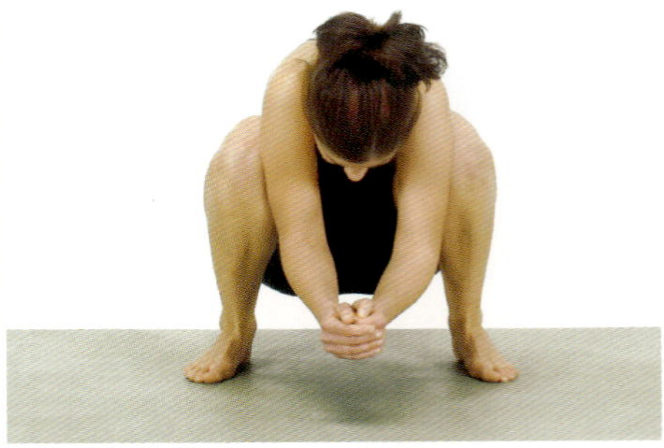

Aktiv statische Dehnung

Ⓐ Tiefer Hockstand

○ Kopf langsam zwischen die Knie Richtung Füße ziehen

Hinweis:

- Bei Kniegelenksproblemen sollte auf die vorhergehenden Übungen ausgewichen werden.

ungeeignet

Wippen durch die gegrätschten Beine

Eine Schädigung der Lendenwirbelsäule ist ebenso möglich wie eine Überdehnung des hinteren Längsbandes.
Die schwächste Stelle der Dehnungskette – die LWS – wird bei diesen Bewegungen stark belastet.
Der Ischiasnerv mit seinen Ausläufern kann irritiert werden, der, ausgehend von der Lendenwirbelsäule, an der Beinrückseite verläuft. Hypermobilitätsförderung!

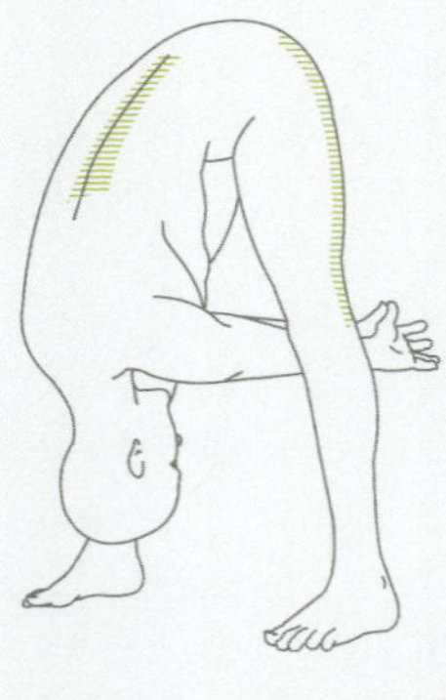

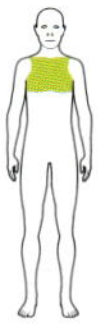

geeignet
Arme nach hinten ziehen

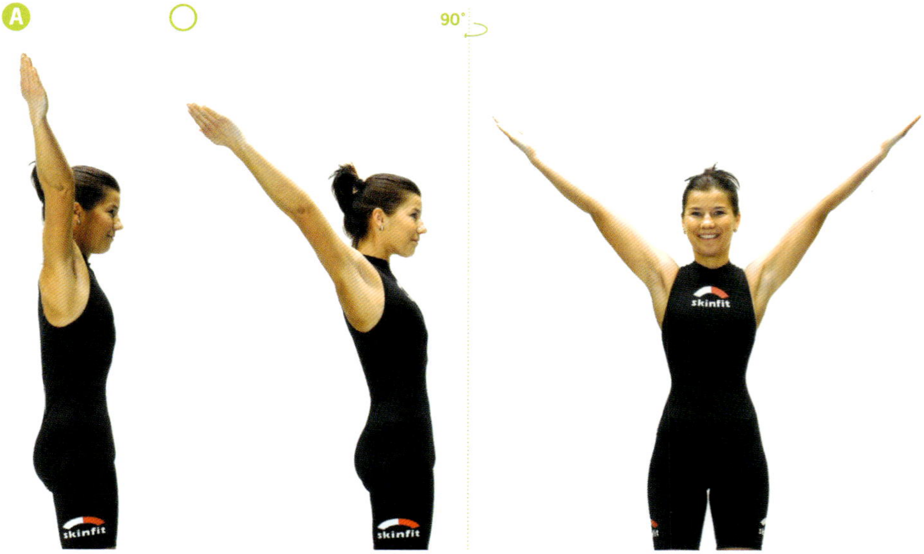

Aktiv statische Dehnung

- A Stand; Bauch- und Gesäßspannung; gestreckte Arme in Seithochhalte
- ○ Arme nach hinten-oben ziehen

Hinweis:

- Achte auf einen geraden Rücken und die richtige Armhaltung!

ungeeignet
Diagonalwippen bei gebeugten Beinen zu den Fersen, Becken dabei vorschieben

Starke Belastung im Kniegelenk und im Bereich der LWS, da der Übende ruckartig in den Hohlrücken (»Hohlkreuz«) zieht.

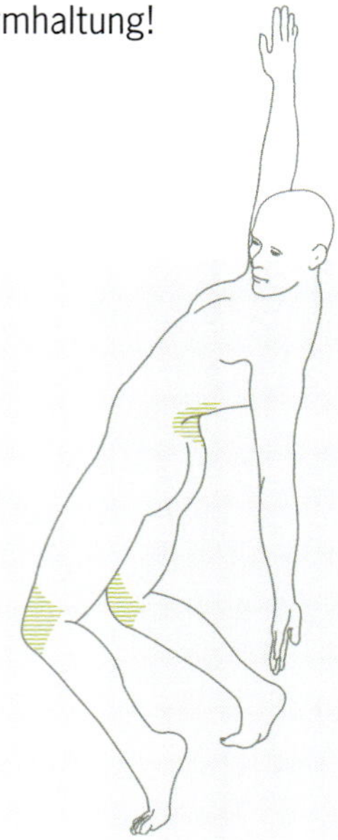

dehnen
Brustmuskeln

geeignet
Oberkörper vorschieben

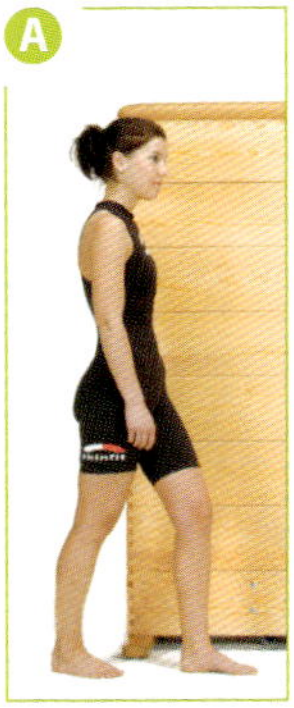

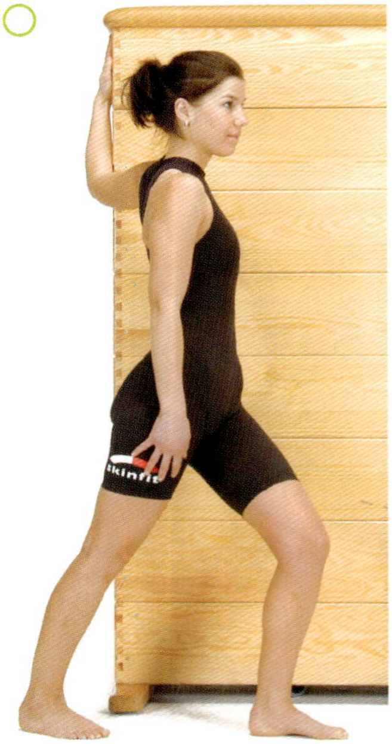

Passiv statische Dehnung

- A Schrittstellung, Unterarm des rechtwinklig gebeugten Armes an einem festen Widerstand
- ○ Durch Beugen des vorderen Knies auf Zug gehen

Hinweis:
- Gewichtsverlagerung nach vorne und Oberkörper vorschieben.
- Je nach Höhe des fixierten Armes werden verschiedene Anteile der Brustmuskulatur gedehnt.
- Durch eine zusätzliche Drehung des Oberkörpers nach außen kann die Dehnung verstärkt werden.

ungeeignet
Tiefwippen des Rumpfes an der Sprossenwand

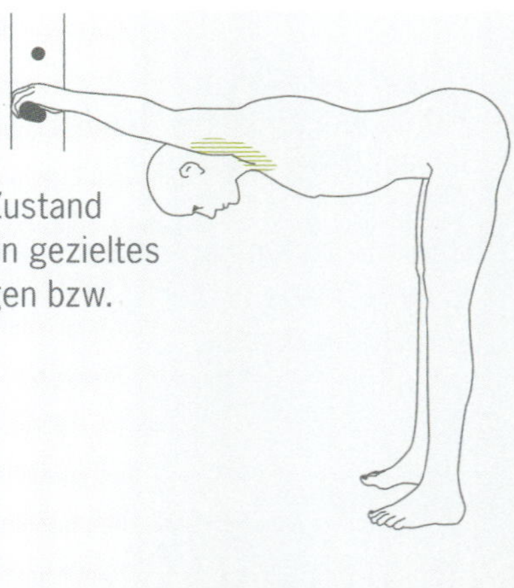

Auf sämtliche Wippübungen – vor allem im kalten Zustand – sollte verzichtet werden, da durch ein Wippen kein gezieltes Dehnen möglich ist. Vielmehr können Überdehnungen bzw. Zerrungen die Folge sein.

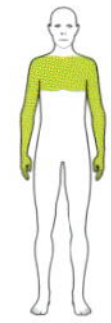

geeignet

Nach-oben-Schieben der ausgedrehten Hände im Flechtgriff

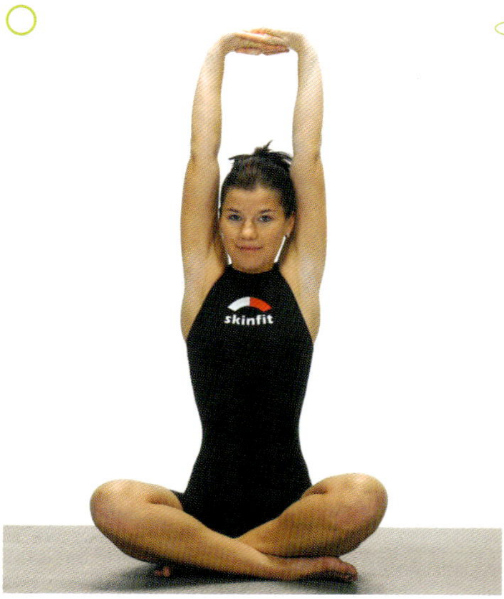

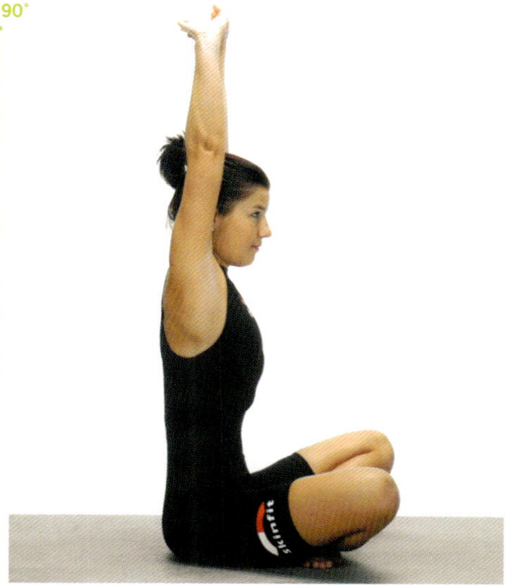

Aktiv statische Dehnung

- A Schneidersitz mit geradem Rücken
- Handflächen schieben nach oben

Hinweis:

- Typische Aufrichte- und Streckübung für die Wirbelsäule.
- Achte sowohl auf Bauch- und Gesäßspannung als auch auf einen geraden Rücken.
- Kopf in Verlängerung der Wirbelsäule!

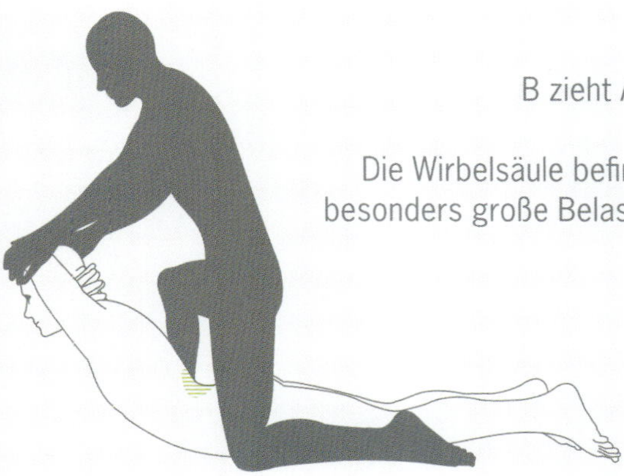

ungeeignet

B zieht A in Bauchlage an den Ellbogen hoch

Die Wirbelsäule befindet sich in einer extremen Stellung: besonders große Belastung im Lendenwirbelsäulenbereich.

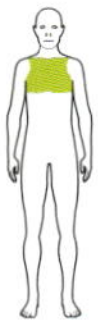

dehnen

Brustmuskeln

geeignet

Arme nach hinten-oben ziehen

A

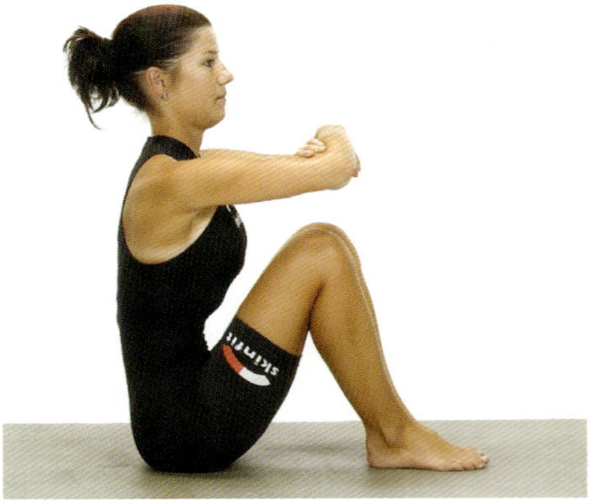

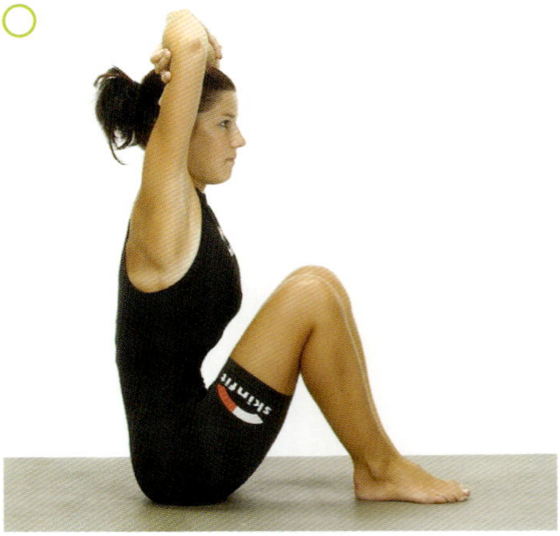

Aktiv statische Dehnung

- (A) Sitz mit angewinkelten Beinen, Arme verschränkt
- (O) Verschränkte Arme nach oben führen und nach hinten ziehen

Hinweis:
- Bauchspannung halten!
- Kopf nicht in den Nacken nehmen, wenn die Ellbogen nach hinten-oben ziehen!

ungeeignet

Tiefwippen des Rumpfes

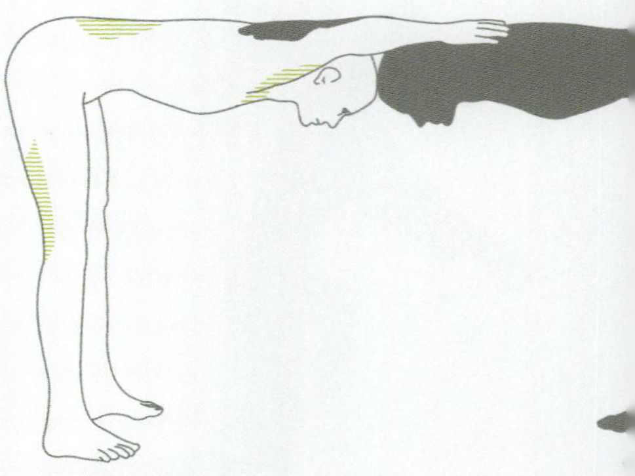

Schon die Rumpfvorhalte belastet den Bereich der LWS. Überdehnungen bzw. Zerrungen (kleine Muskeleinrisse) in der Brust- und der hinteren Oberschenkelmuskulatur sind möglich. Durch wippende oder federnde Bewegungen ist kein gezieltes Dehnen möglich.

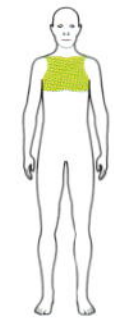

geeignet

Zurückziehen des Oberkörpers

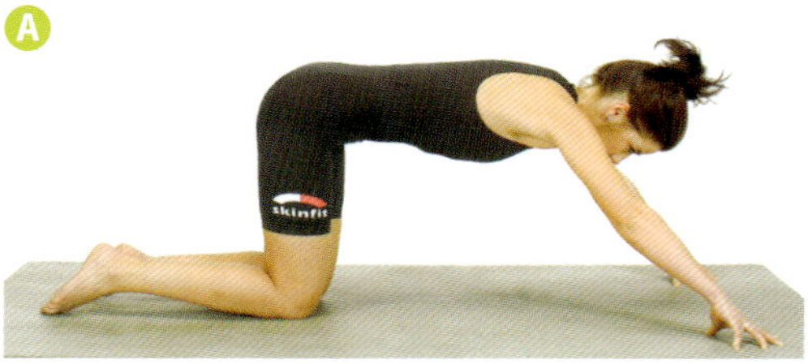

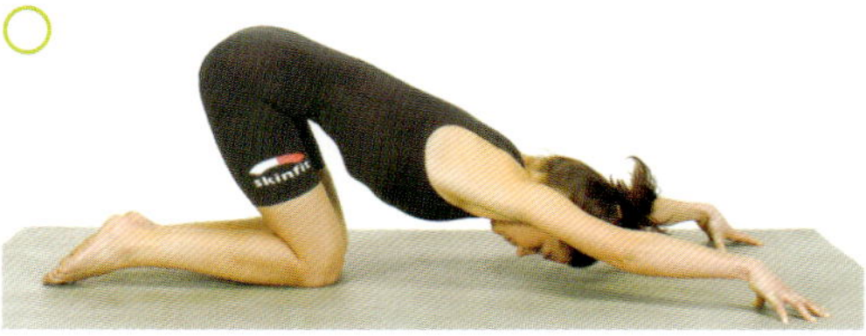

Passiv statische Dehnung

- (A) Bankstellung im Fingerkuppenstand (schulterbreit, Hände möglichst weit vorne)
- (○) Oberkörper zurückziehen

Hinweis:
- Kopf in Verlängerung der Wirbelsäule!

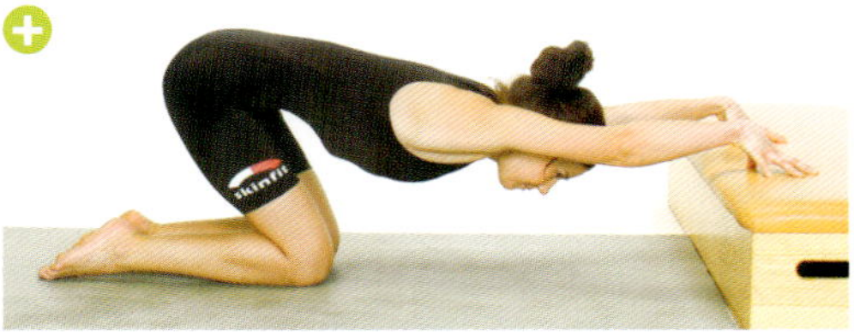

(+) Variation 1:
Brustdehnung am Kastendeckel

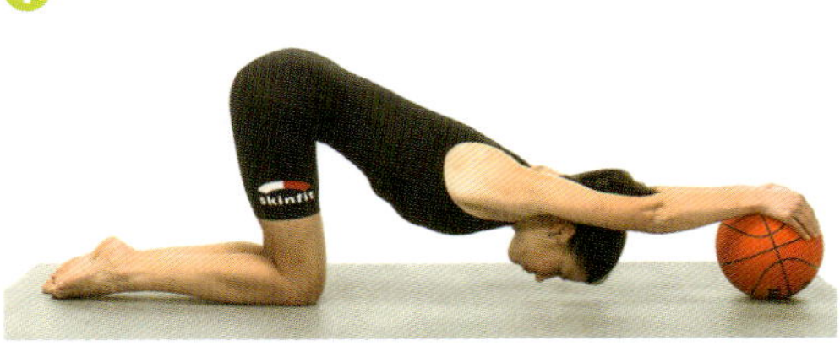

(+) Variation 2:
Brustdehnung mit Ball

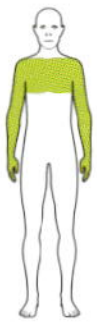

geeignet

Langsames Zurückziehen des Oberkörpers

A

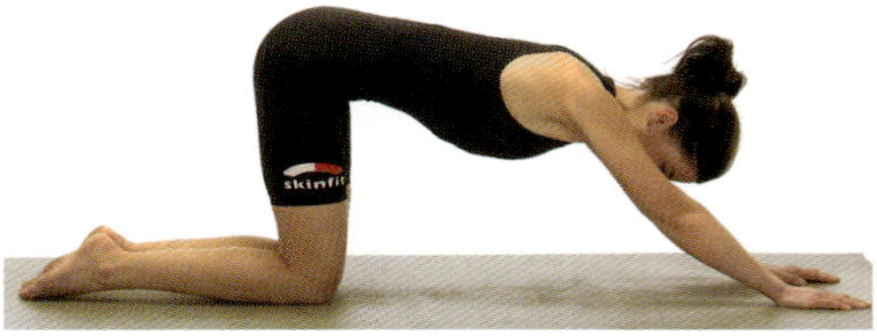

○

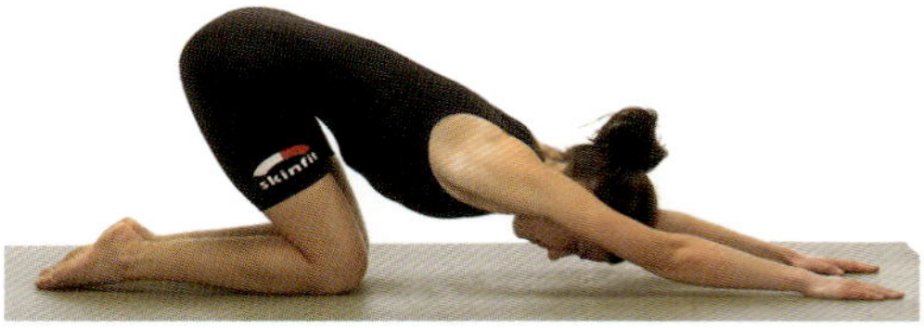

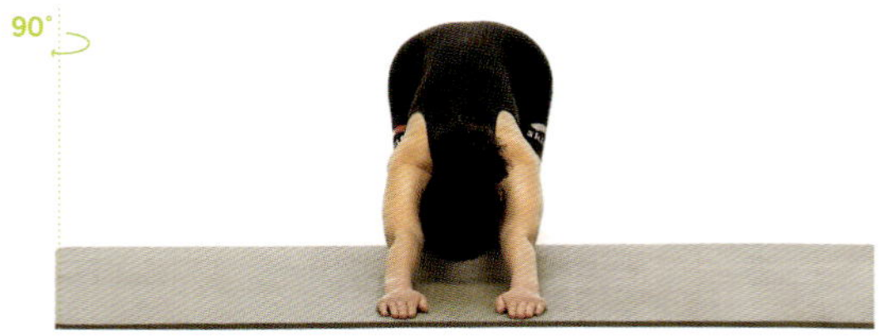

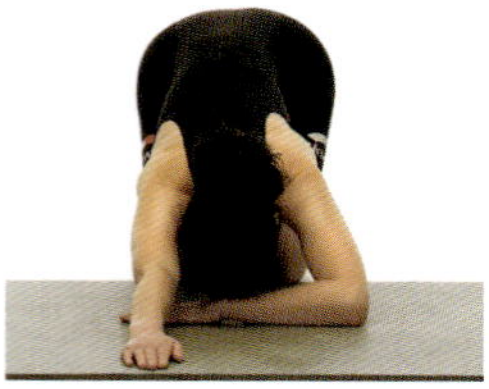

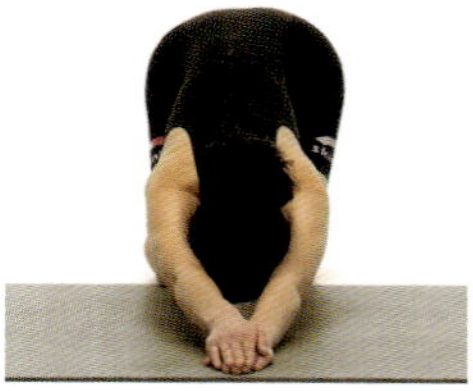

Passiv statische Dehnung

A Rutschhalte mit gestreckten Armen (schulterbreit)

○ Gesäß zieht den Oberkörper nach hinten; Handflächen drücken nach unten

Hinweis:
- Kopf in Verlängerung der Wirbelsäule!

⊕ Variation 1:
Bessere Kontrolle durch einarmige Ausführung der Dehnung!

Hinweis:
- Dehne stets beidseitig!

⊕ Variation 2:
Durch geänderte Armstellung (breit und schmal) werden die unterschiedlichen Anteile der Brustmuskeln gedehnt.

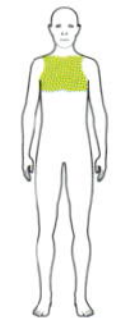

geeignet

Arme gestreckt zurückführen

A

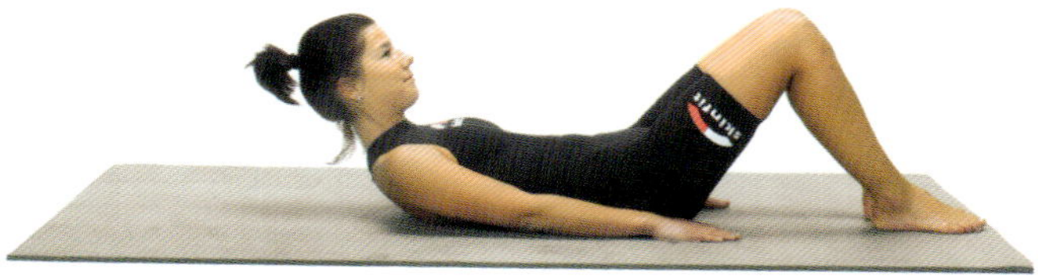

○

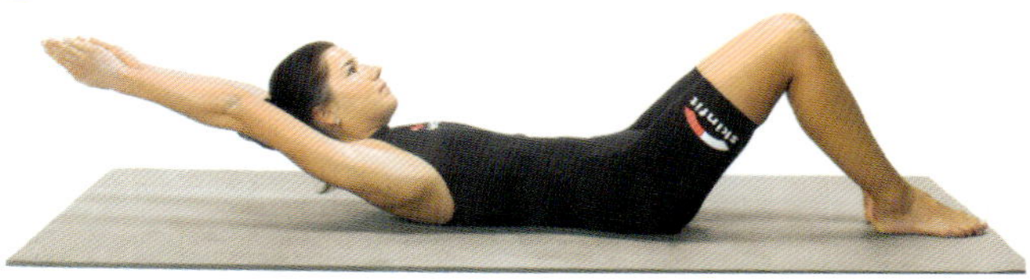

⊕

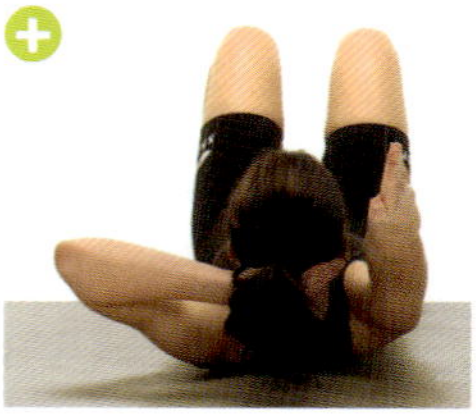

Aktiv statische Dehnung

A Rückenlage mit angewinkelten Beinen, Vorspannung

Vorspannung:
Kopf gehoben, Nacken lang (Faust hat zwischen Kinn und Brustbein Platz), Bauch einziehen, Becken kippen

○ Gestreckte Arme ohne Ausgleichbewegungen nach außen zurückführen

⊕ Variation durch Zurückführen eines gestreckten Armes; andere Hand fixiert den Kopf

geeignet

B zieht vorsichtig das Seil mit den gestreckten Armen von A zu sich

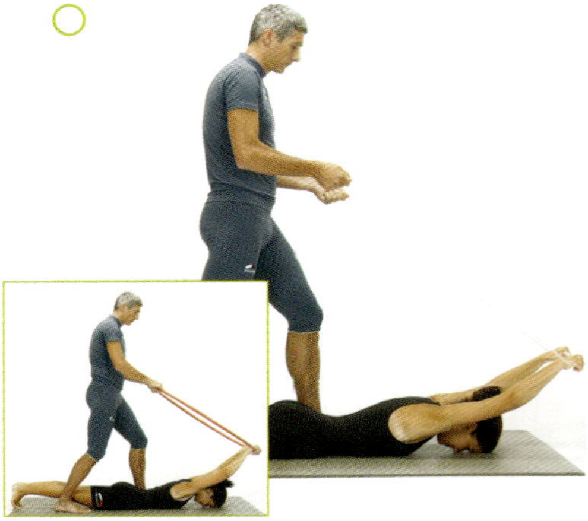

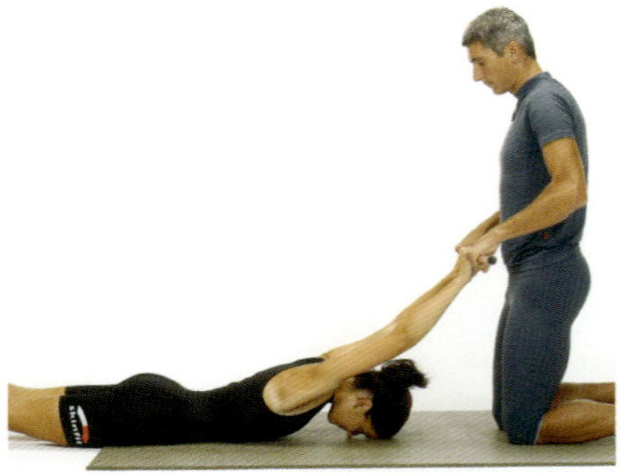

Passiv statische Dehnung

- Ⓐ Partnerübung; A in Bauchlage und Arme in Hochhalte, Fersenschub
- ○ B zieht das Seil (den Reifen) nur soweit zu sich, bis der Kopf von A beginnt abzuheben

⊕ Variation durch Zug von vorne: Gehaltener Stab wird leicht nach oben gezogen.

Hinweis:
- Stirn behält Bodenkontakt!

ungeeignet

Hochziehen des Partners mit dem Stab

Extremstellung der Wirbelsäule; vor allem im Bereich der Lendenwirbelsäule starke Überbeanspruchung. Darüber hinaus sind Überdehnungen der Brust- und Bauchmuskeln möglich.

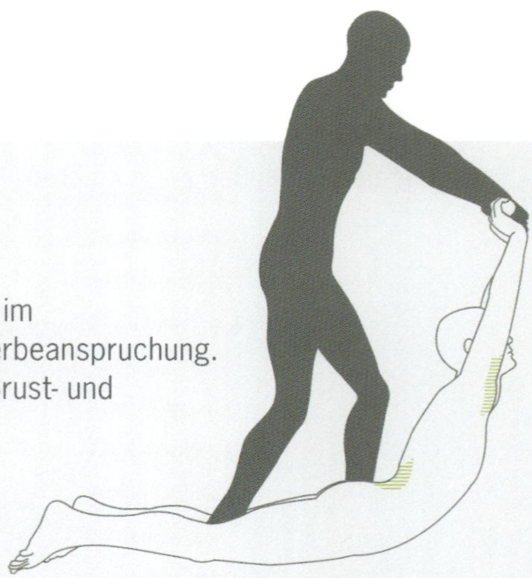

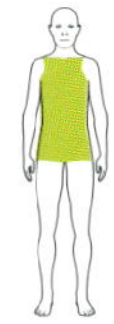

geeignet

Strecken von Armen und Beinen

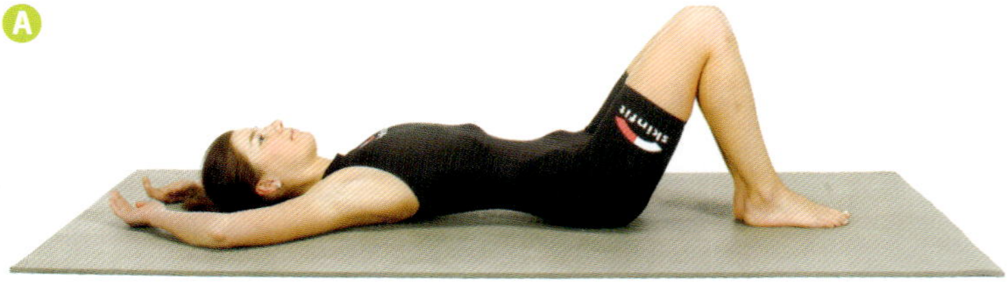

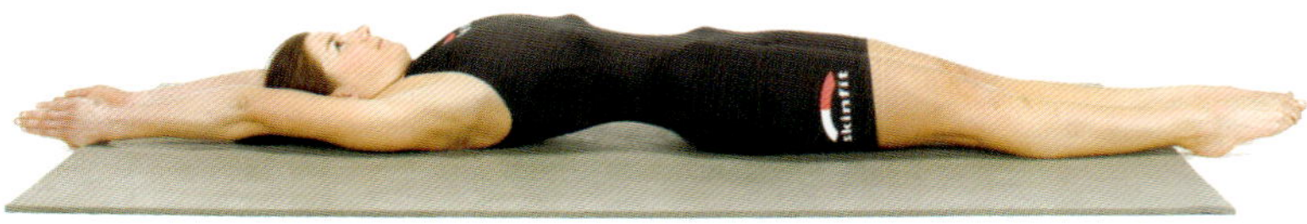

Aktiv statische Dehnung

A Rückenlage mit angewinkelten Beinen; Arme locker über Kopf

Strecken der Arme und Beine

Hinweis:

- Dehnposition mehrere Atemzüge lang halten!
- Achte auf eine gleichmäßige, langsame und tiefe Atmung!

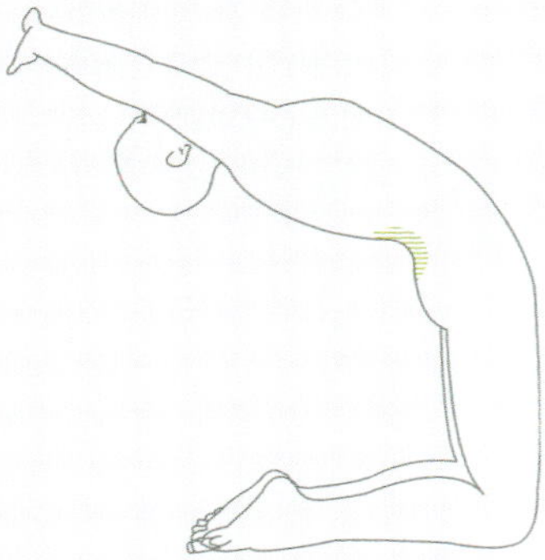

ungeeignet

Rückfedern des Rumpfes

Das Rückfedern des Rumpfes führt zur starken Belastung der Lendenwirbelsäule. Großer Druck vor allem im Bereich des 5. Lendenwirbels.

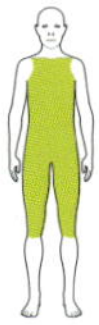

dehnen

Seitliche Rumpf- & Hüftmuskulatur (vor allem Oberschenkelbindenspanner)

geeignet

Flankendehnung

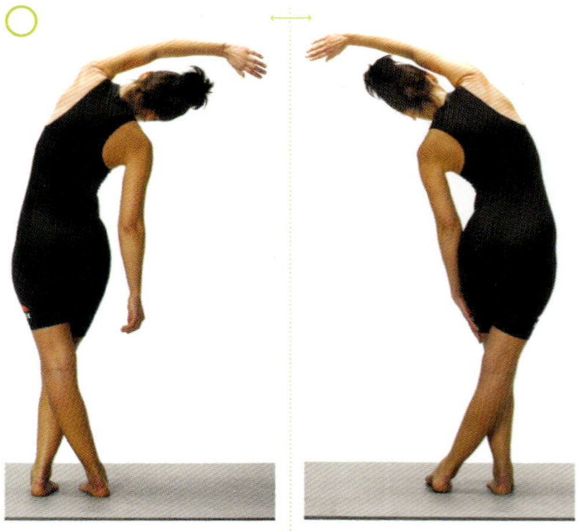

Passiv statische Dehnung

A Stand mit überkreuzten Beinen (rechts vor links)

○ Linker Arm zieht in Hochhalte nach rechts

Hinweis:

- Dehne stets beidseitig!

Variation

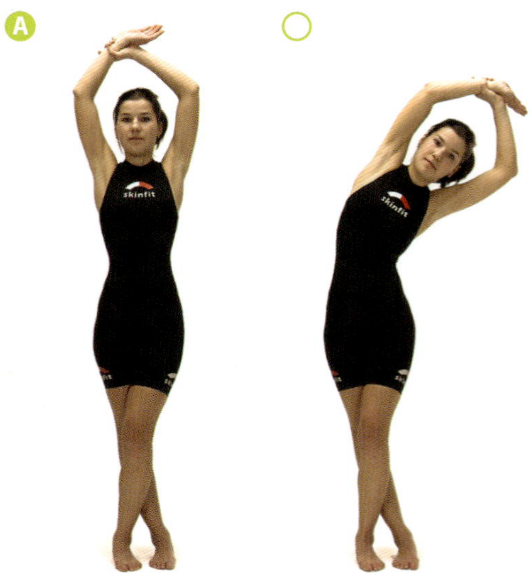

A Stand mit überkreuzten Beinen (links vor rechts)

○ Linke Hand zieht rechten Arm nach oben und zur Seite

Hinweis:

- Ein bewusstes Hinausschieben des Beckens sowie eine gezielte Atmung in die Flanke verstärken die Dehnung.
- Bei Seitenwechsel auch Beinwechsel!

geeignet

Seitneigen des Oberkörpers

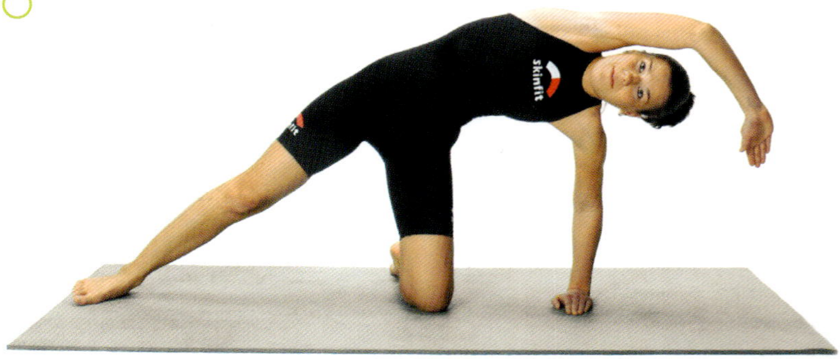

Passiv statische Dehnung

- A Stabiler Einbeinkniestand; ein Bein zur Seite gestreckt
- Zur Seite neigen des Oberkörpers (Arm in Verlängerung der Flanke)

Hinweis:

- Langsames Ziehen des oberen Armes und gezieltes Atmen verstärken die Dehnung.
- Oberkörper nicht ausdrehen! (Bein, Oberkörper und Arm bilden eine Linie)
- Eine Matte verhindert unangenehme Druckschmerzen im Knie.
- Dehne beidseitig!

ungeeignet

Diagonalwippen im Grätschsitz: Mit einem Arm über Kopf zu den Zehen des gegengleichen Beines wippen

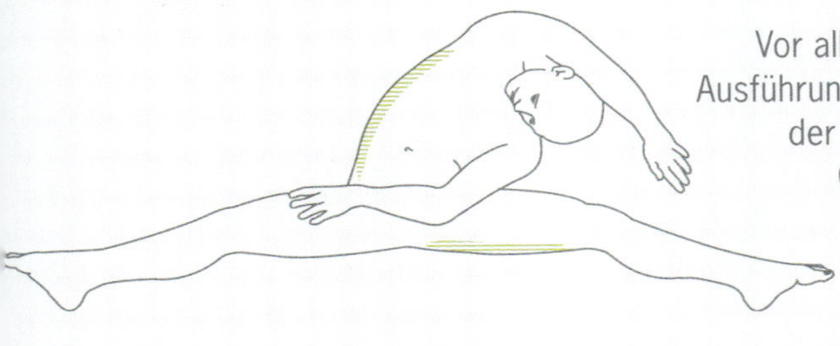

Vor allem bei schwungvoller (wippender) Ausführung ist eine unfunktionelle Belastung der seitlichen Rumpf- und der hinteren Oberschenkelmuskulatur gegeben.

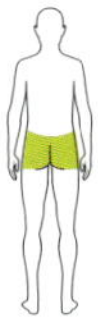

dehnen

Großer Gesäßmuskel (Hüftstrecker)

geeignet

Zum-Oberkörper-Ziehen der Beine

A

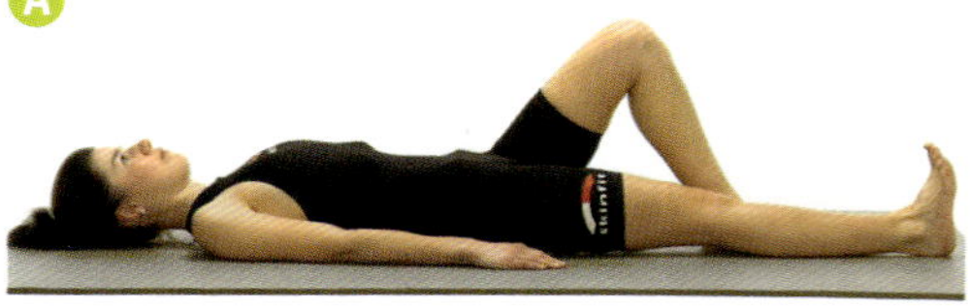

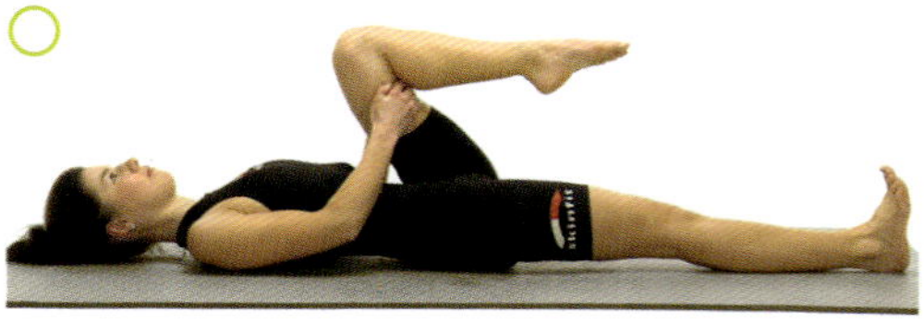

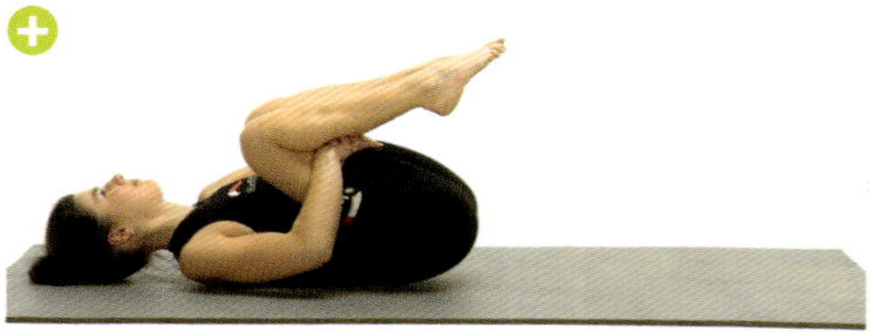

Passiv statische Dehnung

A Rückenlage, ein Bein aufgestellt

○ Aufgestelltes Bein zum Oberkörper ziehen

Hinweis:

- Kopf und gestrecktes Bein liegenlassen!
- Dehne stets beidseitig!

+ Variation:
Beide Beine zum Oberkörper ziehen

Hinweis:

- Kopf bleibt am Boden!

ungeeignet

Rollbewegung rückwärts mit gebeugten Beinen

Beinahe das gesamte Körpergewicht liegt auf der Hals- und Brustwirbelsäule ⟶ starke Belastung dieses Wirbelsäulenabschnittes.
Bei schwungvoller Ausführung kann das hintere Längsband der Wirbelsäule überdehnt werden.

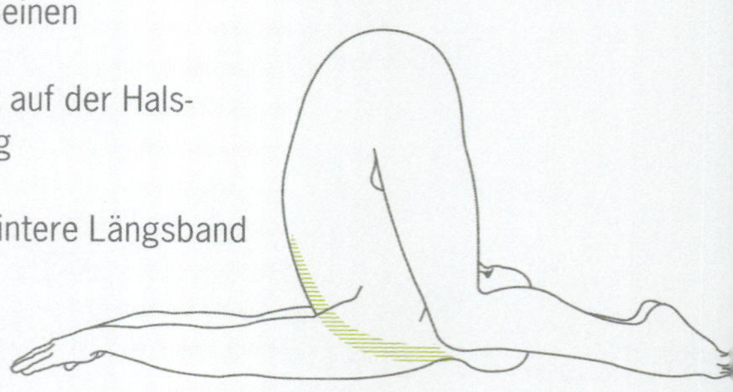

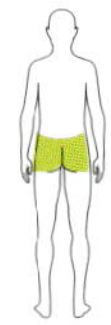

geeignet

Zum-Oberkörper-Ziehen des angewinkelten Beines

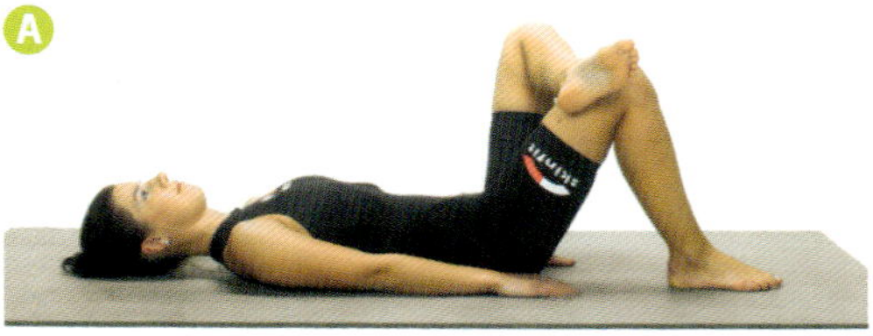

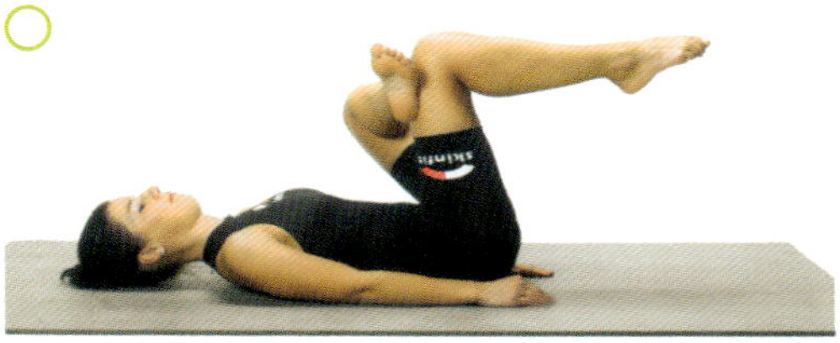

Aktiv statische Dehnung

- (A) Rückenlage: ein Bein angewinkelt, eines überkreuzt (Knöchel auf Oberschenkel)
- (○) Angewinkeltes Bein heben und zum Oberkörper ziehen

Hinweis:

- Ein Nach-außen-Drücken des Knies (des überkreuzten Beines) intensiviert die Dehnung.
- Dehne stets beidseitig!

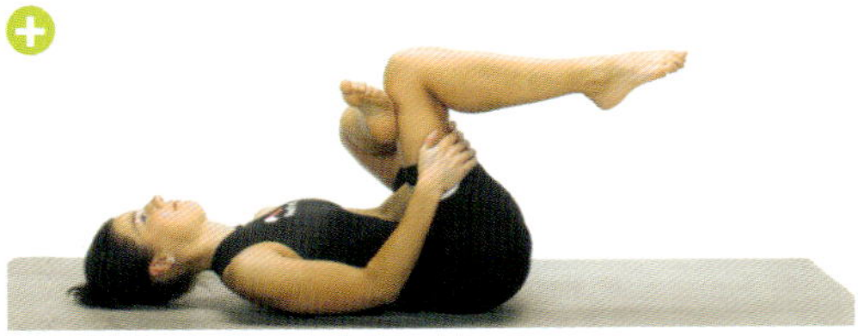

Passiv statische Dehnung

(+) Variation:
Angewinkeltes Bein mit Hilfe der Arme zum Oberkörper ziehen

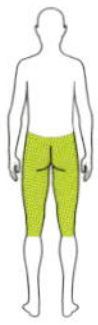

dehnen

Seitliche Gesäß- & äußere Oberschenkelmuskulatur

geeignet

Gebeugtes Bein zur Seite und in Richtung Schulter ziehen

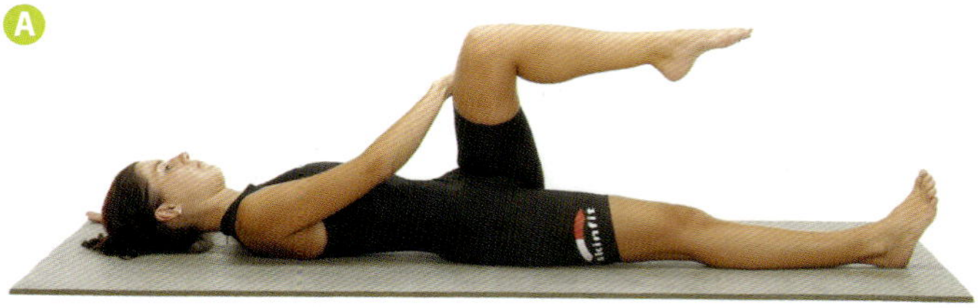

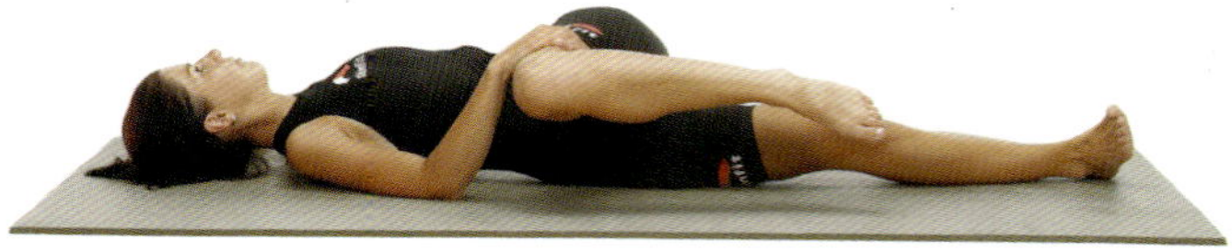

Passiv statische Dehnung

- A Rückenlage: ein Bein gebeugt
- Gebeugtes Bein mit Gegenhand zur Seite und in Richtung Schulter ziehen

Hinweis:

- Schultern behalten Bodenkontakt!
- Dehne stets beidseitig!

ungeeignet

Scheibenwischer (gestreckte Beine seitlich ablegen)

Durch das Fixieren der Arme kann es zu Überdehnungen und Zerrungen im Bereich der Brust- und Schultermuskulatur kommen. Das Heben und Senken der gestreckten Beine führt zudem zu einer Belastung der LWS (verstärkter Hohlrücken = »Hohlkreuz«).

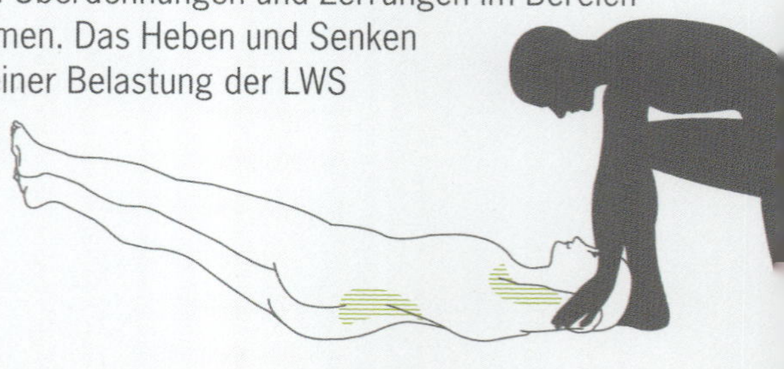

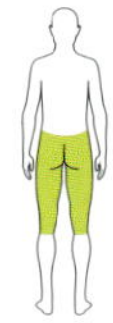

geeignet

Aufgestelltes Bein zur Seite legen

A

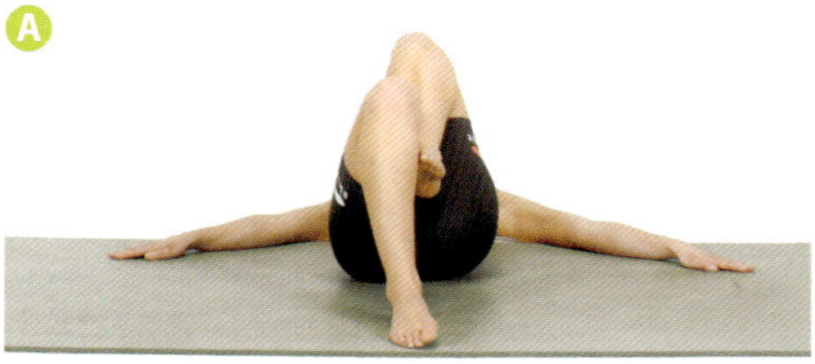

○

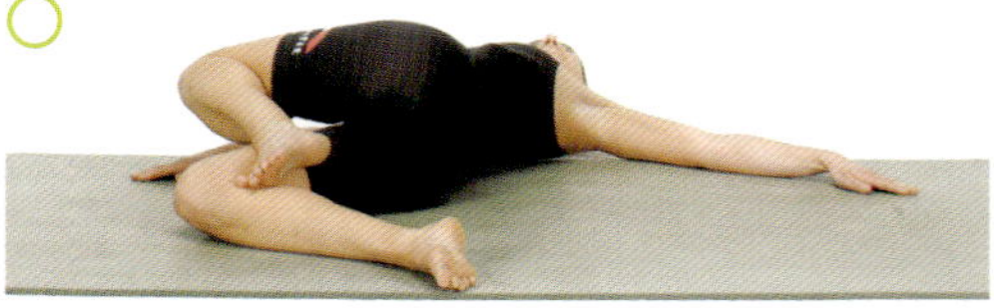

Passiv statische Dehnung

A Rückenlage; ein Bein angewinkelt, das andere Bein gebeugt gehoben (Fuß an Knie); Arme in Seithalte

○ Zur-Seite-Legen der Beine

Hinweis:
- Schultern behalten Bodenkontakt!
- Wird der Kopf zur Gegenseite gedreht, kann die Dehnung intensiviert werden.

Zur-Seite-Ziehen des unteren Beines

A

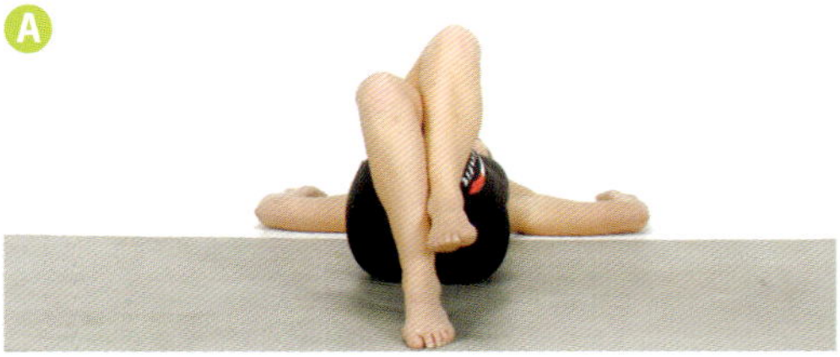

○

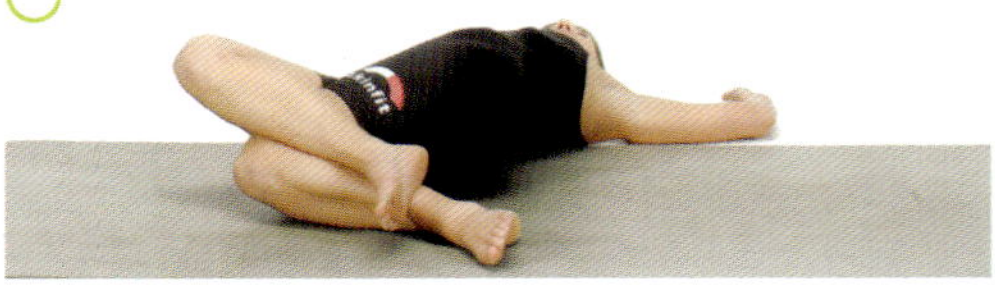

Passiv statische Dehnung

A Rückenlage mit angewinkelten, überkreuzten Beinen; Arme in U-Halte

○ Oberes Bein zieht unteres zur Seite

Hinweis:
- Schultern und Ellbogen behalten Bodenkontakt!
- Besonders wirkungsvolle Übung zur Prophylaxe von Ischiasbeschwerden!

> Der Ischiasnerv ist der längste Nerv. Im Lendenbereich der Wirbelsäule tritt er aus und durchzieht mit seinen Ästen die Beine hinab bis zu den Zehen.

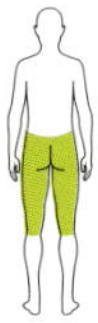

dehnen
Seitliche Gesäß- & äußere Oberschenkelmuskulatur

geeignet
Druck des Ellbogens gegen gebeugtes Knie

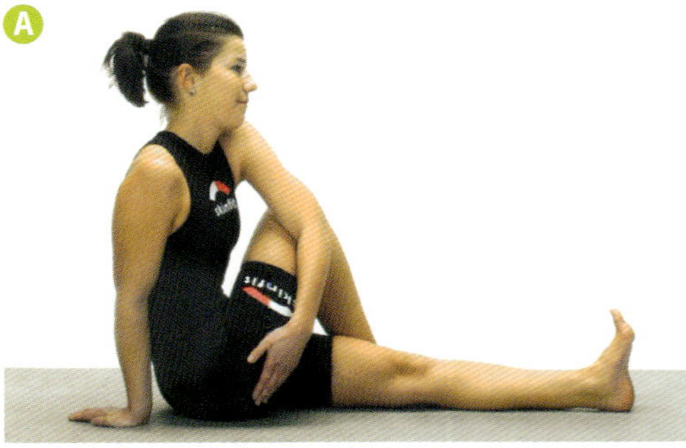

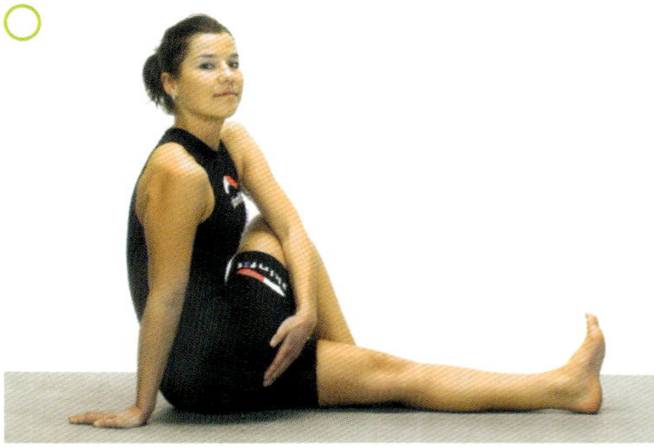

Passiv statische Dehnung

A Langsitz: ein Bein in Kniehöhe über das andere gestellt; Hand stützt nahe am Gesäß ab

○ Gegengleicher Ellbogen drückt gegen gebeugtes Knie; Wirbelsäule und Becken aufrichten

Hinweis:
- Ein zusätzliches Wegdrehen des Oberkörpers verstärkt die Dehnung.
- Achte auf einen geraden Rücken!

ungeeignet
Rumpfkreisen
Mit dem Oberkörper einen möglichst großen Kreis beschreiben

Diese mehrachsigen Wirbelsäulenbewegungen führen zu einer unnötigen Belastung im Bereich der LWS. Vermeide alle kreisenden Bewegungen, bei denen sich der Drehpunkt im Bereich der LWS befindet.

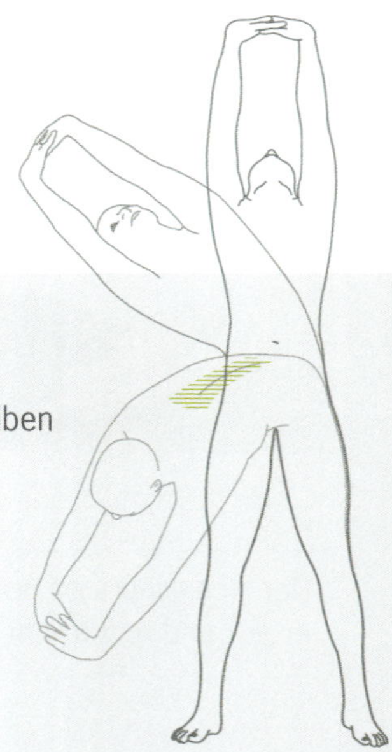

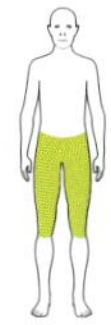

geeignet

Aufgestelltes Bein mit beiden Armen zum Körper ziehen

Ⓐ

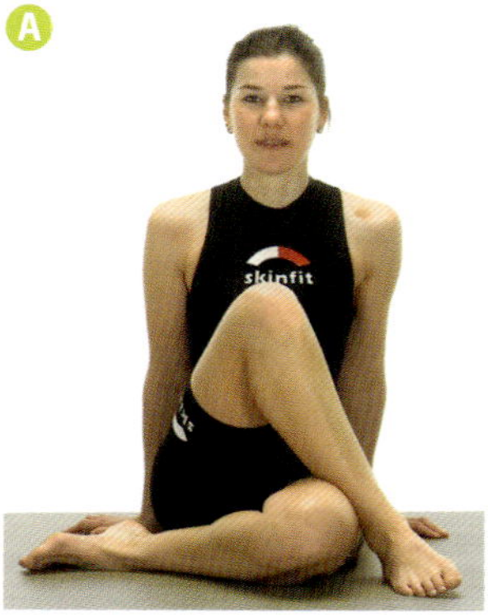

①

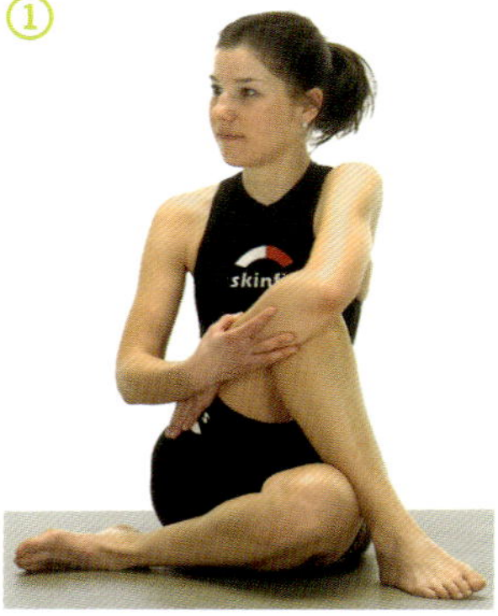

②

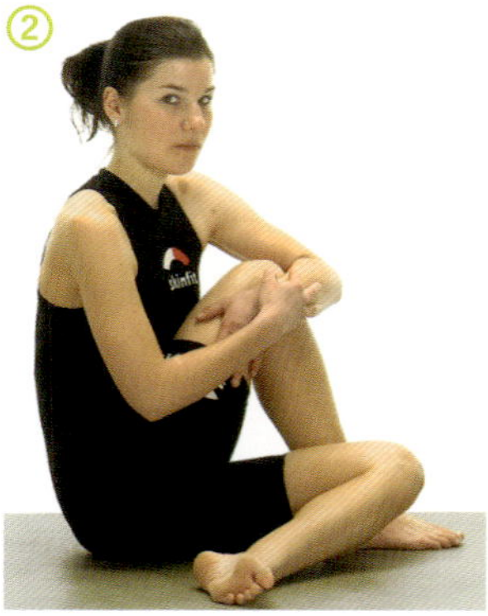

Passiv statische Dehnung

Ⓐ Sitz; rechtes Bein über gebeugtes, linkes gestellt

① Arme ziehen aufgestelltes Bein zum Körper

② Rechte Gesäßhälfte nach unten drücken

Hinweis:

- Besonders geeignet bei Ischiasproblemen (Dehnung v.a. des M. piriformis).
- Bei Ischiasproblemen dehne häufig und lange (bis zu einer Minute).
- Dehne beidseitig!

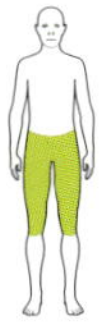

dehnen

Lenden-Darmbeinmuskel (= wichtigster Hüftbeuger)

geeignet

Becken nach hinten kippen und Hüfte vorschieben

A

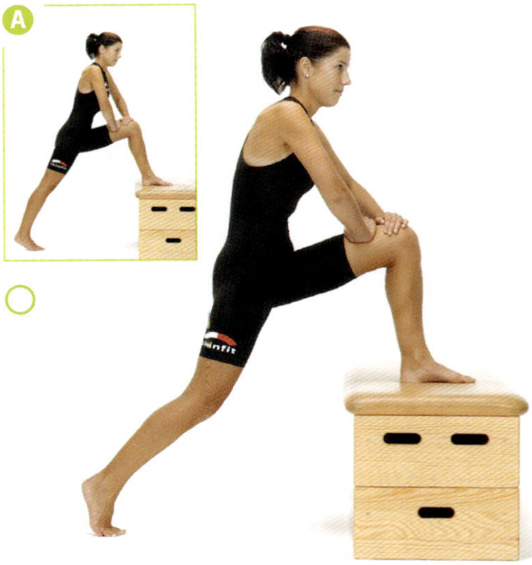

Passiv statische Dehnung

- A Schrittstellung: vorderes Bein auf kniehohem Kasten, Oberkörper abgestützt, Gewichtsverlagerung nach vorne
- ○ Becken nach hinten kippen (Schambein vorschieben); Hüfte schiebt Richtung Ferse

Hinweis:

- Achte auf den Kniewinkel größer als 90°!
- Ferse des hinteren Beines bleibt gehoben.
- Oberkörper in Verlängerung des Oberschenkels.

Becken nach hinten kippen und gebeugtes Knie vorschieben

A

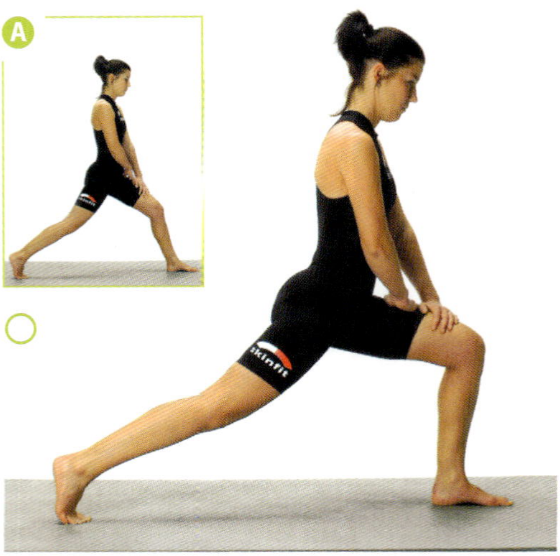

Passiv statische Dehnung

- A Ausfallschritt: hinteres Bein leicht gebeugt, Oberkörper aufgerichtet
- ○ Becken nach hinten kippen (Bauch einziehen) und gebeugtes Knie vorschieben

Hinweis:

- Oberkörper ist abgestützt.

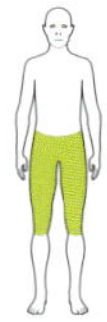

dehnen

Lenden-Darmbeinmuskel (= wichtigster Hüftbeuger)

geeignet

Becken nach hinten kippen und Hüfte vorschieben

A

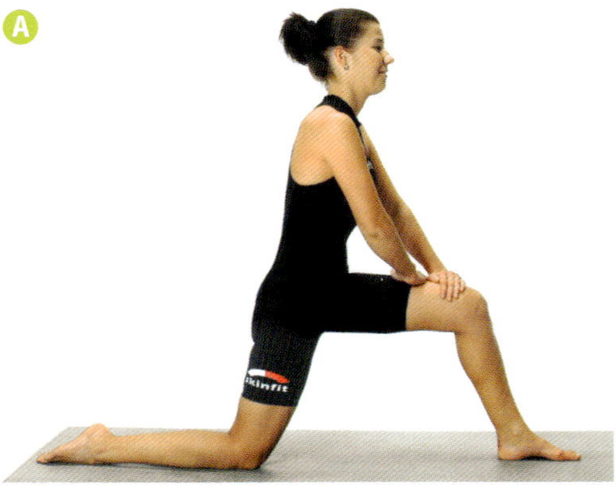

Passiv statische Dehnung

A Einbeinkniestand:
Oberkörper abgestützt

○ Becken nach hinten kippen (Schambein vorschieben) und Hüfte vorschieben

○

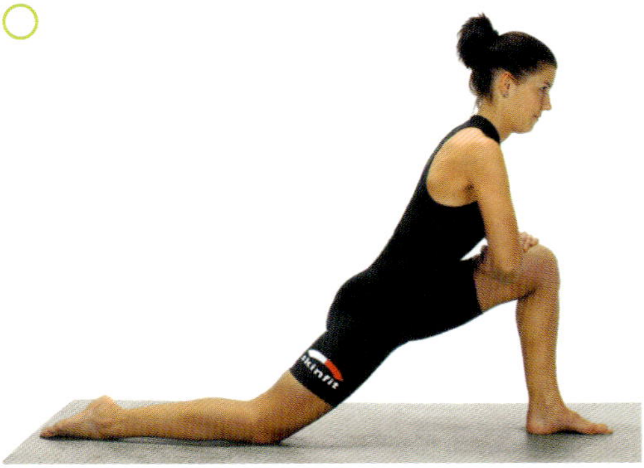

Hinweis:

- Oberkörper ist abgestützt und bleibt in Verlängerung des hinteren Oberschenkels.
- Übe stets auf weicher Unterlage (Matte)!

+

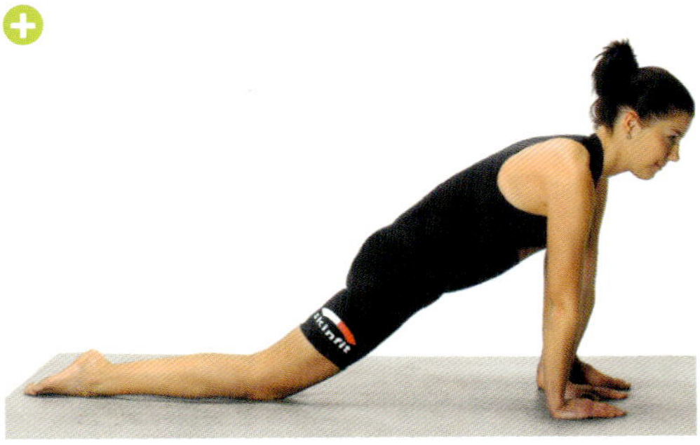

+ Variation durch Abstützen der Hände am Boden. Hüfte nicht ausdrehen!

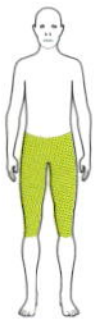

dehnen

Lenden-Darmbeinmuskel (= wichtigster Hüftbeuger)

geeignet

Nach-hinten-Kippen des Beckens und gebeugtes Knie vorschieben

A

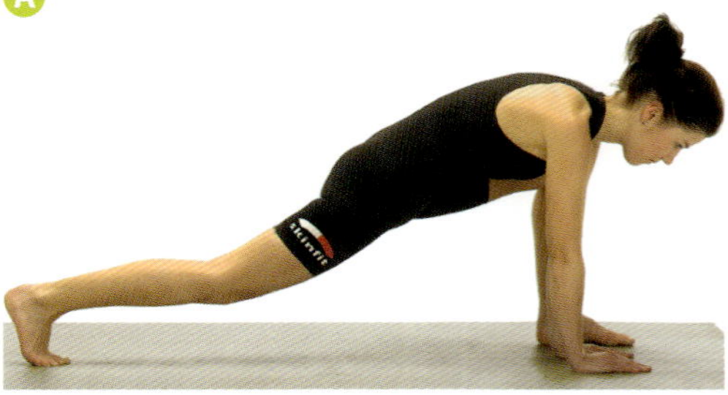

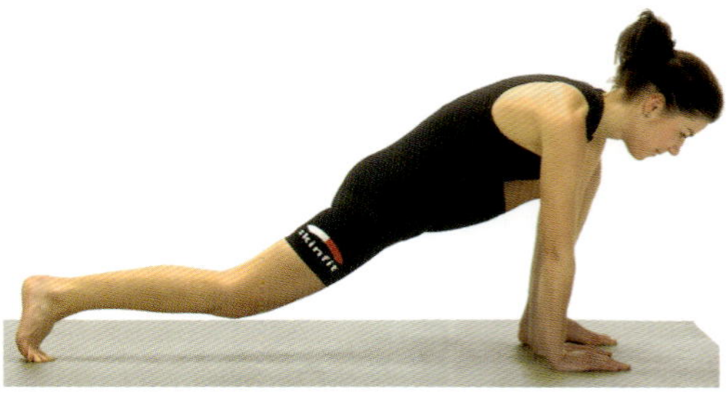

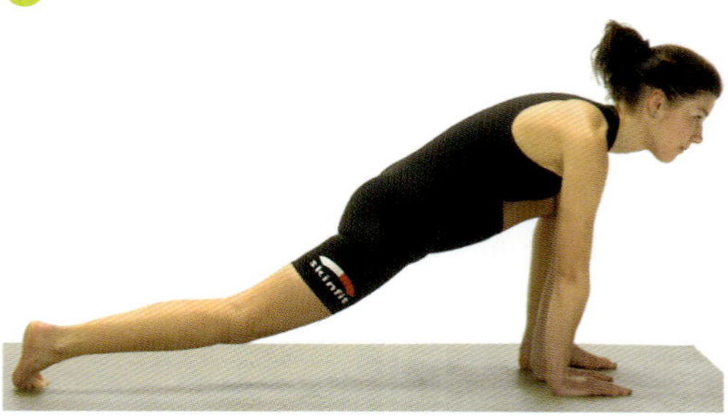

Passiv statische Dehnung

A Stabiler Ausfallschritt mit Stütz am Boden

Nach-hinten-Kippen des Beckens (Schambein vorschieben) und Vorschieben des gebeugten Knies

Hinweis:
- Hüfte schiebt Richtung Ferse!

+ Durch leichtes Einwärtsdrehen des hinteren Fußes kann die Dehnung variiert werden.

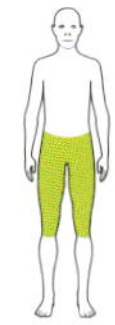

geeignet

Langsames Strecken des angewinkelten Beines

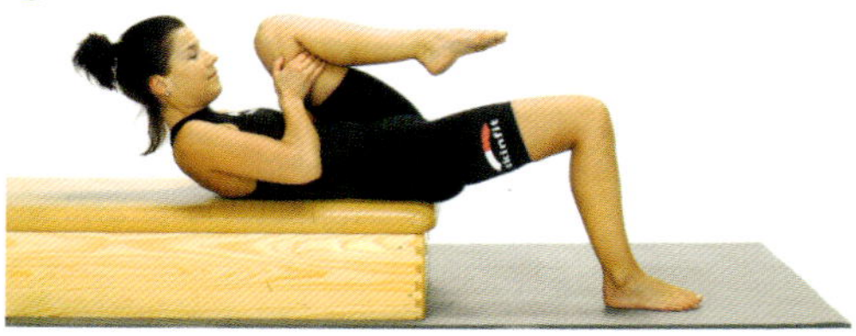

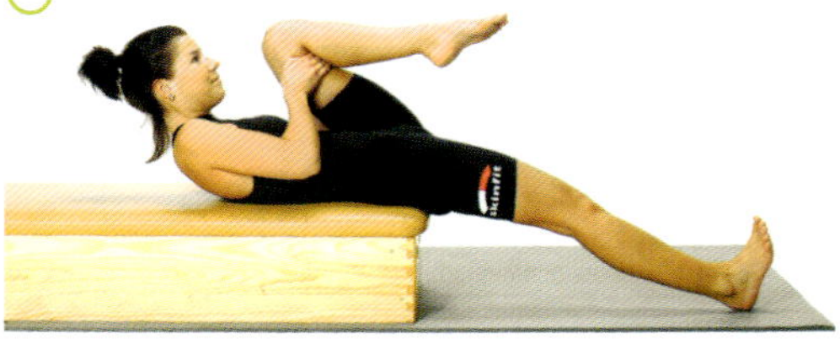

Passiv statische Dehnung

- A Rückenlage auf erhöhter Unterlage, ein Bein angewinkelt, anderes gebeugt am Oberkörper fixiert; Kopf und Schultergürtel gehoben
- ○ Angewinkeltes Bein langsam strecken: Ferse schiebt

Hinweis:
- Wird das Bein noch zusätzlich nach unten gedrückt, kann die Dehnung verstärkt werden.

Zum-Oberkörper-Ziehen eines gebeugten Beines

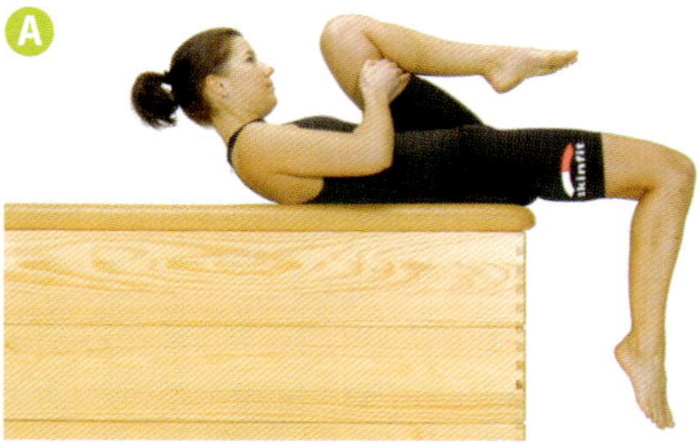

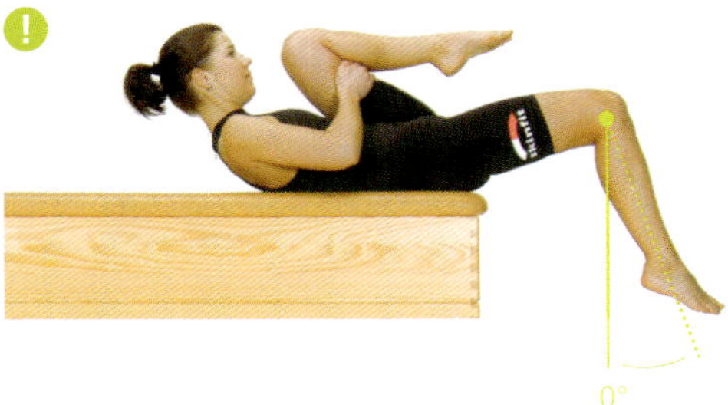

Passiv statische Dehnung

- A Rückenlage auf Längskasten: Kopf leicht gehoben
- ○ Zum-Oberkörper-Ziehen eines gebeugten Beines

! Ist der Unterschenkel des hängenden Beines nicht annähernd senkrecht, so ist die Muskulatur der Oberschenkelvorderseite verkürzt.

geeignet

Ein Bein im Grätschstand beugen

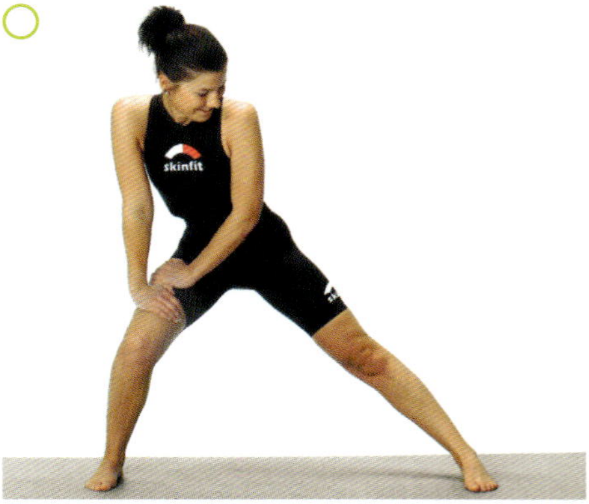

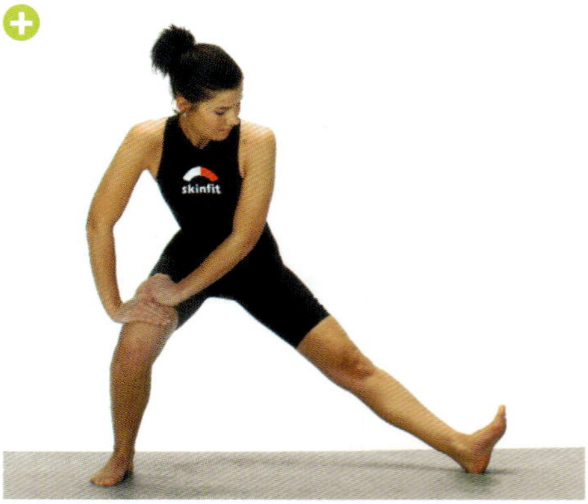

Passiv statische Dehnung

A Grätschstand: Füße parallel

Ein Bein beugen;
Oberkörper abstützen

Variation:
Nach-außen-Drehen des gestreckten Beines (Zehen zeigen nach oben)

Hinweis:

- Kniewinkel größer als 90°!
- Wird das gestreckte Bein nach außen gedreht, werden vor allem die hinteren Anteile der Adduktoren gedehnt.
- Ein weiteres Beugen des Knies verstärkt die Dehnung.

ungeeignet

B hebt das obere Bein von A in Seitenlage hoch, während er das untere fixiert

Bei dieser Übung können im Muskelverlauf Zerrungen auftreten. Diese Verletzungen führen zu Narben, die die Elastizität des Muskels reduzieren.

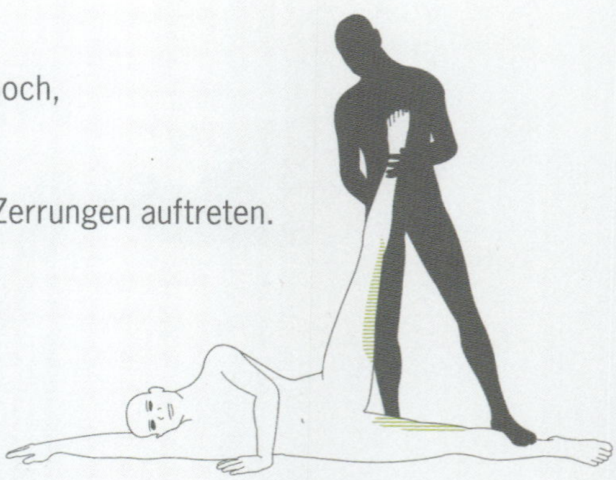

geeignet

Beugen des Standbeines

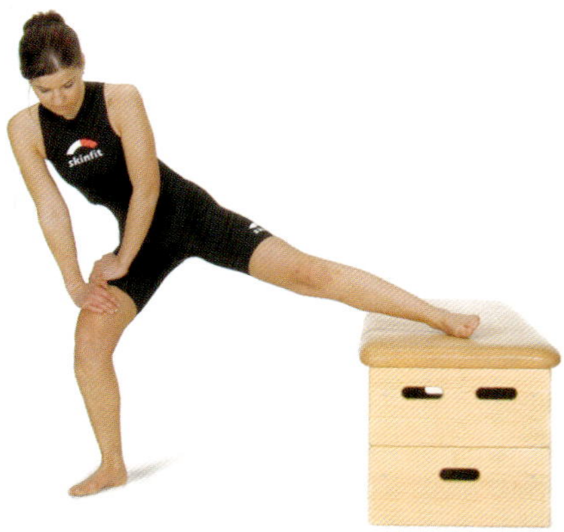

Passiv statische Dehnung

Ⓐ Stand; ein Bein gestreckt auf Kasten oder Langbank abgelegt

○ Beugen des Standbeines: Knie des Standbeines beugen, bis die gewünschte Spannung spürbar ist

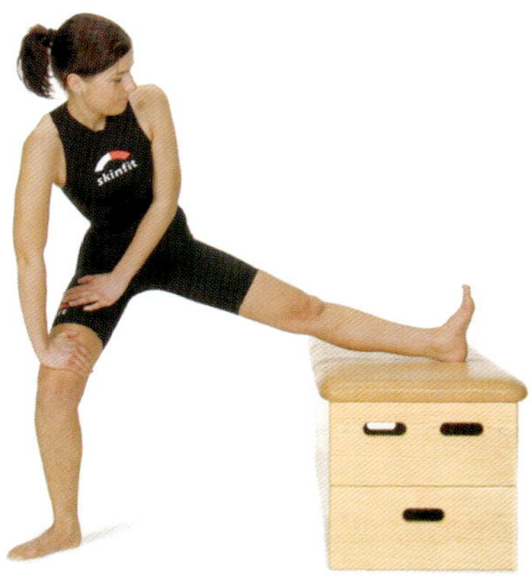

⊕ Variation: Nach-außen-Drehen (Aufstellen) des abgelegten Beines Dehnung vor allem der hinteren Anteile der Adduktoren.

geeignet

Nach-unten-Drücken der Knie mit den Ellbogen

A

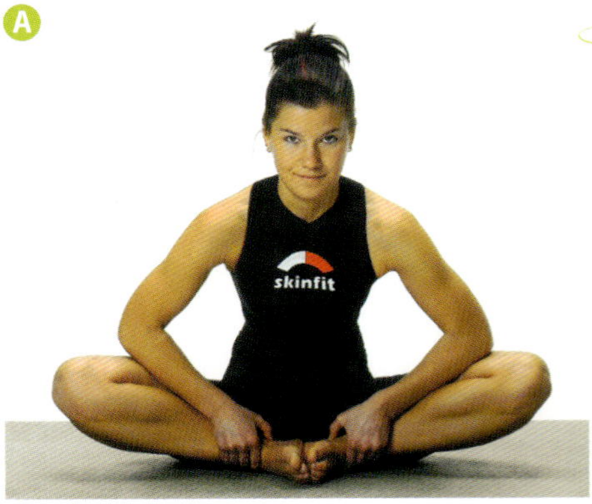

90°

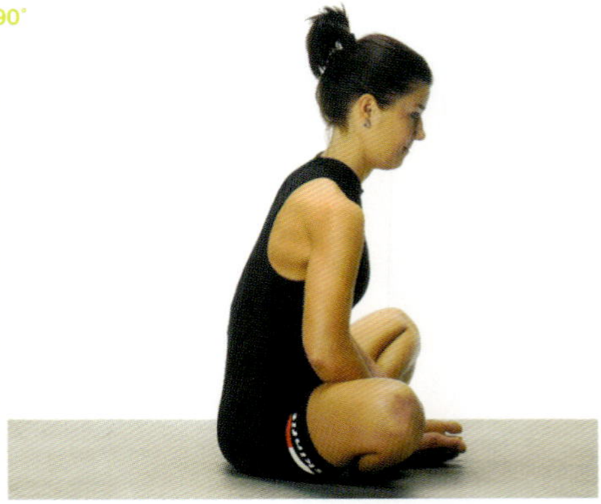

Passiv statische Dehnung

- A Sitz: Fußsohlen aneinander, nahe dem Rumpf
- Nach-unten-Drücken der Knie mit den Ellbogen

Hinweis:

- Achte auf einen geraden Rücken!

Die Adduktoren liegen an der Innenseite des Oberschenkels. Ihre Aufgabe ist das Heranführen der Beine und die Stabilisierung des Beckens.

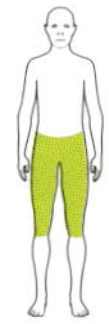

geeignet

Becken nach hinten kippen und vorderes Bein beugen

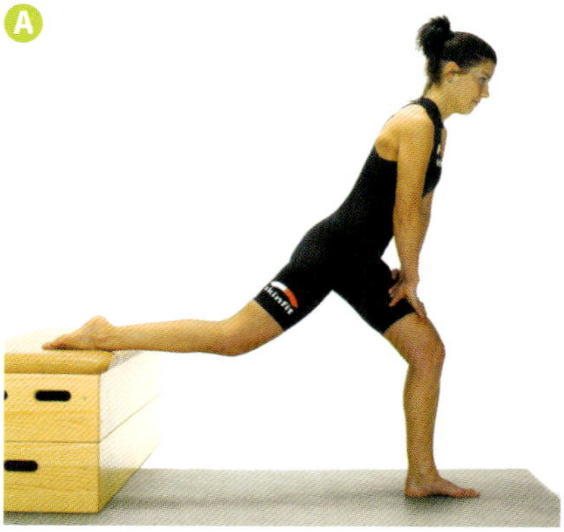

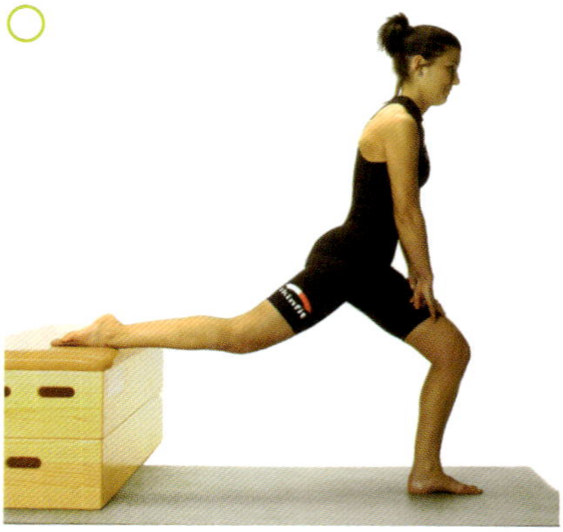

Passiv statische Dehnung

- A Stand: ein Fuß hinten (erhöht) abgelegt
- Becken nach hinten kippen (Bauch einziehen) und vorderes Bein beugen; Oberkörper abstützen

Hinweis:

- Die Muskeln der Oberschenkelvorderseite (v.a. gerader Schenkelmuskel) werden hier mehr über das Hüft- als über das Kniegelenk gedehnt.
- Deshalb: Ideale Dehnübung bei Kniegelenksbeschwerden.
- Wird das abgelegte Bein leicht auswärtsgedreht, werden vor allem die inneren Anteile der vorderen Oberschenkelmuskeln gedehnt.

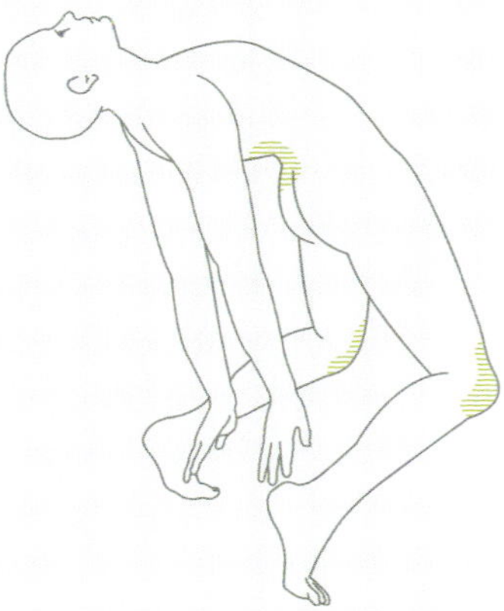

ungeeignet

Wippen zu den Fersen bei gebeugten Beinen

Durch die dynamische Ausführung kommt es zu einer Überbelastung. Der Übende reißt bei jeder Wiederholung verstärkt in den Hohlrücken.

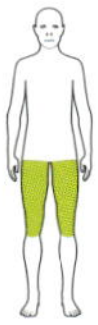

dehnen

Vordere Oberschenkelmuskulatur

geeignet

Becken nach hinten kippen, gebeugtes Bein zurückführen

A 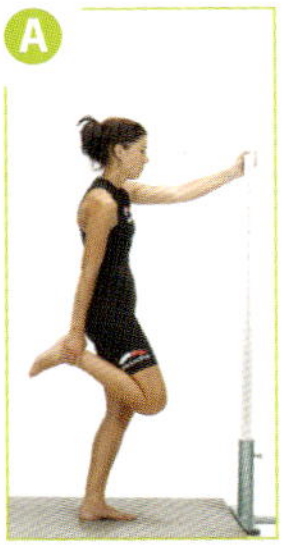

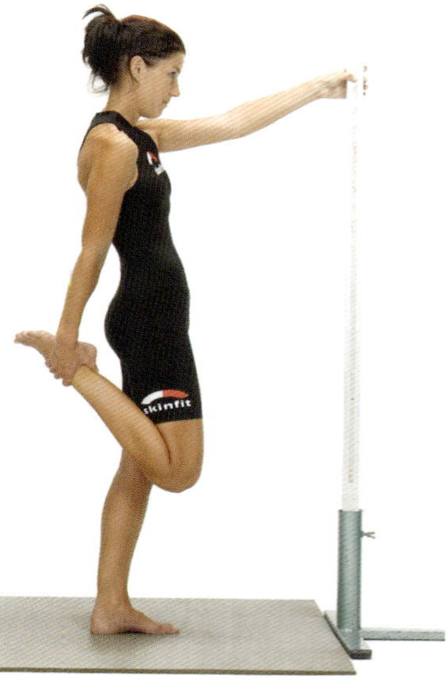

Passiv statische Dehnung

A Stabiler Einbeinstand: gebeugtes Bein fixiert

Becken nach hinten kippen (Bauch einziehen, Schambein vorschieben)
Gebeugtes Bein durch Aktivieren des Gesäßmuskels zurückführen: Aktive Hüftstreckung

Hinweis:

- Bei Kniegelenksproblemen sollte auf kniegelenkschonende Übungen ausgewichen werden.

ungeeignet

Zum-Gesäß-Ziehen der Ferse

Wird die Ferse zum Gesäß gezogen (Armzug), ist das Kniegelenk (vor allem die Kniescheibensehne) einer sehr starken Belastung ausgesetzt.

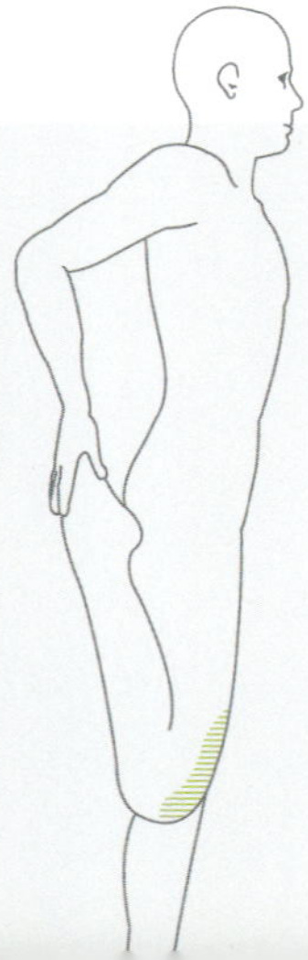

geeignet

Waagrechtes Zurückführen des oberen Beines

A
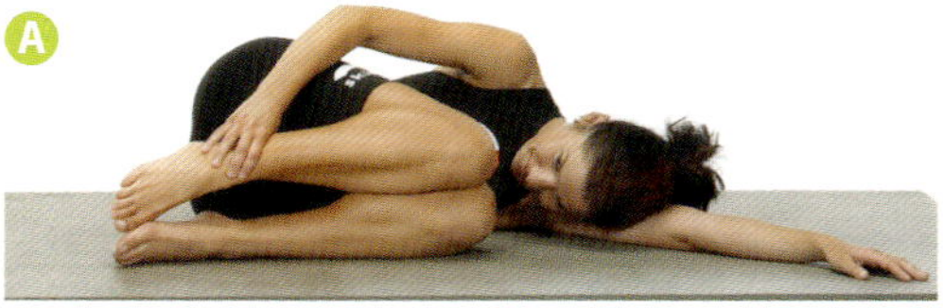

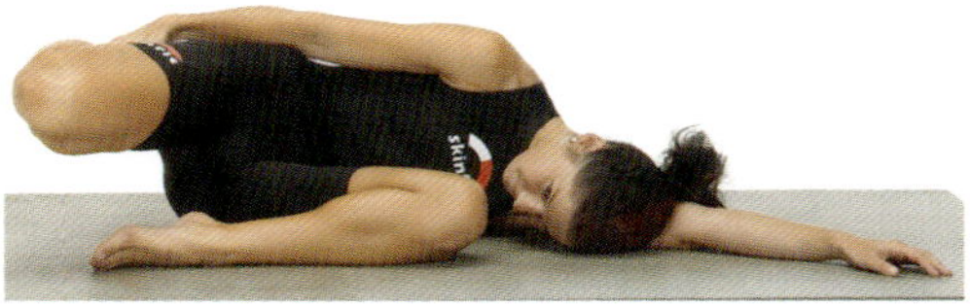

Aktiv statische Dehnung

- A Seitenlage: Knie nahe der Stirn; oberes Bein am Rist fixiert
- Waagrechtes Zurückführen des oberen Beines durch Aktivieren der Gesäßmuskeln: Aktive Hüftstreckung

Hinweis:

- Ist das Knie nahe der Stirn, wird ein Ziehen in den Hohlrücken vermieden!

ungeeignet

Beide Fersen mit den Händen zum Gesäß ziehen

Durch den starken Zug werden besonders die Kniegelenke (vor allem die Kniescheibensehne und Knorpel) sehr stark belastet. Weiters erfolgt die Dehnung in einer verstärkten Hohlrückenstellung.

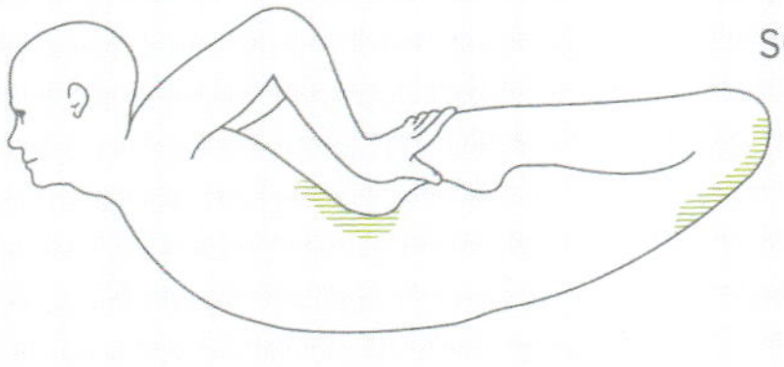

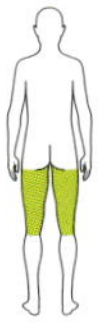

geeignet

Oberkörper herausheben und vorkippen

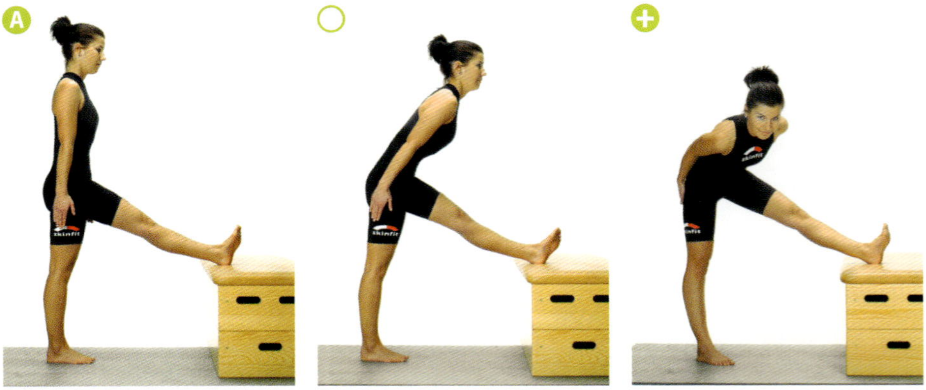

Passiv statische Dehnung

- (A) Stand: ein Bein gestreckt auf kniehohem Kasten abgelegt (Zehen zeigen nach oben)
- (○) Oberkörper herausheben (lang machen) und vorkippen

(+) Variation:
Durch leichtes nach innen bzw. nach außen Kippen des Oberkörpers werden die inneren bzw. äußeren Anteile der hinteren Oberschenkelmuskulatur mitgedehnt.

Hinweis:

- Kopf in Verlängerung der Wirbelsäule!
- Beim Kippen des Oberkörpers den Rücken gerade halten!

ungeeignet

Schwungvolles Vorbeugen des Oberkörpers

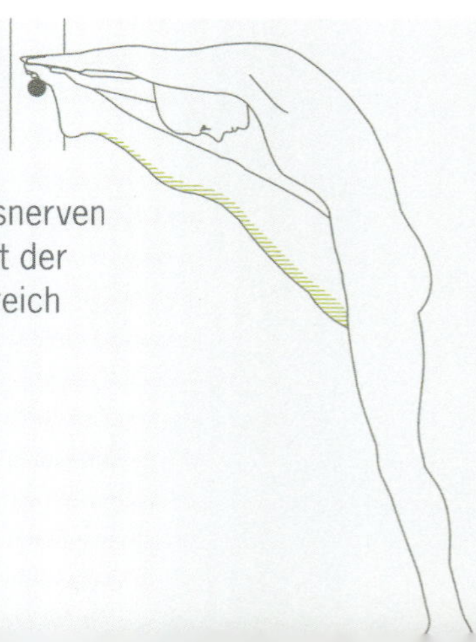

In dieser Position kann es zur Reizung der Ischiasnerven und seiner Ausläufer kommen. Der Ischiasnerv ist der längste Nerv, der mit seinen Ästen im Lendenbereich der Wirbelsäule austritt und die Beine bis zu den Zehen durchzieht.

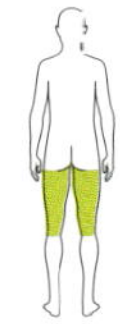

dehnen

Hintere Oberschenkelmuskulatur (vor allem obere Anteile)

geeignet

Oberkörper herausheben und vorkippen

A

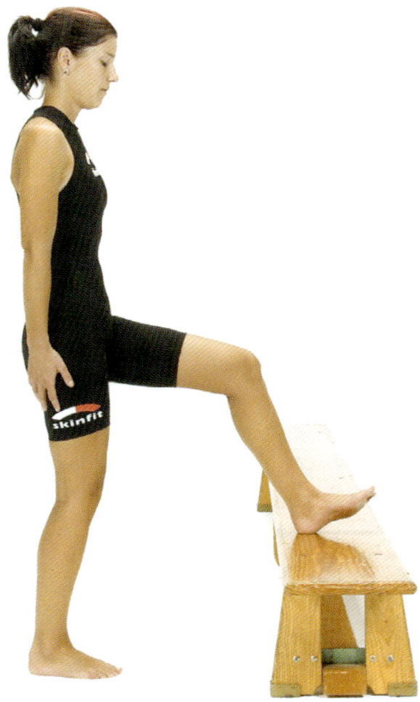

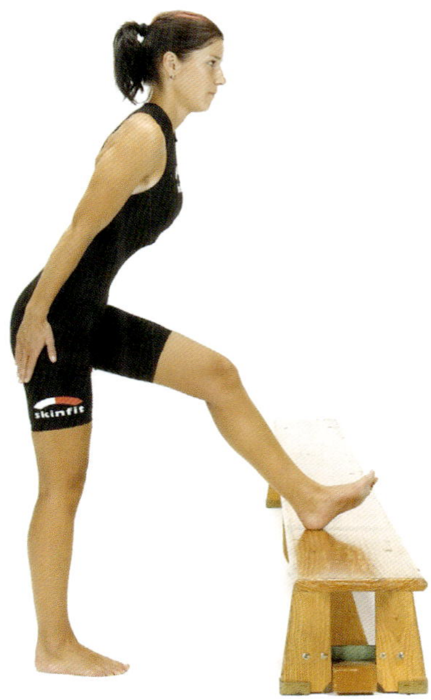

Passiv statische Dehnung

- A Stand: ein Bein leicht gebeugt auf Langbank abgelegt
- Oberkörper herausheben (lang machen) und vorkippen

Hinweis:

- Ist das abgelegte Bein leicht gebeugt, können beim Vorkippen des gestreckten Oberkörpers vor allem die oberen Anteile der hinteren Oberschenkelmuskulatur gedehnt werden.
- Ein zusätzliches Heranziehen der Zehen intensiviert die Dehnung.

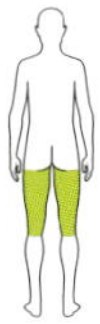

geeignet

Kopf und Rumpf bei leicht gebeugten Beinen zu den Knien ziehen

A

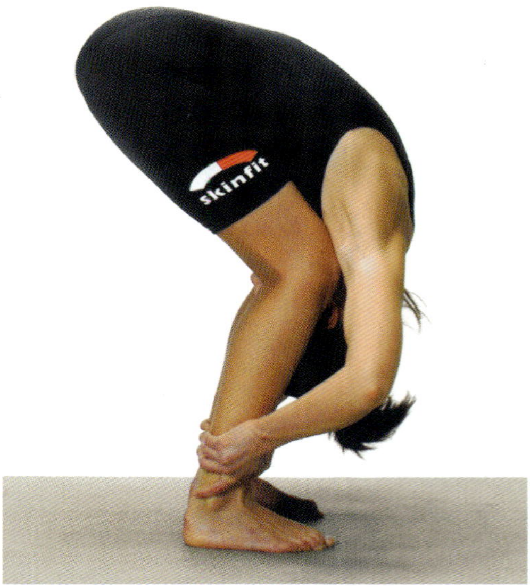

Passiv statische Dehnung

- A Offener Stand mit gebeugten Beinen
- Kopf mit Unterstützung der Arme zu den Knien ziehen

ungeeignet

Bei gestreckten Beinen zu den Zehen wippen

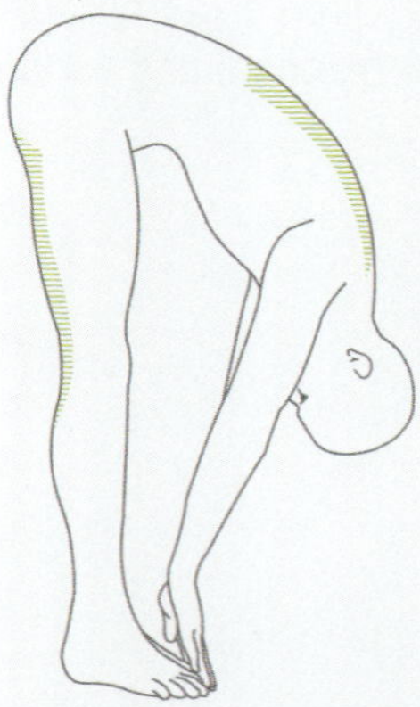

Das schwungvolle Wippen zu den Zehen der gestreckten Beine kann zu Zerrungen der Rückenmuskeln führen, da diese im Stehen Verkürzungsarbeit leisten. Ebenso ist eine Irritation der Ischiasnerven möglich.

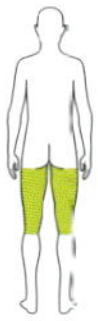

geeignet

Vorderes Bein strecken und Oberkörper nach vorne kippen

A

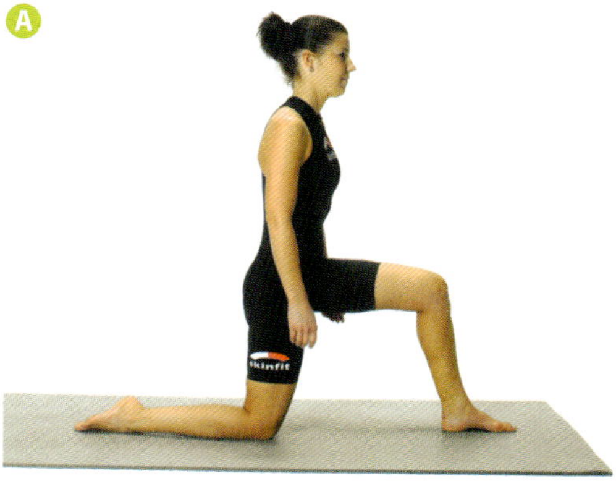

Passiv statische Dehnung

A Einbeinkniestand

○ Oberkörper herausheben; vorderes Bein strecken und gestreckten Oberkörper nach vorne kippen

○

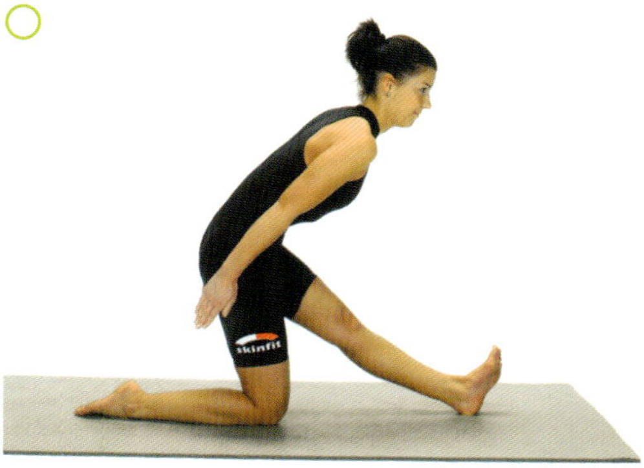

Hinweis:

- Beim Vorkippen des Oberkörpers Kopf in Verlängerung der Wirbelsäule halten.
- Dehne stets beidseitig!
- Eine weiche Unterlage verhindert unangenehme Druckschmerzen.
- Bei Kniegelenksproblemen sollte auf eine andere Übung ausgewichen werden.

ungeeignet

Wippen zu den Zehen im Sitz

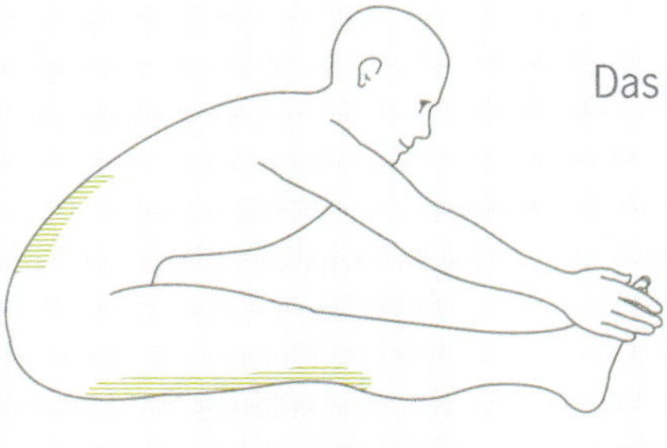

Das schwungvolle Vorwippen kann zu ruckartigen Überdehnungen im Bereich der hinteren Beinmuskulatur und der LWS führen. Reizungen der Ischiasnerven und seiner Äste sind möglich.

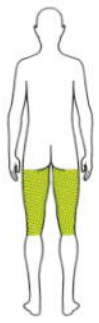

geeignet

Herausheben und Vorkippen des Oberkörpers

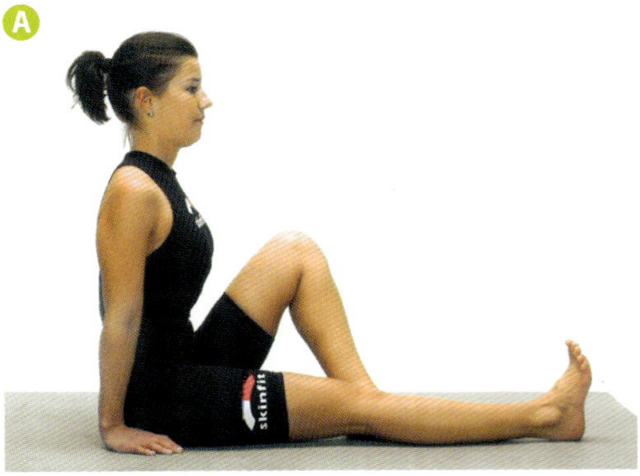

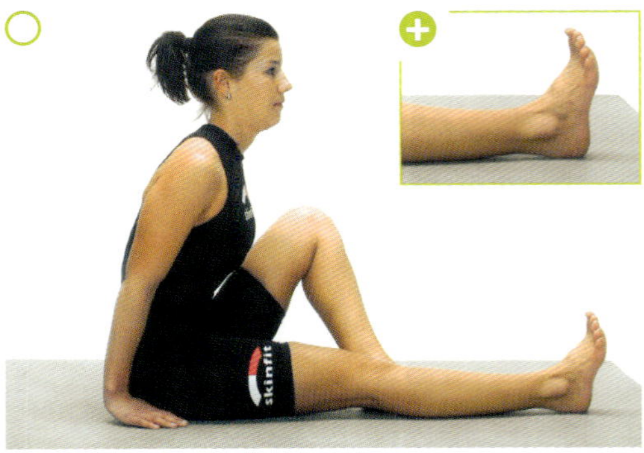

Passiv statische Dehnung

- A Langsitz mit geradem Rücken; ein Bein angewinkelt, ein Bein mit Fersenschub gestreckt
- ○ Oberkörper herausheben und gestreckt langsam nach vorne kippen; Kopf in Verlängerung der Wirbelsäule

+ Das bewusste Heranziehen der Zehen intensiviert die Dehnung.

ungeeignet

Wippen zu den Zehen im Hürdensitz

Diese Übung setzt das Gelenk des gebeugten Knies einer großen Belastung aus.

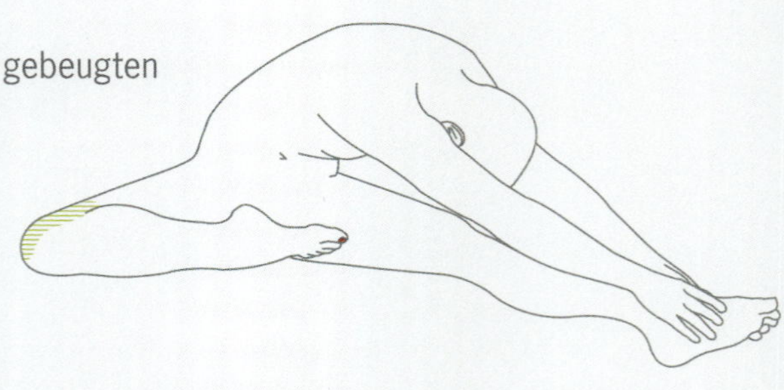

geeignet

Herausheben und Vorkippen des Oberkörpers

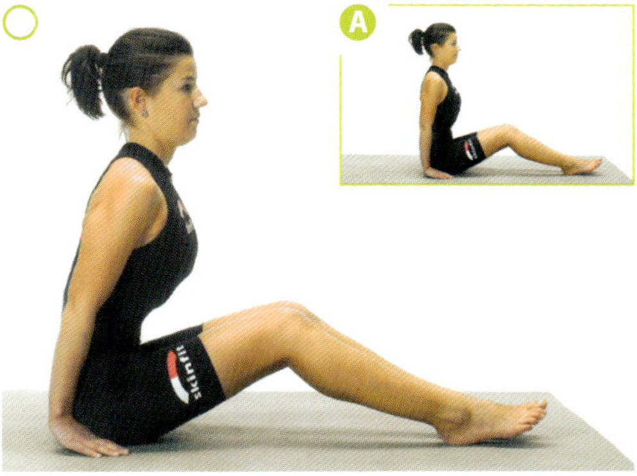

A

Passiv statische Dehnung

- A Langsitz mit geradem Rücken; Beine leicht gebeugt
- Aufrichten und Herausheben des Oberkörpers durch Strecken der Arme

Hinweis:
- Das Vorkippen des Oberkörpers verstärkt die Dehnung.
- Sind die Beine leicht gebeugt, werden vor allem die oberen Anteile der hinteren Oberschenkelmuskulatur gedehnt.

Variation mit gestreckten Beinen

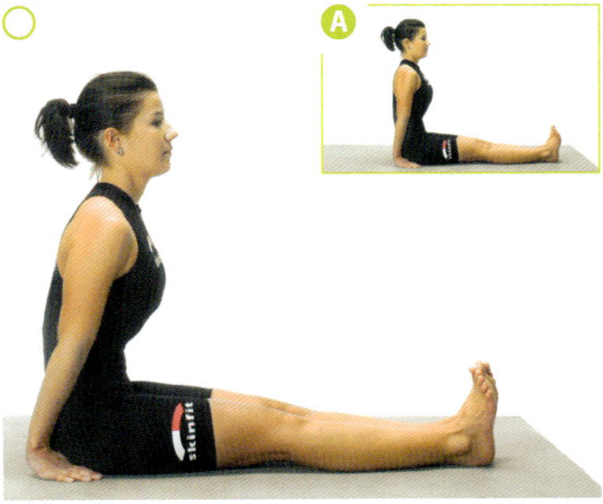

A

- A Langsitz
- Oberkörper aufrichten, herausheben und vorkippen

Hinweis:
- Kopf in Verlängerung der Wirbelsäule!

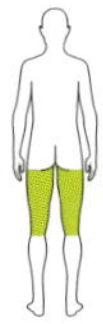

dehnen

Hintere Oberschenkelmuskulatur

geeignet

Strecken und Nach-oben-Führen eines Beines

Ⓐ

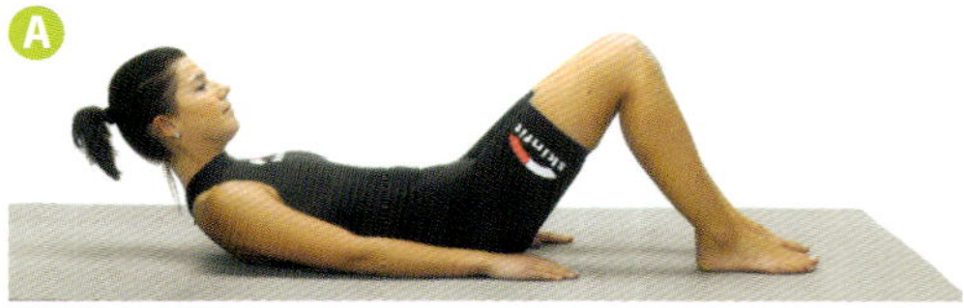

①

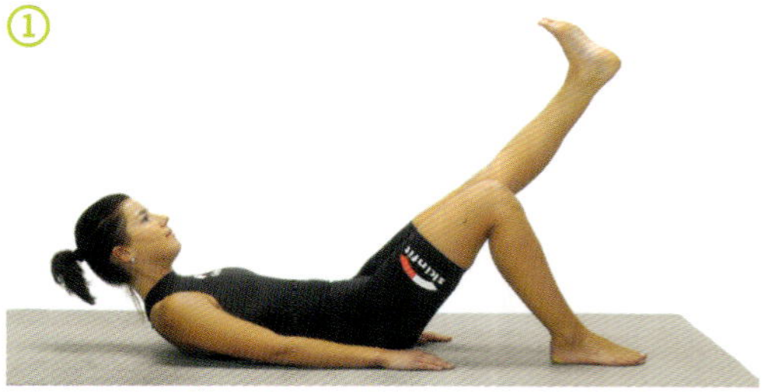

②

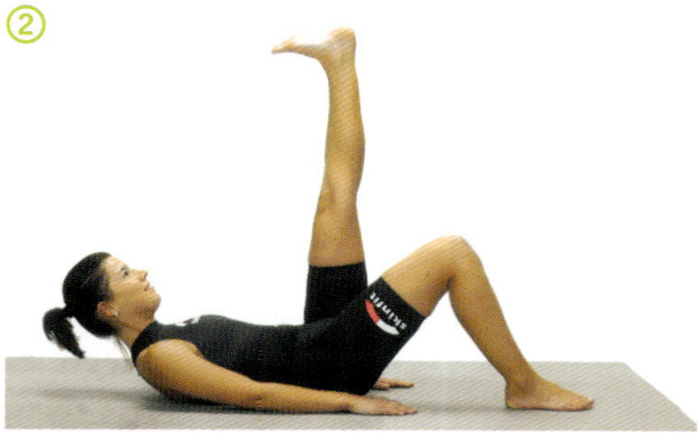

Aktiv statische Dehnung

Ⓐ Rückenlage mit angewinkelten Beinen; Kopf gehoben (Faust hat zwischen Kinn und Brustbein Platz)

① Ein Bein in Verlängerung des Oberschenkels strecken

② Gestrecktes Bein in die Senkrechte führen (Gesäß behält Bodenkontakt; Knie bleibt gestreckt)

Hinweis:

- Durch den Fersenschub wird die Wadenmuskulatur mitgedehnt.

ungeeignet

Wippen zu den Zehen im Grätschstand

Durch das Wippen zu den Zehen kann es zur Reizung der Ischiasnerven und seiner Verzweigungen kommen. Ebenso sind Überdehnungen des Muskelgewebes (Mikrotraumen) vor allem in der stützenden LWS- und der hinteren Oberschenkelmuskulatur möglich.

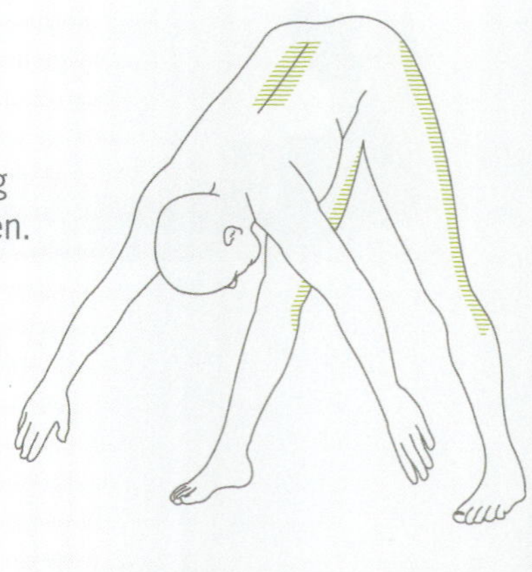

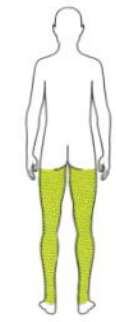

geeignet

Nach-oben-Strecken der Beine mit Fersenschub

A

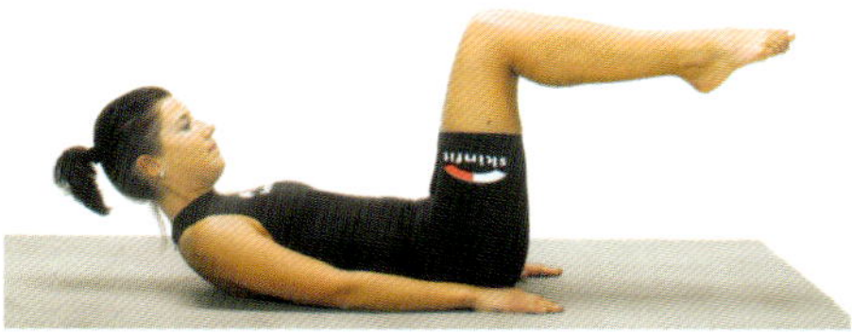

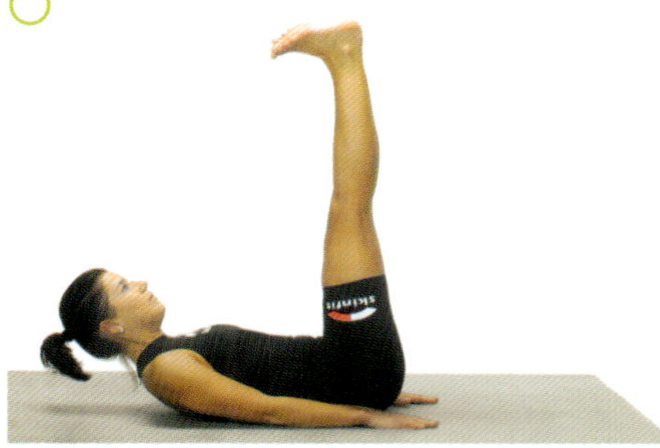

Aktiv statische Dehnung

- A Rückenlage mit gebeugten Beinen; Kopf gehoben (Faust hat zwischen Kinn und Brustbein Platz)
- Beine strecken (Fersen schieben); Zehen zeigen zum Gesicht

Hinweis:

- Bei Rückenschmerzen empfiehlt es sich, auf Übungen zu verzichten, bei denen beide Beine gleichzeitig gedehnt werden.
- Besser ist es, zunächst ein Bein zu dehnen und anschließend das andere (bessere Kontrolle).

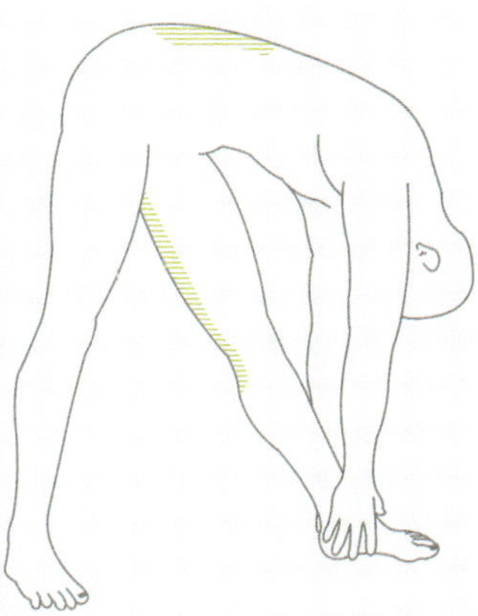

ungeeignet

Tiefwippen und Hochschwingen von Rumpf und Armen (links-Mitte-rechts)

Das schwungvolle Tiefwippen kann zu ruckartigen Überdehnungen im Bereich der Oberschenkelmuskulatur und der LWS führen. Reizung der Ischiasnerven und der Nervenverzweigungen sind möglich.

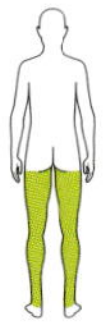

dehnen

Hintere Oberschenkel- & Wadenmuskulatur

geeignet

Strecken des angewinkelten Beines und Nach-oben-Führen

Ⓐ

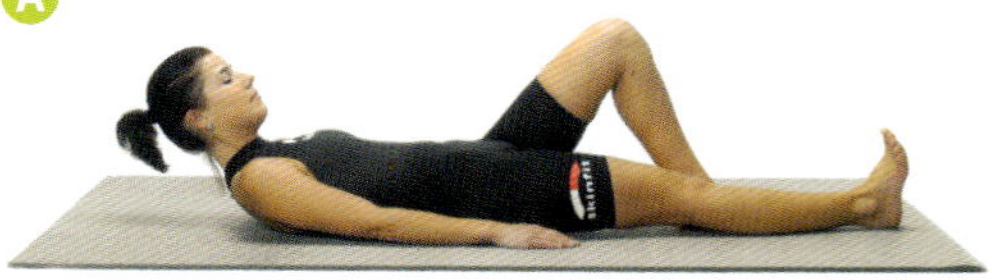

①

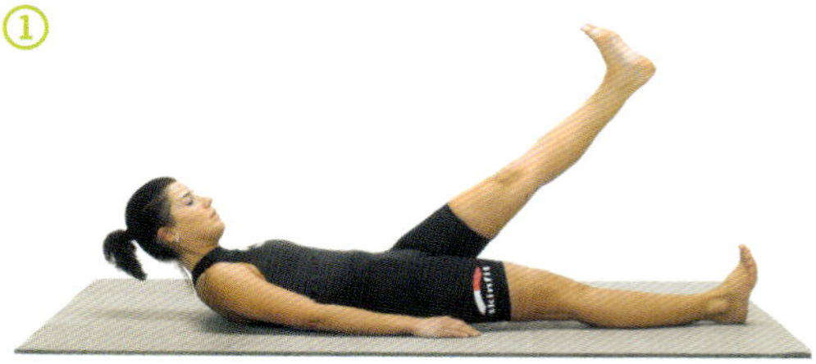

②

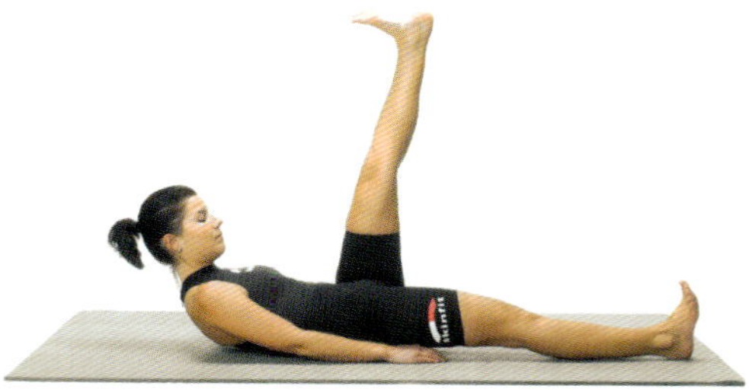

Aktiv statische Dehnung

Ⓐ Rückenlage mit einem angewinkelten Bein; Kopf gehoben (Faust hat zwischen Kinn und Brustbein Platz)

① Angewinkeltes Bein in Verlängerung des Oberschenkels strecken (Ferse schiebt)

② Gestrecktes Bein in die Senkrechte führen (im Kniegelenk nicht überstreckt!)

Hinweis:

- Bei verkürztem Hüftbeuger empfiehlt es sich, auf die Übung mit angewinkelten Beinen auszuweichen.

ungeeignet

Diagonales Rumpfdrehsenken
Linke Hand zu rechtem Fuß, rechte Hand zu linkem Fuß

Das schwungvolle Rumpfdrehsenken kann zu Überdehnungen des hinteren Längsbandes führen. Ebenso sind Überdehnungen des Muskelgewebes und Reizung der Ischiasnerven und seiner Ausläufer möglich.

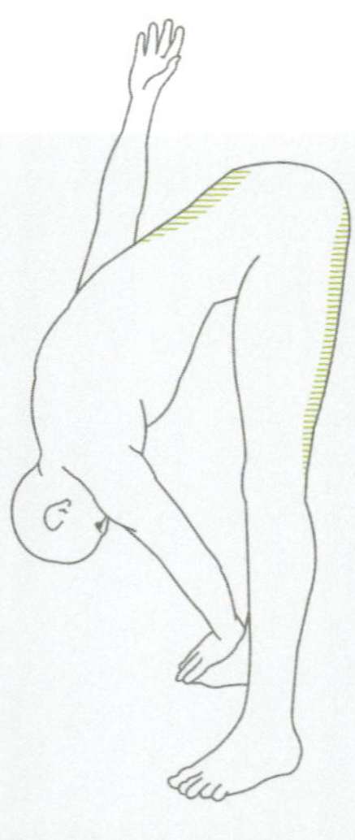

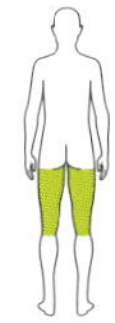

geeignet

Strecken des gebeugten Beines

A

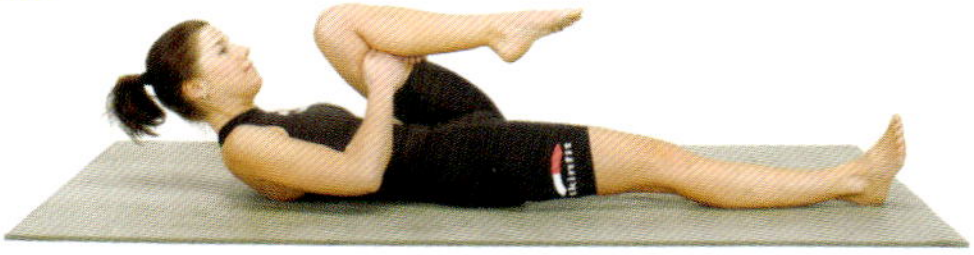

①

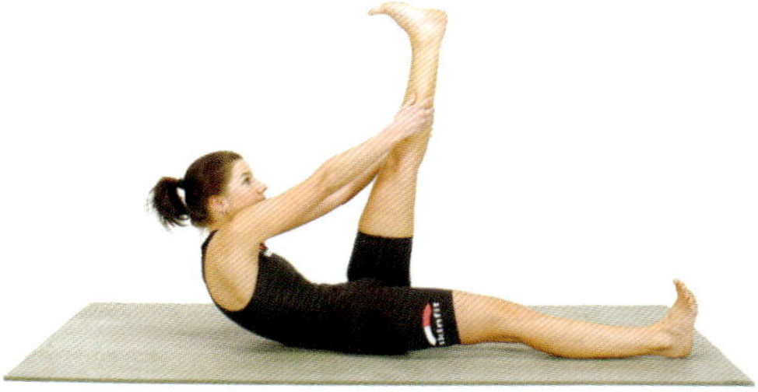

②

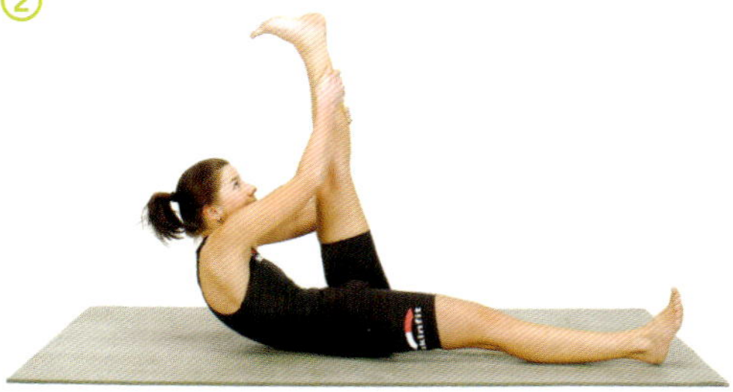

Aktiv statische Dehnung

- A Rückenlage: ein Bein gebeugt an den Rumpf gezogen; Kopf gehoben (Faust hat zwischen Kinn und Brustbein Platz)
- ① Gebeugtes Bein so weit wie möglich strecken
- ② Gestrecktes Bein langsam zum Oberkörper ziehen (Passiv statische Dehnung)

Hinweis:

- Fixiere am Unterschenkel des zu dehnenden Beines!
- Ziehe nur so weit, dass das Bein noch annähernd gestreckt bleibt.
- Dehne stets beidseitig!

ungeeignet

Im Oberarmstand gebeugte Beine strecken und ablegen

Enorme Druckbelastung der Hals- und Brustwirbelsäule durch die Last der Körpermasse. Durch das Ablegen der gestreckten Beine werden die straffen Längsbänder der Wirbelsäule gedehnt. Aufgabe dieser Längsbänder ist die Stabilisierung der Wirbelsäule.

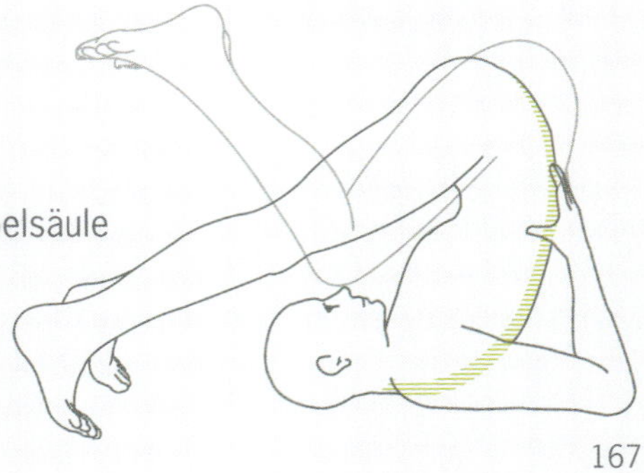

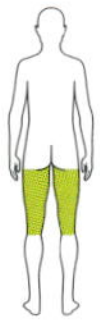

dehnen

Hintere Oberschenkelmuskulatur

geeignet

Strecken der gebeugten Beine

A 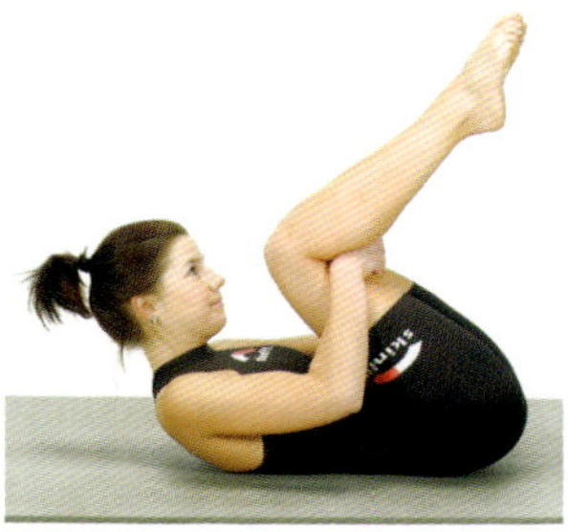

○ 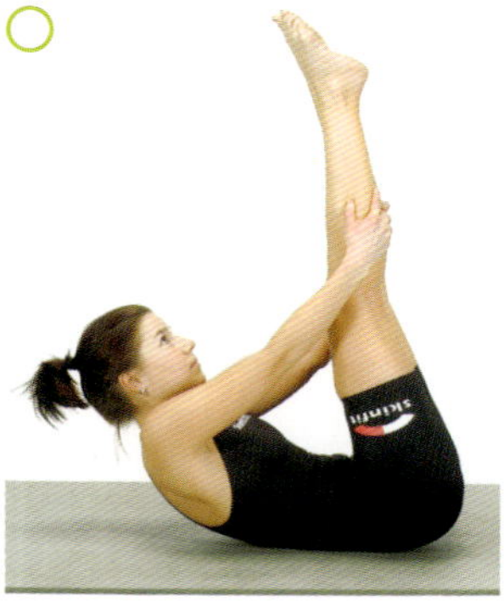

+ 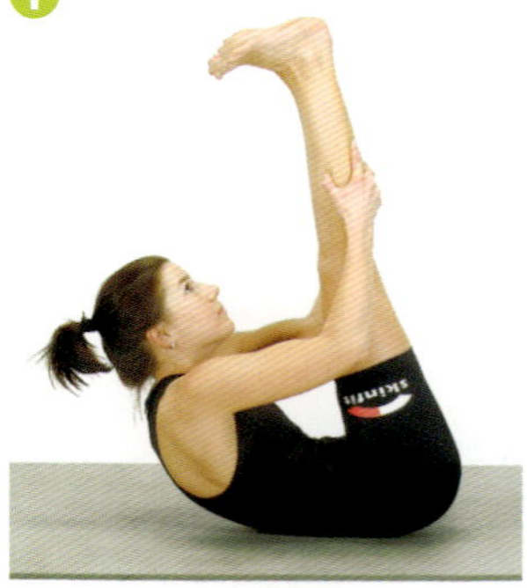

Passiv statische Dehnung

A Rückenlage mit gebeugten Beinen; Kopf leicht gehoben

○ Gebeugte Beine strecken

+ Werden die Zehen noch zusätzlich herangezogen, wird die Dehnung verstärkt.

ungeeignet

Rollbewegung rückwärts mit gestreckten Beinen

Beinahe das gesamte Körpergewicht liegt auf der Hals- und Brustwirbelsäule; starke Belastung dieses Wirbelsäulenabschnittes. Bei schwungvoller Ausführung kann das hintere Längsband der Wirbelsäule überdehnt werden.

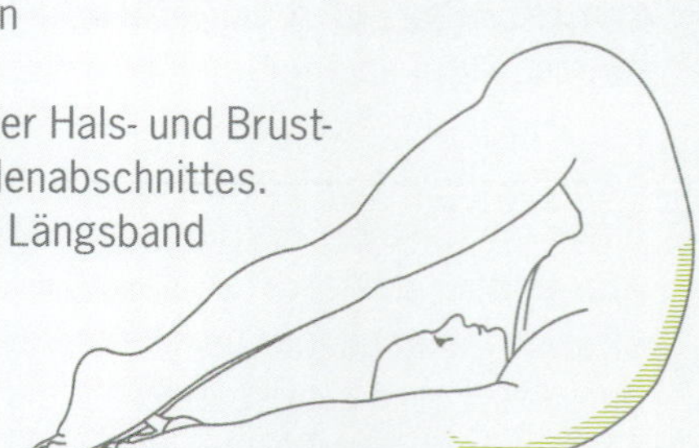

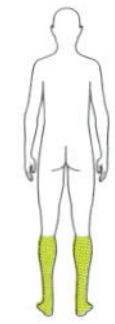

geeignet

Vorderes Knie beugen

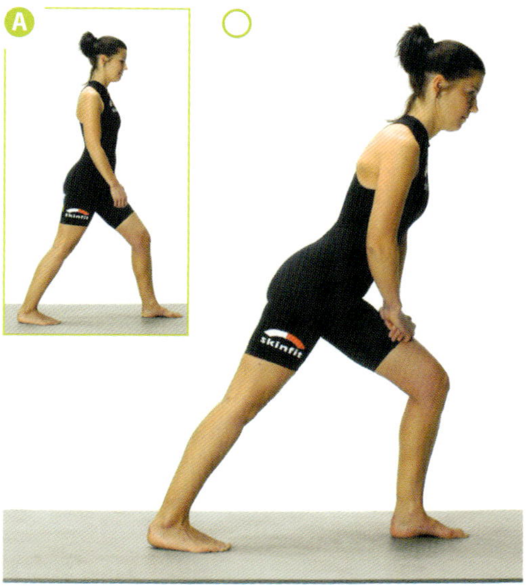

Passiv statische Dehnung

- (A) Schrittstellung: Füße parallel
- (○) Gebeugtes Knie vorschieben (Ferse des hinteren Beines bleibt am Boden)

Hinweis:

- Dehne stets beidseitig!

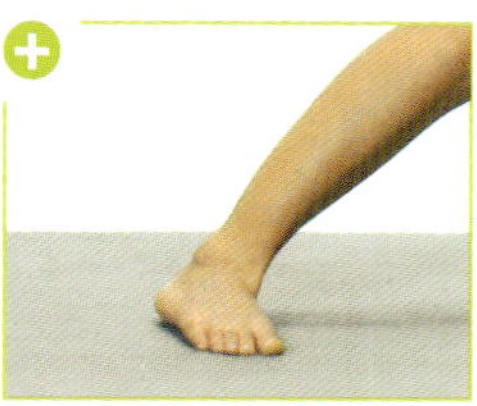

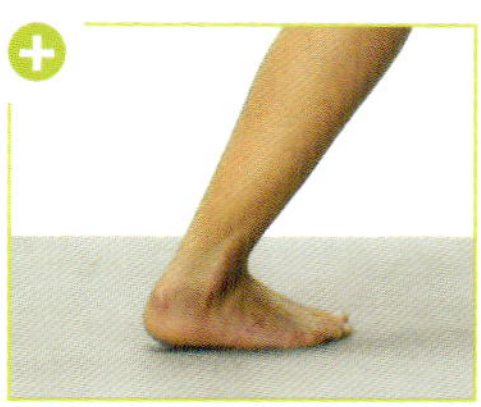

(+) Variation:
Die Dehnung kann variiert werden, indem die Ferse des hinteren Beines leicht aus- bzw. einwärtsgedreht wird (Dehnung der inneren bzw. äußeren Anteile).

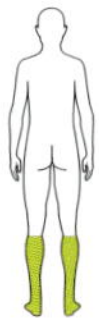

dehnen

Wadenmuskulatur (vor allem im Achillessehnenbereich)

geeignet

Senken der Ferse

A 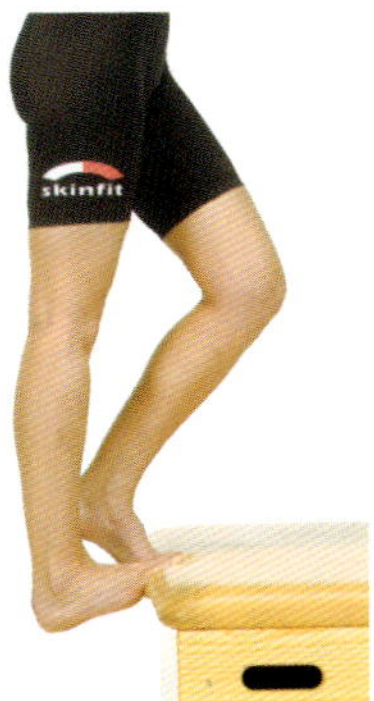

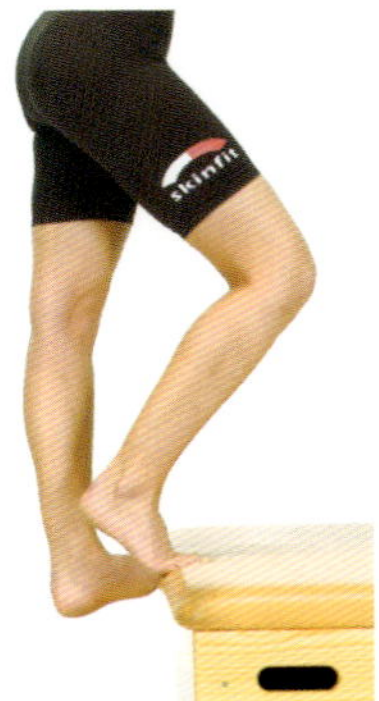

+ 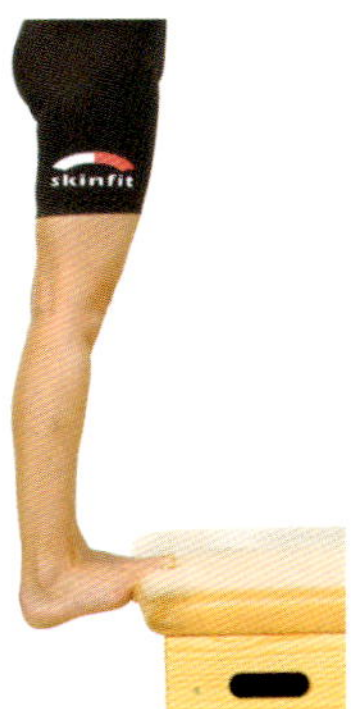

Passiv statische Dehnung

A Stabiler Stand auf erhöhter Unterlage; Füße parallel

Eine Ferse langsam »unter die Waagrechte« senken

Hinweis:
- Führe diese Dehnung sehr behutsam und konzentriert aus.

+ Variation:
Geübte können auch beide Beine gleichzeitig dehnen.

Hinweis:
- Dosiert angewandt ist dies eine besonders wirkungsvolle Übung zur Prophylaxe von Achillessehnenbeschwerden.

ungeeignet

Absenken aus der Kerze und Ablegen der gestreckten Beine

Beim Absenken der gestreckten Beine wandert der Körperschwerpunkt aus der Unterstützungsfläche. Aufgrund der großen Hebelwirkung enorme Druckbelastung auf Hals- und Brustwirbelsäule.

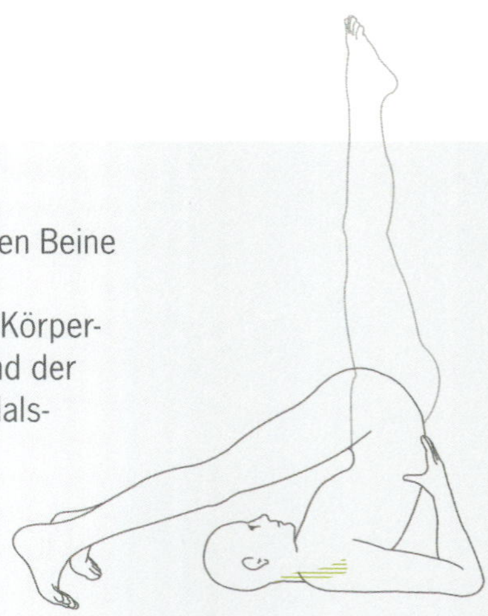

geeignet

Ferse des hinteren Beines heben

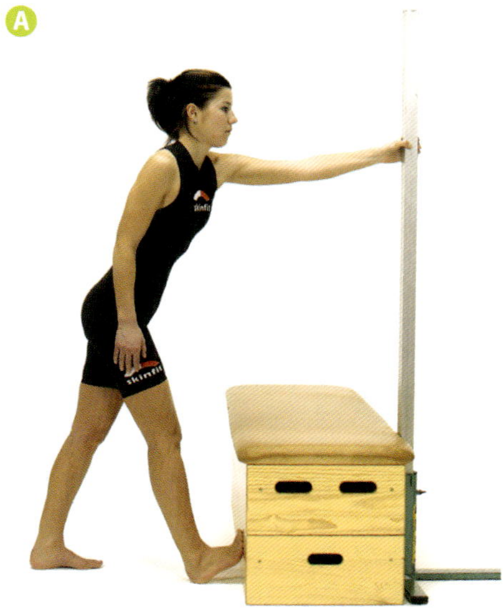

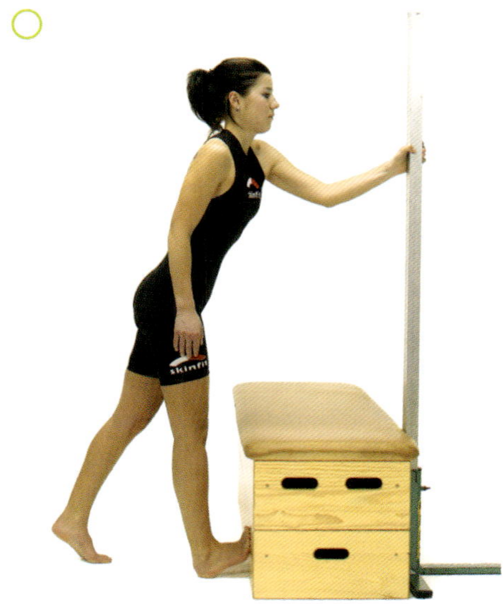

Passiv statische Dehnung

A Schrittstellung; Zehen des vorderen Fußes an einem Widerstand (Wand, Kasten)

○ Ferse des hinteren Beines heben (Gewicht nach vorne verlagern)

Hinweis:

- Dehne behutsam und stets beidseitig!

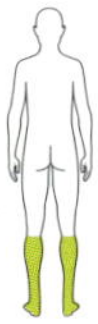

dehnen
Wadenmuskeln

geeignet
Oberkörper langsam zurückschieben

A

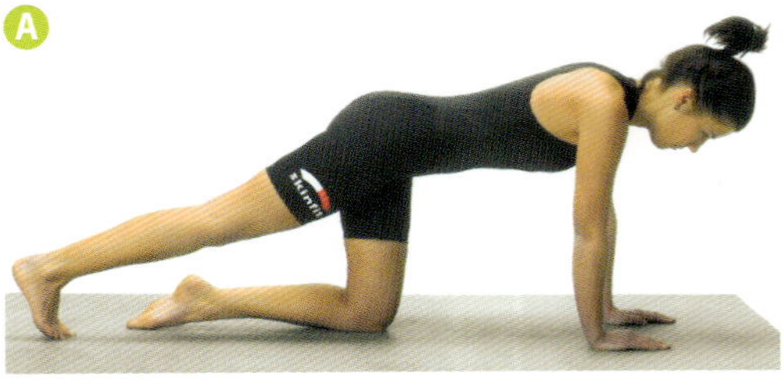

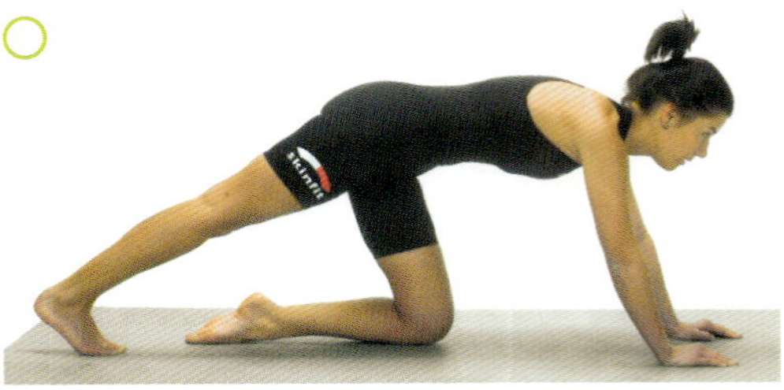

Passiv statische Dehnung

- A Bankstellung; ein Bein gestreckt am Boden
- Langsames Zurückschieben des Oberkörpers (Ferse schiebt)

Variation für Geübte

A

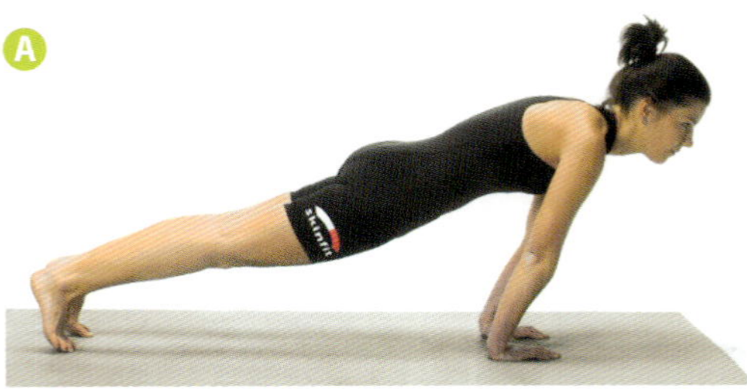

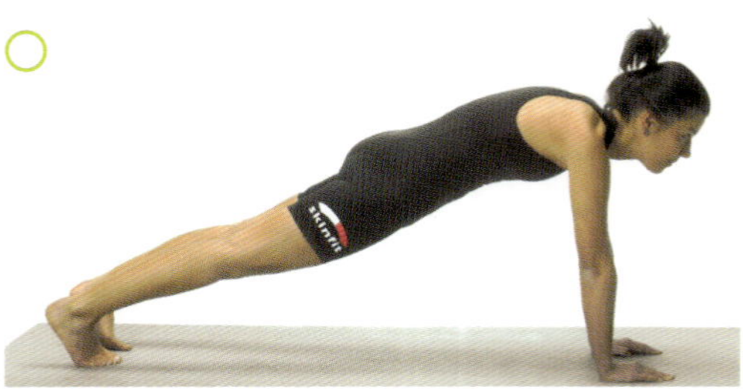

- A Liegestützstellung
- Oberköper langsam zurückschieben

Hinweis:
- Bauch- und Gesäßspannung halten!

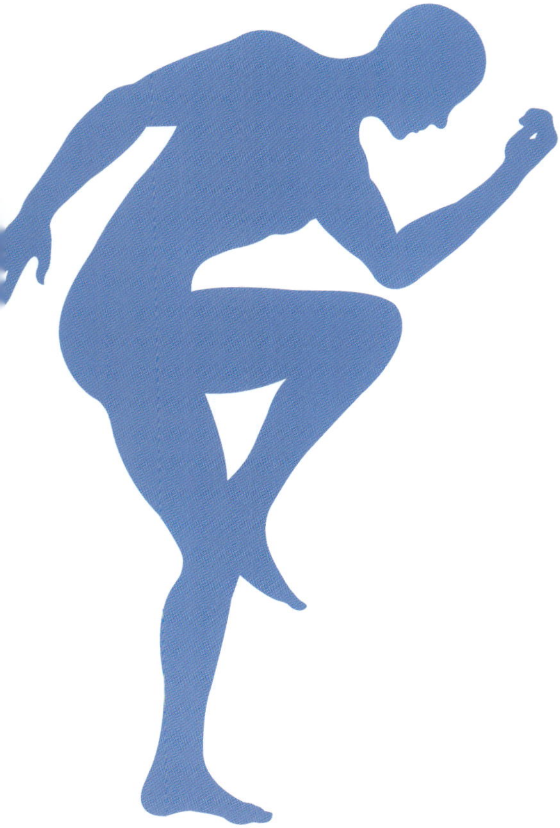

Übersicht

Vorbemerkungen

kräftigen

»Kraft ist die Fähigkeit des Nerv-Muskelsystems, durch Muskeltätigkeit Widerstände zu überwinden (konzentrische Kontraktion), ihnen entgegenzuwirken (exzentrische Kontraktion) oder sie zu halten (isometrische Kontraktion).«|[15]

»Kraft ist« – nach einer Definition von Heinrich Meusel – »die Grundeigenschaft des Menschen, mit deren Hilfe er eine Masse bewegt (den eigenen Körper oder ein Sportgerät),
ist seine Fähigkeit, einen Widerstand zu überwinden oder ihm durch Muskeleinsatz entgegenzuwirken.«|[16]
Das Krafttraining dient der Erhaltung dieser Kraft und dem Kraftzuwachs. Dies kann durch statische oder dynamische Muskelarbeit erreicht werden.

15 Quenzer/Nepper, 2002, S. 66
16 vgl. Letzelter, 1982, S. 124

Arten des Krafttrainings

Statisches Krafttraining

Dynamisches Krafttraining
1. *konzentrisches (überwindendes) Krafttraining*
2. *exzentrisches (nachgebendes) Krafttraining*
3. *isokinetisches (dynamisch langsames) Krafttraining*

Statisches Krafttraining

statisches Krafttraining

Die statische Kräftigung eines Muskels erfolgt »ohne Bewegung«. Die Länge des Muskels bleibt unverändert (Muskelansatz und Muskelursprung halten ihren Abstand), aber seine Spannung nimmt zu. Die Spannungssteigerung bewirkt einen hohen Kraftzuwachs. Das statische oder isometrische (verharrende) Krafttraining kommt vor allem beim Training der stabilisierenden Rumpfmuskulatur sowie in der Sporttherapie zum Einsatz.
Es bewirkt keine Aktivierung des Herz-Kreislaufsystems und keine Verbesserung der intermuskulären Koordination. Statisches Krafttraining soll – wenn möglich – nie für sich allein erfolgen.

Isometrische (verharrende) Kräftigung der Armstrecker beim Liegestütz vorlings

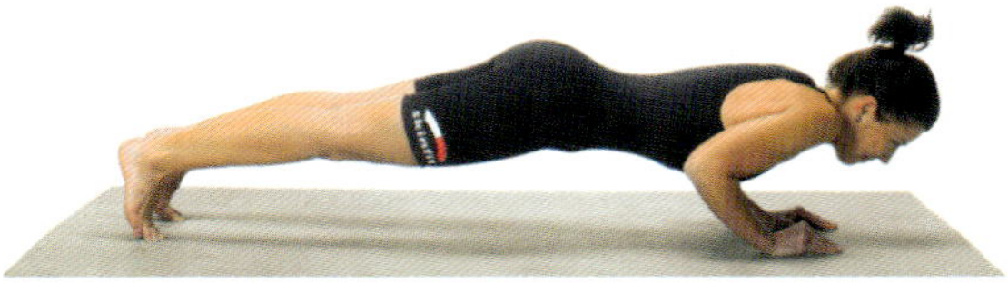

Muskelkontraktion ohne Verkürzung des Muskels bzw. ohne Bewegung im Gelenk. Wird der Abstand von Muskelansatz und -ursprung gehalten, arbeiten die Armstrecker verharrend!

Dynamisches Krafttraining

dynamisches Krafttraining

Das Training erfolgt durch Bewegung, sei sie überwindend (konzentrisch), nachgebend (exzentrisch) oder in kombinierter Form.

konzentrisches Krafttraining

1. *konzentrisches (überwindendes) Krafttraining*
   ist gekennzeichnet durch überwindende Muskelarbeit (Muskelansatz und Muskelursprung nähern sich). Muskelkontraktionen ermöglichen das Überwinden von Widerständen.
   Konzentrische Kräftigung eignet sich ganz besonders zum Muskelaufbautraining und zur Verbesserung der Muskelkoordination (inter- und intramuskuläre Koordination). Wichtiges Kriterium ist die kurze Regenerationszeit der Muskulatur.

intra- & intermuskuläre Koordination

a) intramuskuläre Koordination:
   Harmonisches Zusammenspiel von motorischem Nerv und Muskelfasern innerhalb eines Muskels.

b) intermuskuläre Koordination:
   Abstimmung der einzelnen Muskeln (Agonist, Synergist, Antagonist) innerhalb eines Bewegungsablaufes.

Konzentrische (überwindende) Kräftigung der Armstrecker beim Strecken der Arme = »Überwinden der Schwerkraft«

A

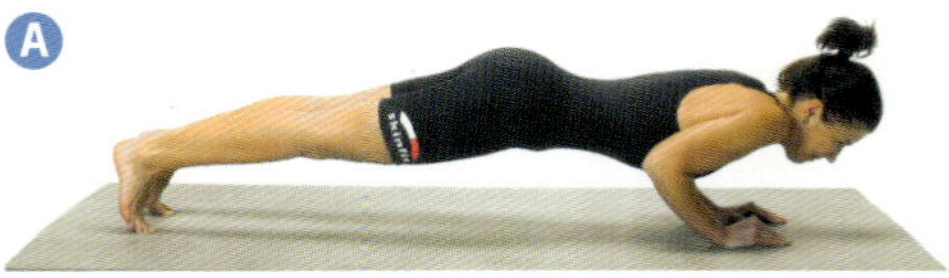

O

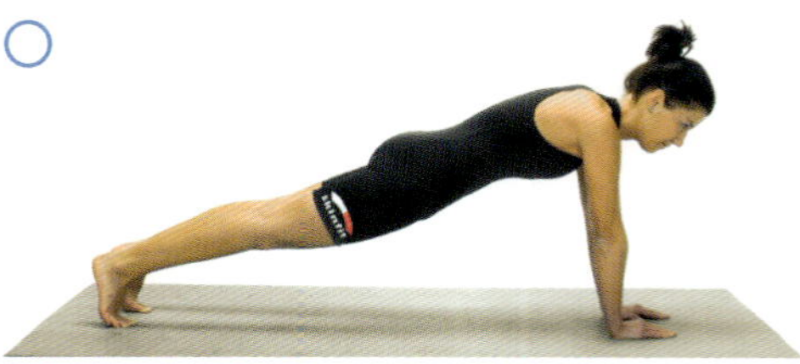

A Klassischer Liegestütz mit angelegten Armen, Ganzkörperspannung

O Ellbogen strecken; Schulterblätter zusammenziehen und stabilisieren

2. *exzentrisches (nachgebendes) Krafttraining*
ist gekennzeichnet durch nachgebende, bremsende Muskelarbeit (Muskelansatz und Muskelursprung entfernen sich). Nachgebende Muskelarbeit dient vor allem dem Abfangen und Bremsen von Bewegungen (Kräfte, Sprünge etc. werden gebremst oder ganz gestoppt).
Vielfach treffen hohe und unkontrollierbare Belastungen auf den Bewegungsapparat. Die Muskulatur reagiert häufig mit Muskelkater und das damit verbundene Verletzungsrisiko steigt. Das exzentrische Krafttraining fördert den Muskelzuwachs und verbessert die intramuskuläre Koordination. Typisch ist eine deutliche Querschnittszunahme der beteiligten Sehnen und Bänder.|[17]

exzentrisches Krafttraining

Exzentrische (nachgebende) Kräftigung der Armstrecker
beim Beugen der Arme = »Bremsen der Wirkung der Schwerkraft«

A

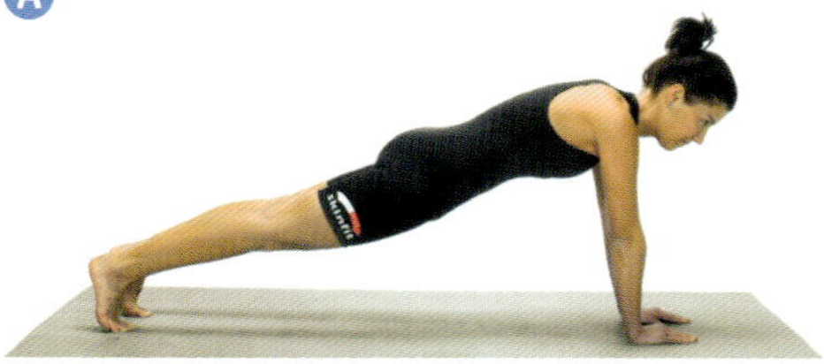

○

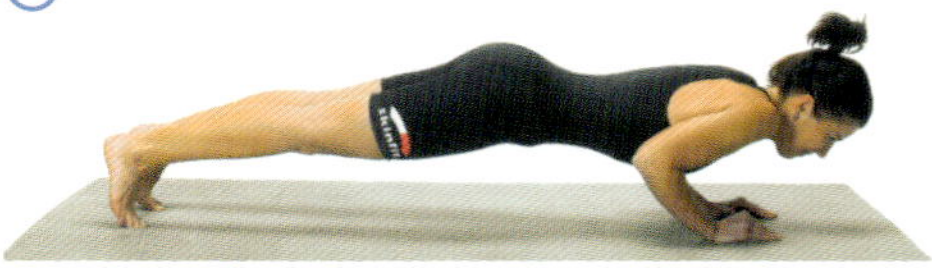

A Klassischer Liegestütz, Ganzkörperspannung

○ Schulterblätter zusammenziehen und Ellbogen beugen

Ganzkörperspannung halten!

17 vgl. Weineck, 1996, S. 282

isokinetisches Krafttraining

3. *Beim dynamischen Krafttraining ist weiters noch das isokinetische (dynamisch langsame) Krafttraining zu erwähnen:*
Diese Sonderform ist gekennzeichnet durch gleich bleibende Geschwindigkeit, gleich bleibenden Widerstand und vollen Krafteinsatz in jeder Phase der Bewegung wie z.B. beim Rudern und Schwimmen. Die Muskeln werden in allen Bewegungsabschnitten gleichmäßig gekräftigt. Das isokinetische Krafttraining findet vor allem dort seine Anwendung wo schwache Muskelgruppen ganz gezielt aktiviert oder wie in der Rehabilitation reaktiviert und gekräftigt werden. Weniger geeignet ist dieses Krafttraining für Sportarten, für die eine Bewegungsbeschleunigung typisch ist, wie Laufen, Springen und Werfen.|[18]

18 vgl. Weineck, 1996, S. 283

Training der Kraft

Training

Im Krafttraining wird klar zwischen Bewegungs- und Haltemuskulatur unterschieden. Das Ausführungstempo der einzelnen kräftigenden Übungen ist dem jeweiligen Fasertypus anzupassen.

Stark vereinfacht unterscheiden wir zwei Muskeltypen in Abhängigkeit der Muskelfasern:

Muskeltypen & Muskelfasern

- die Bewegungsmuskulatur (= parallelfaserige Muskulatur)
  Große Teile der Extremitätenmuskulatur sind parallelfaserig und somit für besonders schnellkräftige Bewegungen geeignet.

- die Haltemuskulatur (= gefiederte Muskulatur)
  Große Bereiche der Rumpfmuskulatur, vor allem aber Bauch- und Gesäßmuskeln sind gefiedert und zu großer Kraftentwicklung fähig aber für schnellkräftige Bewegungen nicht geeignet. Ihre Arbeitsweise ist langsam dynamisch oder haltend.

Ausgangspunkt vieler Bewegungen ist die Wirbelsäule und alle Bewegungen der Extremitäten haben ihre Widerlager im Rumpf. Eine gut entwickelte Rumpfmuskulatur vergurtet und stabilisiert die Wirbelsäule und schützt somit vor Fehl- und Überbelastungen.
Das Kräftigen der stabilisierenden Rumpfmuskulatur hat somit Vorrang vor dem Kräftigen der Muskulatur der Extremitäten!

»langsam wachsendes Gewebe«

Die Muskulatur passt sich relativ rasch dem Krafttraining an, während Bänder, Kapseln und Knorpel eine längere Anpassungszeit benötigen. Das so genannte »langsam wachsende Gewebe« ist verhältnismäßig stark belastet. Durch dynamisch schonende Gelenkbewegungen (Mobilisations- und einfache Koordinationsübungen) werden die Gelenke mit Nährstoffen versorgt und der Gelenkstoffwechsel angeregt. Dies hilft mit, die Beweglichkeit zu erhalten und Abnützungen und Verletzungen vorzubeugen.
(Vorschlag zur Gelenkmobilisation: 10 bis 20 Wiederholungen bei 3 bis 5 Serien).

kräftigen

Training der Kraft

Kraft & Beweglichkeit

Kraft und Beweglichkeit stehen im direkten Zusammenspiel. Sie können sich gegenseitig behindern aber auch ergänzen:

- Was nützt ein hohes Kraftniveau bei eingeschränkter Beweglichkeit?! Umgekehrt, was nützt eine große Gelenkbeweglichkeit, wenn die Muskulatur zu schwach ist, das Gelenk zu stabilisieren?!
- Im Sinne der Erhaltung einer kräftigen und elastischen Muskulatur ist das begleitende Mobilisieren und Dehnen ein fixer Bestandteil jeden funktionellen Krafttrainings. Daher ist es wichtig, dass Kräftigungsübungen und Beweglichkeitstraining in einem ausgewogenen Verhältnis durchgeführt werden.

Funktionelles Krafttraining beinhaltet kräftigende Übungen, bei denen nur geringe Widerstände (eigenes Körpergewicht, angemessener Partnerwiderstand, kleine Gewichte, ...) überwunden werden.

Aufgaben des Krafttrainings

So verstandenes Krafttraining hat die Aufgabe

- die körperliche Gesundheit durch Festigung des Haltungs- und Bewegungsapparates zu gewährleisten
- für den kräftemäßigen Ausgleich bei einseitiger oder mangelnder Belastung zu sorgen (Sicherung und/oder Wiederherstellung des muskulären Gleichgewichts)
- den Bewegungsapparat auf sportartspezifische Bewegungen vorzubereiten

Kraft ist ein Sammelbegriff, der verschiedene Bereiche umfasst. So unterscheiden wir je nach der Zeitdauer oder der Intensität des Krafteinsatzes zwischen folgenden Kraftarten:

- Schnellkraft
- Maximalkraft
- Kraftausdauer

Diese drei Komponenten sind in fast jeder Sportart in einer mehr oder weniger ausgeprägten Form vorhanden.

Schnellkraft

Schnellkraft

Unter Schnellkraft versteht man die Fähigkeit, den eigenen Körper, Körperteile oder Gegenstände mit größtmöglicher Geschwindigkeit zu beschleunigen.
Leistungsbestimmend wirken dabei genetische Merkmale. So haben Sportler mit längeren Hebeln deutlich bessere Voraussetzungen für Schnellkraftleistungen.

Ziele des Schnellkraft-Trainings:
- Verbesserung des Zusammenspiels von Muskeln und Muskelteilen (inter- und intramuskuläre Koordination)
- Verbesserung der Kontraktionsgeschwindigkeit der Muskulatur
- Beschleunigung und Rationalisierung der Steuerungsprozesse von Nerven und Muskeln

Das Training beinhaltet sowohl Kraft- als auch Beweglichkeits- und Koordinationsübungen, um die Elastizität der Muskulatur zu erhalten und die Nervenprozesse zu optimieren.

Charakteristisches beim Schnellkrafttraining:
- kurzzeitig hohe Muskelanspannung, explosiv-dynamische Muskelkontraktionen (ca. 6 bis 10 Wiederholungen pro Serie)
- vollständige Erholungsphasen zwischen den Serien
- nie am Ende einer Trainingseinheit

Maximalkraft

Maximalkraft

Unter Maximalkraft versteht man die Fähigkeit, die größtmögliche Kraft gegen einen Widerstand auszuüben. Diese Kraft ist im Wesentlichen abhängig von der Anzahl der sich gleichzeitig kontrahierenden Muskelfasern (intramuskuläre Koordination) und vom Querschnitt des Muskels.

Charakteristisches beim Maximalkrafttraining:
- kurzzeitige Krafteinsätze mit hoher Intensität (Training mit höchsten Widerständen)
- geringe Anzahl von Wiederholungen (bis ca. 5) pro Serie
- langsam, dynamische Wiederholungen
- lange, vollständige Erholungsphasen zwischen den Serien

Krafttraining ist vor allem dann gefährlich, wenn mit hohen Zusatzgewichten gearbeitet wird und die Überforderung mit unkoordinierten Bewegungen kompensiert wird. Gerade noch »erkämpfte« Leistungen bergen die Gefahr einer unfunktionellen Bewegung.

Gefahren im Wachstum

Schüler und Jugendliche sind sehr gut trainierbar, aber schlecht belastbar; deshalb kein Maximalkrafttraining im Wachstum! Übungen mit dem eigenen Körpergewicht oder leichten Zusatzgewichten sind meist ausreichend.
Die Entwicklung des passiven Bewegungsapparates (Wachstum bzw. Verknöcherung der Skelettknochen) ist noch nicht abgeschlossen. Er ist zwar sehr elastisch, aber »druckempfindlich«, was bei Überforderung zu Störungen der Knorpel- und Knochenstruktur führen kann. Aus sportmedizinischer Sicht ist ein Maximalkrafttraining wegen des ungefestigten Binde- und Stützgewebes unangebracht bzw. aufgrund des niederen Testosteronspiegels uneffektiv.|[19]

Kraftausdauer

Kraftausdauer

Unter Kraftausdauer versteht man die Fähigkeit, den Zeitpunkt des Ermüdens – vor allem bei langandauernden Kraftleistungen – hinauszuschieben. Der Sportler trainiert die Fähigkeit, die gleiche Belastung über einen längeren Zeitraum – ohne großen Substanzverlust – zu ertragen (Verbesserung des Stehvermögens).
Das allgemeine Kraftausdauertraining bildet die Basis für das sportartspezifische Krafttraining.

19 vgl. Weineck, 1996, S. 392

Allgemeines Kraftausdauertraining führt
- zu einer funktionellen Verbesserung des Herz-Kreislauf- und des Atemsystems;
- zu verbesserter Regenerationsfähigkeit;
- zu verbessertem Ermüdungswiderstand der lokalen Muskulatur.

Alle Ausdauersportarten erfordern ein gezieltes, allgemeines und lokales Kraftausdauertraining.

Charakteristisches beim Kraftausdauertraining:
- Training mit geringen Widerständen
- hohe Wiederholungsanzahl (ca. 15 und mehr pro Serie) oder Belastungsphase von 30 bis 60 Sekunden bei mittlerer Bewegungsgeschwindigkeit
- kurze, unvollständige Pausen zwischen den Serien (die nachfolgende Serie beginnt mit erhöhter Pulsschlagzahl)
- großer Belastungsumfang (ca. 5 Serien und mehr)

Variationen beim Krafttraining

Variationen

Variationen ermöglichen ein vielseitiges, abwechslungsreiches und motivierendes Training:

- Vielseitig im Sinne von dynamischen (konzentrischen und exzentrischen) und statischen Kräftigungen bzw. durch deren Kombinationen.
- Abwechslungsreich im Sinne von möglichen Veränderungen (durch den Einsatz von Hilfsmitteln, durch Partnerübungen, durch die Änderung der Ausgangsposition, durch die Änderung der Bewegungsamplitude, ...).
- Motivierend durch den zusätzlichen Einsatz von passender und anregender Musik.

1. *Variationen zur Kräftigung des großen Gesäßmuskels*

a. durch Zerlegen der Bewegung in einzelne Abschnitte

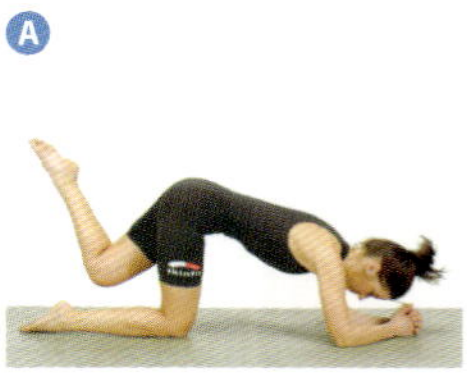

Ausgangsposition (A)

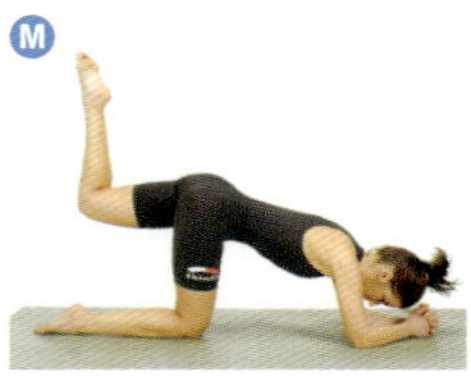

Mittelposition (M)

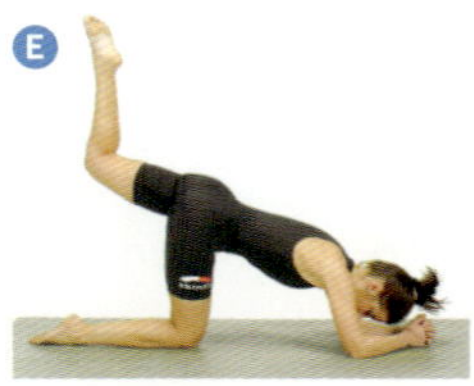

Endposition (E)

Diese Variation beinhaltet verschiedene Bewegungsamplituden und soll somit dem dynamischen (konzentrischen und exzentrischen) und dem statischen (isometrischen) Kräftigen Rechnung tragen.

b. durch Ändern der Ausgangsposition

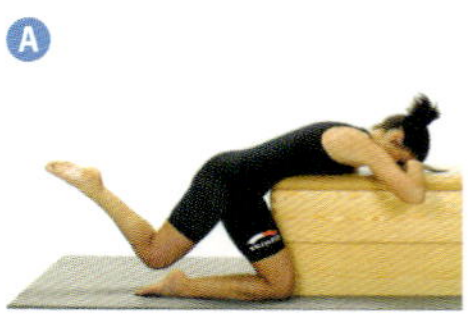

Ausgangsposition (A)

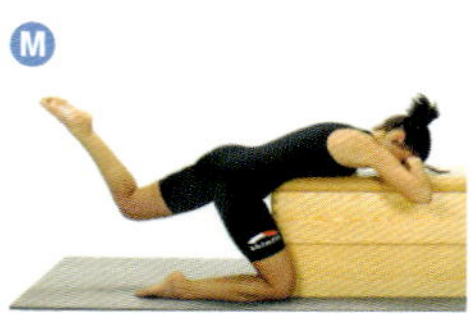

Mittelposition (M)

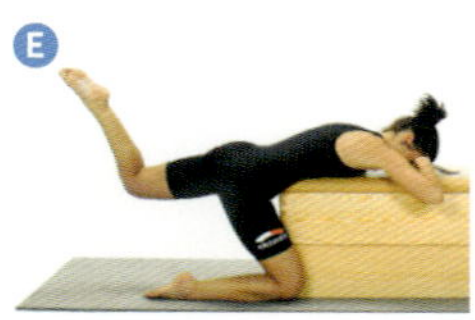

Endposition (E)

Durch das Ändern der Ausgangsposition kann die Ausführung der Übung erschwert bzw. erleichtert werden.

c. durch den Einsatz von Partner und Geräten (z.B. Stab, …)

A
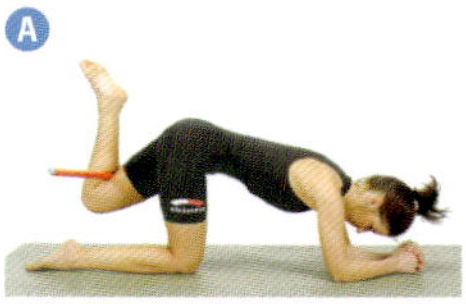
Ausgangsposition (A)

E
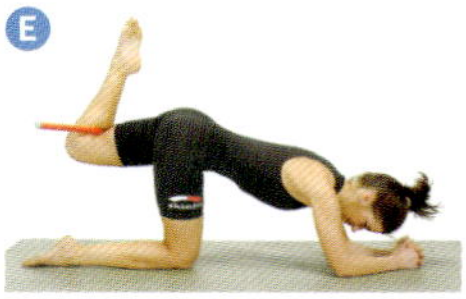
Endposition (E)

Durch den Einsatz von Partner und Geräten kann die Ausführung der Übung variiert (erschwert oder unterstützt) werden. So kann z.B. der Partner durch angemessenen Widerstand am Oberschenkel die Übung erschweren.

d. durch den Einsatz von passender Musik

A
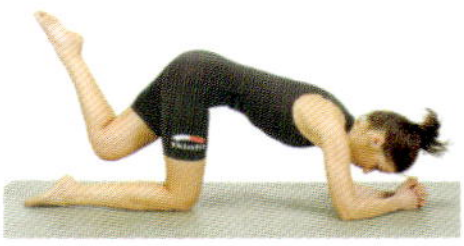
Ausgangsposition (A)

M
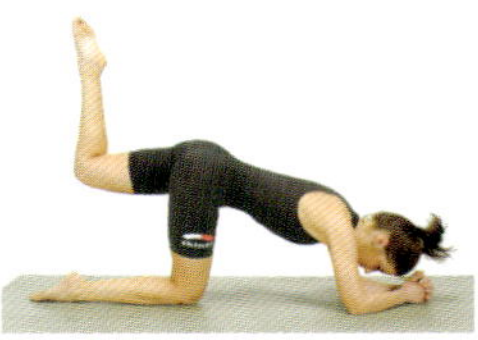
Mittelposition (M)

E
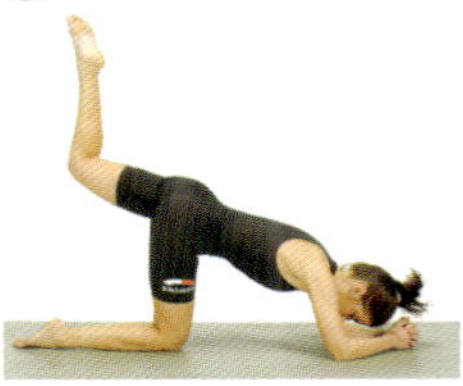
Endposition (E)

Mit Musik macht das Training mehr Spaß. Musik motiviert und verleiht den Übungen noch zusätzlich Dynamik. Aus diesem Grund empfiehlt es sich, die Bewegungen in 4 »Schläge« zu zerlegen. So können die Bewegungen direkt in die Musikgymnastik übernommen werden.

2. *Mögliche Kombinationen dynamischer und verharrender Momente*

- Dynamischer Wechsel zwischen den einzelnen Positionen
- Dynamischer Wechsel zwischen zwei Positionen (A – M, M – E, ...)
- Dynamischer Wechsel in Kombination mit verharrenden Momenten in den einzelnen Positionen
- Variationen erweitern das Übungsgut und stellen eine Bereicherung für das Krafttraining dar. Sie sollen in Serien von mindestens 4 bzw. 8 bzw. 12 ... Wiederholungen angewandt werden.

Koordination

Koordination kann als das Zusammenspiel von Skelettmuskulatur (als Ausführungsorgan) und Zentralnervensystem (als Steuerungsorgan) innerhalb eines Bewegungsablaufes bezeichnet werden. Dabei unterscheiden wir zwischen intramuskulärer und intermuskulärer Koordination.

Koordination

1. intramuskuläre Koordination
   (Entfaltung der Kraft innerhalb eines Muskels)
   Je besser die intramuskuläre Koordinationsfähigkeit entwickelt ist, desto harmonischer spielen die Muskelfasern zusammen und desto mehr Kraft kann innerhalb eines Muskels entwickelt werden.

koordinative Fähigkeiten

2. intermuskuläre Koordination
   (Abstimmung von Agonisten, Synergisten und Antagonisten innerhalb eines Bewegungsablaufes)
   Je besser die intermuskuläre Koordinationsfähigkeit entwickelt ist, desto geringer ist der Energieaufwand und desto größer ist die Leistungsfähigkeit.

Die Verbesserung der intra- und intermuskulären Koordination führt zur optimalen Nutzung des muskulären Potentials und gewährleistet einen exakten Bewegungsablauf. Die Schulung der Koordination zielt darauf ab, den Kraftaufwand bei gleich bleibender oder höherer Leistungsfähigkeit zu reduzieren. Weniger Kraftaufwand ist auch gleichbedeutend mit verringerter Ermüdungs- und Verletzungsgefahr.

Die koordinativen Fähigkeiten sind schon sehr früh trainierbar. Als das ideale Lernalter, die so genannte »sensible Phase der Koordination«, wird die Zeitspanne vom 6- bis 12-Jährigen angegeben.|[20] Vielseitige koordinative Trainingsreize wie neue Bewegungserfahrungen bzw. differenzierte Bewegungswahrnehmungen schaffen die Grundlage, dass neue Bewegungsabläufe später schnell und leicht erlernt werden können.

20 vgl. Häfelinger/Schuba, 2002, S. 18

Die Einheit der koordinativen Fähigkeiten wird aus folgenden acht Elementen gebildet:

- Reaktionsfähigkeit:
  beinhaltet die Fähigkeit, möglichst schnell auf Reize zu reagieren, Situationen schnell zu erkennen und zweckmäßige »Bewegungsantworten« einzuleiten
- Gleichgewichtsfähigkeit:
  beinhaltet die Fähigkeit, den Körper im Gleichgewicht zu halten oder ihn unter erschwerten Bedingungen wieder ins Gleichgewicht zu bringen
- Differenzierungsfähigkeit:
  beinhaltet die Fähigkeit, zwischen ständig wechselnden Anforderungen zu unterscheiden und angemessen zu reagieren, d. h. den Krafteinsatz dosiert darauf abzustimmen
- Rhythmisierungsfähigkeit:
  beinhaltet die Fähigkeit, einen Bewegungsablauf rhythmisch und dynamisch zu gliedern bzw. durchzuführen
- Orientierungsfähigkeit:
  beinhaltet die Fähigkeit, die räumlichen Veränderungen laufend im eigenen Bewegungsverhalten zu berücksichtigen
- Kopplungsfähigkeit:
  beinhaltet die Fähigkeit, Einzelbewegungen zu einer Gesamtbewegung zu koordinieren
- Antizipationsfähigkeit:
  beinhaltet die Fähigkeit, Situationen im Voraus zu erahnen und sich darauf einzustellen, Bewegungsabläufe geistig vorwegzunehmen
- Umstellungsfähigkeit:
  beinhaltet die Fähigkeit, sich schnell und sicher auf neuartige Situationen einzustellen

Koordinatives Training beinhaltet eine hohe Zahl an Bewegungswiederholungen mit geringem Krafteinsatz. Das Training soll nur in ermüdungsfreiem Zustand stattfinden und bewirkt

- reduzierten Energieaufwand bei gleich bleibender Leistungsfähigkeit
- flüssige, harmonische Bewegungsausführung
- gesteigerte Bewegungsqualität gekoppelt mit verringerter Verletzungsgefahr

Regelmäßiges koordinatives Training verbessert das Niveau der koordinativen Fähigkeiten und sorgt für eine Ökonomisierung von Haltung und Bewegung.

Grundsätzliches

Rumpfkraft
- Je »untrainierter« ein Sportler, desto allgemeiner sein Training! Die Kräftigung der Rumpfmuskulatur hat Vorrang vor der Kräftigung der Extremitätenmuskulatur!

Atmung
- Der richtige Einsatz des Atems (bzw. der Atemtechnik) ist mitbestimmend für den Erfolg des Krafttrainings: Ausatmen in der Belastung und bewusstes Einatmen in der Entlastung!

Muskelkater
- Auf ungewohnte Bewegungen und intensives Krafttraining reagiert die Muskulatur oft mit Muskelkater. Ursache sind mikrotraumatische Verletzungen des Muskels. Durchblutungsfördernde Maßnahmen wie lockeres Auslaufen, Ganzkörperübungen, leichte (keine endgradigen) Dehnungsübungen, aber auch Wärmebehandlungen (wie z.B. Sauna, etc.) lindern das Schmerzgefühl und beschleunigen die Regeneration der überbeanspruchten Muskulatur. Eine dosierte Vorbereitung der Belastung bildet den besten Schutz vor Muskelkater, dies gilt vor allem bei exzentrischer Belastung.

Fettabbau
- Krafttraining und Fettabbau: Durch reines Krafttraining ist ein direkter Fettabbau kaum möglich. Vielmehr wird die Umwandlung von Fett in Muskelmasse durch längere aerobe Belastungen erreicht: 45 Minuten Joggen, Radfahren, …
  Die Straffung des Muskel- und Bindegewebes führt zu einer sichtbaren Verbesserung der Figur. Die Muskeln »verbrennen» das gespeicherte Körperfett. Als möglichen Richtwert können 60% bis 70% der maximalen Herzfrequenz genommen werden. Hier eine »Über-den-Daumen«-Rechnung:
  220 minus Lebensalter = maximale Herzfrequenz
  z.B.: 220 – 40 (40Jahre) = 180 (max. Herzfrequenz)
  60% davon: 180 . 0,6 = 108 (unterer Bereich der Herzfrequenz)
  70% davon: 180 . 0,7 = 126 (oberer Bereich der Herzfrequenz)
  Das Training im höherfrequenten Herzbereich verbrennt mehr Kohlenhydrate als Fett.|[21]
  Persönlich genauere Werte verlangen eine exakte sportärztliche Untersuchung, die wir jedem ans Herz legen!

21 vgl. Tschirner/Wolters, 2003, S. 53ff

- Je komplexer und größer die Muskelgruppe ist, die gekräftigt wird, desto mehr Wiederholungen (Serien) verträgt sie. Aber eine korrekte und »saubere« Bewegungsausführung sollte unabhängig von der Anzahl der Wiederholungen jederzeit gewährleistet sein. Wiederholungen
- Orientiere Dich an Vorgaben, aber kopiere nicht alles: Finde Dein ganz persönliches Trainingsprogramm, abhängig von alters- und geschlechtsspezifischen Merkmalen, vom Leistungsstand und von der Trainingsabsicht. Denn, was für den einen eine Überforderung bedeutet, ist für einen anderen ein Maximalkrafttraining und für den nächsten ein ideales Krafttraining und für den ausgezeichnet Trainierten »nur noch« ein Kraftausdauertraining. Trainingsprogramm
- Nur eine Änderung der Trainingsreize (vor allem Steigerung) bewirkt einen Kraftzuwachs. Gehe dabei schrittweise vor! Steigerung
  1. Erhöhe die Trainingshäufigkeit (3mal statt bisher 2mal)
  2. Erweitere den Trainingsumfang
     (führe bei jeder Übung eine weitere Serie durch)
  3. Erhöhe die Belastungsdauer
     (steigere die Wiederholungsanzahl pro Serie)
- Trainiere regelmäßig und vielseitig und achte stets auf einen ausgewogenen Flüssigkeitshaushalt. Die Flüssigkeitsaufnahme (am besten Wasser!) sollte bereits vor dem Training beginnen (ideal sind zwei Stunden vorher!). Flüssigkeitsaufnahme

  Ein zu großer Flüssigkeitsverlust während des Trainings (Schweiß) führt zum Leistungsabfall. Das Blut »wird dicker« und die Versorgung der Zellen mit Sauerstoff und Nährstoffen wird erschwert. Um die Versorgung und den Abtransport von Laktat und Milchsäureprodukten zu gewährleisten ist es notwendig, auch während des Trainings Flüssigkeit aufzunehmen.

geeignet

Nach-unten-Ziehen der Ellbogen und der Schulterblattspitzen

Ⓐ

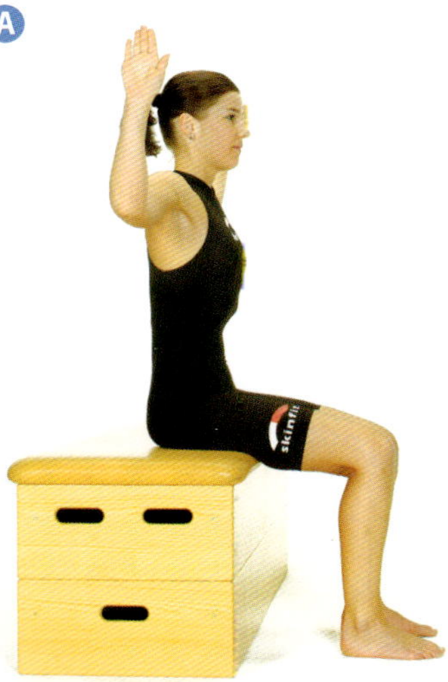

○

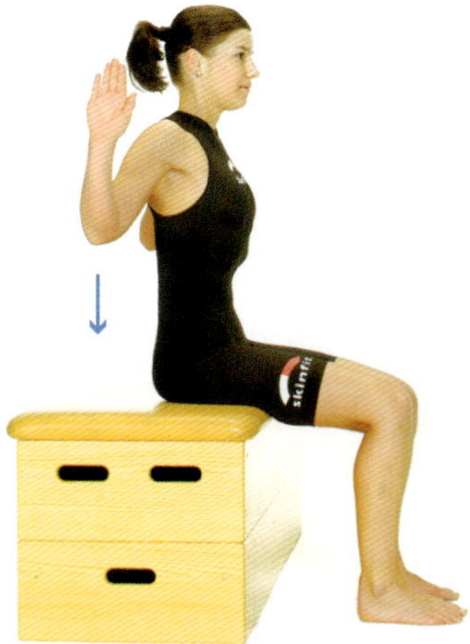

Ⓐ Sitz: Oberkörper aufgerichtet
Arme in U-Halte, Handflächen zeigen nach außen

○ Kräftiges Nach-unten-Ziehen der Ellbogen und der Schulterblattspitzen; Kopf bleibt im Zentrum

Hinweis:

- Bauch- und Gesäßspannung halten!
- Nicht in den Hohlrücken ausweichen!

geeignet

Gestreckten Oberkörper vorschieben und Knie in die Liegestützstellung strecken

A

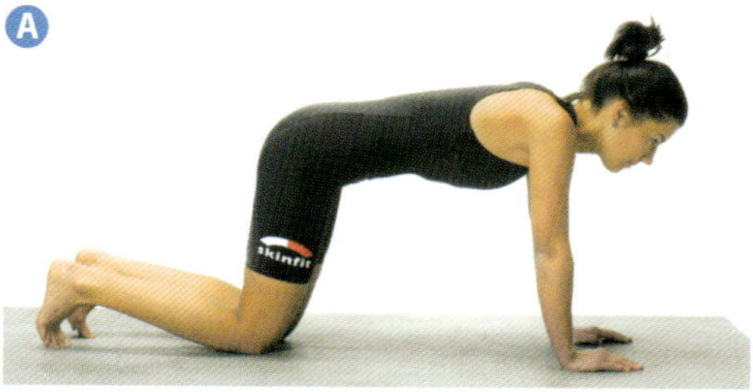

①

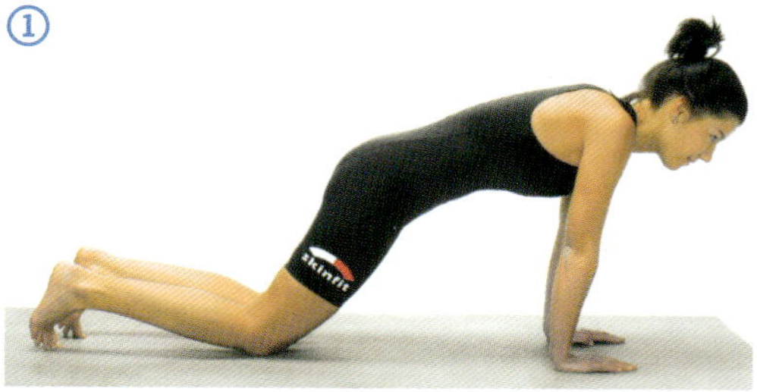

②

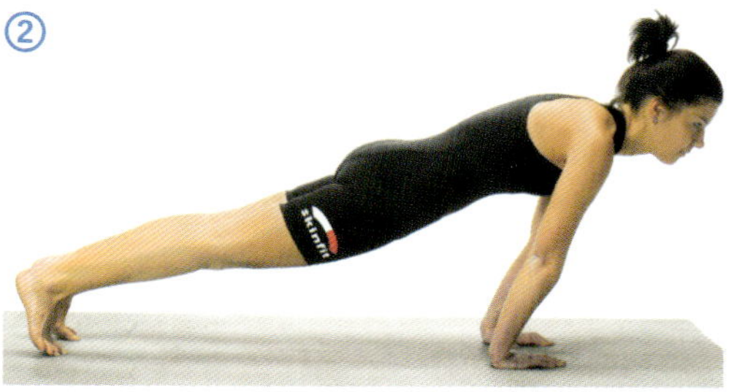

③

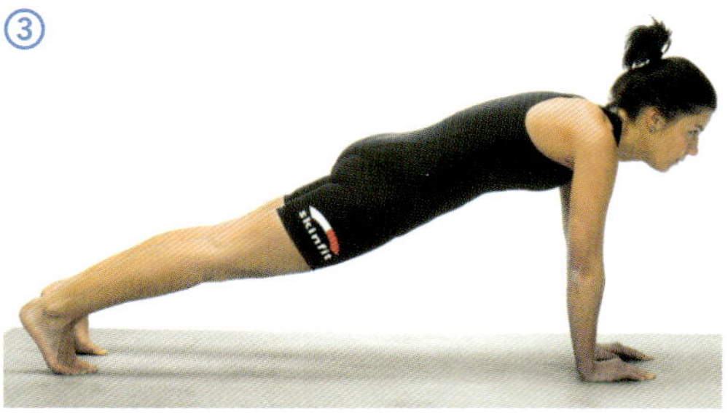

- A Bankstellung
- ① Gestreckten Oberkörper vorschieben
- ② Knie in die Liegestützstellung strecken
- ③ Zur Unterstützung der Ganzkörperspannung Fersen zurückschieben

Hinweis:
- Spannung einige Sekunden halten!
- Fließender Wechsel von Bank- und Liegestützstellung und umgekehrt.

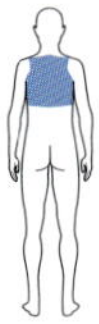

geeignet

Vor- und Zurückschieben des Oberkörpers

Ⓐ

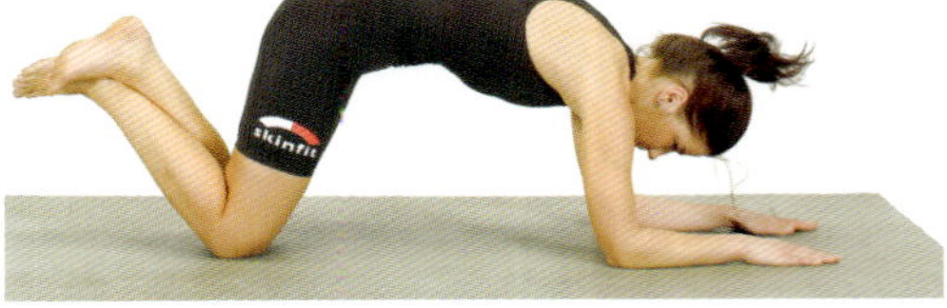

①

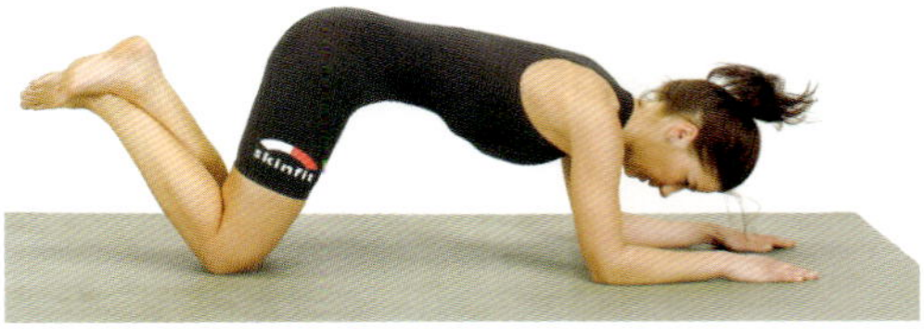

②

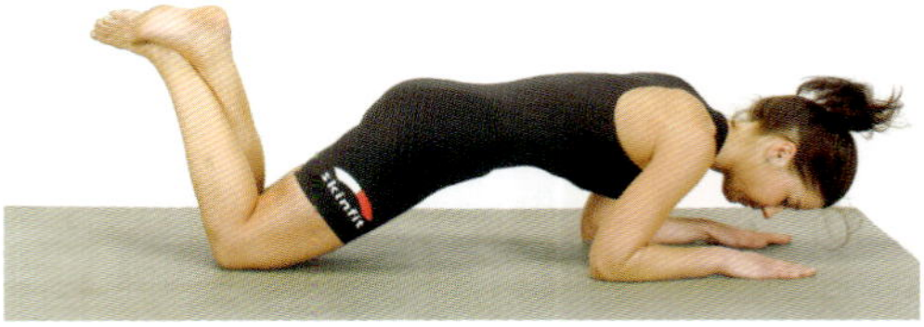

Ⓐ Bankstellung im Unterarmstand mit überkreuzten Unterschenkeln

① Schulterblätter zusammen und nach unten ziehen (Richtung Gesäß!)

② Vorschieben des Oberkörpers (Brustbein Richtung Hände schieben)

Hinweis:

- Kopf in Verlängerung der Wirbelsäule!

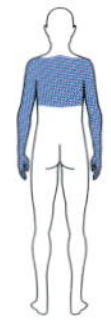

geeignet

Gestreckter Arm in Hochhalte versucht »auszubrechen«

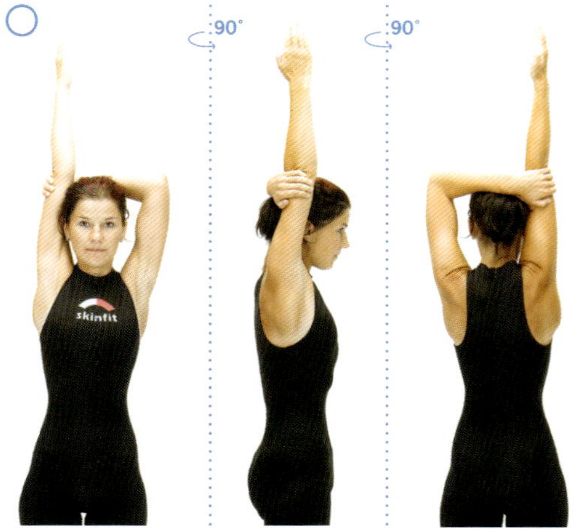

A Arm in Hochhalte, der andere fixiert hinter dem Kopf den Oberarm

Der gestreckte Arm zieht kräftig zur Seite, nach vorne und zurück (statische Kräftigung); Der Arm versucht, aus der Fixierung auszubrechen

Hinweis:
- Bauch- und Gesäßspannung halten.
- Übe stets beidseitig!

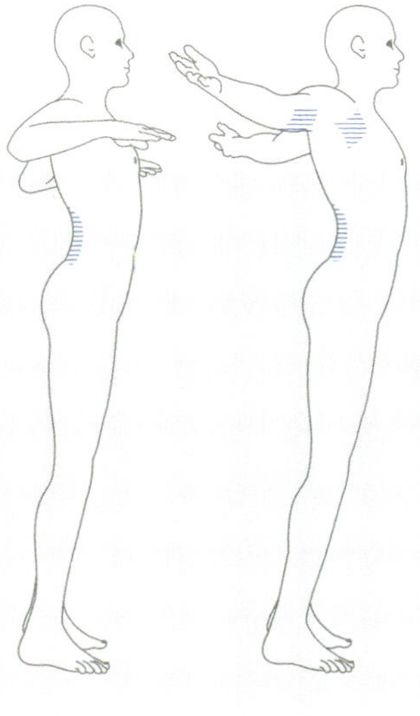

ungeeignet

Abwechselndes Zurückwippen der Arme in Schlag- und Seithalte

Das Zurückwippen der Arme kann zu Zerrungen der vorderen Schultermuskulatur führen. Schwungvolle Gegenbewegungen (verstärktes »Hohlkreuz«) belasten zudem die Lendenwirbelsäule.

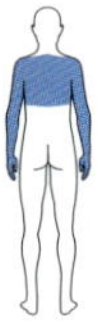

geeignet

Vor- und Zurückführen der Arme

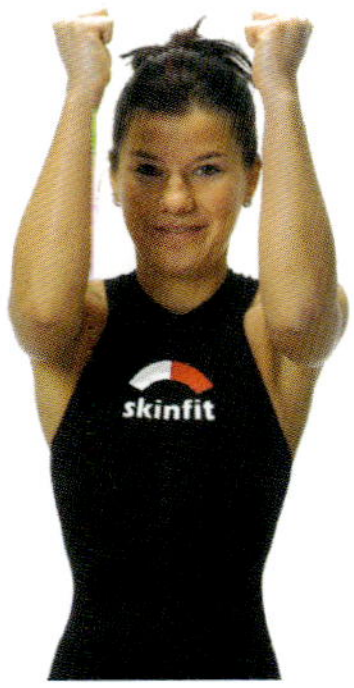

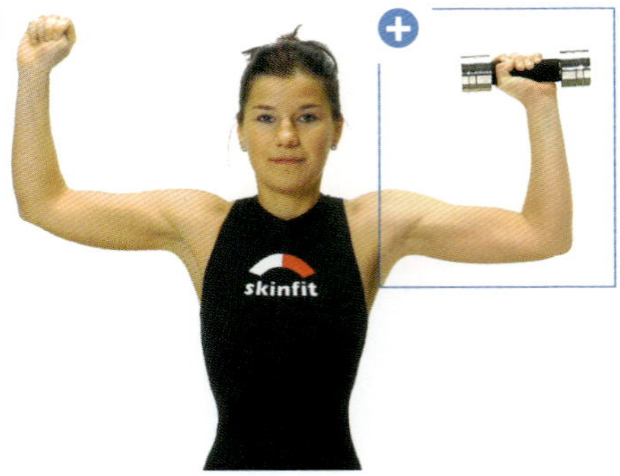

- Ⓐ Sitz: Arme rechtwinklig gebeugt
- ○ Langsam dynamisches Vor- und Zurückführen der rechtwinklig gebeugten Arme

⊕ Variation durch Training mit Gewichten (Hanteln)

Hinweis:
- Winkelstellung der Arme beibehalten und mit den Ellbogen nicht nach hinten ausweichen!

Zusammenziehen der Ellbogen (Kräftigung der Brustmuskulatur)

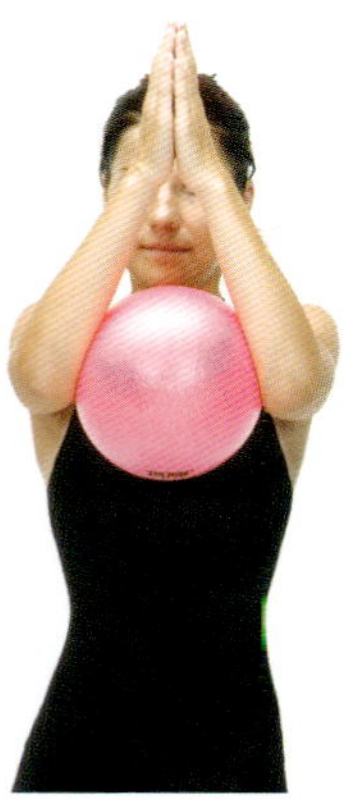

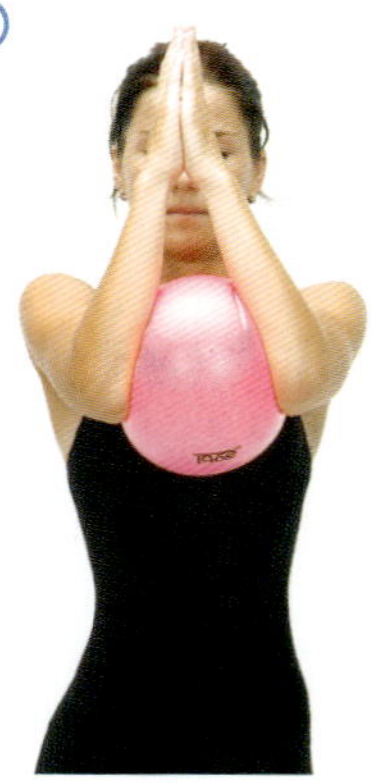

- Ⓐ Stand: Bauch- und Gesäßspannung, Softball zwischen den gebeugten Armen
- ○ Zusammenziehen der Ellbogen (Softball bietet Widerstand)

Hinweis:
- Achte auf die Winkelstellung der Arme und die Bauch- und Gesäßspannung!
- Atmung fließen lassen!

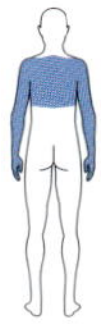

geeignet

Hochführen und Senken der Arme

A

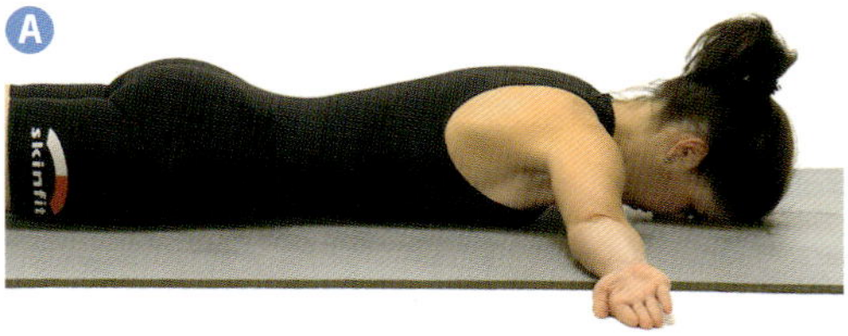

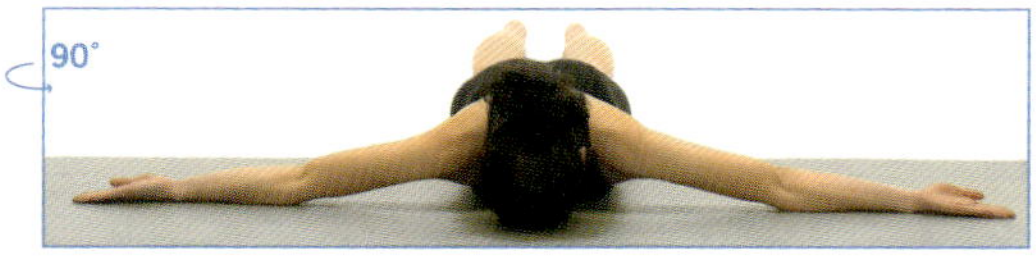

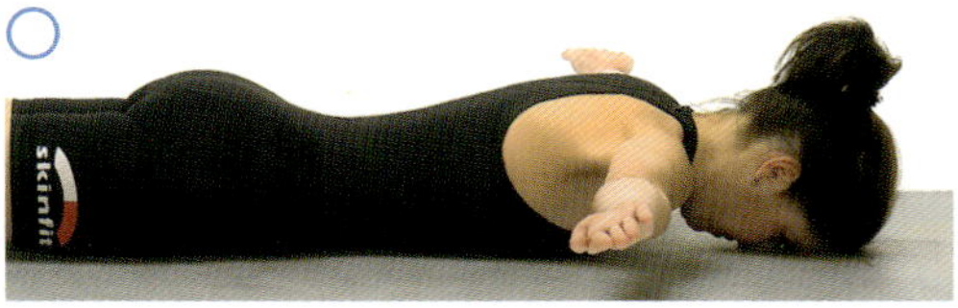

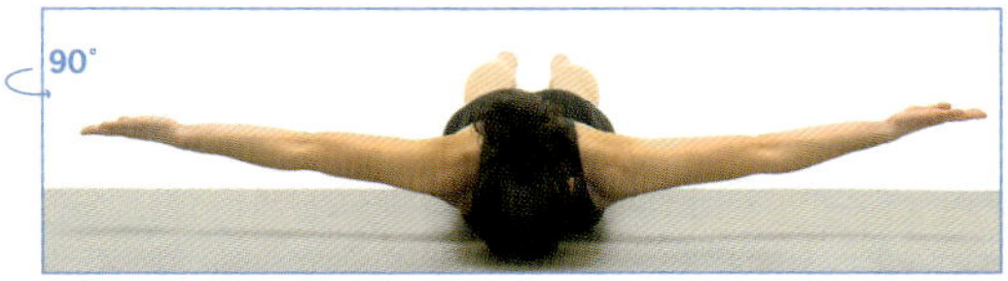

- (A) Bauchlage: Gesäßmuskeln anspannen und Fersenschub; Arme in Seithalte, Handflächen nach oben
- (○) Gestreckte Arme heben

Hinweis:

- Bei dieser Ausführung werden die Schulterblattrotatoren mitgekräftigt.
- Stirn behält Bodenkontakt! (Aktives Dehnen der Brustmuskeln)
- Spannung einige Sekunden halten (dabei gleichmäßig weiteratmen)!

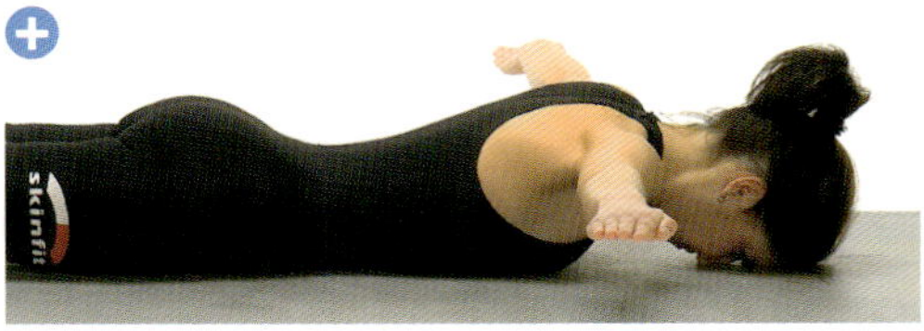

(+) Variation:
Handflächen nach unten

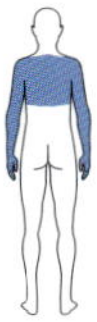

kräftigen

Schulterblattfixatoren, Arm-, Rücken- & Schultergürtelmuskulatur

geeignet

Hochschieben und Absenken des Oberkörpers

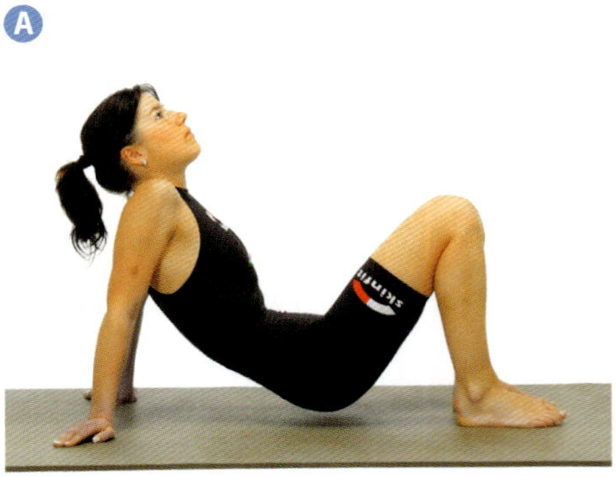

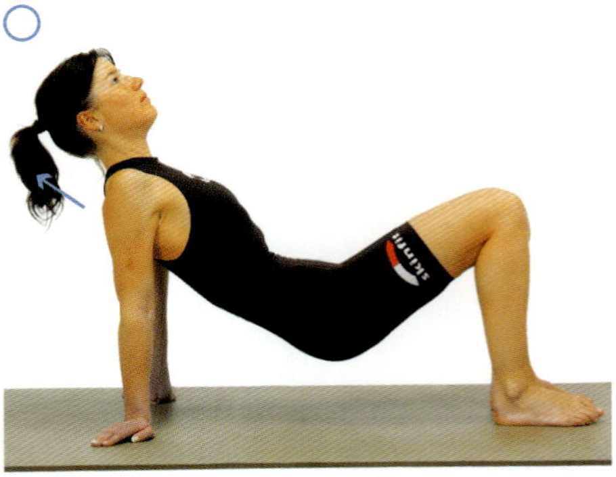

- Ⓐ Sitz mit angewinkelten Beinen; Becken leicht gehoben; Kopf zwischen den Schultern
- ○ Oberkörper hochschieben und dabei den Hals lang machen

Hinweis:

- Das Hochschieben und Absenken des Oberkörpers soll in langsam fließendem Wechsel erfolgen!

ungeeignet

Beugen und Strecken der Arme im Knieliegestütz

Das Beugen der Arme ohne Schwerpunktsverlagerung nach vorne hat keine Kräftigung der Armstrecker zur Folge. Vielmehr ist eine Fehlbelastung der Wirbelsäule die Folge von ungenügend stabilisierten Schulterblättern, überstrecktem Nacken und nichtaktivierten Bauchmuskeln.

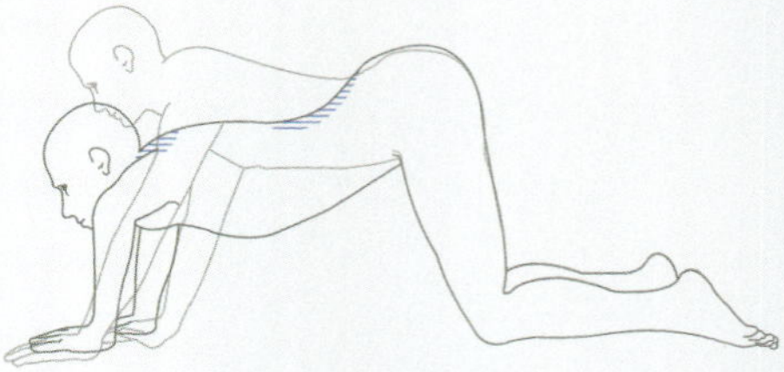

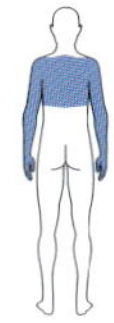

geeignet

Heben und Senken des Oberarmes (Ellbogen führt)

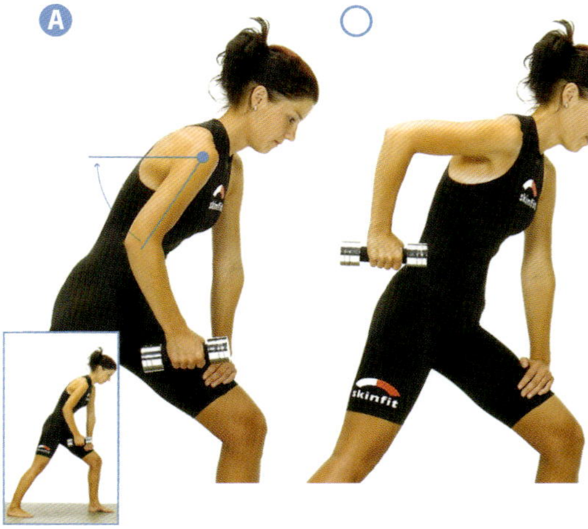

Ⓐ Schrittstellung; Oberkörper stabilisiert

○ Oberarm heben und senken (Ellbogen führt)

Hinweis:

- Kopf in Verlängerung der Wirbelsäule
- Rücken bleibt gerade!

Strecken und Beugen des Armes (Kräftigung der Armstrecker)

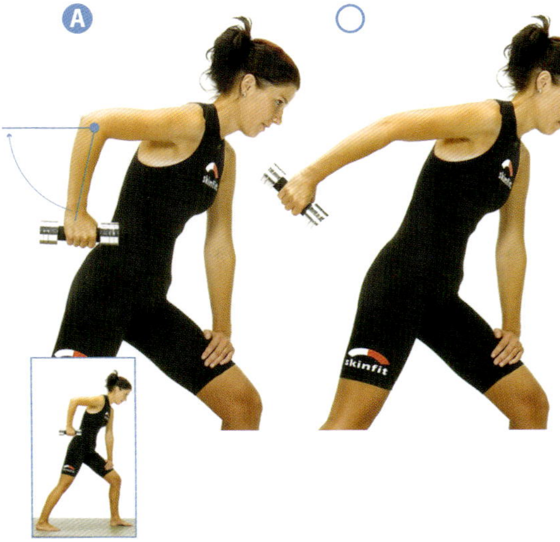

Ⓐ Schrittstellung; Oberkörper stabilisiert

○ Strecken und Beugen des Armes

Hinweis:

- Bauchspannung halten!
- Kräftige stets beidseitig!

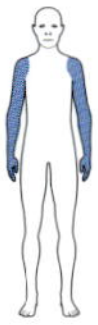

geeignet

Beugen und Strecken der Arme (mit Medizinball, Hanteln)

A

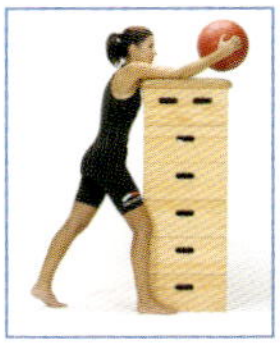

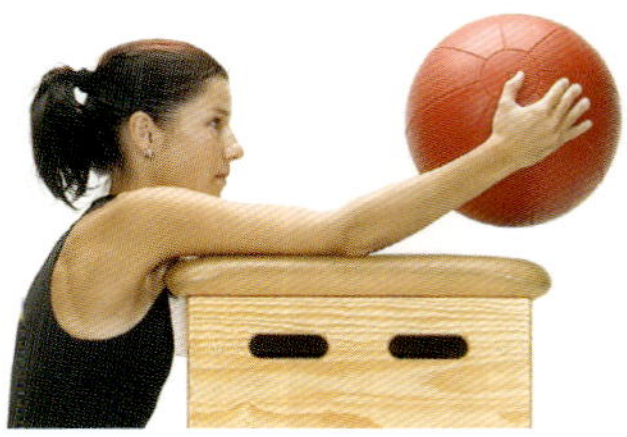

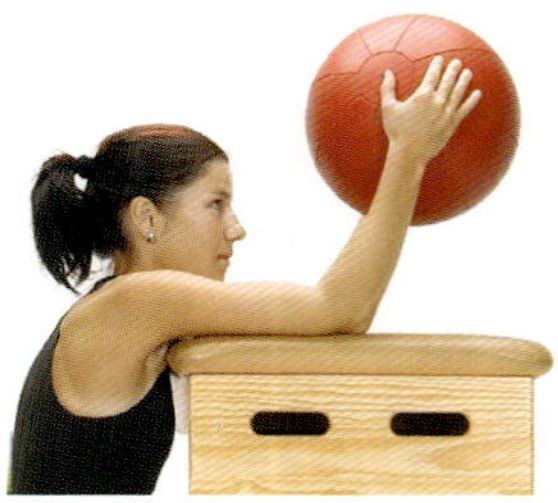

- A Schrittstellung am Kasten (vorderes Bein seitlich); Oberarme liegen waagrecht auf
- Beugen und Strecken der Arme

Hinweis:
- Oberarme nicht von der Unterlage heben!

Variation durch Außenrotation der Arme

A

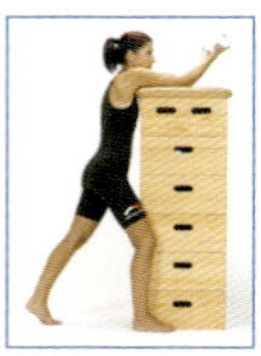

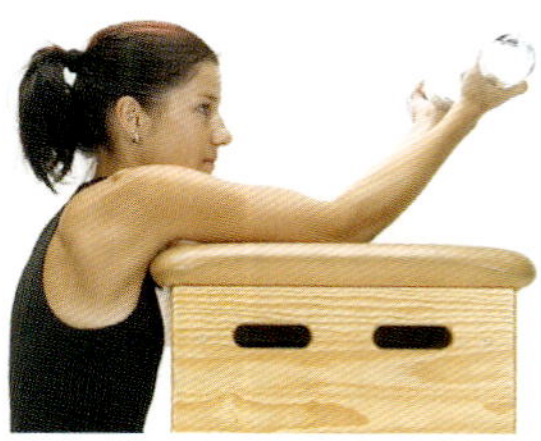

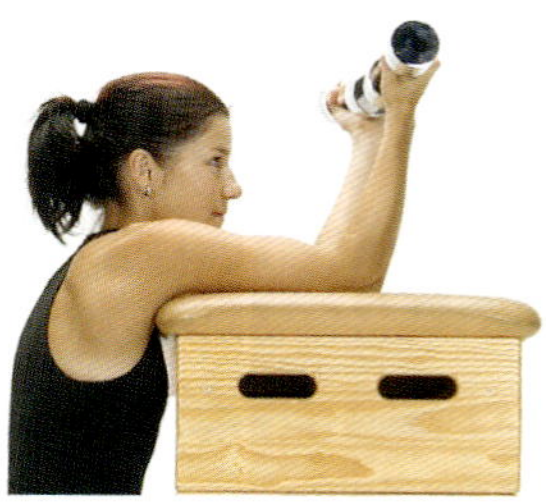

- A Schrittstellung am Kasten, Oberarme liegen auf
- Arme langsam beugen und strecken

Hinweis:
- Ellbogengelenk nie völlig durchstrecken!

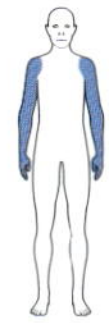

geeignet

Beugen und Strecken der Arme nahe am Körper (mit Hanteln)

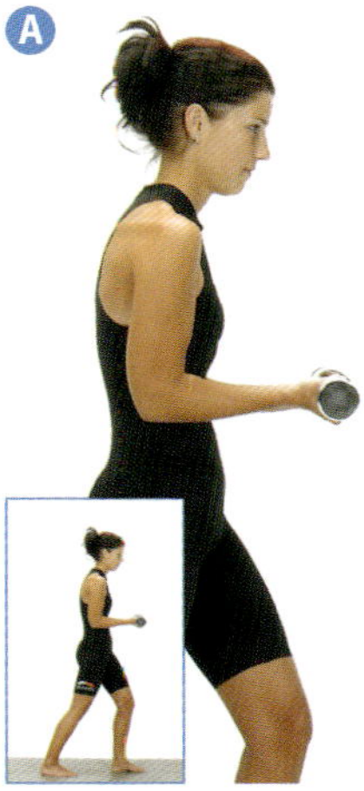

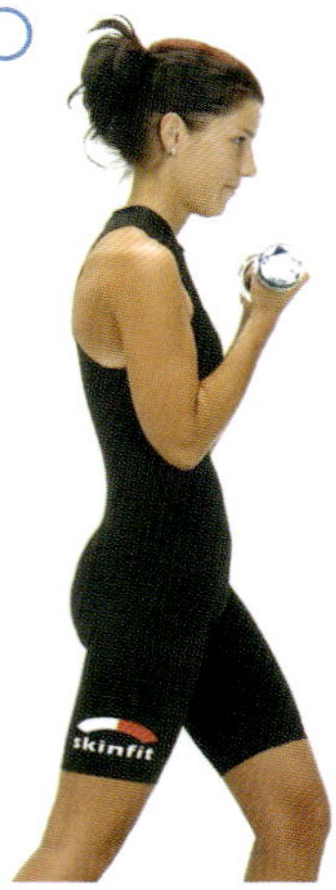

- A Schrittstellung; Knie leicht gebeugt, gerader Rücken; Ellbogen am Oberkörper fixiert und gebeugt
- Langsames Beugen und Strecken der Arme

Hinweis:
- Ellbogen bleiben am Oberkörper fixiert und werden nie völlig durchgestreckt.
- Achte auf eine ausreichende Bauch- und Gesäßspannung!

Variation durch Aufstützen am Oberschenkel

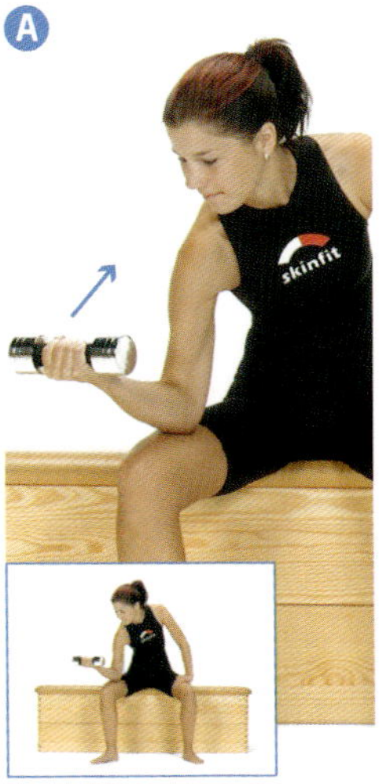

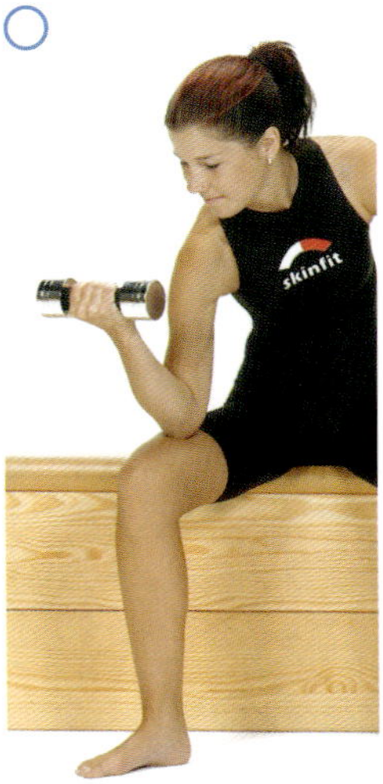

- A Ein Ellbogen stützt am Oberschenkel, anderer Arm stabilisiert den Oberkörper
- Streck- und Beugebewegung mit kleiner Amplitude

Hinweis:
- Keine Bewegung im Handgelenk ausführen!
- Oberkörper bleibt gerade!
- Kräftige stets beidseitig!

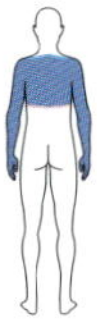

geeignet

Ziehen über die Langbank

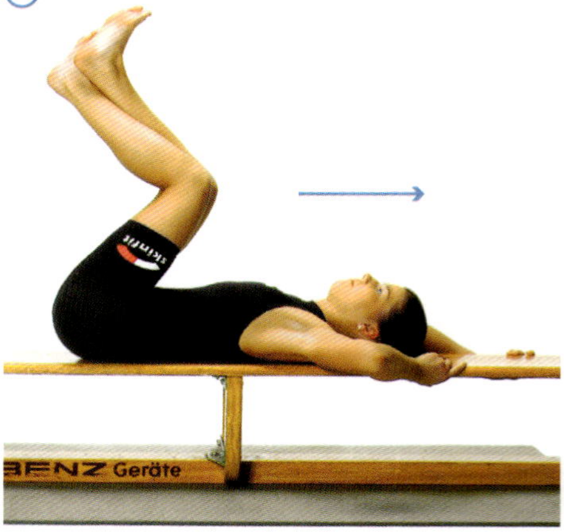

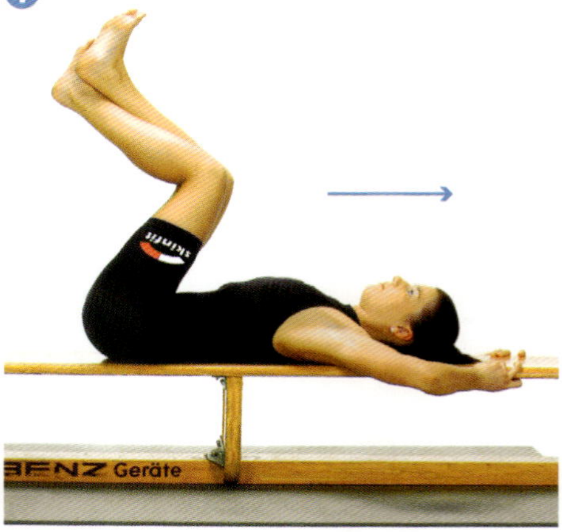

- Rückenlage auf Langbank; Beine gebeugt
- Einarmiges Ziehen über die Langbank

- Beidarmiges Ziehen

Hinweis:
Die gebeugten Beine verhindern,
- dass in einer Hohlrückenstellung (Ausweichbewegung) gezogen wird;
- dass mit den Beinen das Ziehen unterstützt werden kann.

ungeeignet

Beugen und Strecken der Arme im Knieliegestütz

Das Beugen der Arme ohne Schwerpunktverlagerung nach vorne hat keine Kräftigung der Armstrecker zur Folge (»Hohlkreuzgefahr«). Vielmehr ist eine Fehlbelastung der Wirbelsäule die Folge von ungenügend stabilisierten Schulterblättern, überstrecktem Nacken und nichtaktivierten Bauchmuskeln.

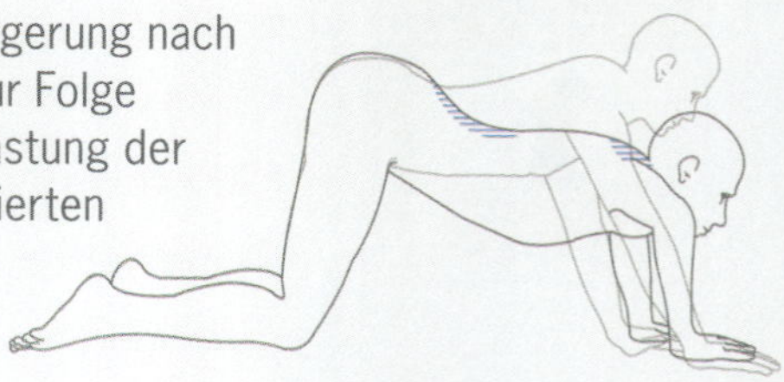

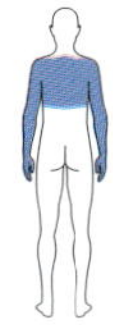

geeignet

Beugen und Strecken der Arme mit Vor- und Rückschieben des Beckens

A

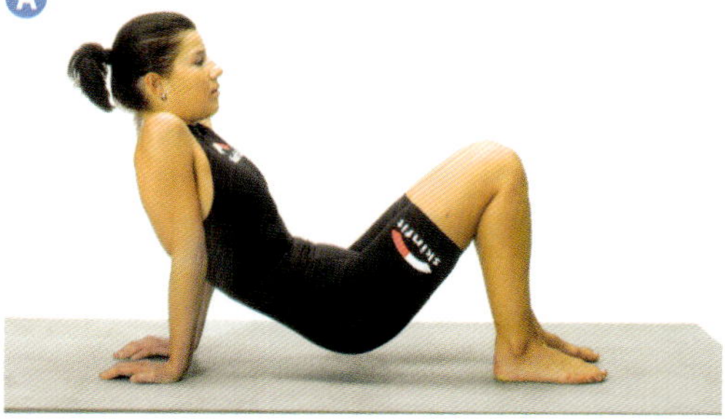

A Sitz mit angewinkelten Beinen; Becken leicht gehoben

① Vorschieben und Senken des Beckens mit gleichzeitigem Beugen der Arme

② Zurückschieben und Heben des Beckens mit gleichzeitigem Strecken der Arme

Hinweis:

- Bewegung langsam, aber fließend ausführen!

①

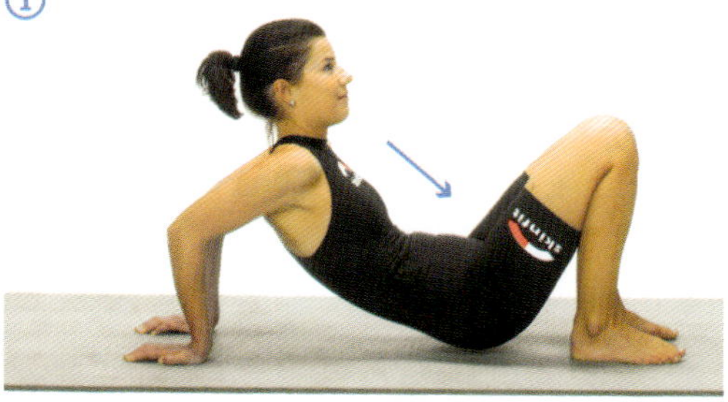

②

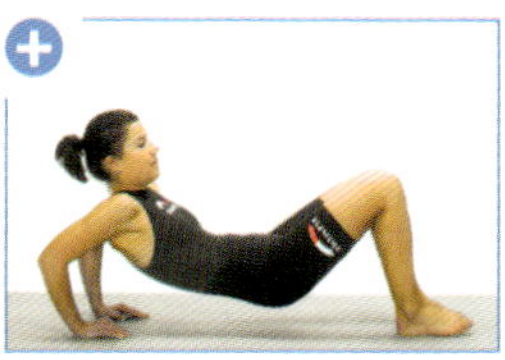

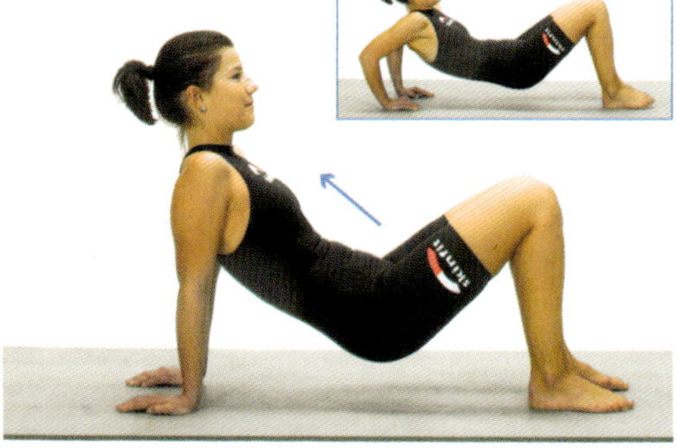

+ Variation mit Fingerspitzen nach vorne

geeignet

Vor- und Rückführen des Rumpfes mit angelegten Armen

A

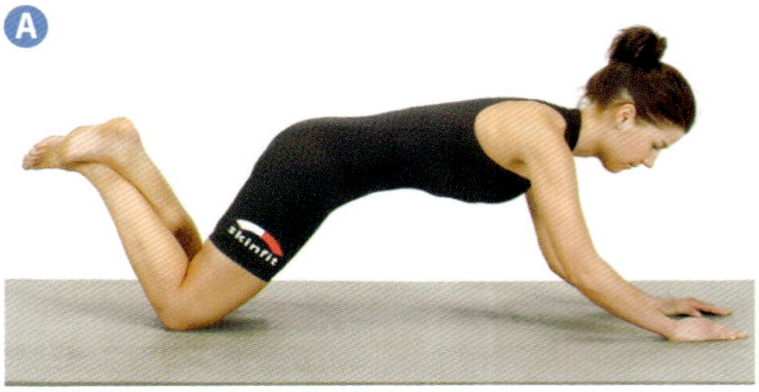

○

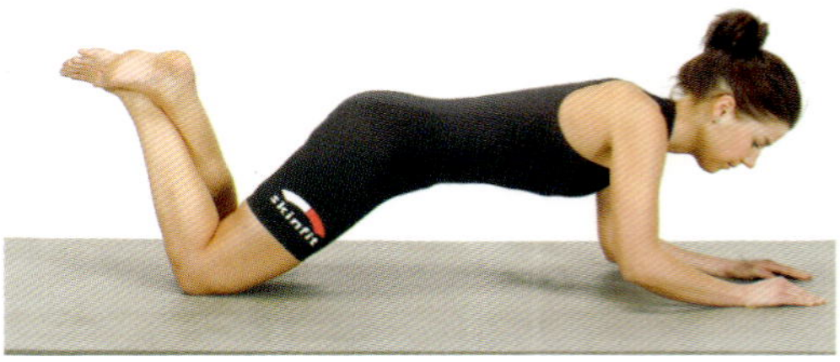

A Knieliegestütz mit überkreuzten Unterschenkeln

○ Schulterblätter zusammenziehen (stabilisieren) und Vor- und Rückführen des Rumpfes mit angelegten Armen

Hinweis:

- Kopf in Verlängerung der Wirbelsäule!
- Bei Übungen im Knieliegestütz verhindert eine weiche Unterlage (Matte) unangenehme Druckschmerzen im Kniegelenk.

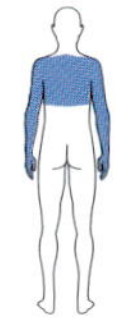

geeignet

Beugen und Strecken der Arme

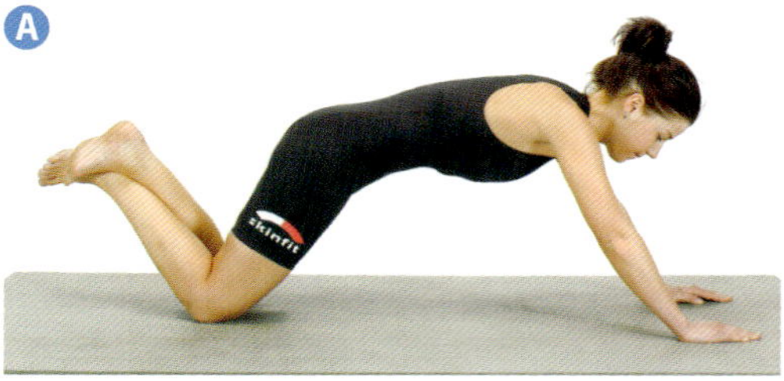

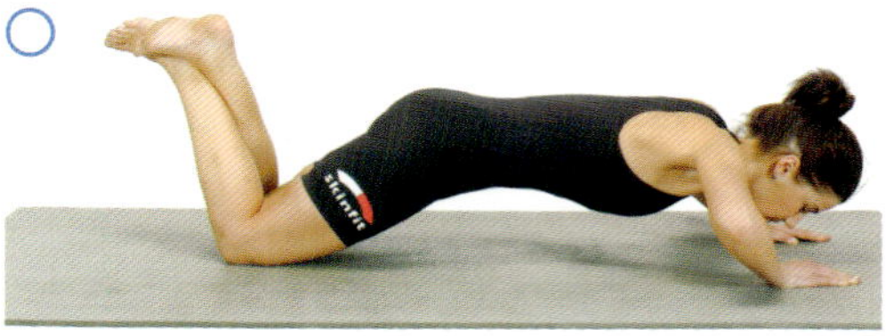

Knieliegestütz mit überkreuzten Unterschenkeln

Bauchmuskulatur anspannen und Schulterblätter stabilisieren; Arme beugen und strecken

Hinweis:

- Beim Beugen der Arme den Oberkörper nach vorne-unten führen.
- Kopf bleibt in Verlängerung der Wirbelsäule.

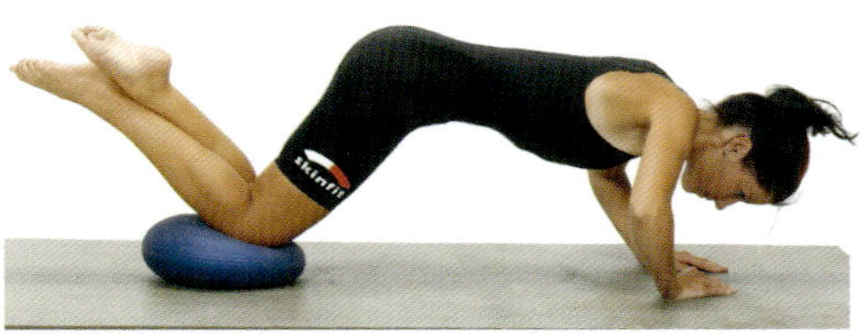

Variation 1:
mit labiler Unterlage (Luftkissen)

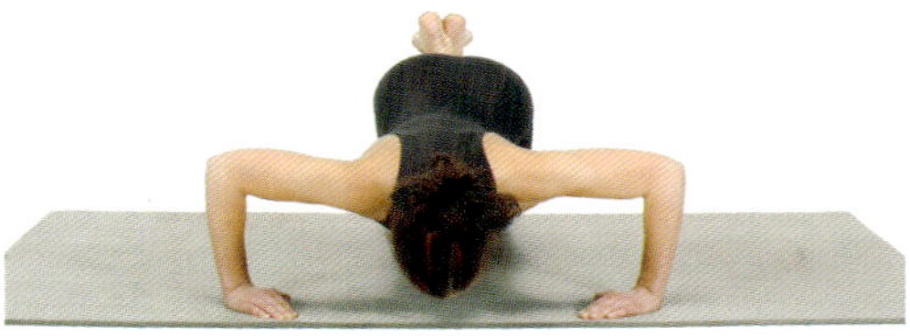

Variation 2:
Bei breiter Armstellung werden die Brustmuskeln mitgekräftigt.

Hinweis:

- Entscheidend ist nicht die Anzahl der Wiederholungen, sondern die Exaktheit der Übungsausführung!

geeignet

Drehen in den seitlichen Liegestütz mit anschließendem Wegdrücken

Ⓐ

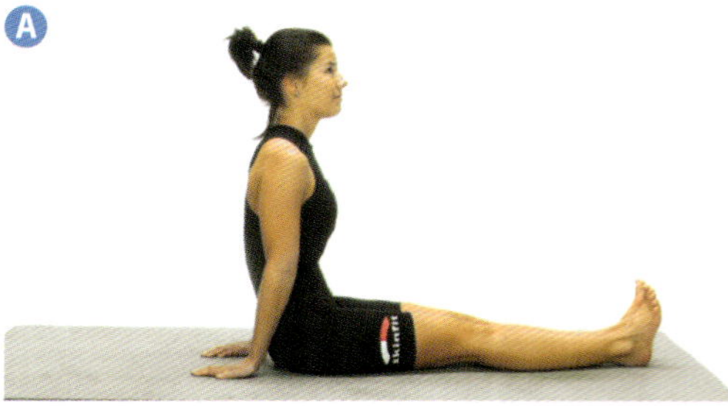

①

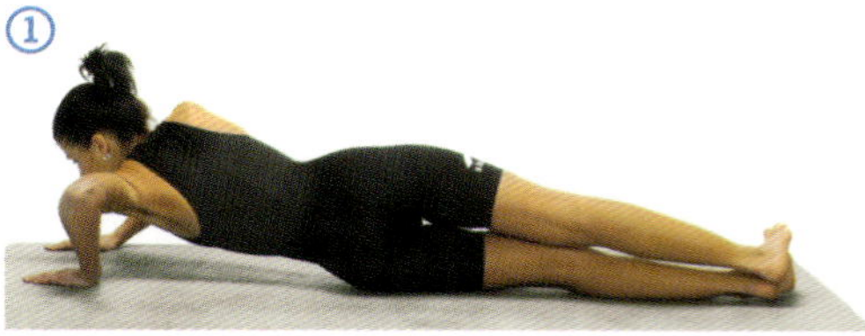

②

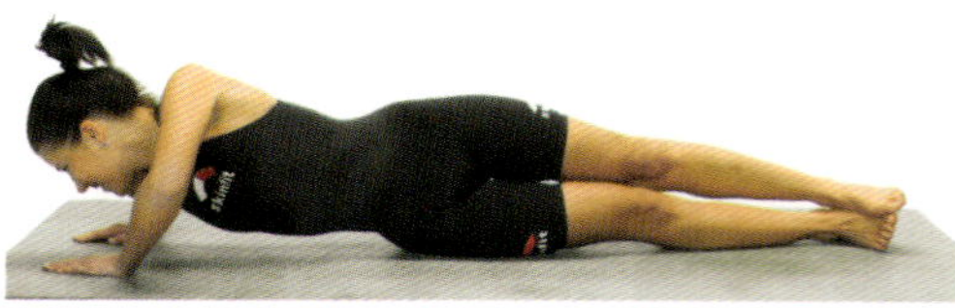

Ⓐ Langsitz

① Drehen in den seitlichen Liegestütz mit anschließendem kräftigen Wegdrücken

② Oberkörper nach links/rechts drehen (Brustbein nahe am Boden)

Hinweis:

- Gebeugte Arme stützen Oberkörper ab.

ungeeignet

Klassischer Liegestütz vorlings

Eine schwach ausgebildete Armmuskulatur führt häufig zu Ausgleichsbewegungen des Rumpfes (verstärkte Hohlrückenstellung beim Strecken der Arme). Mangelnde Stabilisierung der Schulterblätter kann zu Fehl- bzw. Überbelastung des gesamten Schultergürtels führen.

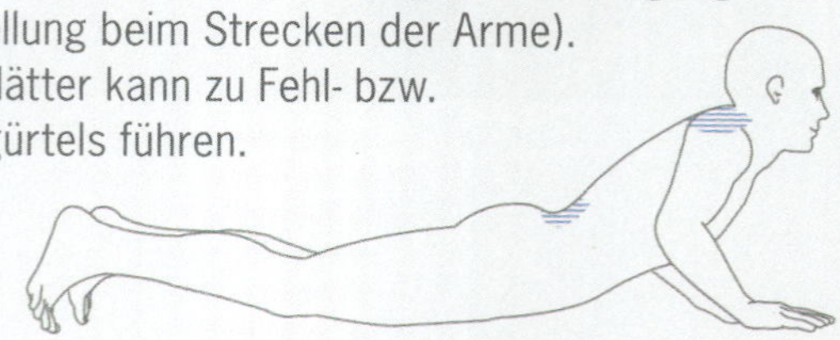

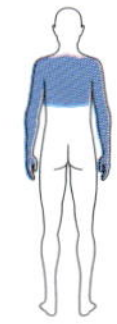

geeignet

Laufen mit Halt an den Oberschenkeln

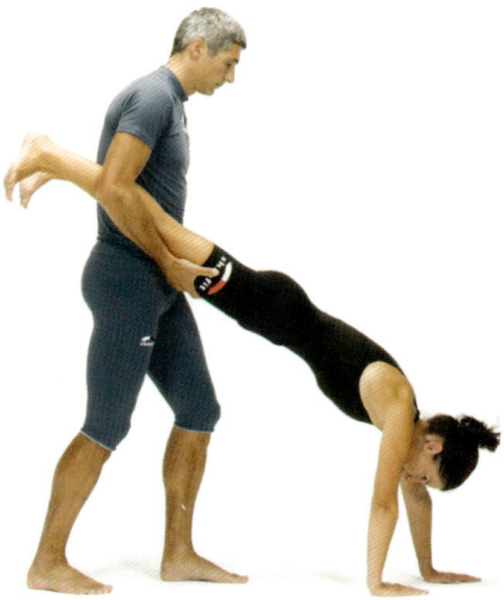

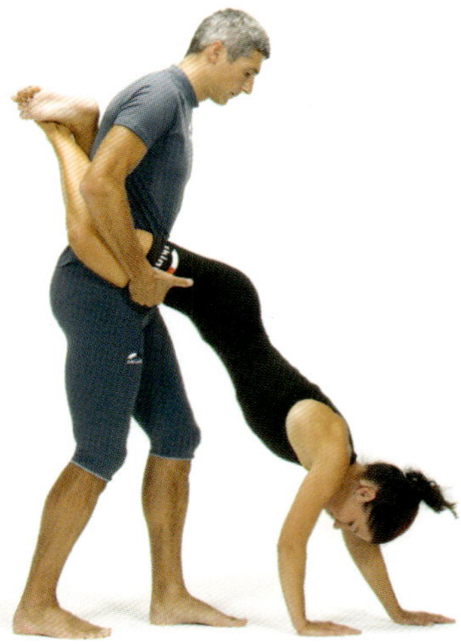

A Partnerübung
Schubkarren im Liegestütz vorlings

Laufen mit Halt an den Oberschenkeln; Finger zeigen leicht nach innen: Dadurch wird eine ungünstige Belastung der Handwurzelknochen vermieden.

+ Das Festklammern mit den Beinen erleichtert die Übung.

Hinweis:

- Durch den Halt an den Oberschenkeln kann die Bauch- und Gesäßspannung leichter gehalten werden (bessere Stabilisierung).

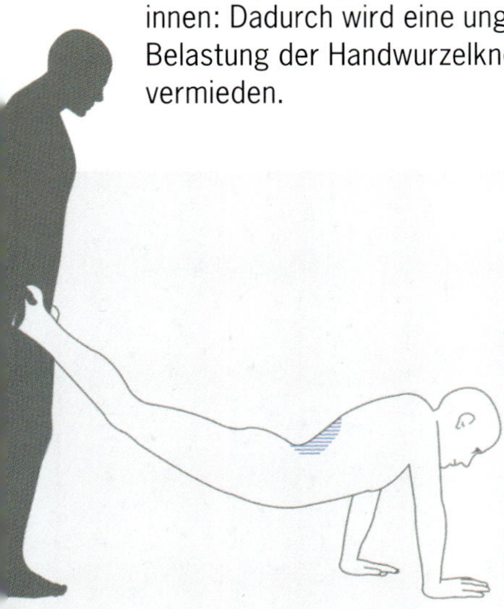

ungeeignet

Schubkarren

Werden Bauch- und Gesäßspannung nicht gehalten, hängt der Körper durch (verstärkter Hohlrücken). Die Folge ist eine große Druckbelastung auf die Lendenwirbelsäule.

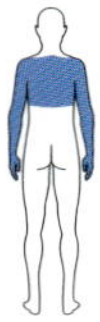

geeignet

Auf- und Absteigen im Liegestütz vorlings

A

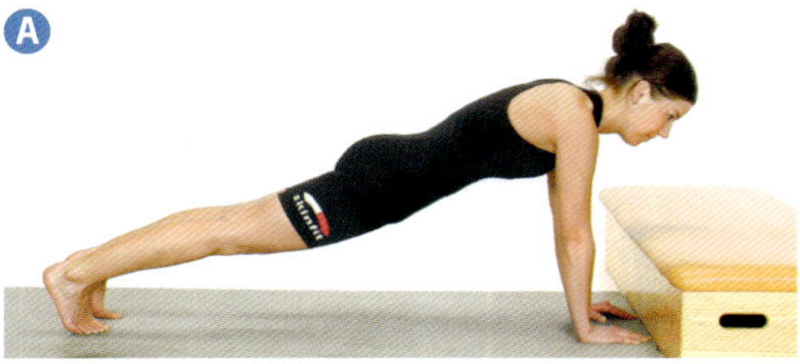

○

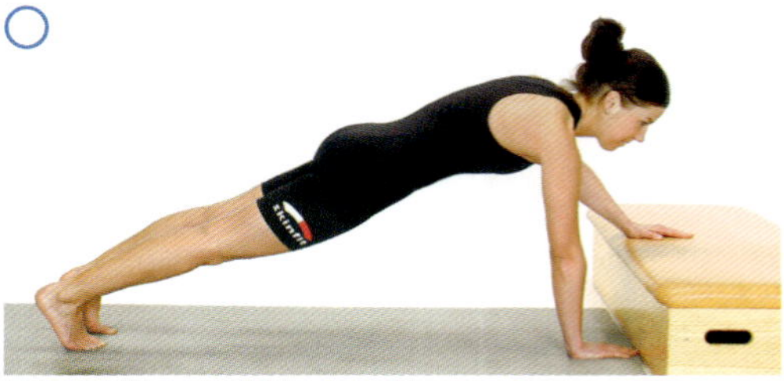

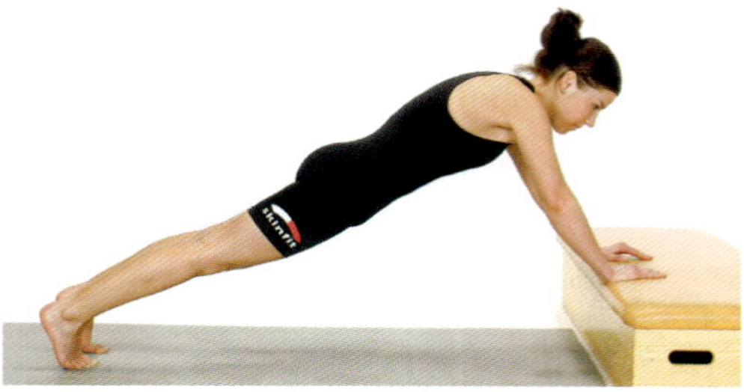

A Liegestützstellung vor Kastenoberteil

○ Ganzkörperspannung durch Aktivieren der Bauch- und Gesäßmuskulatur;
Auf- und Absteigen

Hinweis:

- Kopf in Verlängerung der Wirbelsäule!
- Ganzkörperspannung bleibt während der gesamten Übung erhalten!
- Achte auf eine exakte Bewegungsausführung!

ungeeignet

Schwungvolles Überspringen eines Seiles mit beiden Armen aus dem Liegestütz

Der Übende holt aus einer verstärkten Hohlrückenstellung Schwung (Gegenbewegung). Der Übende landet in einer verstärkten Hohlrückenstellung. Überbelastung und Stauchung der LWS und der Handgelenke können die Folge sein.

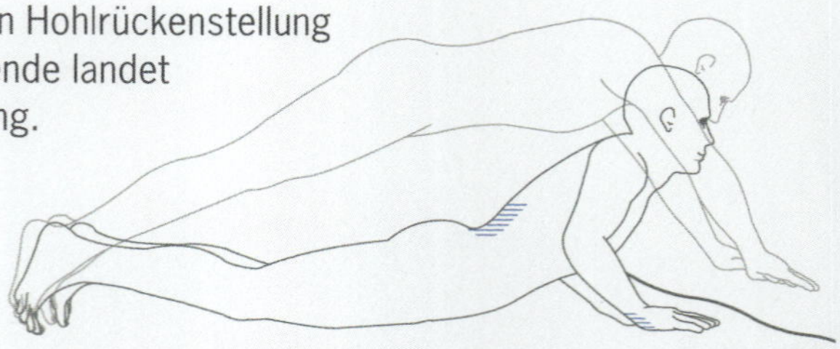

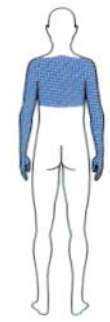

geeignet

Zurück- und Vorlaufen mit den Händen

A

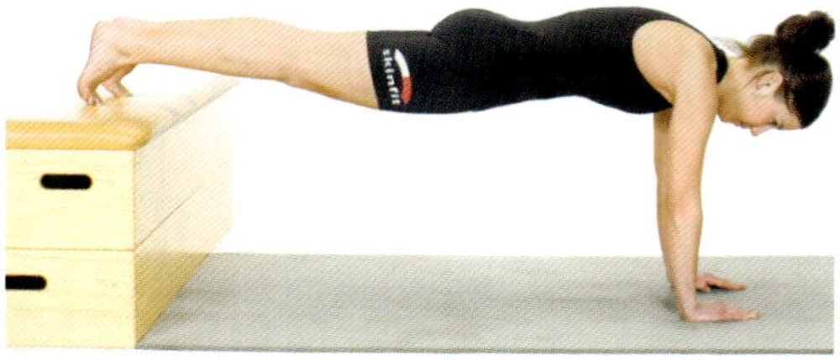

①

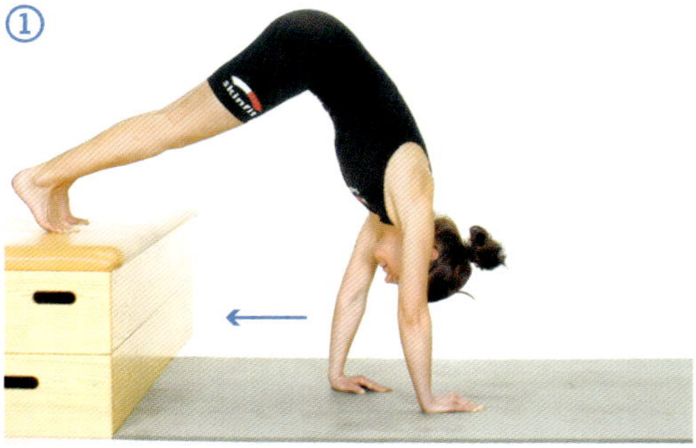

②

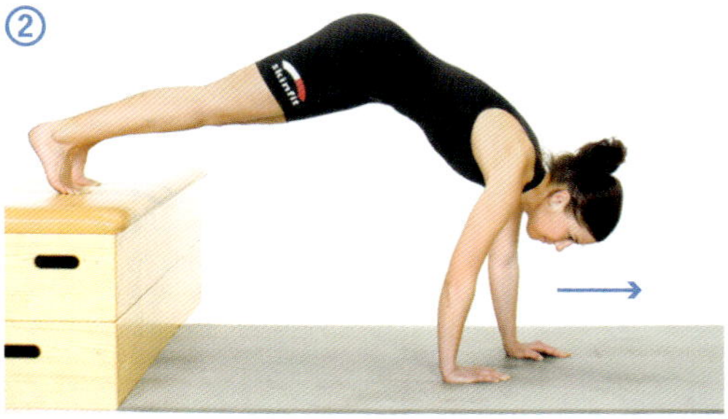

- A Liegestütz vorlings mit Beinen auf erhöhter Unterlage
- ① Ganzkörperspannung; Zurücklaufen mit den Händen
- ② Vorlaufen mit den Händen

Hinweis:
- Rücken bleibt beim »Laufen« gerade und Kopf in Verlängerung der Wirbelsäule!
- Füße bleiben auf Unterlage.

geeignet

Langsames Vorwärts- und Rückwärtslaufen

①

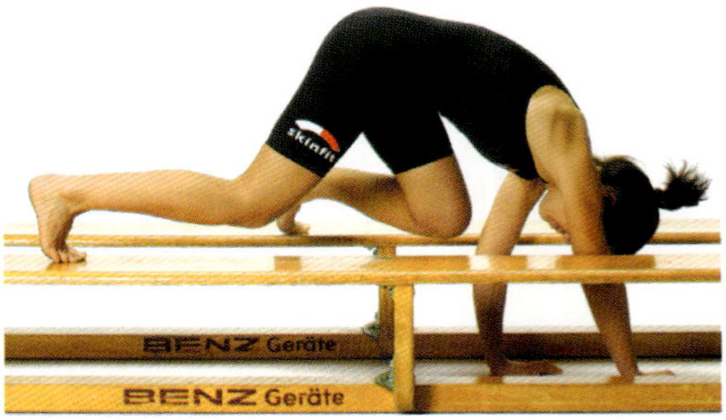

②

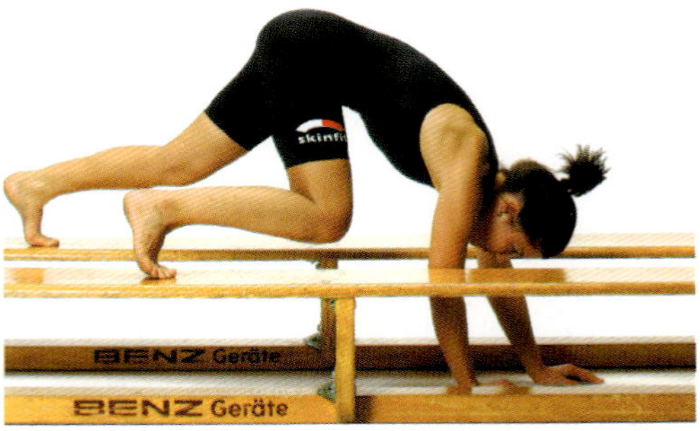

Ⓐ Vierfüßlerstand zwischen zwei Bänken (in der Bankgasse); Beine auf den Bänken; Handflächen am Boden

① Langsames Vorwärtslaufen

② Langsames Rückwärtslaufen

Hinweis:
- Kopf in Verlängerung der Wirbelsäule!

Sind die Füße höher als die Hände, werden die Schlüsselbeinfasern mittrainiert!

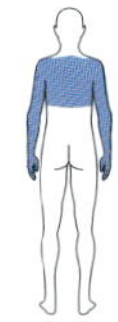

geeignet

Beugen und Strecken der Arme

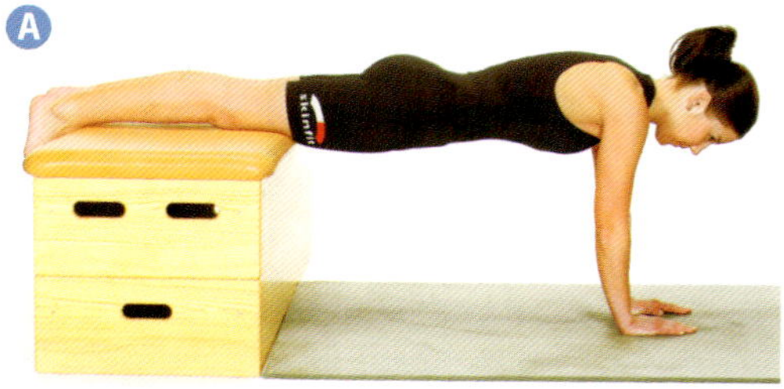

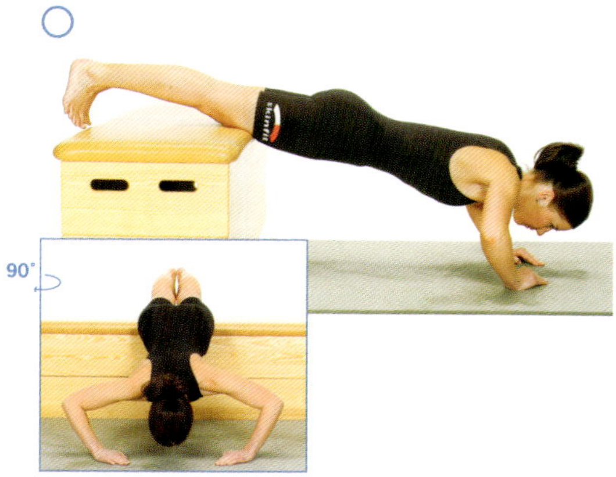

- Ⓐ Liegestütz vorlings: Oberschenkel auf kniehohem Kasten; Ganzkörperspannung
- ○ Schulterblätter zusammenziehen; Beugen und Strecken der Arme

Hinweis:

- Kopf in Verlängerung der Wirbelsäule.
- Im Stütz zeigen die Finger leicht nach innen.
- Die Auflage der Oberschenkel (Kniescheibe frei) sorgt für eine bessere Stabilisierung im Bereich der Lendenwirbelsäule.
- Bei breiter Armstellung werden die Brustmuskeln mitgekräftigt.

ungeeignet

Beugen und Strecken der Arme

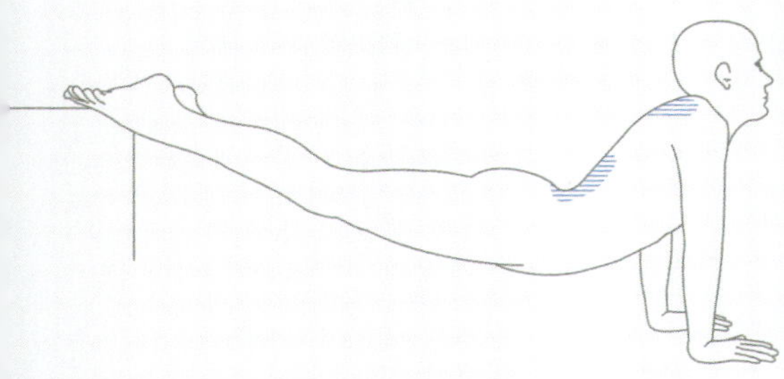

Die Streckbewegung der Arme endet oft in einem verstärkten Hohlrücken. Werden die Schulterblätter nicht genügend stabilisiert, die Bauch- und Gesäßmuskeln nicht angespannt, führt dies zu Fehl- bzw. Überbelastung des Schultergürtels und der LWS.

geeignet

Beugen und Strecken der Arme

A

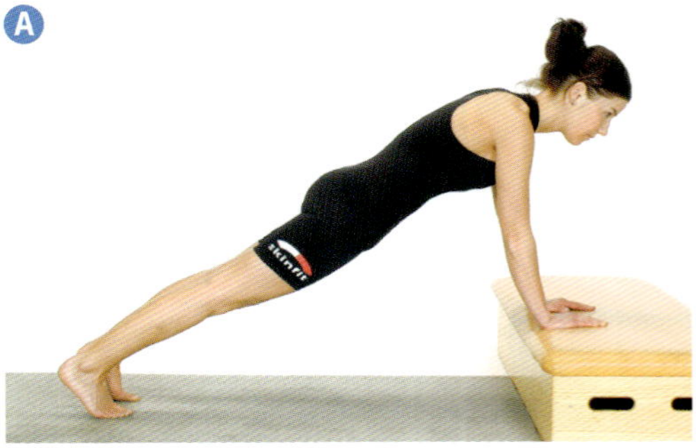

A Klassischer Liegestütz mit Stütz am Kastenoberteil; Ganzkörperspannung (Bauch- und Gesäßmuskeln anspannen)

○ Schulterblätter zusammenziehen (stabilisieren); Beugen und Strecken der Arme

○

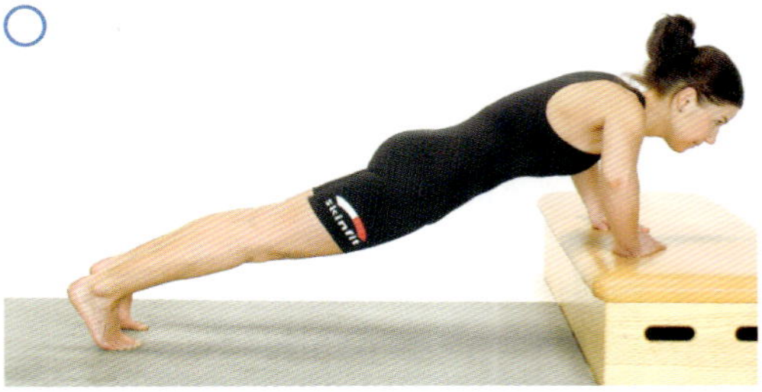

Hinweis:
- Kopf in Verlängerung der Wirbelsäule!

+

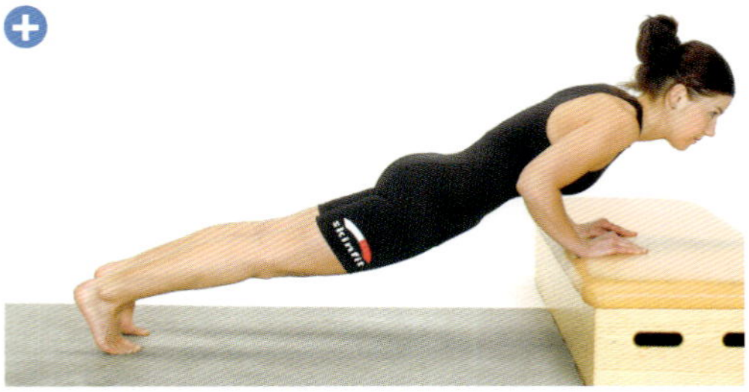

+ Variation für gut Trainierte: Liegestütz mit angelegten Armen (Ellbogen nach hinten und Oberarme zum Rumpf)

Sind beim Liegestütz die Füße tiefer als die Hände, wird der untere Teil des großen Brustmuskels mittrainiert.

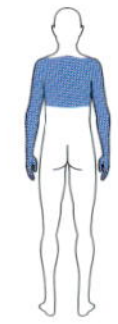

geeignet

Beugen und Strecken der Arme

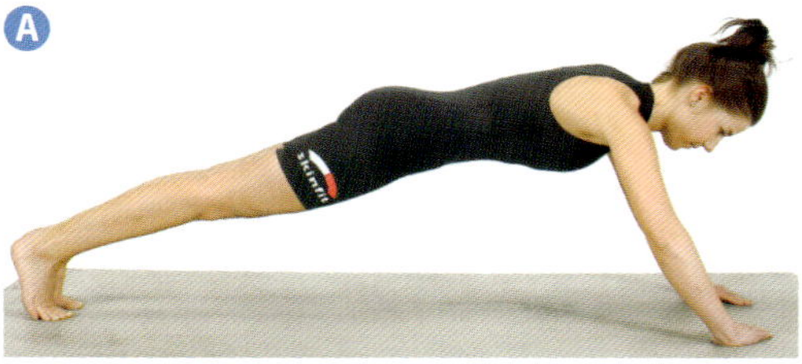

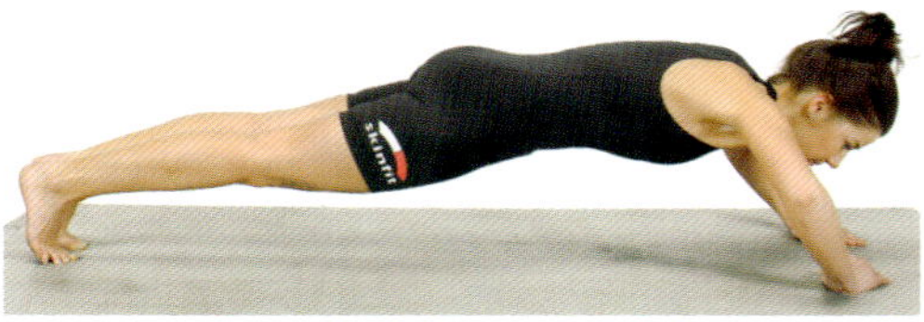

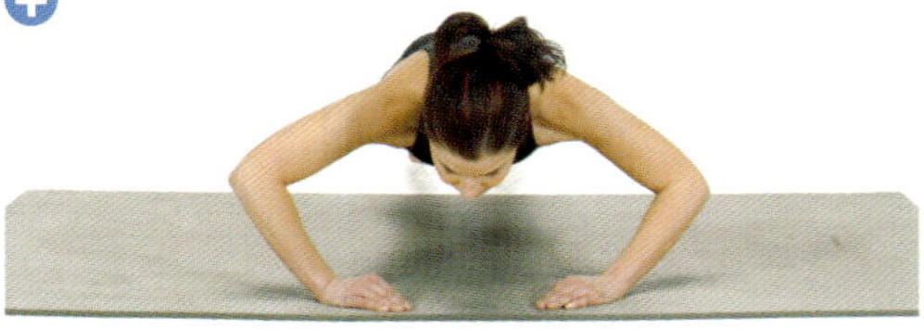

- Ⓐ Klassischer Liegestütz vorlings; Ganzkörperspannung (Bauch- und Gesäßmuskulatur anspannen)
- ○ Schulterblätter zusammenziehen (stabilisieren); Beugen und Strecken der Arme unter Beibehaltung der Ganzkörperspannung
- ⊕ Bei breiter Armstellung werden die Brustmuskeln mitgekräftigt.

ungeeignet

Beugen und Strecken der Arme

Eine schwach ausgebildete Armmuskulatur führt häufig zu Ausgleichsbewegungen des Rumpfes (verstärkte Hohlrückenstellung beim Strecken der Arme). Mangelnde Stabilisierung der Schulterblätter kann zu Fehl- bzw. Überbelastung des gesamten Schultergürtels führen.

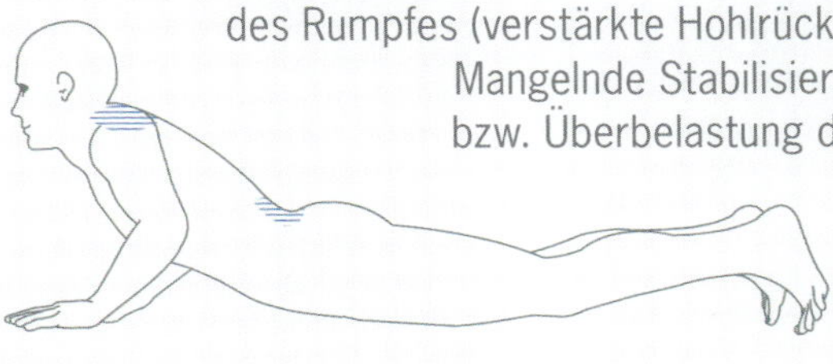

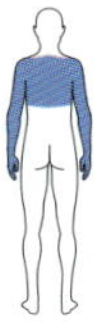

kräftigen
Armstrecker & Muskulatur des Schultergürtels

geeignet
Beugen und Strecken der Arme

A
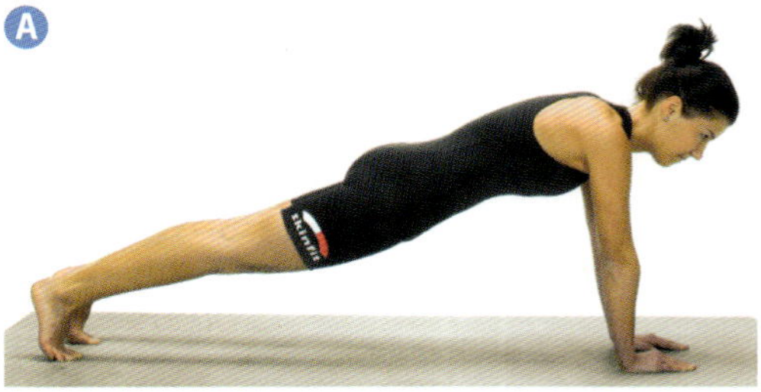

○
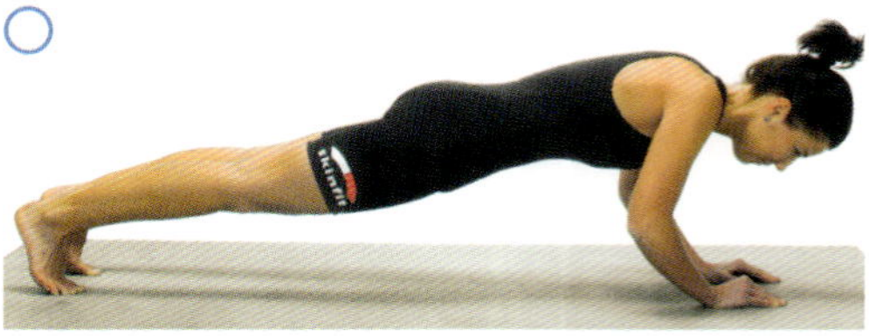

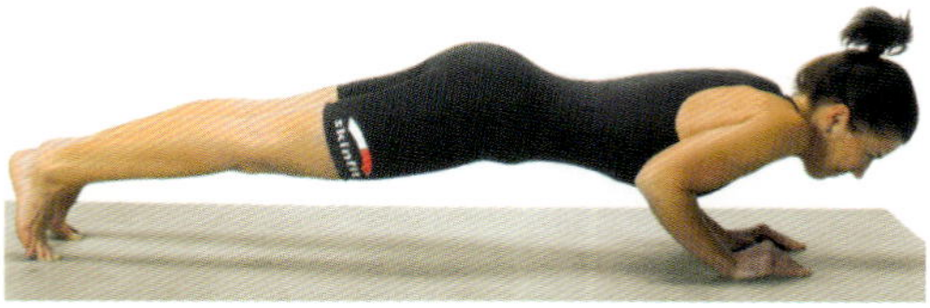

A Klassischer Liegestütz vorlings mit angelegten Armen; Ganzkörperspannung

○ Schulterblätter zusammenziehen; langsames Beugen und Strecken der Arme unter Beibehaltung der Ganzkörperspannung (Oberarme beim Beugen zum Rumpf)

Hinweis:
- Übung für gut Trainierte
- Kopf in Verlängerung der Wirbelsäule!

ungeeignet
Schwungvolles Wegdrücken aus dem Liegestütz mit Händeklatschen

Das kräftige Wegdrücken wird meist durch eine schwungvolle Gegenbewegung (verstärkter Hohlrücken) eingeleitet. Kann die Körperspannung bei der Landung nicht gehalten werden, wird die Lendenwirbelsäule gestaucht! Ebenfalls Überlastung der Handgelenke!

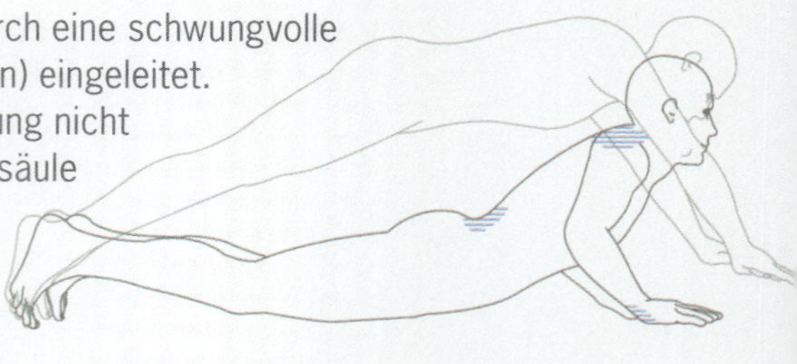

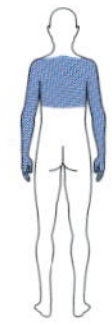

geeignet

Beugen und Strecken der Arme

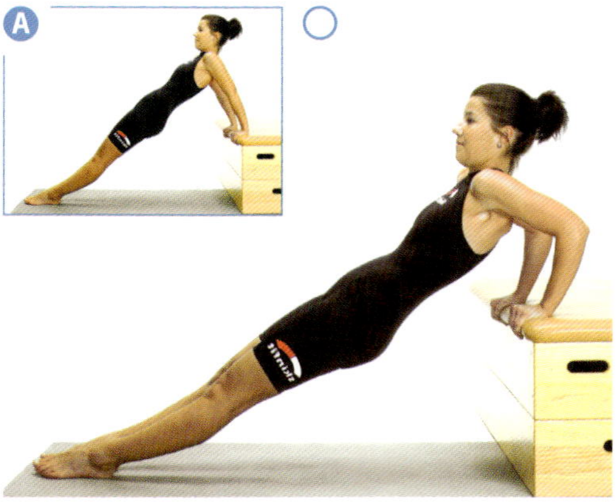

- A Liegestütz rücklings mit Stütz auf kniehohem Kasten
- O Ganzkörperspannung; leichtes Beugen und Strecken der Arme

Hinweis:
- Arme nur leicht beugen!
- Übung langsam und exakt ausführen!

Variationen durch Füße auf labiler Auflage (Luftkissen)

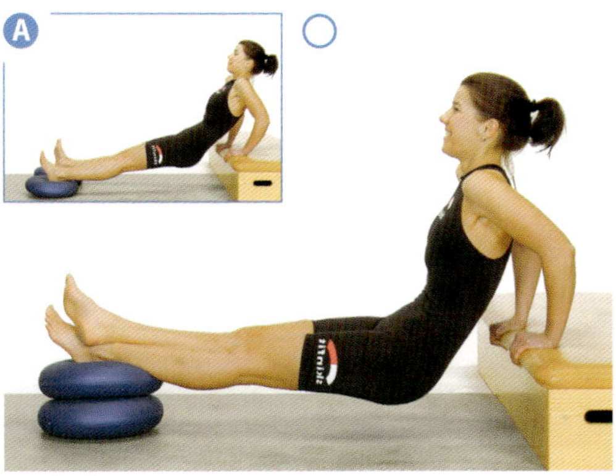

- A Liegestütz rücklings mit Stütz auf Kastendeckel; Füße auf Kissen abgelegt
- O Leichtes Beugen und Strecken der Arme

Hinweis:
- Ganzkörperspannung halten!

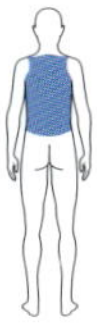

kräftigen

Schultergürtel (vor allem Schulterrotatoren), Schulterblattfixatoren & Rückenstrecker

geeignet

Hochführen und Senken der Arme und des Kopfes

A

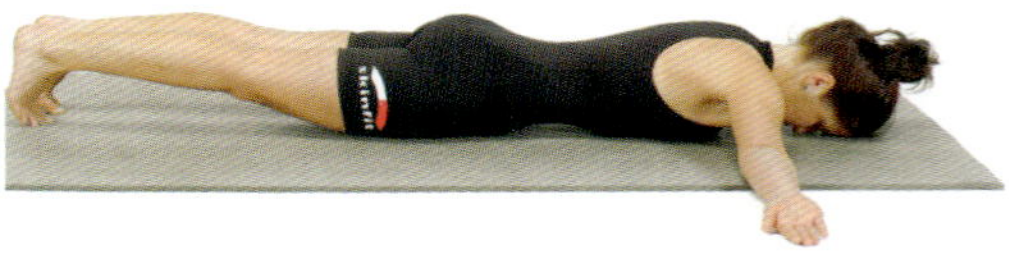

○

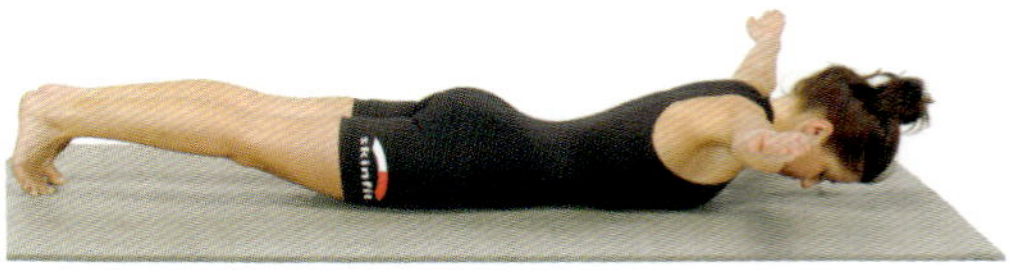

A Bauchlage; Gesäßmuskeln anspannen und Fersenschub; Arme in Seithalte (Handflächen nach oben); Ganzkörperspannung

○ Hochführen und Senken der Arme und des Kopfes

Hinweis:
- Kopf in Verlängerung der Wirbelsäule!

+

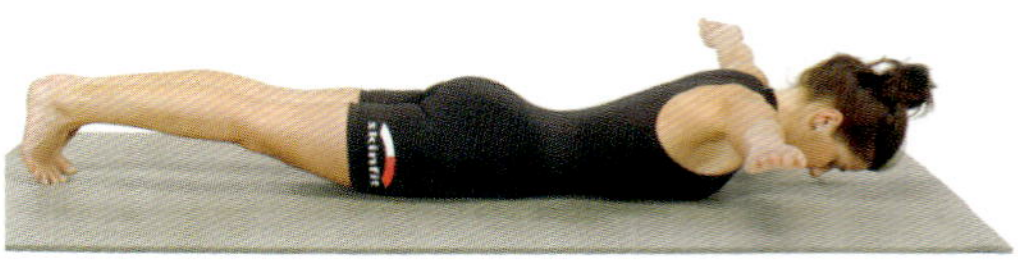

+ Variation 1:
Handrücken nach oben

+

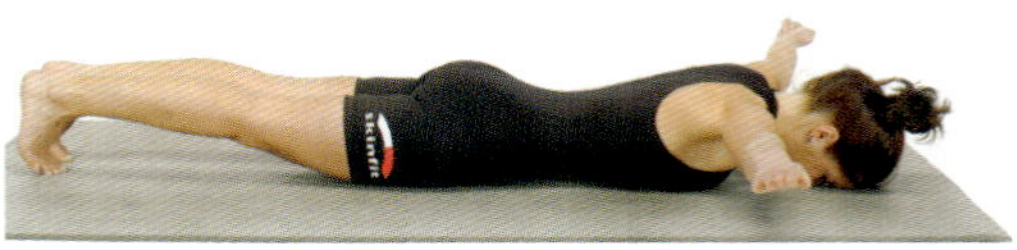

+ Variation 2:
Stirn am Boden

Behält die Stirn Bodenkontakt, so werden beim Heben der Arme die Brustmuskeln aktiv gedehnt.

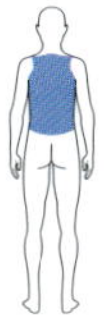

kräftigen

Schultergürtel (vor allem Schulterrotatoren), Schulterblattfixatoren & Rückenstrecker

geeignet

Hochführen und Senken der Arme und des Kopfes

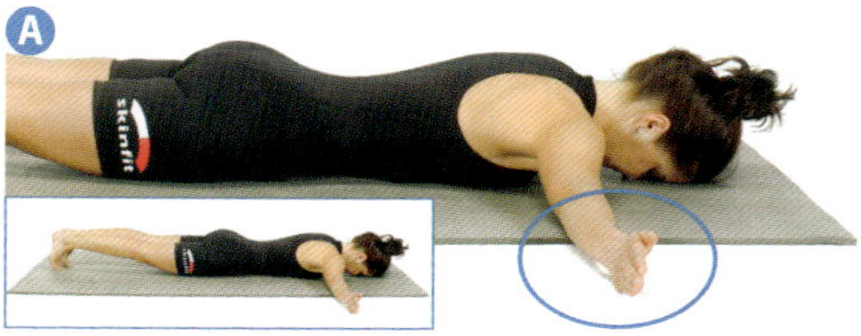

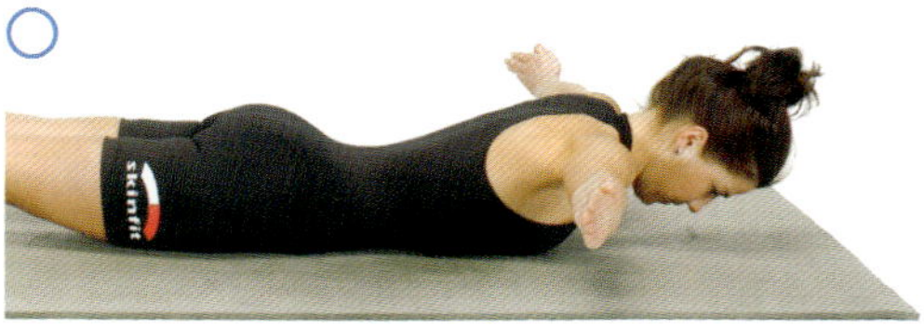

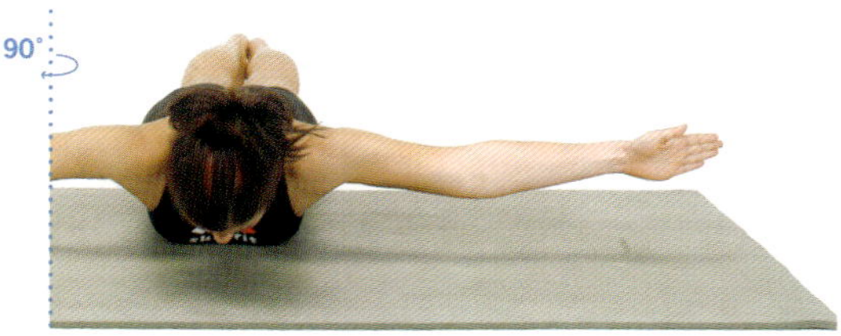

- **A** Bauchlage; Gesäßmuskeln anspannen und Fersenschub; Arme in Seithalte (Daumen nach oben)
- ○ Ganzkörperspannung; Hochführen und Senken der Arme und des Kopfes

Hinweis:
- Kopf in Verlängerung der Wirbelsäule!
- Position einige Sekunden halten und langsam senken.

ungeeignet

Hochfedern des Oberkörpers mit Armen in Nackenhalte

Beim schwungvollen Hochwippen entstehen große Kompressionskräfte im Bereich der Lendenwirbelsäule. Überlastungen von Wirbelkörperrändern und Wirbelbogengelenken resultieren daraus.

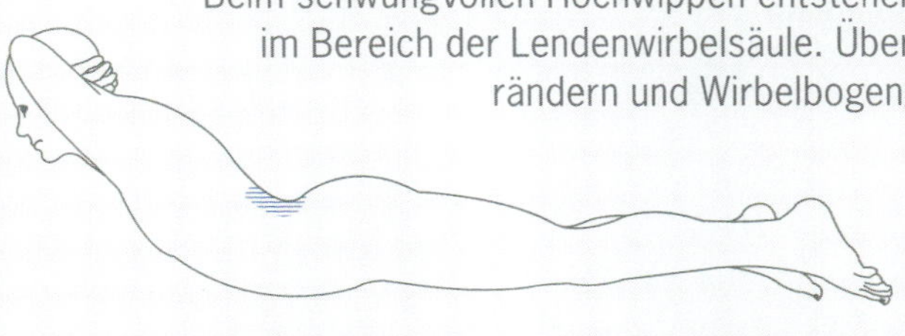

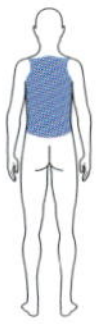

geeignet

Heben der Arme und des Kopfes

A

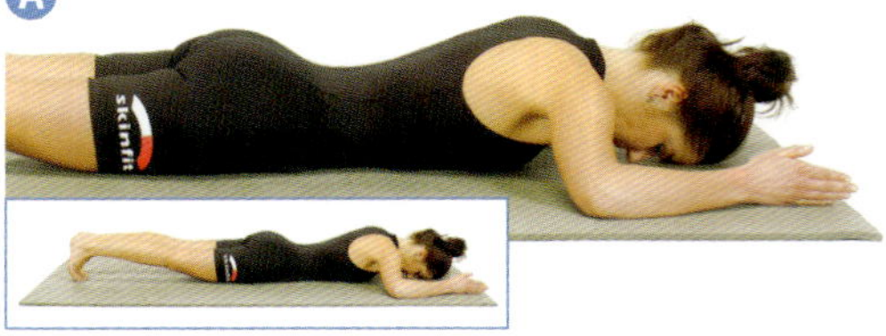

○

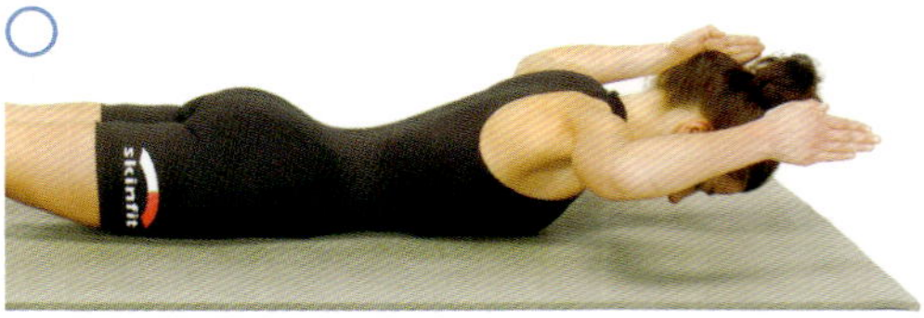

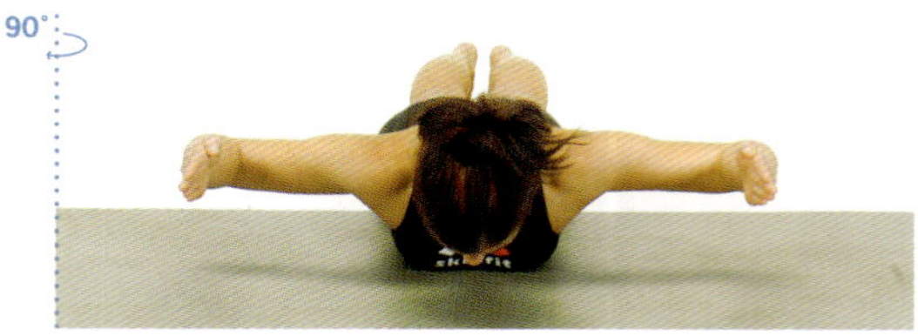

+

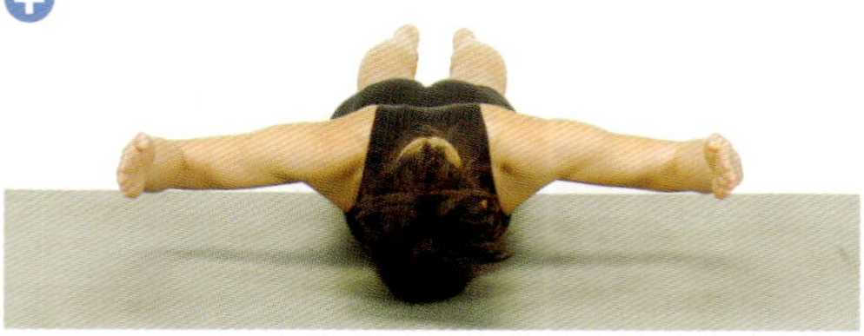

A Bauchlage; Gesäßmuskeln anspannen und Fersenschub; Arme in U-Halte (Daumen oben)

○ Ganzkörperspannung; Arme und Kopf leicht abheben und Position einige Sekunden halten

Hinweis:
- Kopf in Verlängerung der Wirbelsäule!
- Mit den Ellbogen nicht nach hinten ausweichen!

+ Variation mit Stirn am Boden

Behält die Stirn Bodenkontakt, so werden beim Heben der Arme die Brustmuskeln aktiv mitgedehnt.

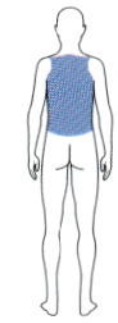

geeignet

Heben der Arme und des Kopfes

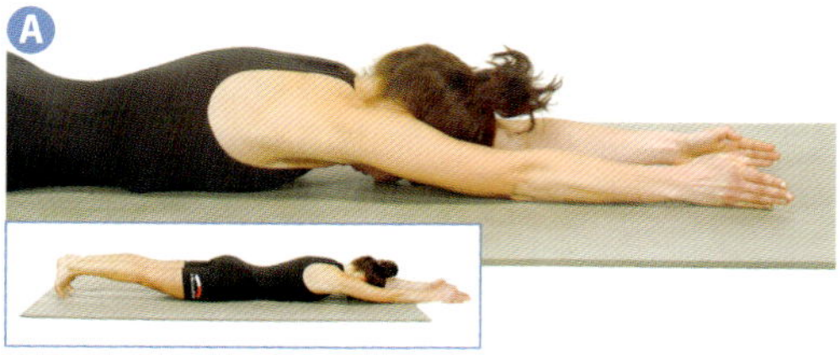

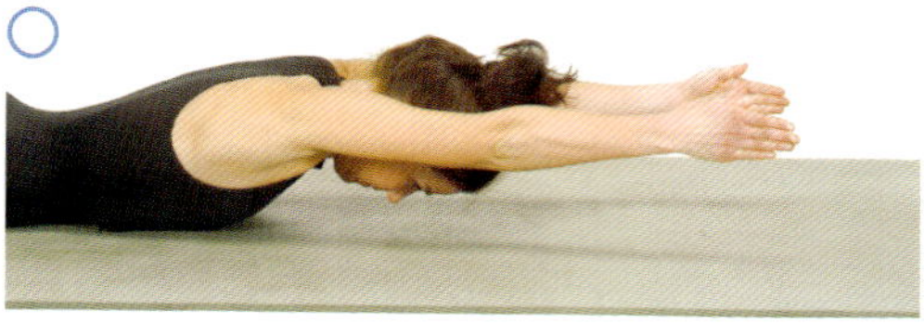

Ⓐ Bauchlage; Gesäßmuskeln anspannen und Fersenschub; Arme in Hochhalte (Daumen oben); Ganzkörperspannung

○ Gestreckte Arme und Kopf leicht heben

Hinweis:
- Kopf in Verlängerung der Wirbelsäule!
- Gleichmäßig atmen und Position einige Sekunden halten.

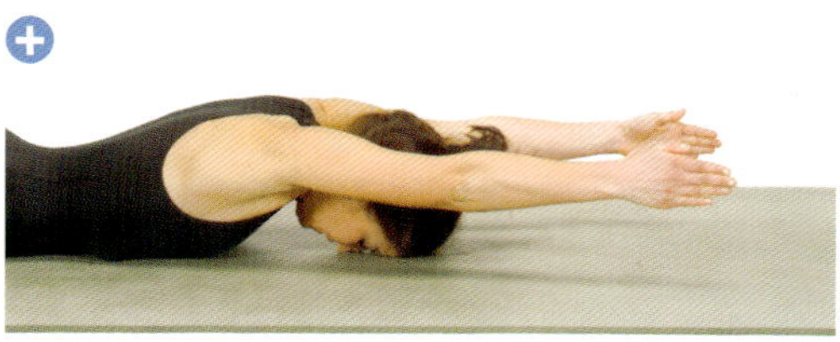

⊕ Variation mit Stirn am Boden

Hinweis:
- Aktive Dehnung der Brustmuskeln.

ungeeignet

Hochwippen über den Medizinball

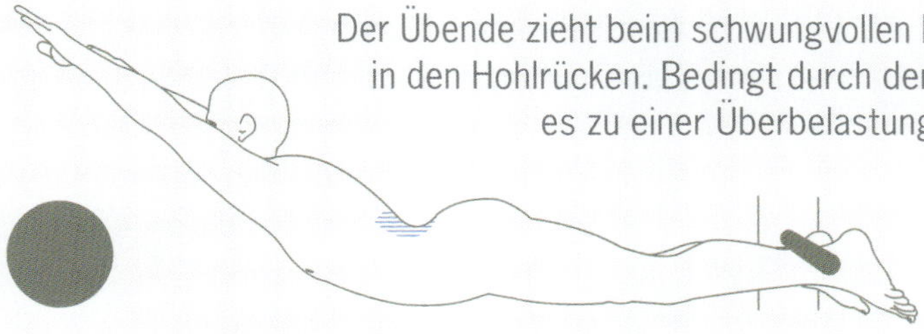

Der Übende zieht beim schwungvollen Hochwippen ruckartig in den Hohlrücken. Bedingt durch den hohen Druck kommt es zu einer Überbelastung im Bereich der LWS.

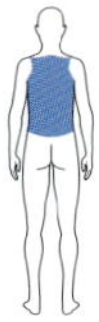

geeignet

Hochführen und Senken der gestreckten Arme hinter dem Körper

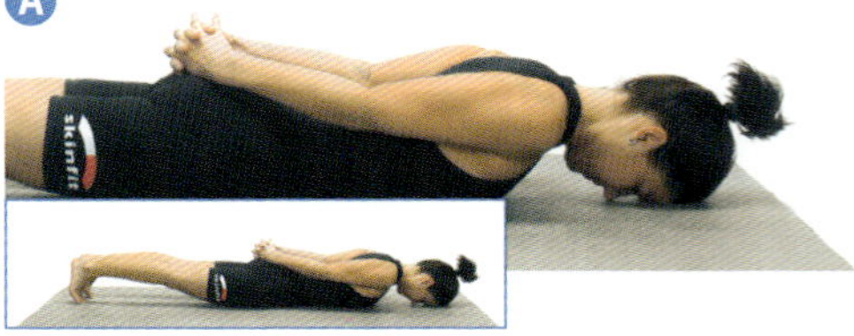

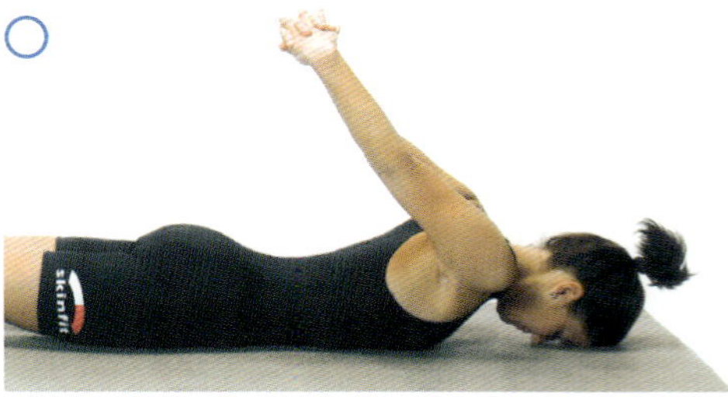

- A Bauchlage; Gesäßmuskeln anspannen und Fersenschub; Stirn am Boden
- O Gestreckte Arme im Flechtgriff hochführen und senken

Hinweis:

- Aktive Dehnung der Armbeuger.

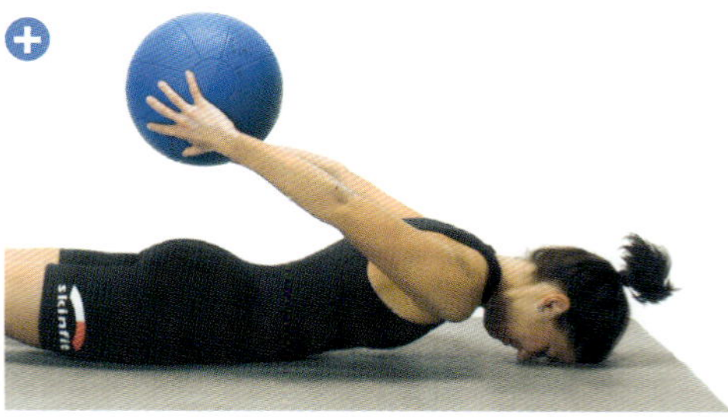

+ Variation mit Ball

Hinweis:

- Ganzkörperspannung beibehalten!

ungeeignet

Zustoßen des Balles aus der Bauchlage

Beim Aufbiegen rückwärts zieht der Übende ruckartig verstärkt in den Hohlrücken. Starke Belastung der Wirbelbogengelenke und der Wirbelkörperränder.

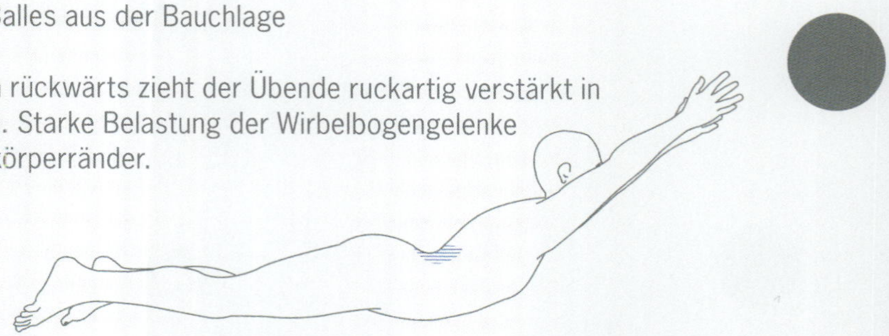

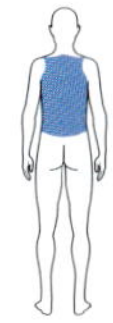

geeignet

Schulterblätter nach unten ziehen und Wirbelsäule strecken

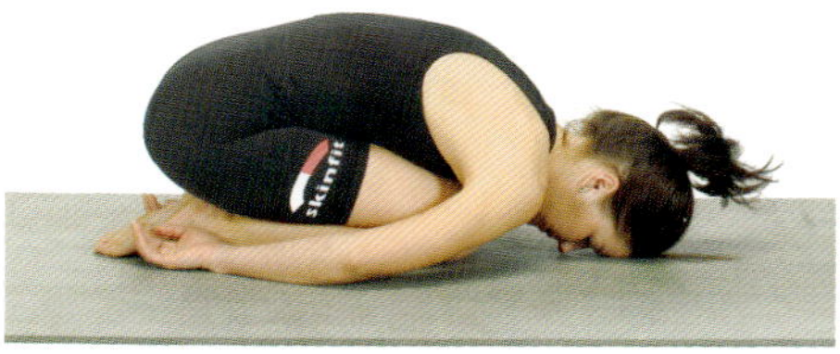

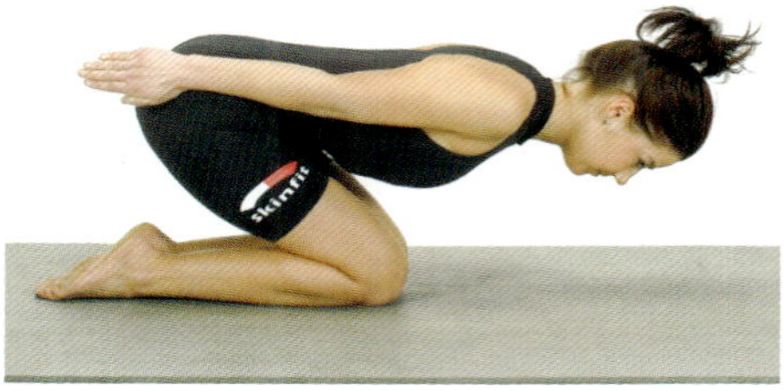

- A: Päckchenhaltung mit Armen neben dem Körper
- Schulterblätter nach hinten unten ziehen (Hals- und Brustwirbelsäule strecken)

Hinweis:

- Kopf in Verlängerung der Wirbelsäule!
- Gleichmäßig atmen und Position einige Sekunden halten!

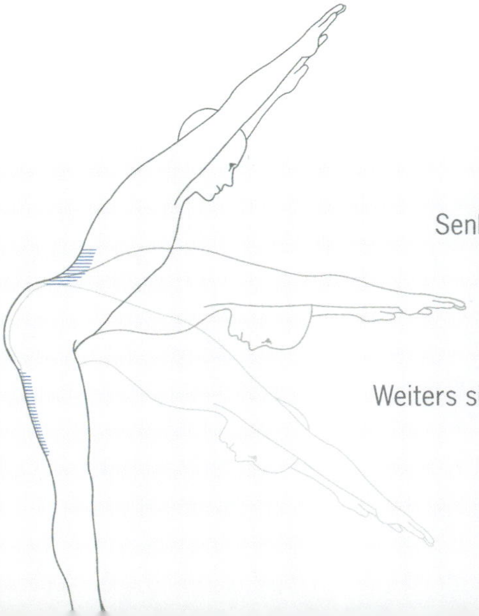

ungeeignet

Senken und Heben des gestreckten Rumpfes

Das Gewicht des Oberkörpers und der ungünstige lange Hebel führen zu einer starken Belastung in der LWS. Weiters sind Überdehnungen in der Muskulatur der Oberschenkelrückseite möglich.

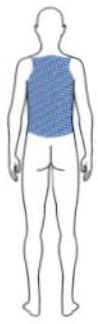

kräftigen

Schulterblattfixatoren & Rückenmuskeln (vor allem Rückenstrecker)

geeignet

Schulterblätter nach unten ziehen und Wirbelsäule strecken

Ⓐ

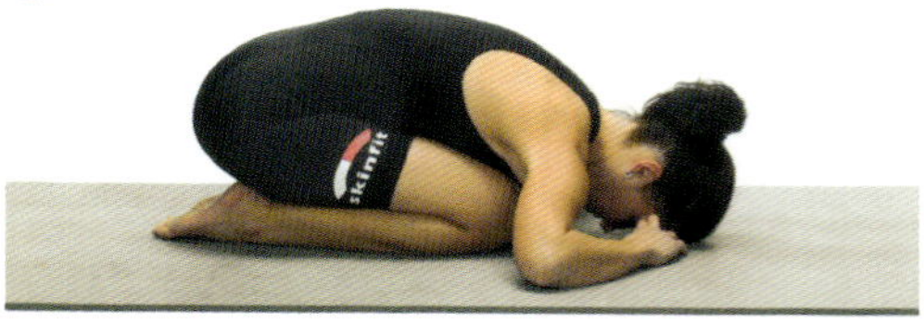

①

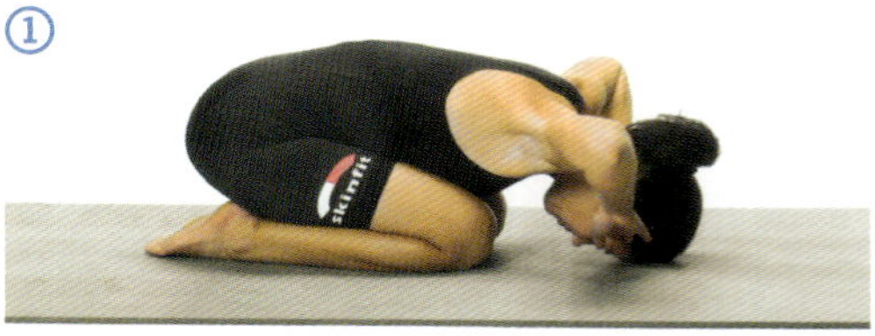

②

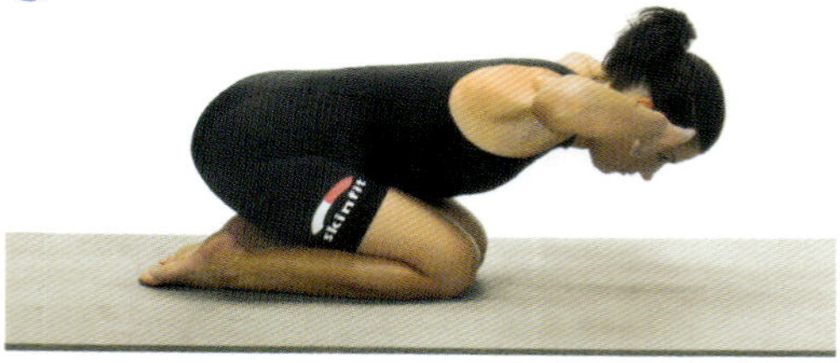

Ⓐ Päckchenhaltung
Finger an den Schläfen

① Ellbogen heben und Schulterblattspitzen nach unten ziehen

② Hals- und Brustwirbelsäule strecken

Hinweis:

- Kopf in Verlängerung der Wirbelsäule!
- Gleichmäßig atmen und Position einige Sekunden halten!

ungeeignet

Brustschwimmbewegung in der Rumpfvorhalte

Das Gewicht des Oberkörpers und der ungünstige lange Hebel führen zu einer starken Belastung in der Lendenwirbelsäule.

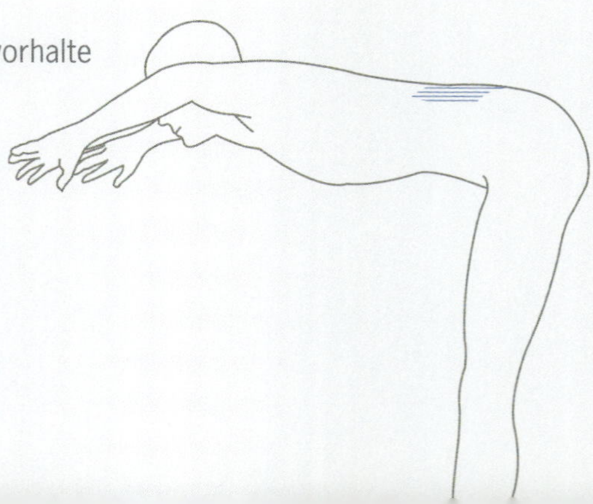

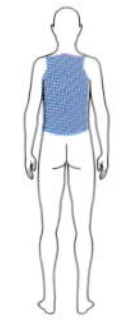

geeignet

Heben und Senken der gestreckten Arme

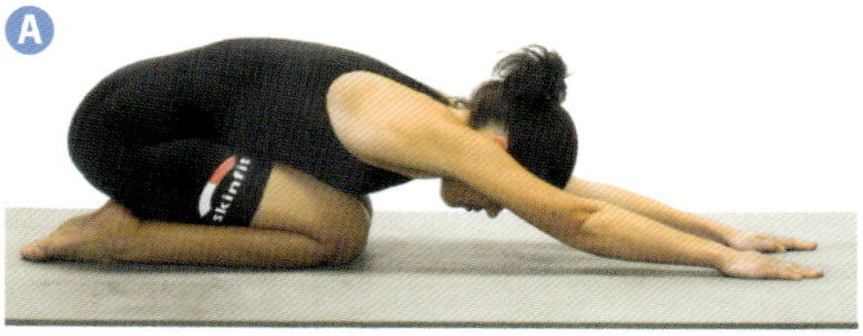

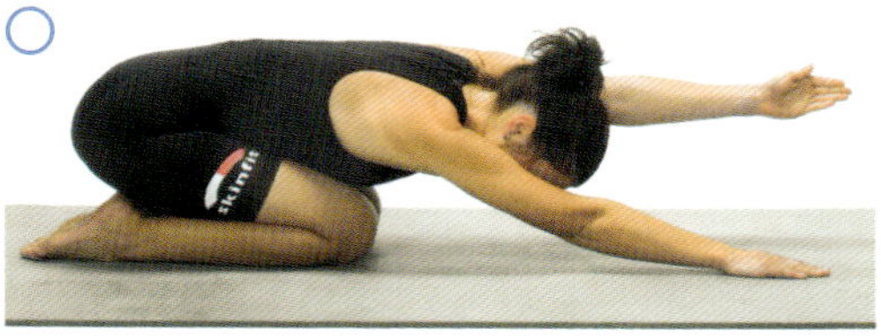

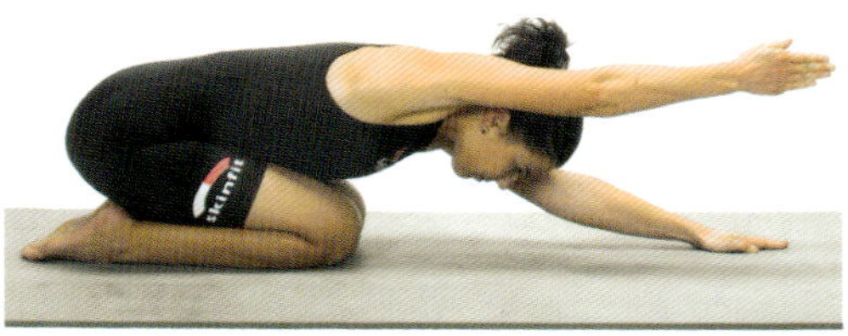

A Tiefe Rutschhalte mit gestreckten Armen

○ Hochführen eines gestreckten Armes

Hinweis:
- Kopf und gehobener Arm bilden Verlängerung der Wirbelsäule.

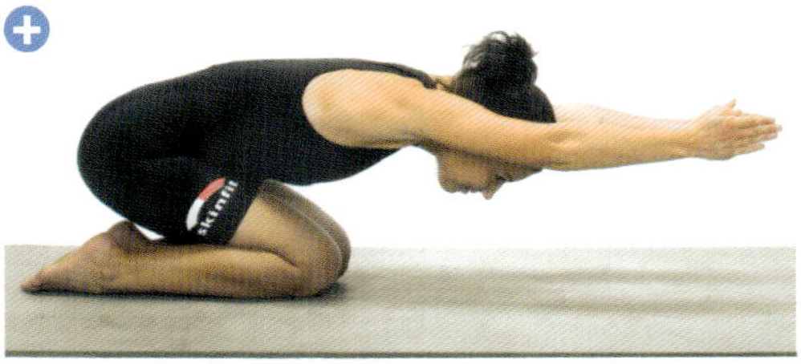

+ Variation mit beiden Armen

Hinweis:
- Arme maximal bis zur Waagrechten heben.
- Position einige Sekunden halten!

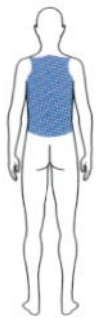

geeignet

Rumpf leicht heben und Brustschwimmbewegung ausführen

A

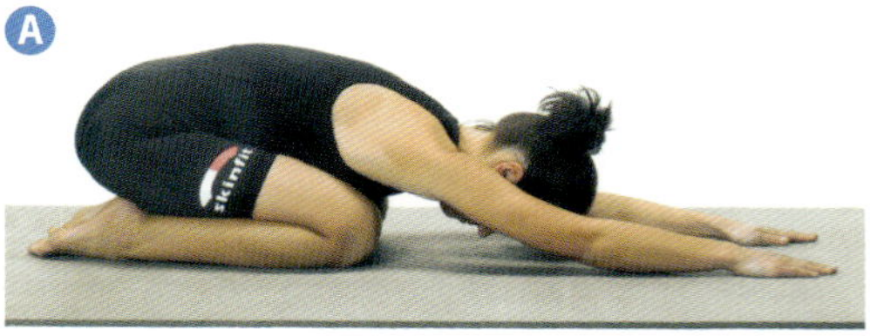

○

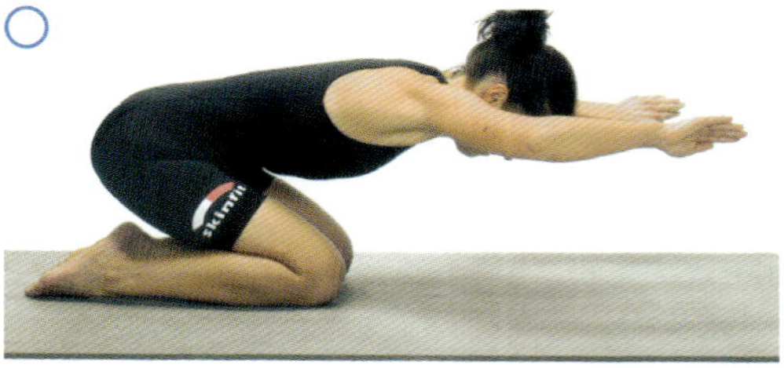

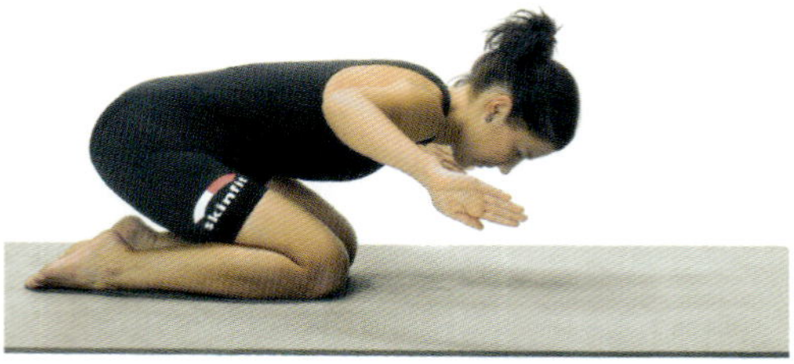

A Tiefe Rutschhalte mit gestreckten Armen

○ Rumpf leicht heben und »Brustschwimmen«

Hinweis:

- Rücken bleibt »beim Schwimmen« gerade.
- Kopf in Verlängerung der Wirbelsäule!

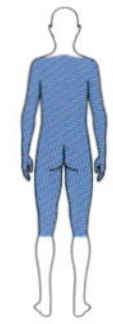

geeignet

Beugen und Strecken der Arme

A

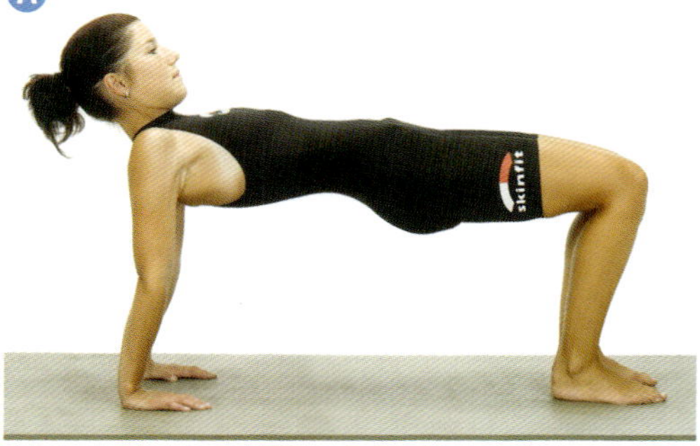

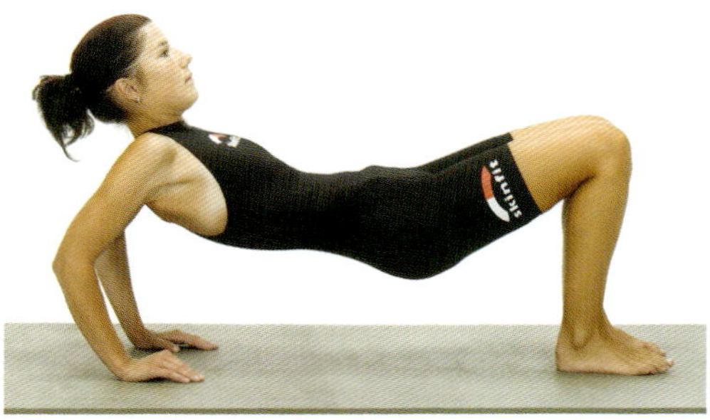

- (A) Liegestütz rücklings mit rechtwinklig gebeugten Beinen (Finger zeigen nach vorne)
- (○) Gesäßspannung halten, Becken nicht hängen lassen; Beugen und Strecken der Arme

Hinweis:
- Sehr anstrengend!
- Schultern bleiben über den Handgelenken!

ungeeignet

Beugen und Strecken der Arme im Knieliegestütz

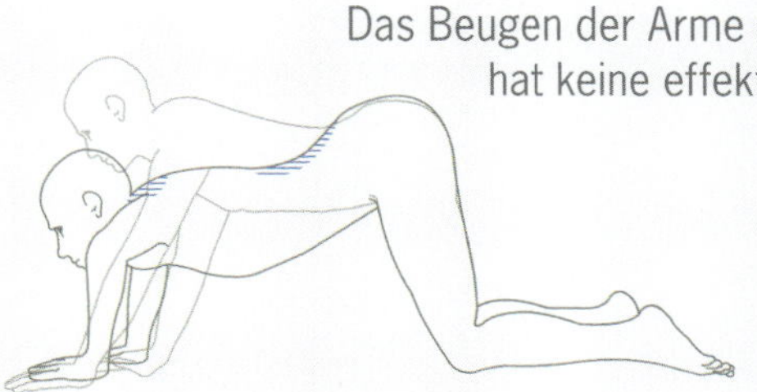

Das Beugen der Arme ohne Schwerpunktverlagerung nach vorne hat keine effektive Kräftigung der Armstrecker zur Folge. Vielmehr ist eine Fehlbelastung der Wirbelsäule die Folge von ungenügend stabilisierten Schulterblättern, überstrecktem Nacken und nichtaktivierten Bauchmuskeln.

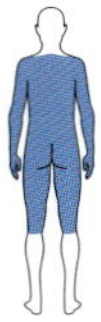

kräftigen

Armstrecker, Schultergürtel-, Rücken- & Gesäß-, hintere Oberschenkelmuskulatur

geeignet

Becken heben und laufen

Ⓐ

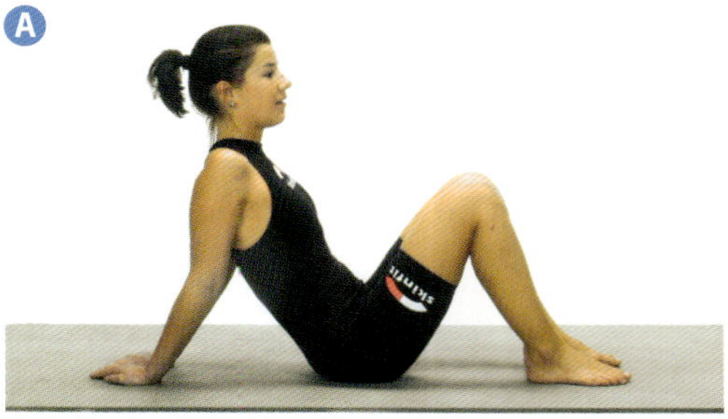

①

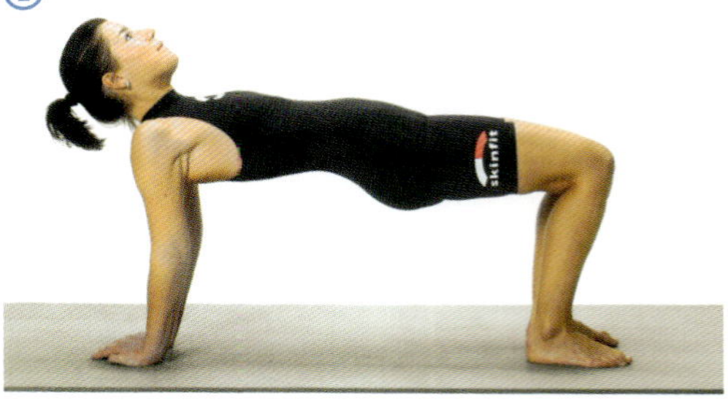

②

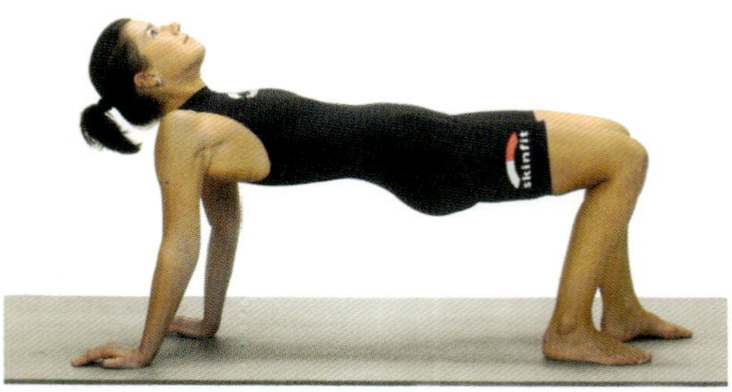

Ⓐ Sitz mit angewinkelten Beinen

① Bauch einziehen, Gesäßmuskeln anspannen und Becken heben

② Laufen und dabei das Becken nicht hängen lassen (sehr anstrengend)

Hinweis:

- Finger zeigen beim Laufen leicht nach außen, um eine ungünstige Belastung der Handwurzelknochen zu vermeiden.

geeignet

Strecken der Hüfte

A

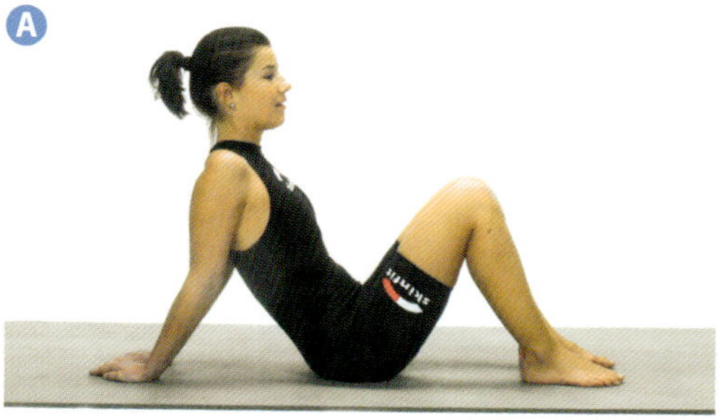

①

\+

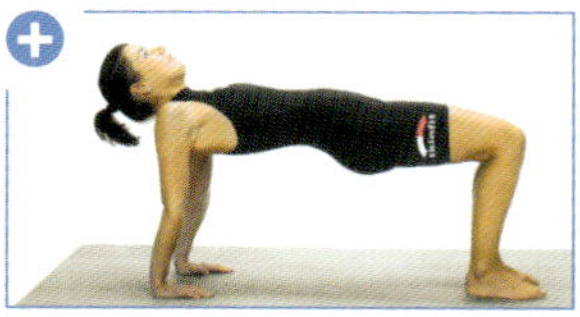

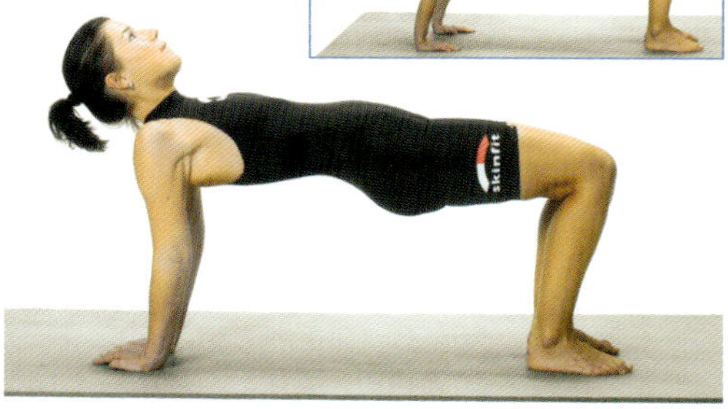

②

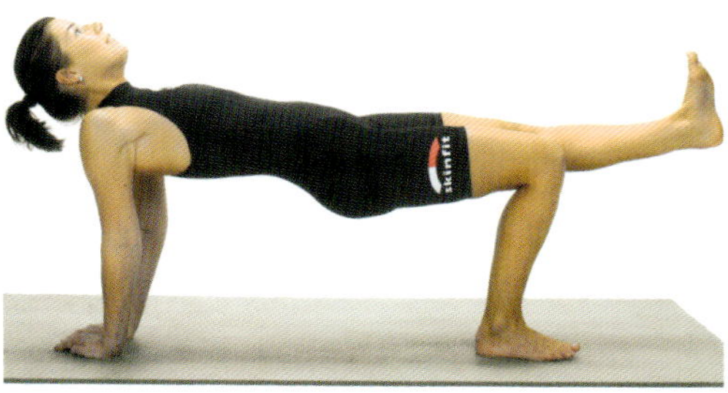

Ⓐ Sitz mit angewinkelten Beinen (hüftbreit), Finger zeigen nach hinten

① Bauch einziehen, Gesäßmuskeln anspannen und Becken heben

② Ein Bein mit Fersenschub waagrecht strecken

\+ Variation mit Fingern nach vorne

Hinweis:

- Körperspannung beibehalten!
- Kopf in Verlängerung der Wirbelsäule!
- Knie nicht zusammenpressen.
- Schwache bzw. nicht aktivierte Gesäßmuskeln können zu Verkrampfungen im Oberschenkel führen.

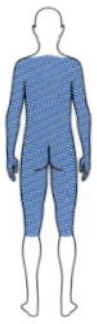

kräftigen

Armstrecker, Schultergürtel-, Rücken-, Gesäß- & Oberschenkelmuskulatur

geeignet

Heben des Beckens

Ⓐ

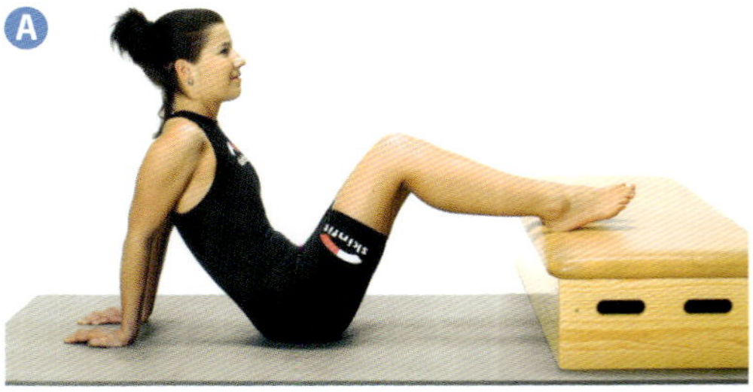

①

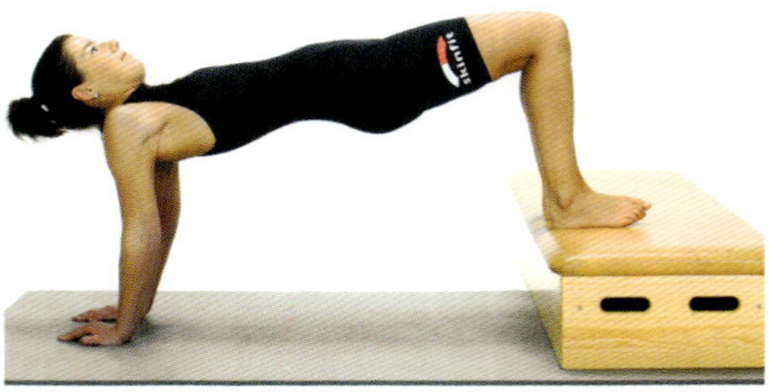

②

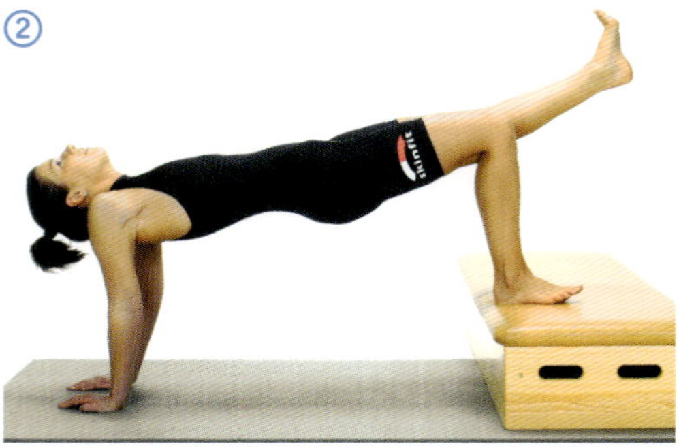

Ⓐ Sitz mit angewinkelten Beinen (Füße auf Kastendeckel); Finger zeigen nach hinten

① Bauch einziehen, Gesäßmuskeln anspannen und Becken heben

② Bein in Verlängerung des Oberschenkels strecken (Ferse schiebt)

Hinweis:

- Gesäßspannung halten!
- Knie hüftbreit!

geeignet

Senken und Heben des Beckens

A

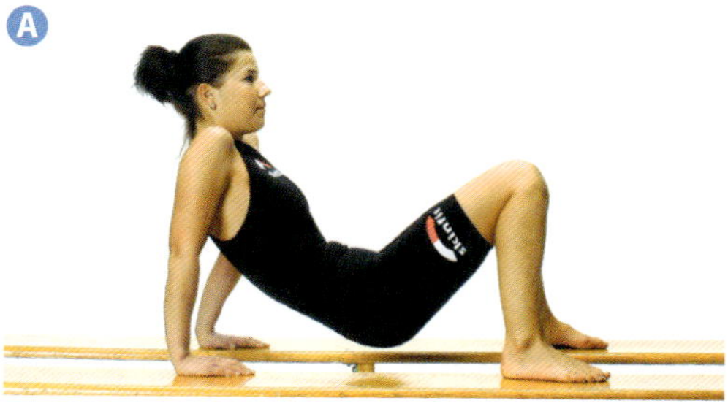

Ⓐ Bankstellung rücklings auf zwei Langbänken (Bankgasse); Finger zeigen nach vorne

① Langsames Senken des Beckens in die Bankgasse

② Anspannen der Gesäßmuskulatur und Heben des Beckens bis zur Hüftstreckung

①

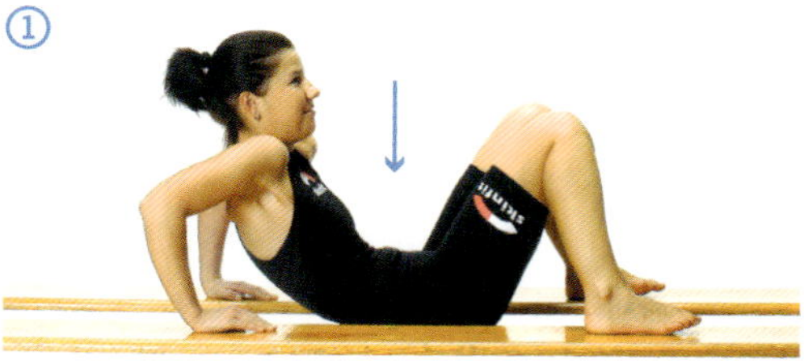

②

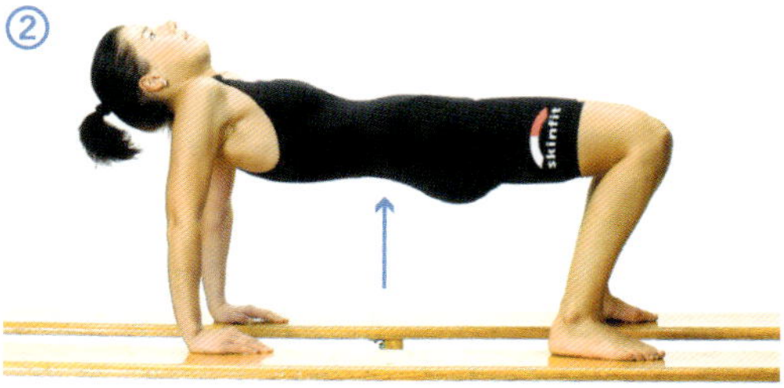

Hinweis:

- Achte auf eine langsame und exakte Bewegungsausführung (Knie hüftbreit)!

+

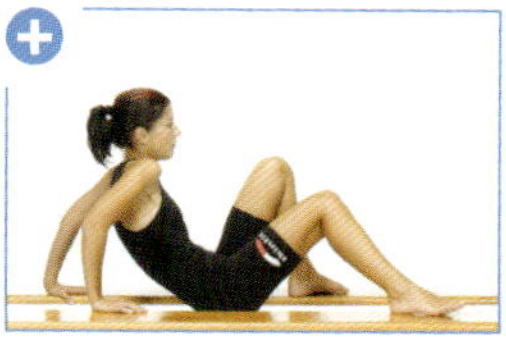

+ Variation durch Gehen in der Bankgasse (Vierfüßlergang)

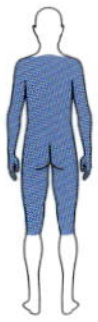

kräftigen

Armstrecker, Schulter-, Rücken-, Gesäß- & hintere Oberschenkelmuskulatur

geeignet

Beugen und Strecken der Arme

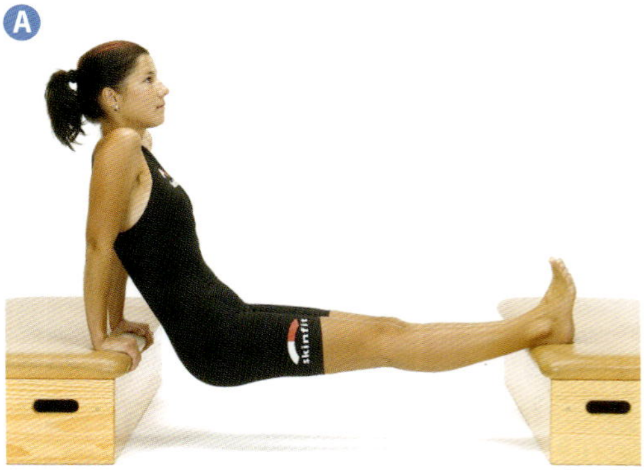

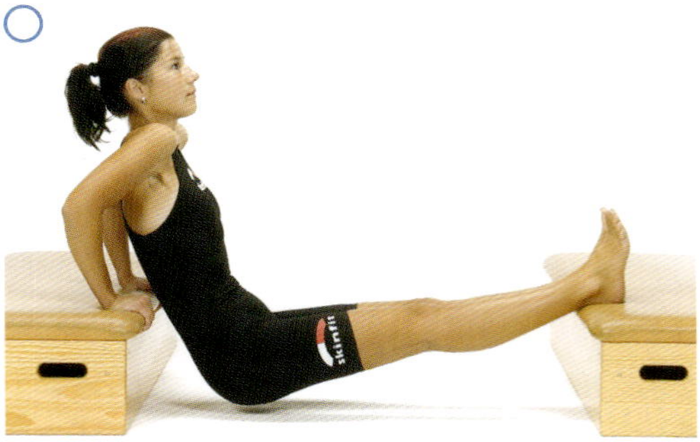

- A Liegestütz rücklings mit Händen und Beinen auf Kastendeckel (in der Kastengasse)
- ○ Beugen und Strecken der Arme

Hinweis:
- Gesäß berührt nicht den Boden!
- Leite die Streckbewegung der Arme vor einer möglichen Bodenberührung ein!

ungeeignet

Schwungvolles Hochwippen von Oberkörper und Armen aus dem Schubkarren

Durch das schwungvolle Abstoßen starke Kompressionskräfte im Bereich der Lendenwirbelsäule. Überbelastung der gesamten Wirbelsäule und der Handgelenke bei der Landung.

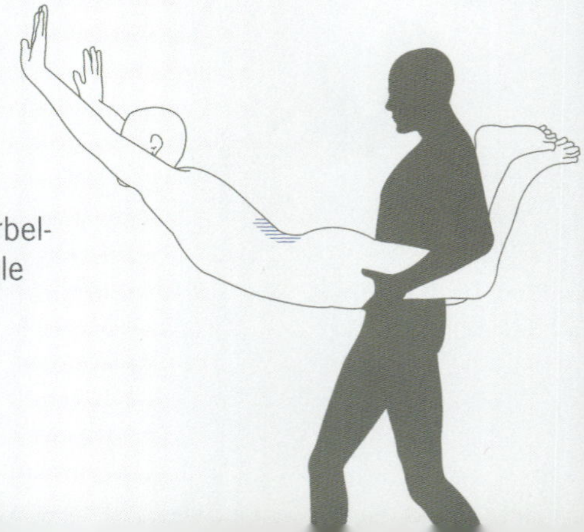

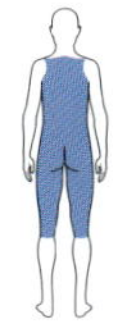

geeignet

Heben des Gesäßes (Hüftstreckung)

A
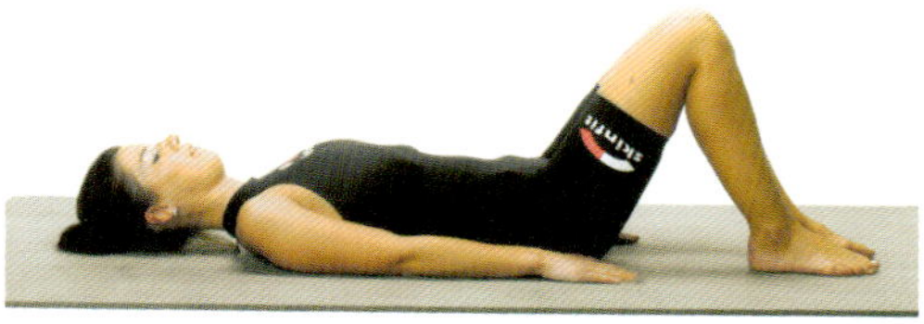

1
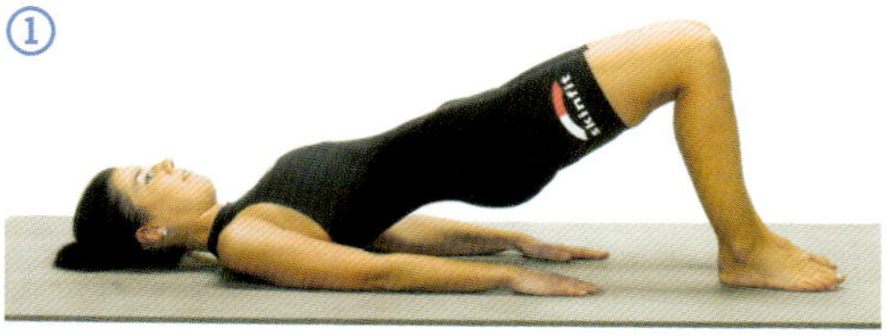

2
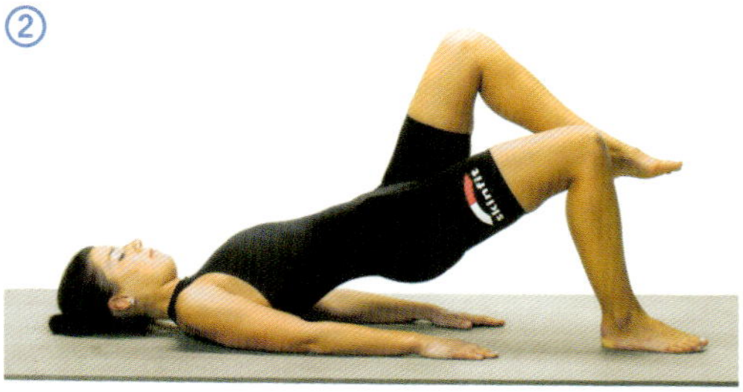

- A Rückenlage, Beine angewinkelt, hüftbreit
- 1 Heben des Gesäßes (Hüftstreckung): Bauch einziehen, Gesäßmuskeln anspannen und Becken heben
- 2 Abwechselnd ein Bein leicht heben und halten

Hinweis:
- Spannung einige Sekunden halten!
- Schulterblätter behalten Bodenkontakt!
- Becken bleibt gehoben!

+
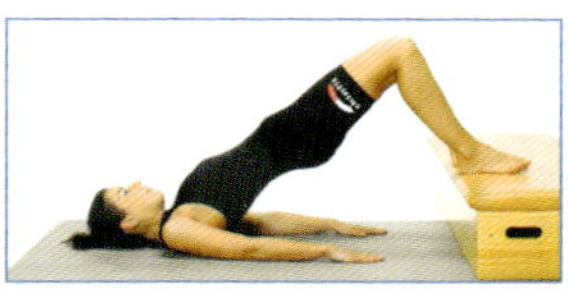

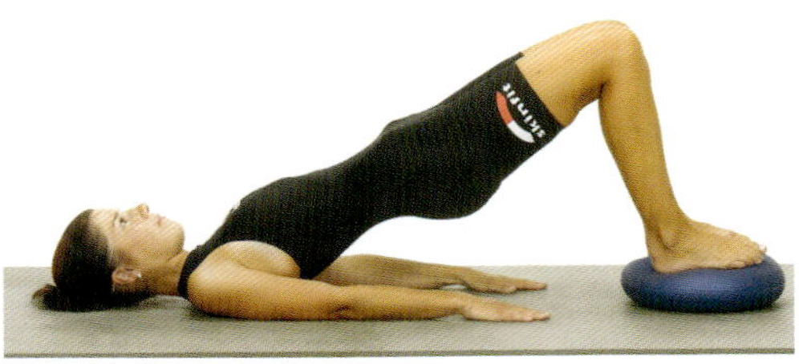

+ Variation mit Beinen auf Kasten oder auf labiler Unterlage (Luftkissen)

geeignet

Heben des Gesäßes (Hüftstreckung)

Ⓐ

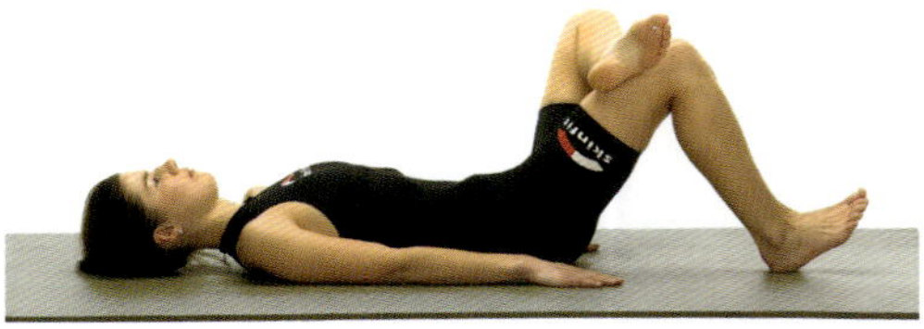

○

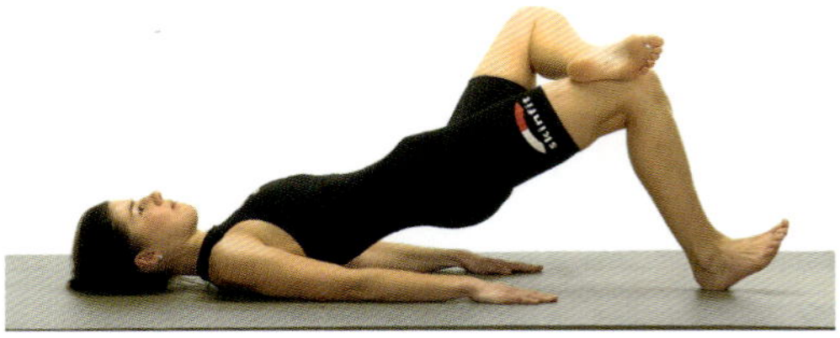

Ⓐ Rückenlage, ein Bein angewinkelt und aufgestellt, eines überkreuzt (Knöchel auf Oberschenkel)

○ Heben des Gesäßes (Hüftstreckung): Bauch einziehen, Gesäßmuskeln anspannen und Becken heben

Hinweis:

- Spannung einige Sekunden halten!
- Schulterblätter behalten Bodenkontakt!

ungeeignet

Schulterbrücke

Das Überstrecken in den Hohlrücken (»verstärktes Hohlkreuz«) führt zu einer Überbelastung der Lendenwirbelsäule. Das Gewicht des Oberkörpers führt zu großer Druckbelastung im Bereich der Halswirbelsäule.

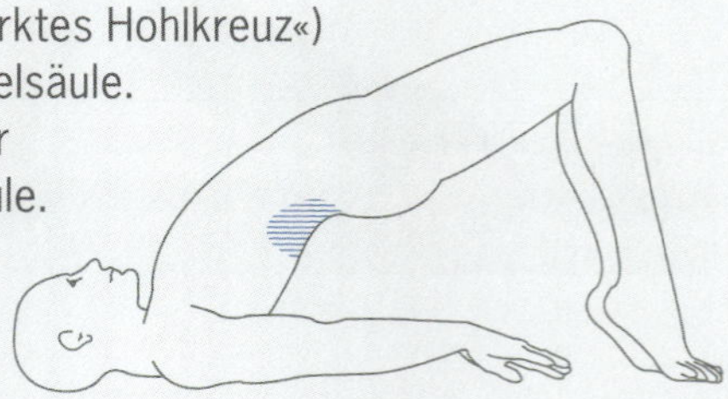

geeignet

Heben des Beckens (Hüftstreckung)

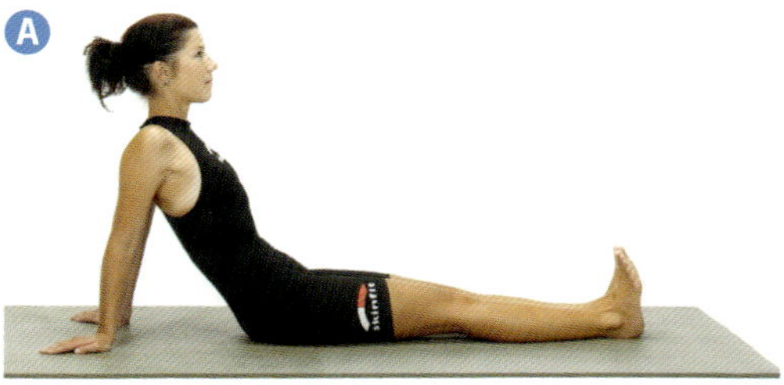

A Langsitz; Arme stützen hinter dem Körper ab

○ Gesäßmuskulatur anspannen und Becken heben

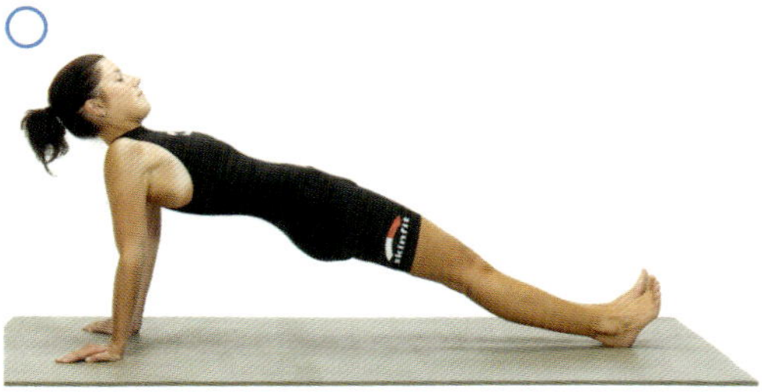

Hinweis:

- Kopf, Beine und Oberkörper bilden bei gehobenem Becken eine Linie.

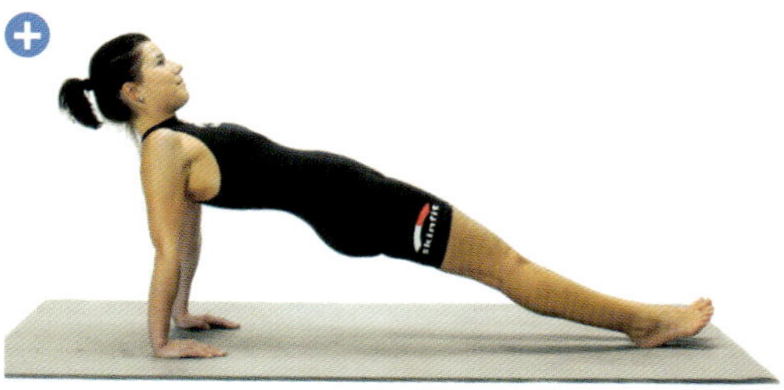

+ Variation durch Finger nach vorne

Hinweis:

- Bei dieser Bewegungsausführung werden die Schulterrotatoren mitgekräftigt (sehr anstrengend)!

ungeeignet

Schwungvolles Wegdrücken aus dem Liegestütz mit Händeklatschen

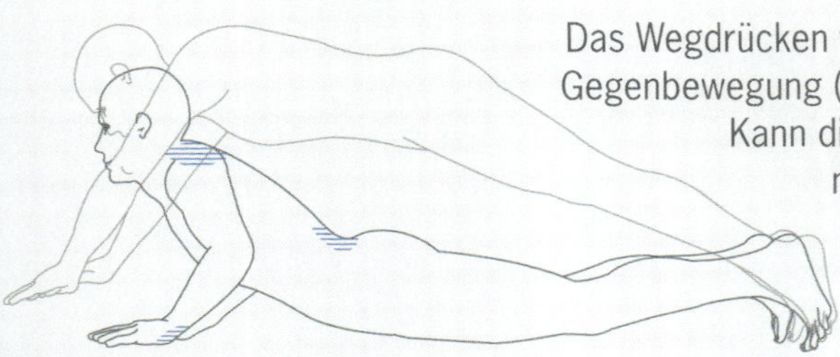

Das Wegdrücken wird meist durch eine schwungvolle Gegenbewegung (verstärkter Hohlrücken) eingeleitet. Kann die Körperspannung bei der Landung nicht gehalten werden, wird die LWS gestaucht! Ebenfalls Überlastung der Handgelenke!

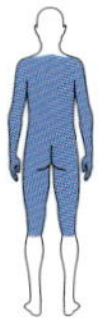

kräftigen

Schultergürtel-, Rücken-, Gesäß- & Oberschenkelmuskulatur

geeignet

Heben des Beckens

Ⓐ

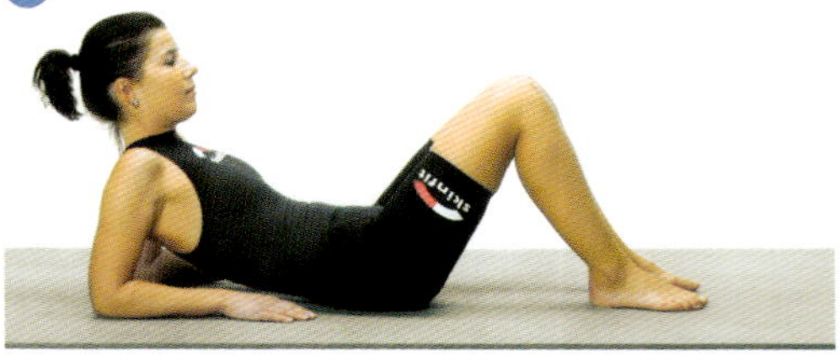

①

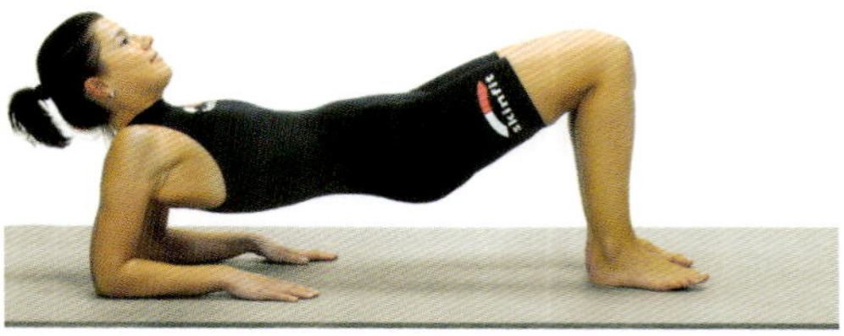

②

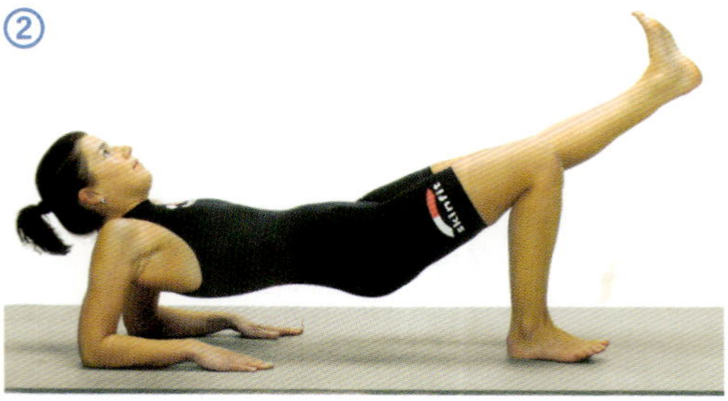

⊕

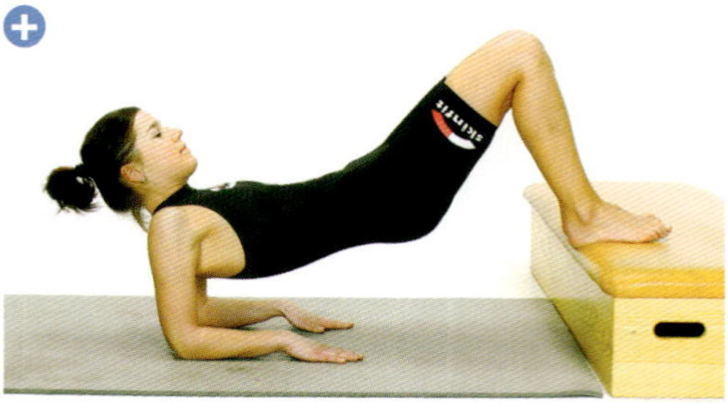

Ⓐ Rückenlage mit angewinkelten Beinen im Unterarmstand

① Bauch einziehen, Gesäßmuskeln anspannen und Becken heben

② Abwechselnd ein Bein mit Fersenschub strecken

Hinweis:
- Körperspannung beibehalten!
- Knie hüftbreit!
- Sehr anstrengend!

⊕ Variation durch Beine auf Kastendeckel

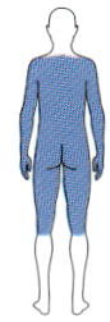

geeignet

Heben und Senken eines gestreckten Beines

A

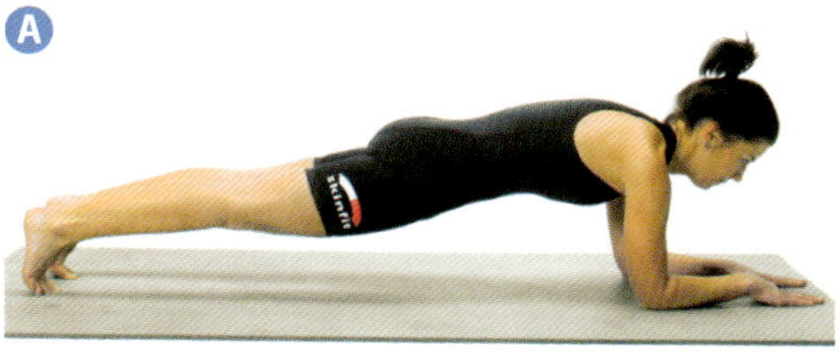

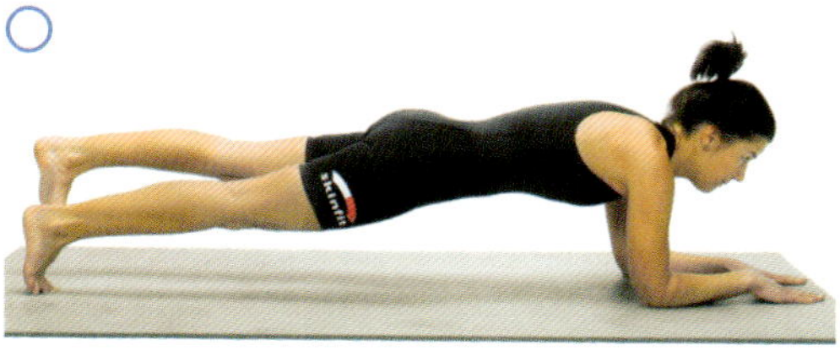

- A Liegestützstellung im Unterarmstand
- Ganzkörperspannung; ein Bein mit Fersenschub leicht anheben und senken

Hinweis:
- Körperspannung beibehalten!

Variation im Liegestütz rücklings

A

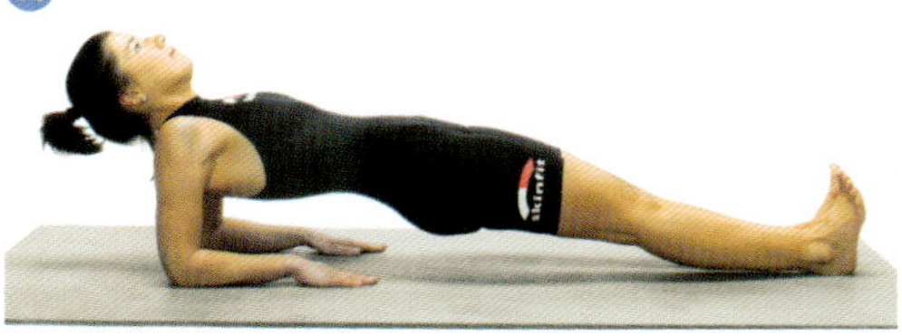

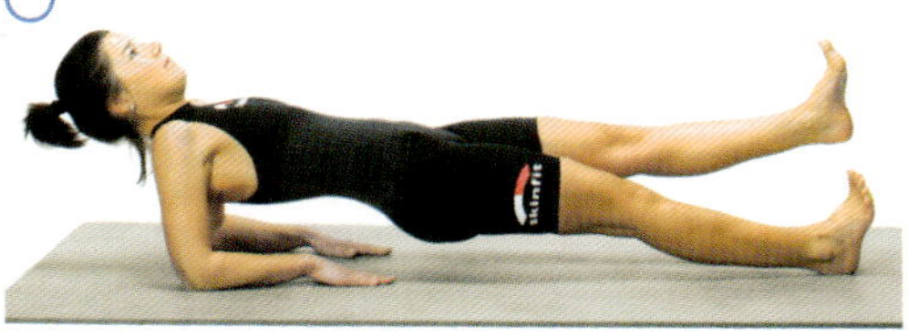

- A Liegestütz rücklings im Unterarmstand
- Ganzkörperspannung; ein Bein mit Fersenschub leicht anheben und senken

Hinweis:
- Kopf in Verlängerung der Wirbelsäule!

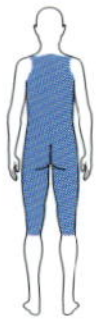

kräftigen
Schulter-, Rücken- & Gesäßmuskulatur, Mobilisieren der Wirbelsäule

geeignet
Beugen und Strecken eines Beines und des gegengleichen Armes

① 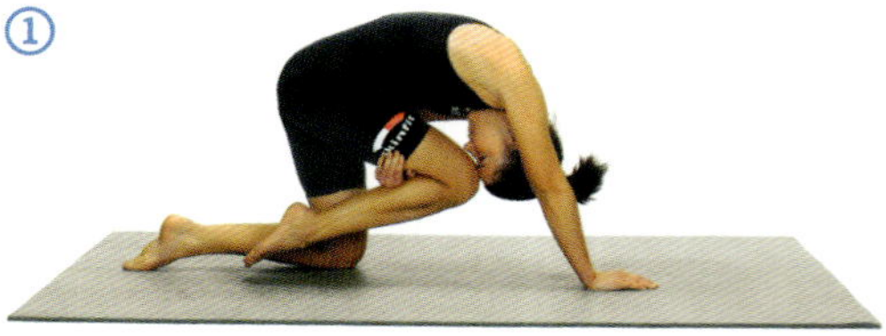

② 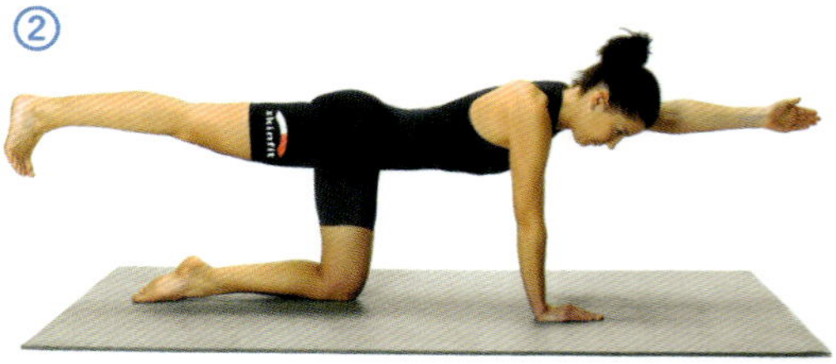

Ⓐ Bankstellung

① Rechtes Knie mit linkem Arm und Stirn zusammenführen (Bauchmuskeln aktivieren)

① Strecken des linken Armes, des Rückens und des rechten Beines max. bis in die Waagrechte

Hinweis:
- Aktivieren der Gesäßmuskeln und der Rückenstrecker (Ferse schiebt).
- Kopf in Verlängerung der Wirbelsäule!
- Übe beidseitig!

ungeeignet
Schwungvolles Hochfedern eines gestreckten Beines und des gegengleichen Armes

Beim schwungvollen Hochfedern entstehen große Kompressionskräfte im Bereich der Hals- und Lendenwirbelsäule. Überlastungen von Wirbelkörperrändern und Wirbelbogengelenken sind die Folge.

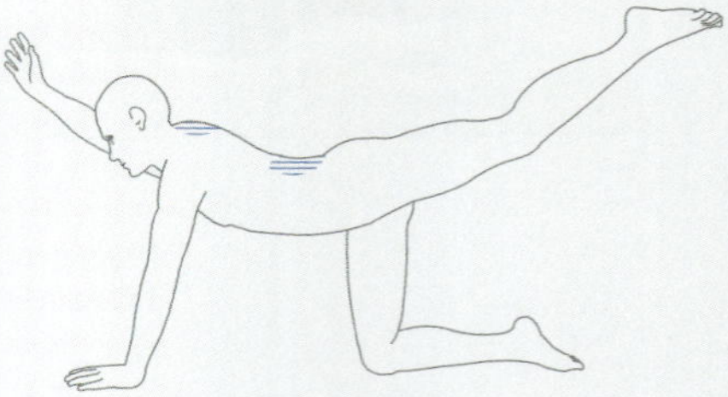

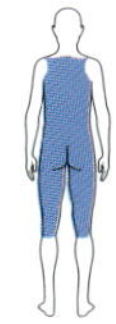

geeignet

Hochführen eines gestreckten Armes und des gegengleichen Beines

A

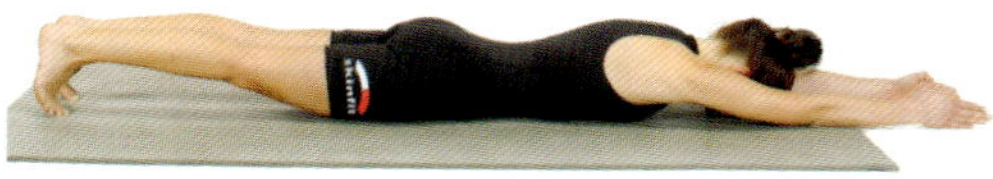

○

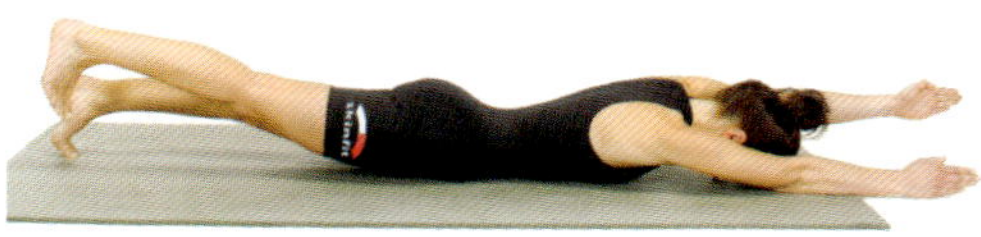

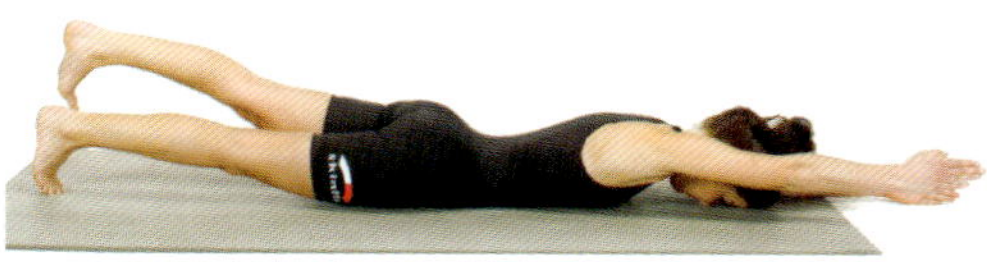

A Bauchlage
Ganzkörperspannung
(Gesäßmuskeln anspannen und Fersenschub)

○ Leichtes Heben und Senken eines gestreckten Armes und des gegengleichen Beines mit Fersenschub

Hinweis:
- Achte auf die richtige Armhaltung (Daumen oben)!
- Stirn bleibt am Boden!
- In der Hüfte nicht ausdrehen!
- Becken behält Bodenkontakt!
- Übe stets beidseitig!

ungeeignet

Schwungvolles Heben von Kopf, Arm und gegengleichem Bein

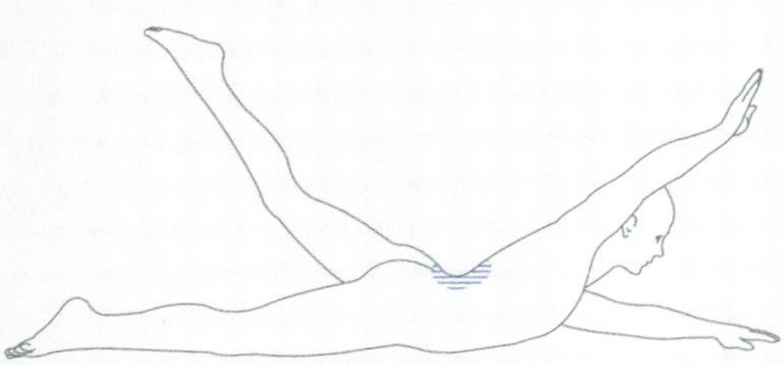

Durch die schwungvolle Ausführung kommt es im Bereich der Lendenwirbelsäule zu einer Überbelastung. Der Übende reißt bei jeder Wiederholung verstärkt in den Hohlrücken. Starke Belastung der Wirbelbogengelenke und der Wirbelkörperränder.

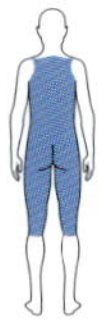

geeignet

Langsames Heben und Senken des Oberkörpers

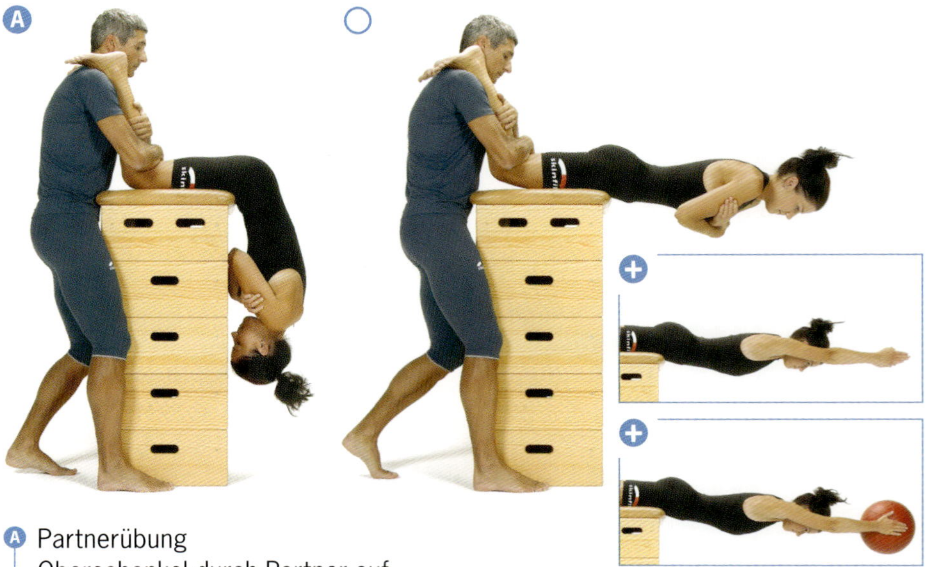

Ⓐ Partnerübung
Oberschenkel durch Partner auf Kasten fixiert

○ Langsames Heben und Senken des Oberkörpers (max. bis zur Waagrechten)

Hinweis:
- Beim Heben Gesäßmuskeln anspannen und Wirbel für Wirbel aufrollen.
- Position einige Sekunden halten.

⊕ Variation 1 (für gut Trainierte):
Strecken der Arme in Verlängerung des Oberkörpers

⊕ Variation 2 (für gut Trainierte):
mit Medizinball

geeignet

Strecken und Beugen der Beine im richtigen Bewegungsmuster

A

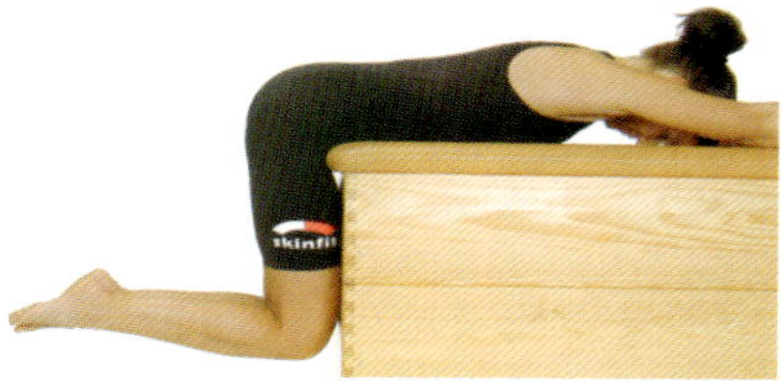

A Bauchlage auf Längskasten mit gebeugten Beinen

○ Strecken (bis max. in die Waagrechte) und Beugen eines Beines

○

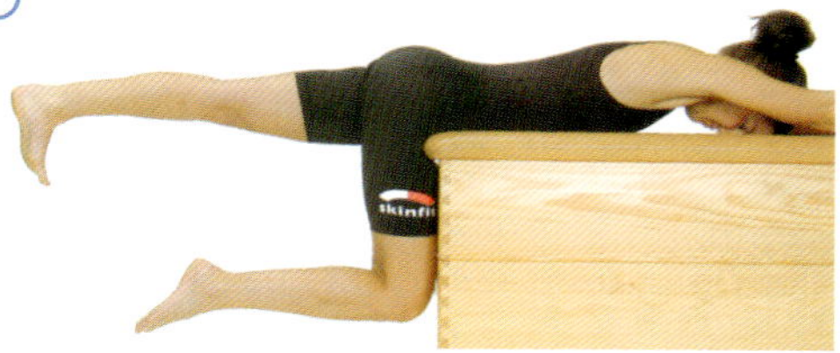

Hinweis:
- Achte beim Strecken und Beugen auf das richtige Bewegungsmuster (Ferse schiebt)!
- Gesäßmuskeln aktivieren!

+

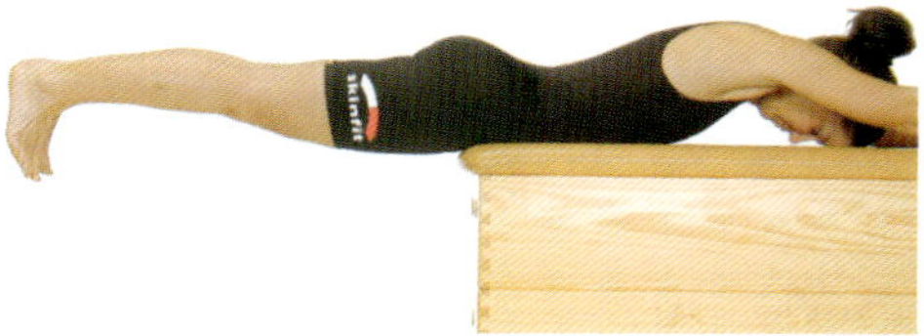

+ Variation 1:
Gleichzeitiges Strecken der Beine mit Fersenschub:
Beine beckenbreit, Knie auf keinen Fall zusammenpressen!

+

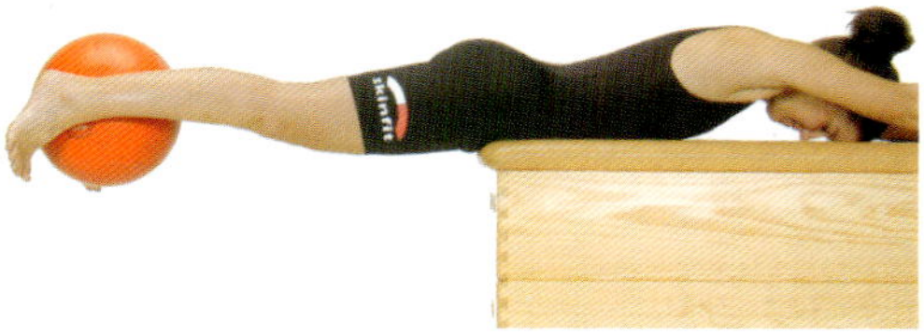

+ Variation 2:
Medizinball zwischen den Knöcheln:
Strecken der Beine bis max. in die Waagrechte.

geeignet
Langsames Hochführen eines gebeugten Beines

A

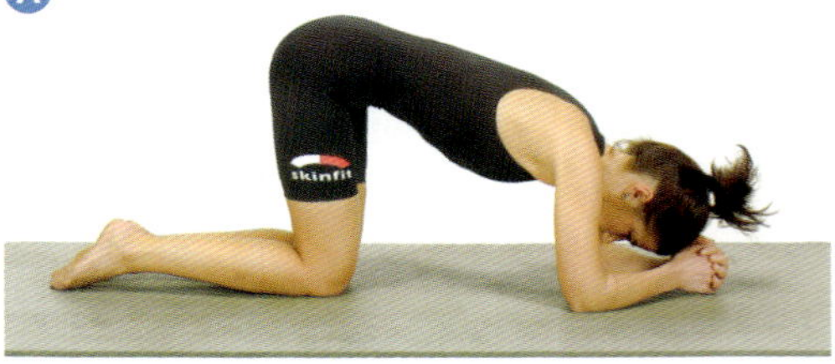

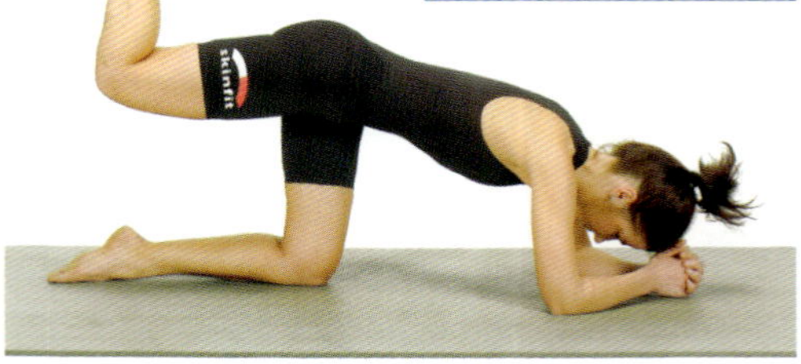

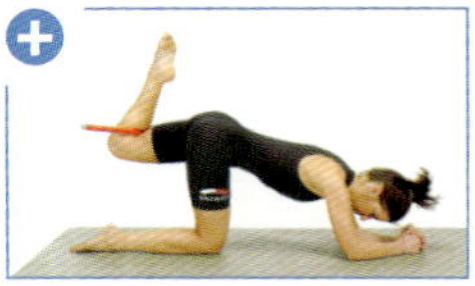

A Bankstellung im stabilen Unterarmstand

○ Bauch einziehen und Gesäßmuskeln anspannen; langsames Hochführen eines gebeugten Beines (max. bis in die Waagrechte)

+ Variation mit Stab in der Kniekehle

Hinweis:
- Kräftige stets beidseitig!

ungeeignet
Schwungvolles Hochziehen und Absenken des Oberkörpers

Die schwungvolle Ausführung und die starke Hohlrückenstellung in der Endposition führen zu einer Extrembelastung im Bereich der Lendenwirbelsäule.

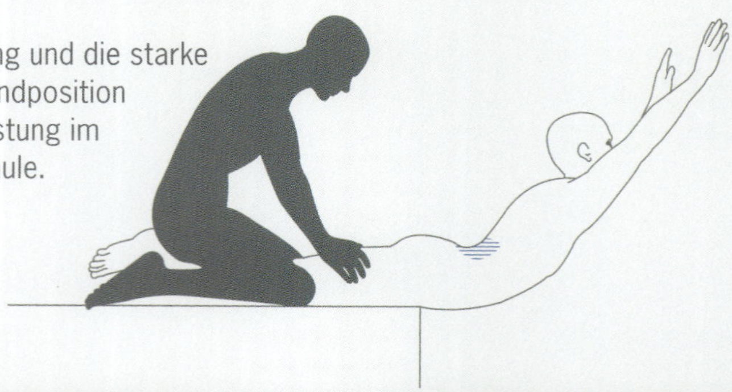

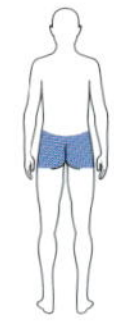

geeignet

Hochführen eines gebeugten Beines

Ⓐ

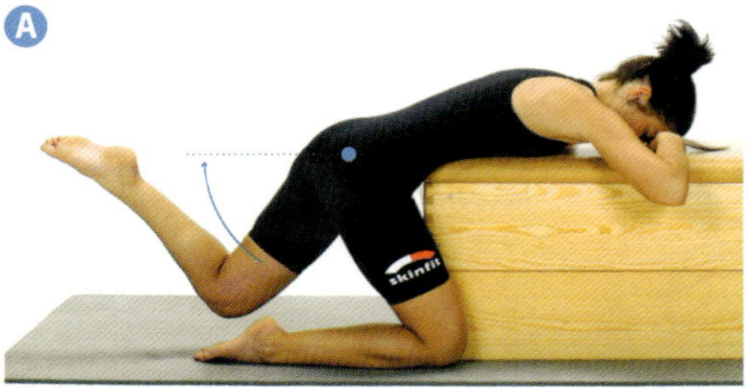

○

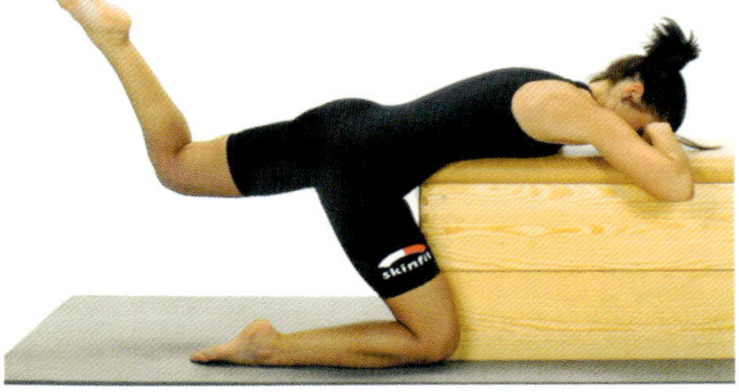

Ⓐ Oberkörper auf kniehohem Längskasten abgelegt

○ Bauch einziehen, Gesäßmuskeln anspannen und hinteres Bein gebeugt heben und senken

Hinweis:

- Kräftige die verschiedenen Anteile des Muskels durch Variieren der Bewegungsamplitude.
- Kräftige stets beidseitig!

⊕

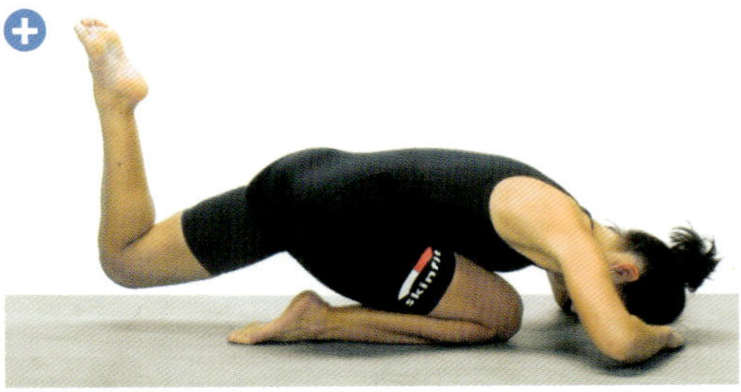

⊕ Variation durch Rumpf auf einem Oberschenkel abgelegt (»Päckchen«)

Hinweis:

- Für gut Trainierte!
- Kräftige stets beidseitig!

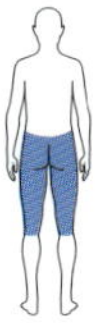

geeignet
Hochführen der gestreckten Beine

A
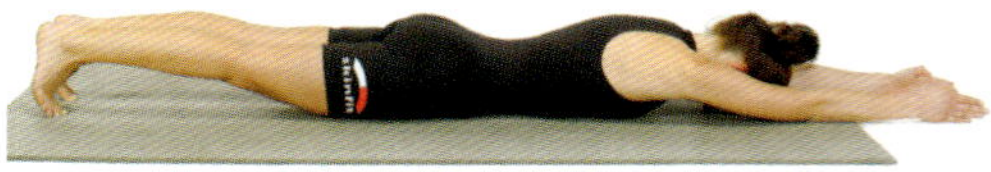

○
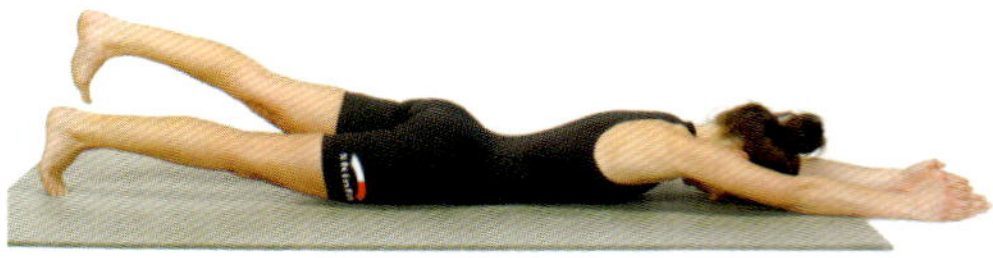

+
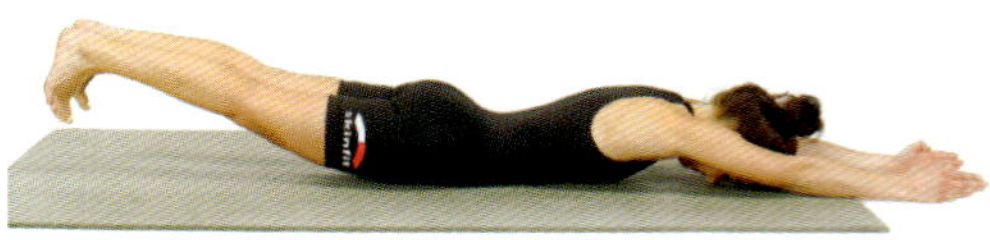

A Bauchlage, Fersenschub, Ganzkörperspannung

○ Ein gestrecktes Bein mit Fersenschub leicht hochführen

Hinweis:
- In der Hüfte nicht ausdrehen!
- Kopf und Arme behalten Bodenkontakt!

+ Beide gestreckten Beine mit Fersenschub leicht hochführen
Hinweis:
- Gleichmäßig atmen und Position einige Sekunden halten!

ungeeignet
Schwungvolles Heben von Kopf, Arm und gegengleichem Bein

Durch die schwungvolle Ausführung kommt es im Bereich der Lendenwirbelsäule zu einer Überbelastung. Der Übende reißt bei jeder Wiederholung verstärkt in den Hohlrücken. Starke Belastung der Wirbelbogengelenke und der Wirbelkörperränder.

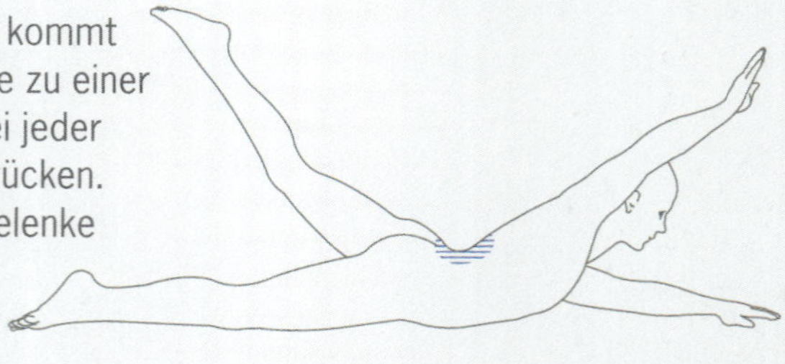

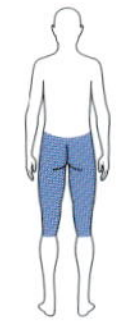

kräftigen

Großer Gesäßmuskel, äußere Oberschenkelmuskeln (M. tensor fasciae latae)

geeignet

Hochführen und Senken des gebeugten Beines

Ⓐ

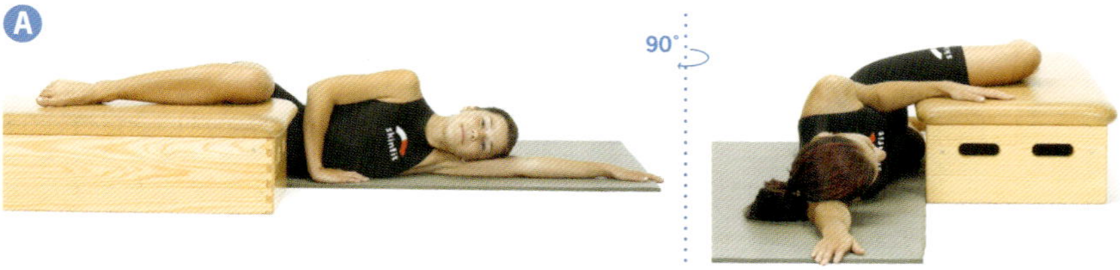

○

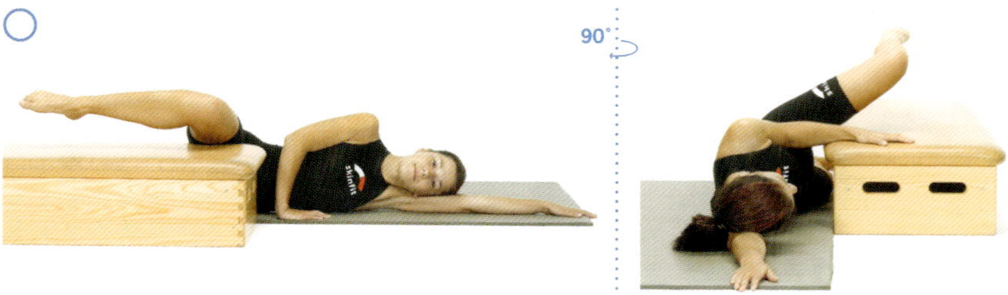

Ⓐ Stabile Seitenlage;
ein Bein in Hüft- und Kniegelenk rechtwinklig gebeugt und auf Kastenoberteil abgelegt

○ Hochführen und Senken des gebeugten Beines (Unterschenkel parallel zur Unterlage)

Hinweis:

- Beim Hochführen und Senken sind Knie- und Fußgelenk stets auf gleicher Höhe.
- Variiere durch Ändern der Bewegungsamplitude!

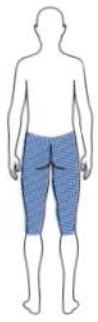

kräftigen

Großer Gesäßmuskel, äußere Oberschenkelmuskeln (M. tensor fasciae latae)

geeignet

Seitliches Hochführen eines gebeugten Beines

A

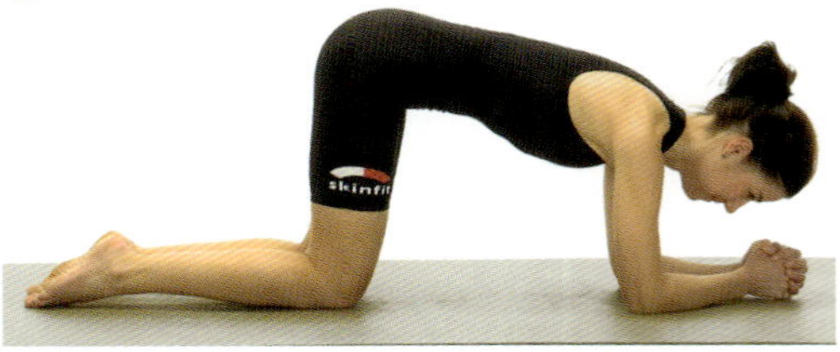

○

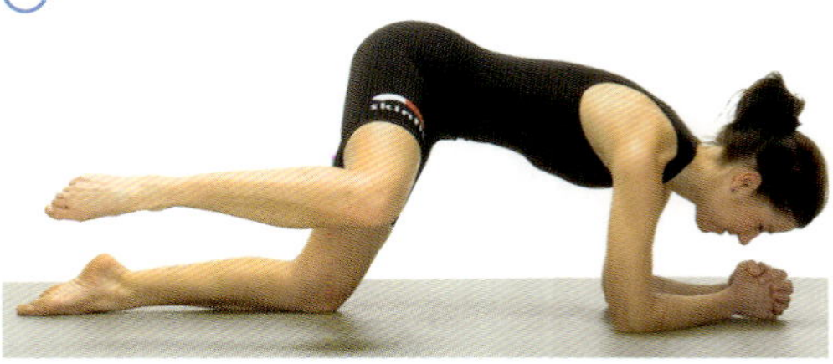

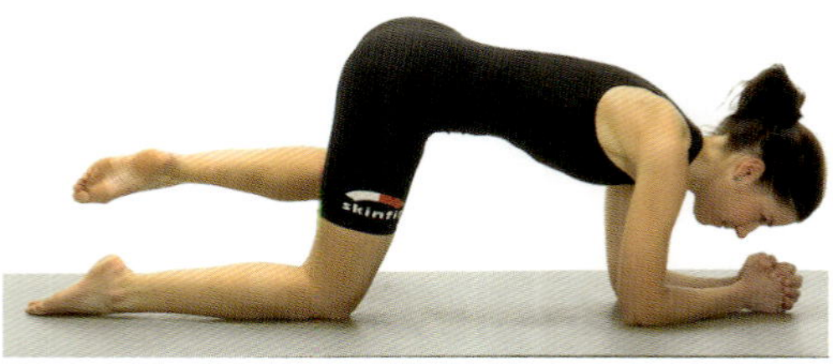

A Bankstellung im Unterarmstand

○ Seitliches Hochführen eines gebeugten Beines maximal bis in die Waagrechte

Hinweis:

- Kopf in Verlängerung der Wirbelsäule!
- Durch Änderung der Bewegungsamplitude und des Tempos kann die Übung variiert und intensiviert werden!
- Kräftige stets beidseitig!

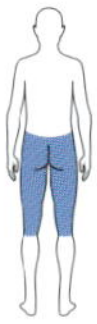

kräftigen

Großer Gesäßmuskel, äußere Oberschenkelmuskeln (M. tensor fasciae latae)

geeignet

Seitliches Hochführen und Senken eines gebeugten Beines

A

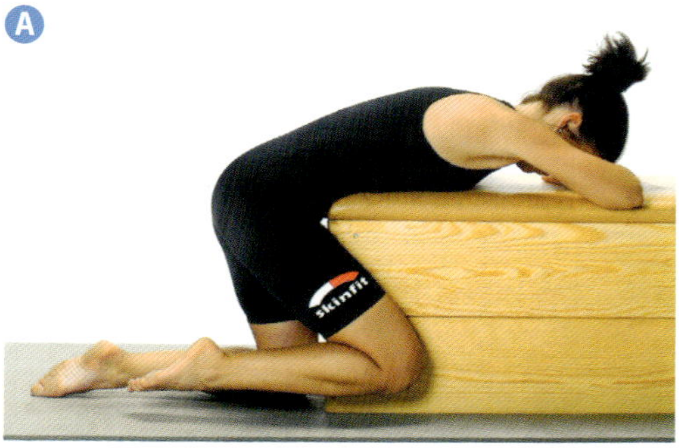

A Oberkörper auf kniehohem Kasten abgelegt

○ Seitliches Hochführen eines gebeugten Beines maximal bis in die Waagrechte

○

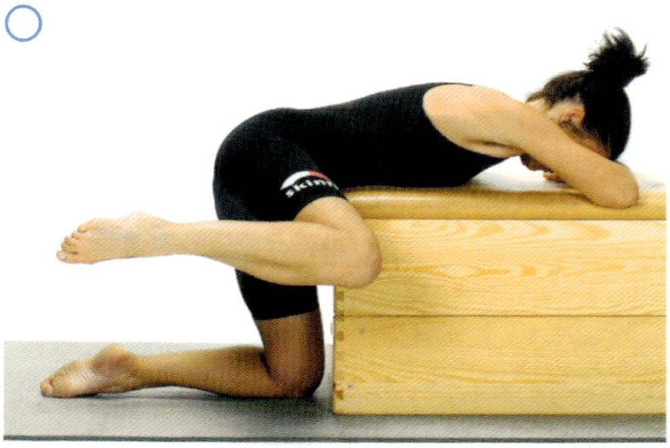

Hinweis:

- Unterschenkel stets parallel zum Boden (Fuß- und Kniegelenk auf gleicher Höhe)
- Kräftige stets beidseitig!

+

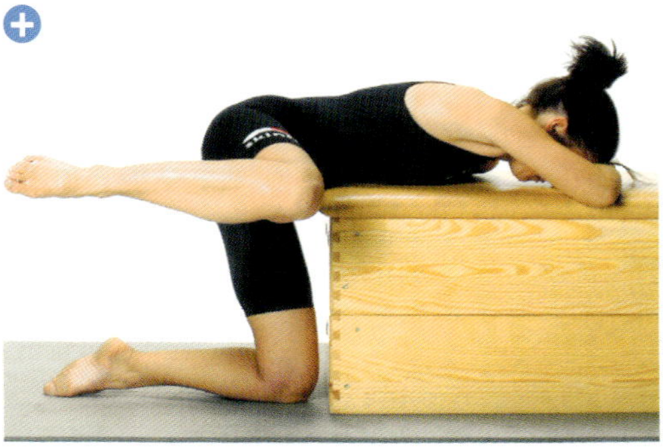

+ Variation durch Verändern der Bewegungsamplitude

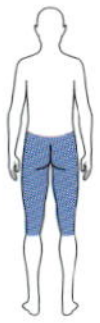

kräftigen

Mittlere & kleine Gesäß-, äußere Oberschenkelmuskeln (M. tensor fasciae latae)

geeignet

Hochführen und Senken des gestreckten Beines

A

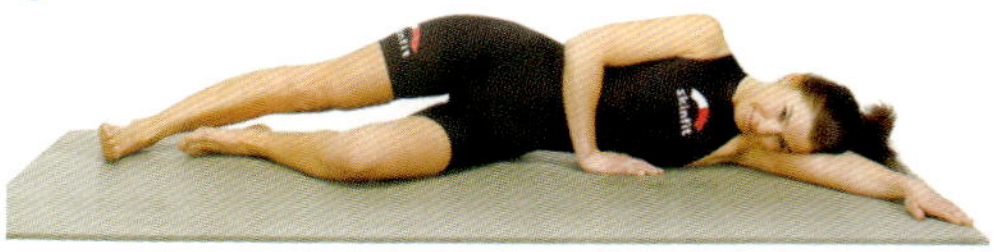

○

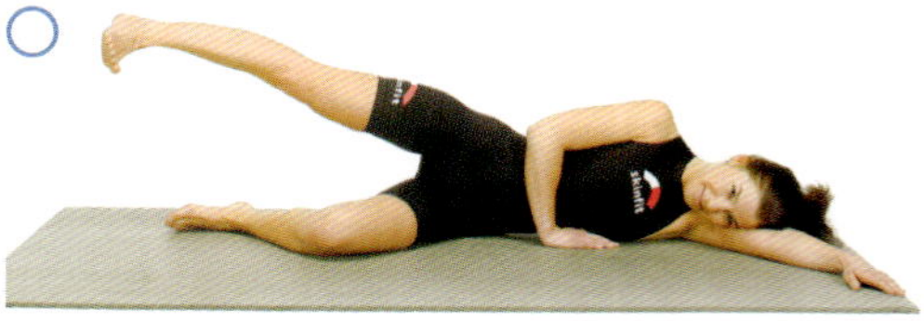

A Stabile Seitenlage; unteres Bein gebeugt

○ Hochführen und Senken des gestreckten und leicht einwärtsgedrehten Beines mit Fersenschub

Hinweis:
- Ferse ist höher als Zehen.

Variation durch Partnerwiderstand

A

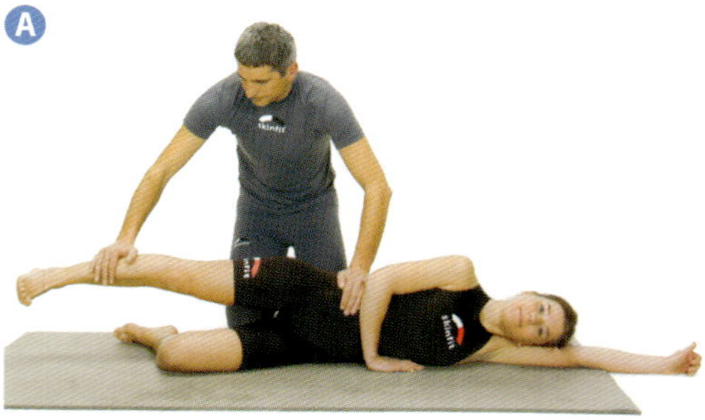

○

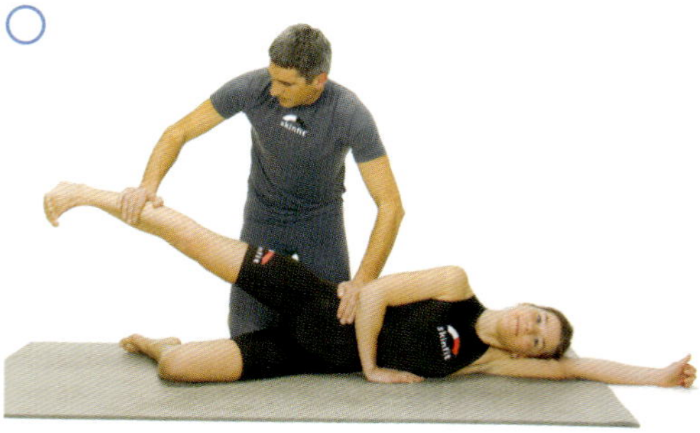

A Partner fixiert am Becken und gibt am Unterschenkel des oberen Beines mäßigen Widerstand

○ Hochführen des gestreckten Beines gegen Widerstand

Hinweis:
- Der Partner soll den Widerstand so dosieren, dass zehn bis zwölf Wiederholungen möglich sind.
- Kein Maximalwiderstand!

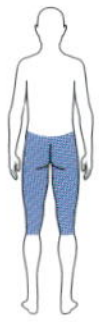

geeignet

Hochführen und Senken der gestreckten Beine

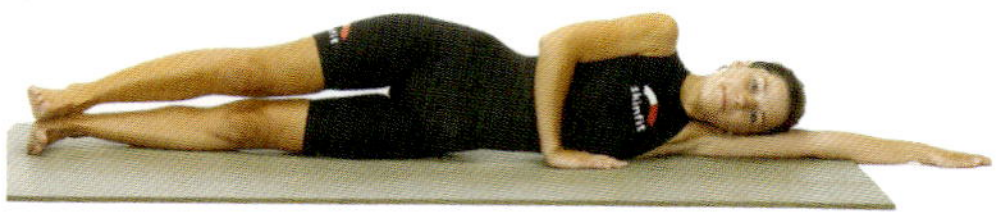

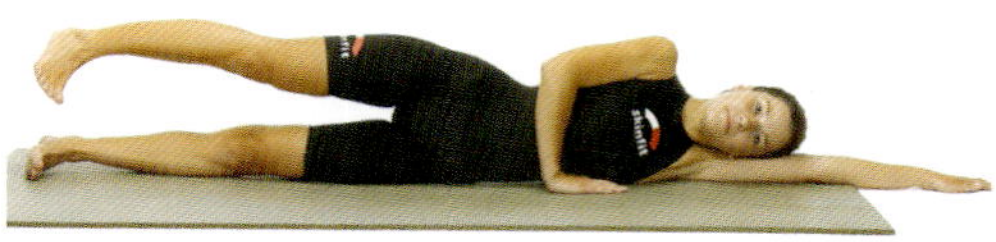

- A: Stabile Seitenlage
- ○: Hochführen und Senken des oberen gestreckten Beines mit Fersenschub (Ferse höher als Zehen)

Variation

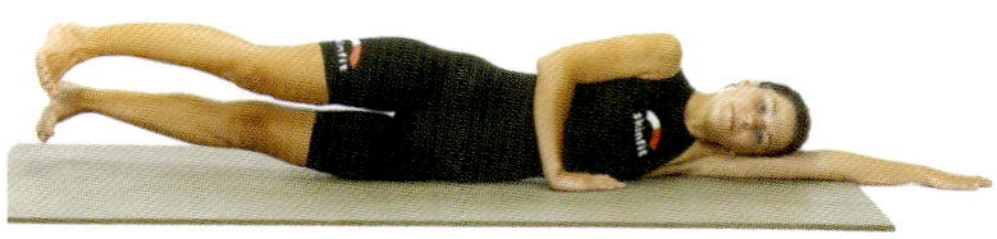

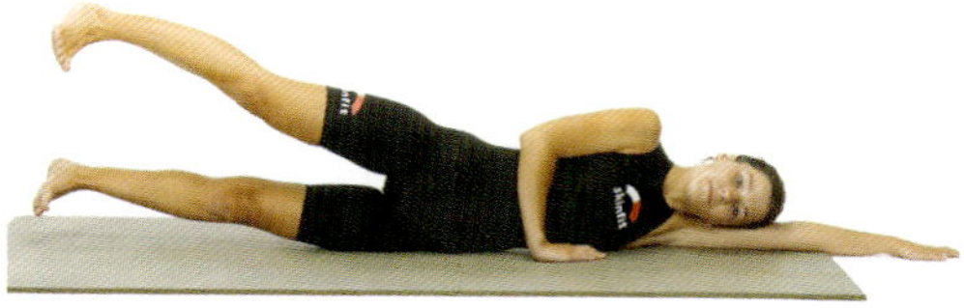

- A: Stabile Seitenlage; beide Beine gehoben
- ○: Aus der Hebeposition oberes Bein hochführen und senken

Hinweis:
- Kräftige beidseitig!

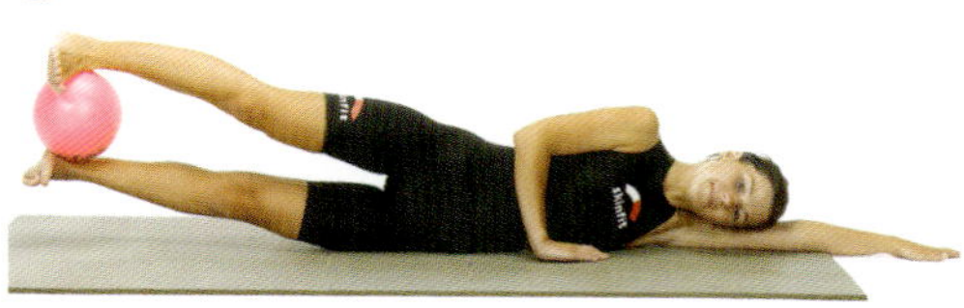

- +: Variation durch Ball zwischen den Knöcheln

geeignet

Hochführen und Senken eines gestreckten Beines

A

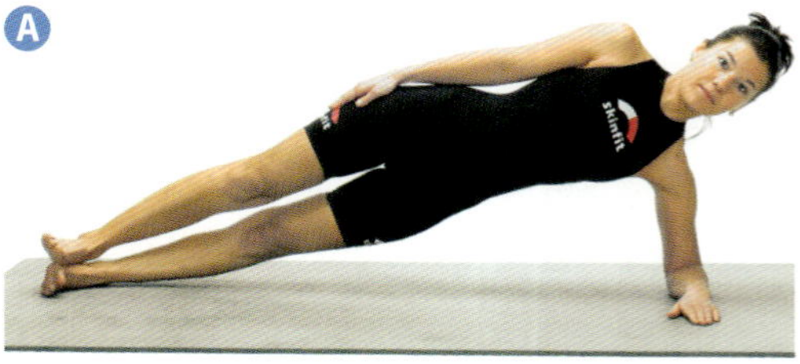

○

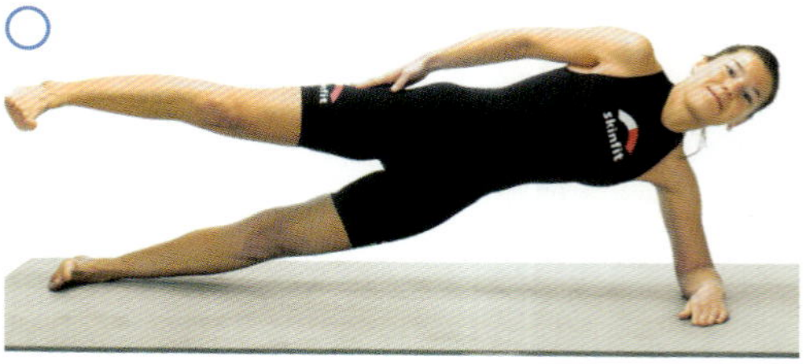

A Seitenlage im Unterarmstütz; Becken gehoben

○ Ganzkörperspannung; Hochführen und Senken eines gestreckten Beines

Hinweis:

- Becken bleibt während der gesamten Bewegung gehoben.
- Kräftige beidseitig!

+

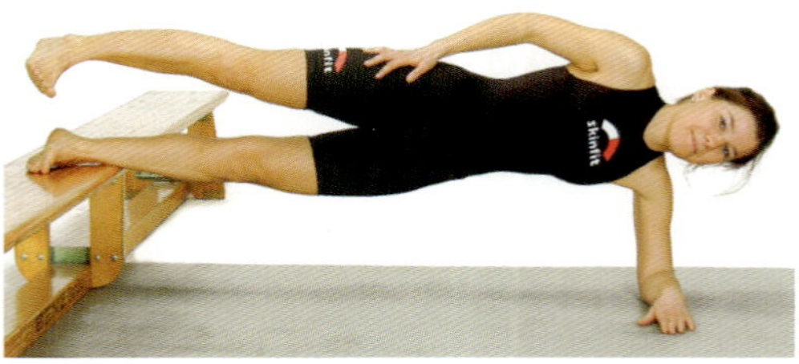

+ Variation 1:
Beine auf Langbank

Hinweis:

- Auch bei dieser schwierigen Übung bleibt die Hüfte gestreckt und das Becken gehoben.

+

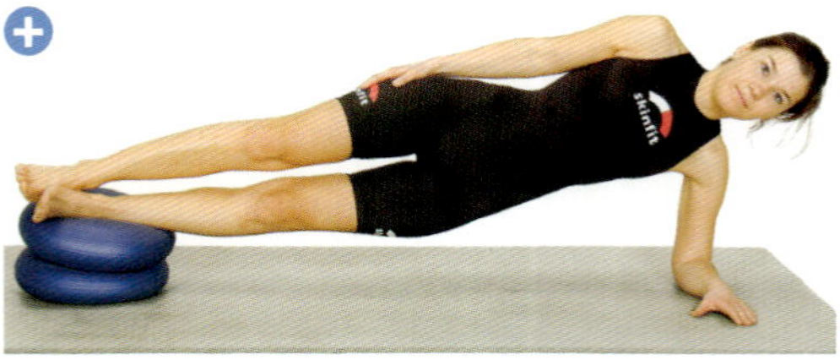

+ Variation 2:
Beine auf labiler Unterlage

Methodische Hinweise zur Kräftigung der Bauchmuskeln

Zusammenspiel: Bauchmuskeln und Lenden-Darmbeinmuskel

Methodisches

In der Annahme, die Bauchmuskeln zu trainieren, wird oft der wichtigste Hüftbeuger, der Lenden-Darmbeinmuskel, gekräftigt.
Der M. iliopsoas ist aber meist schon stark genug ausgebildet!

1. *Kräftigung der Bauchmuskeln*

Bauchmuskeln

A

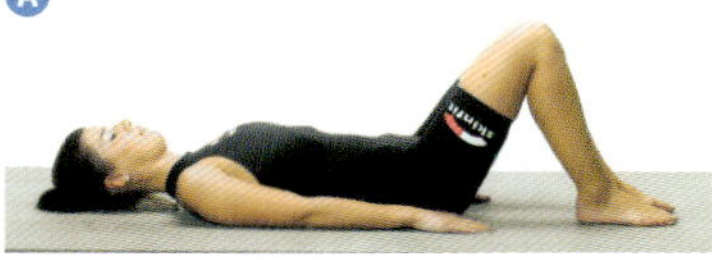

Ausgangsposition (A)

E

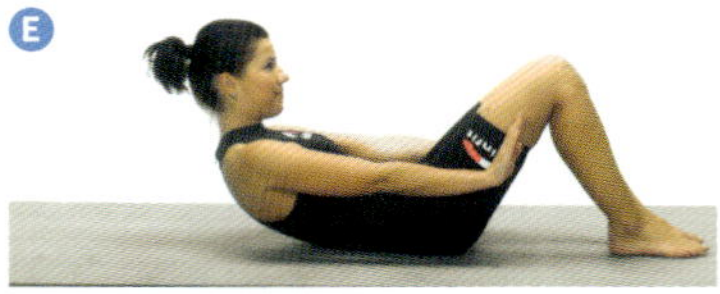

Endposition (E)

Beim Aufrollen des Oberkörpers aus der Rückenlage (Beugung der Hals-, Brust- und Lendenwirbelsäule) verkürzt sich der gerade Bauchmuskel bis zum Maximum. Die Lendenwirbelsäule hat noch Bodenkontakt! Die Bauchmuskeln werden bei dieser Bewegung ohne Beteiligung des Lenden-Darmbeinmuskels gekräftigt!

2. *Kräftigung der Hüftbeuger*

Hüftbeuger

A

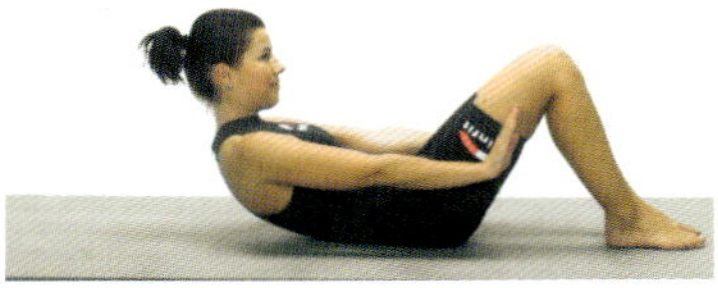

Ausgangsposition (A)

E

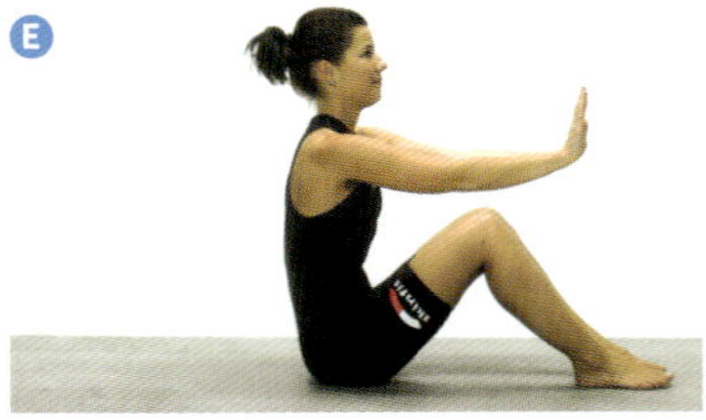

Endposition (E)

Ist die Beugung der Hals-, Brust- und Lendenwirbelsäule abgeschlossen, ist der gerade Bauchmuskel maximal verkürzt. Der Oberkörper kann nur noch durch die Beugung im Hüftgelenk in den Sitz weiter aufgerollt werden.
Diese Arbeit wird durch die Hüftbeuger verrichtet.

Vorspannen der Bauchmuskeln

Vorspannung

»Vorspannen« bedeutet
- Halswirbelsäule beugen (leichte Nickbewegung), aber nur soweit, dass Faust zwischen Kinn und Brustbein Platz hat. Brustwirbelsäule hat noch Bodenkontakt!
- Bauchmuskeln anspannen (»Bauch einziehen«) und Becken nach hinten kippen

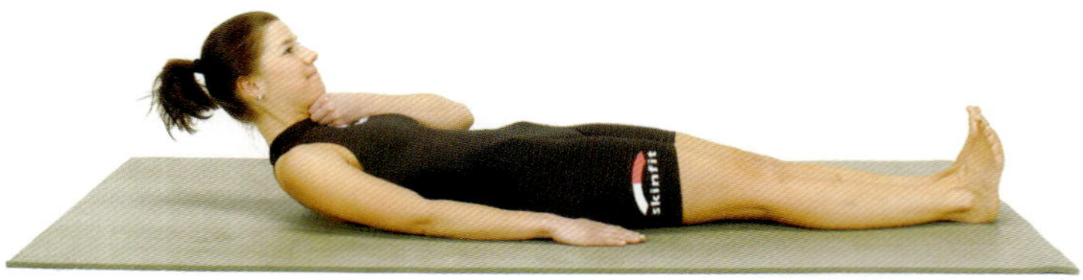

Vorspannung

Vor jeder Bauchmuskelübung sollte bewusst die Vorspannungsposition eingenommen werden. Die kräftigende Bauchmuskelübung beginnt jeweils aus dieser Vorspannung und endet in dieser Vorspannung. Die Vorspannung soll erst am Ende der Bauchmuskelserie aufgelöst werden.

Diese Vorspannung
- bewirkt eine bessere Stabilisierung der Lendenwirbelsäule
- ermöglicht ein kontrolliertes Kräftigen
- verhindert ein Schwungholen aus einer Gegenbewegung

Durch das »Üben aus der Vorspannung in die Vorspannung« wird die Übung bewusst und exakt ausgeführt. Das Schwungholen aus einem verstärkten Hohlrücken (Gegenbewegung) wird verhindert. Kompressionskräfte, die auf die Lendenwirbelsäule schädigend wirken können, werden somit von vornherein vermieden.

Kräftigen der Bauchmuskeln

Kräftigung der Bauchmuskeln

Die Bauchmuskeln werden in Rückenlage immer dann gekräftigt, wenn

- sich »Brustbein und Schambein nähern« (konzentrische Kräftigung); z.B. beim Aufrollen des Oberkörpers, beim Heranziehen der angewinkelten Beine (Lendenwirbelsäule hat Bodenkontakt)
- sich »Brustbein und Schambein voneinander entfernen« (exzentrische Kräftigung); z.B. beim Abrollen des Oberkörpers aus der aufgerollten Position, beim Ablegen der gebeugten Beine
- ein »verringerter Abstand zwischen Brustbein und Schambein gehalten wird« (statische Kräftigung); z.B. beim Verharren in einer Position während des Auf- bzw. Abrollens des Oberkörpers

Kräftigung der Bauchmuskeln aus der Rückenlage ohne Beteiligung des Lenden-Darmbeinmuskels:

Brustbein zu Schambein

1. *»Brustbein nähert sich Schambein«*

a) durch Aufrollen des Oberkörpers

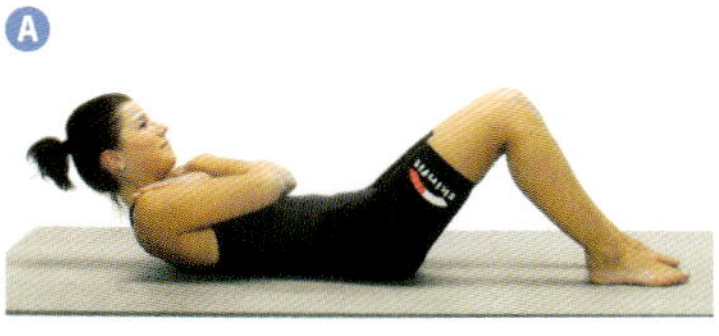

Ausgangsposition (A)

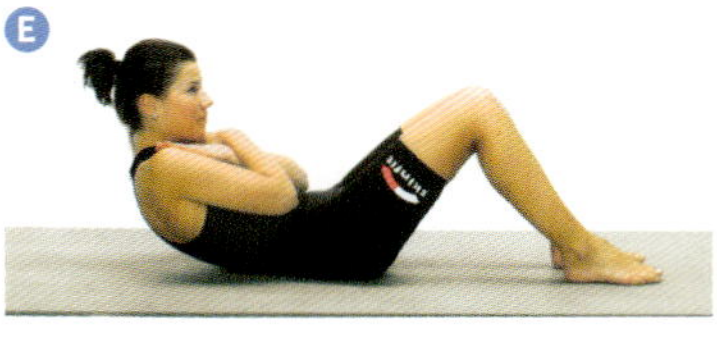

Endposition (E)

Sollen die Bauchmuskeln ohne Beteiligung des Lenden-Darmbeinmuskels gekräftigt werden, ist darauf zu achten, dass der Oberkörper nur bis zur Lendenwirbelsäule aufrollt. Ein weiteres Aufrollen hätte eine unerwünschte Kräftigung der Hüftbeuger zur Folge.

Arbeite aus der Vorspannung heraus! Oberkörper nur soweit aufrollen, dass die Lendenwirbelsäule noch Bodenkontakt behält!

Brustbein zu Schambein

b) durch Zur-Decke-Ziehen der Arme

A

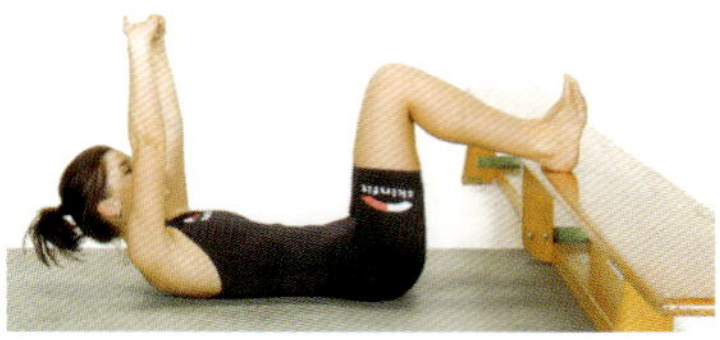

Ausgangsposition (A)

E

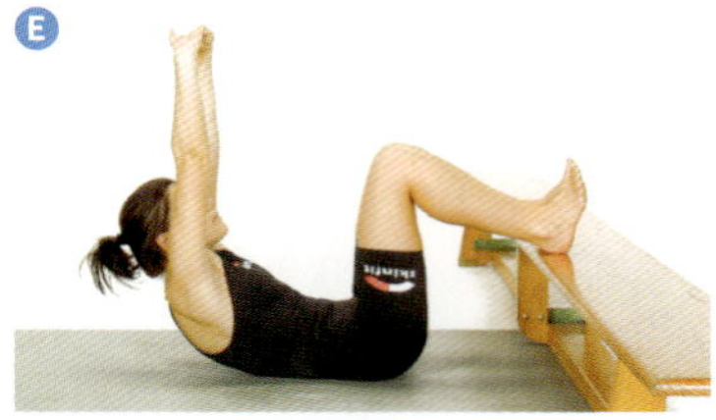

Endposition (E)

Aus der Vorspannung heraus ziehen die Arme senkrecht nach oben (Kopf in Verlängerung der Wirbelsäule!).
Bei Problemen im Bereich der Lendenwirbelsäule ist darauf zu achten, dass bei der Kräftigung der Bauchmuskeln neben der Lendenwirbelsäule auch die unteren Anteile der Brustwirbelsäule vollen Bodenkontakt haben.

Schambein zu Brustbein

2. *»Schambein nähert sich Brustbein«*
a) durch Heranziehen eines bzw. beider angewinkelten Beine

A

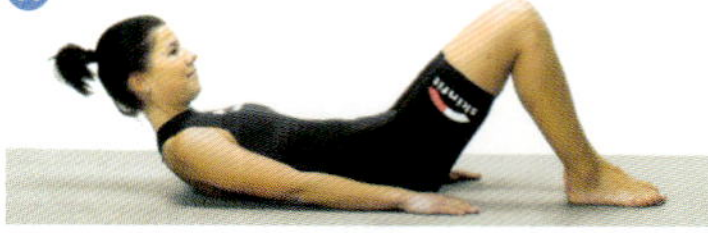

Ausgangsposition (A)

E

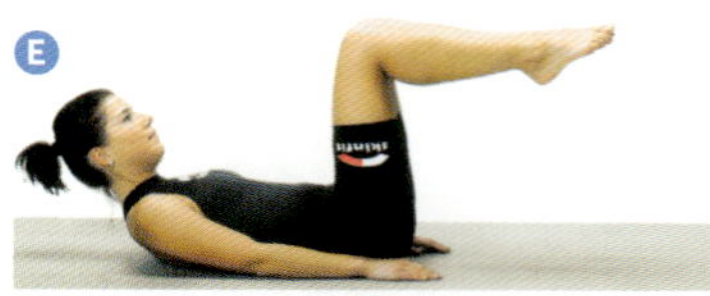

Endposition (E)

Aus der Vorspannung heraus die angewinkelten Beine zum Oberkörper ziehen.
Durch das Aktivieren der Bauchmuskeln und das Beugen der HWS (leichte Nickbewegung – Faust hat zwischen Kinn und Brustbein Platz) haben die Brust- und die Lendenwirbelsäule Bodenkontakt. Somit wird vor allem beim Ablegen der Beine ein Ausweichen in den Hohlrücken verhindert!

b) durch Zur-Decke-Ziehen der Beine

Schambein zu Brustbein

A

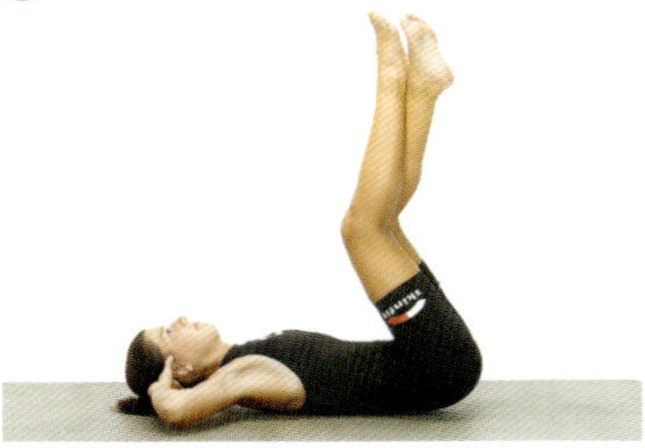

Ausgangsposition (A)

E

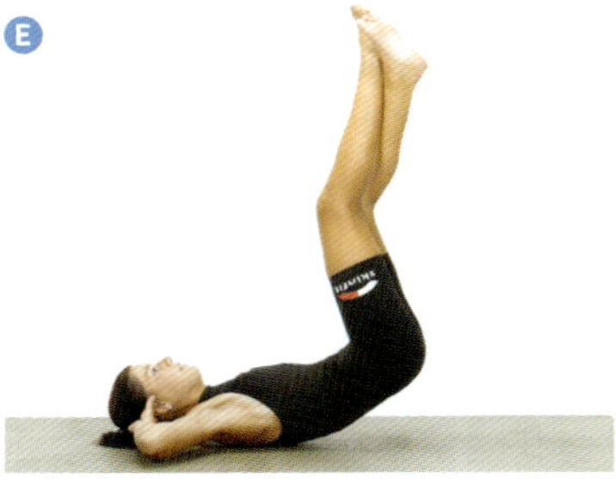

Endposition (E)

Heben und Senken des Beckens durch langsames Zur-Decke-Ziehen der überkreuzten Beine. Arme am Kopf, Hände und Ellbogen behalten Bodenkontakt.

3. *»Brustbein und Schambein nähern sich gleichzeitig«*
a) durch gleichzeitiges Zur-Decke-Ziehen von Ellbogen und Knien

Brustbein & Schambein

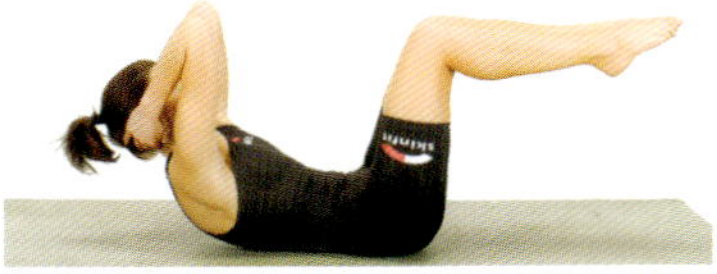

Ausgangsposition (A)

Aus der Vorspannung heraus ziehen Ellbogen und Knie gleichzeitig Richtung Decke. Kopf in Verlängerung der Wirbelsäule!

Brustbein & Schambein

b) durch gleichzeitiges Aufrollen des Oberkörpers und Heranziehen beider Beine

A

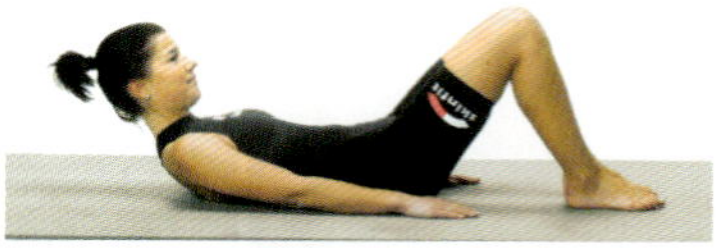

Ausgangsposition (A)

E

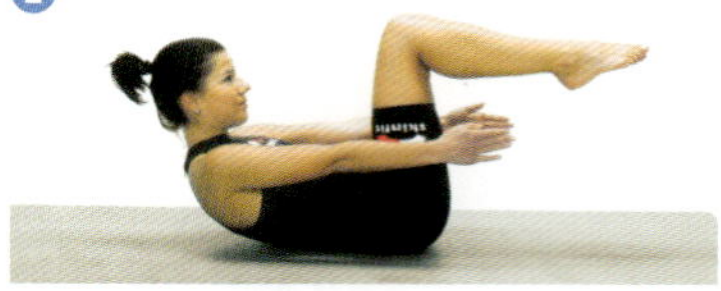

Endposition (E)

Aus der Vorspannung Oberkörper aufrollen und gleichzeitig die Beine heranziehen.

Grundsätzliches

- Ausgewogenheit
  Die Bauchmuskeln haben schützende, dynamische und statische Funktion. Ein ausgewogenes Training welches überwindend und nachgebend und verharrend ist, wird die Bauchmuskeln am ehesten in ihrer Funktion unterstützen.
  Beispiel für
  - überwindendes Bauchmuskeltraining = Aufrollen des Oberkörpers aus der Rückenlage (LWS behält Bodenkontakt)
  - nachgebendes Bauchmuskeltraining = Abrollen des Oberkörpers aus der aufgerollten Position in die Rückenlage
  - verharrendes Bauchmuskeltraining = Verweilen in einer Aufroll- oder Abrollposition in der Rückenlage (Bauchspannung halten)

Ausgewogenheit

Beispiele

- Geschwindigkeit der Übungen
  Achte stets darauf, dass bei der dynamischen Ausführung nicht zu schnell, sondern kontrolliert und somit exakt gekräftigt wird.

Variation im Tempo

- mehrere Sätze
  »Je größer und komplexer eine Muskelgruppe ist, desto mehr Sätze verträgt sie!« Dies gilt auch für die Bauchmuskeln!

mehrere Sätze

- Atmung
  Einatmen in der Entlastungsphase und Ausatmen in der Belastungsphase! Wird verharrend gekräftigt, den Atem nicht anhalten (keine Pressatmung)!

Atmung

Beim Großteil der Menschen sind die Bauchmuskeln im Verhältnis zu den Rückenmuskeln zu schwach ausgebildet. Ein allgemeines Bauchmuskeltraining ist für alle empfehlenswert. Sportler müssen die Bauchmuskeln ausgiebig und konsequent trainieren. Erst danach sollten sie die Stärke der Hüftbeuger (M. iliopsoas, M. rectus femoris) und der Rückenstrecker weiter aufbauen.

geeignet

Aufrollen des Oberkörpers bis zur Lendenwirbelsäule

A

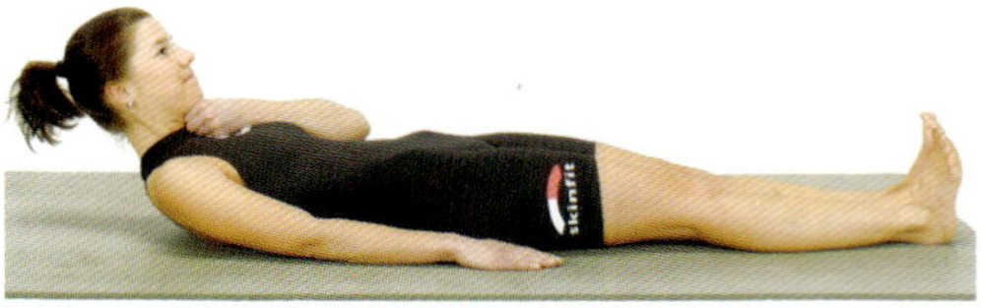

○

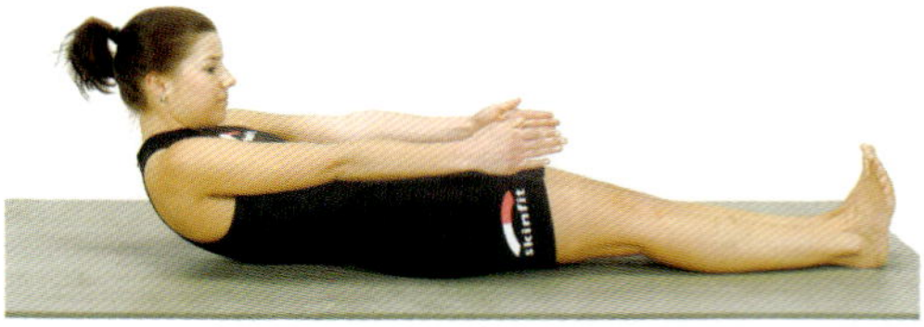

A Rückenlage;
Vorspannung: Nacken lang machen (Faust hat zwischen Kinn und Brustbein Platz) und Bauch einziehen

○ Aufrollen des Oberkörpers bei gestreckten Beinen

Hinweis:

- Aus der Vorspannung nur bis zur Lendenwirbelsäule aufrollen.
- Achte auf die richtige Fußstellung: Kniegelenk gestreckt und Fußgelenk gebeugt (Dorsalflexion=Fersenschub).

+

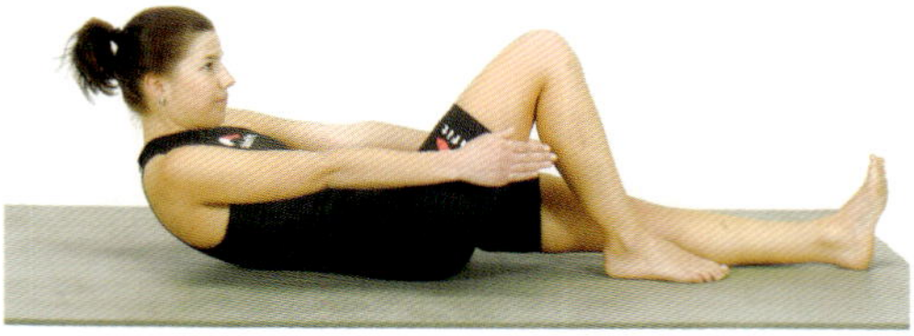

+ Aufrollen des Oberkörpers bei einem gestreckten und einem angewinkelten Bein

Hinweis:

- Arme dabei »lang« und Richtung Füße ziehen.
- Lendenwirbelsäule behält stets Bodenkontakt!

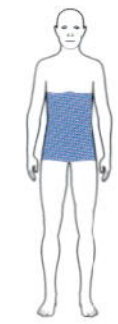

geeignet

Auf- und Abrollen des Oberkörpers

①

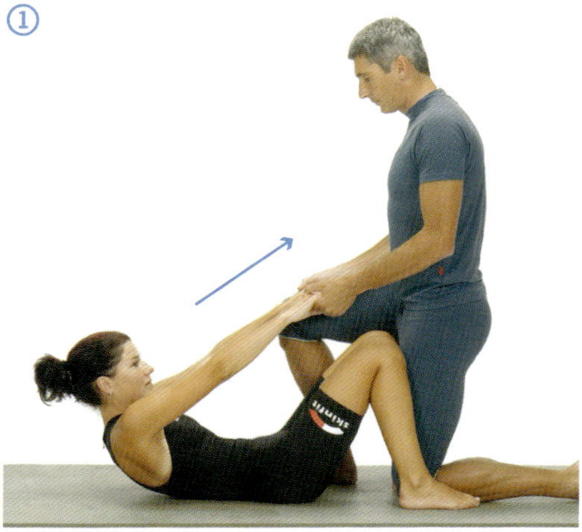

- **A** Partnerübung
  Rückenlage mit angewinkelten Beinen
- ① Aus der Vorspannung langsames Aufrollen des Oberkörpers bis zur Lendenwirbelsäule; Partner unterstützt, sofern notwendig
- ② Langsames Abrollen des Oberkörpers zurück in die Vorspannung

+

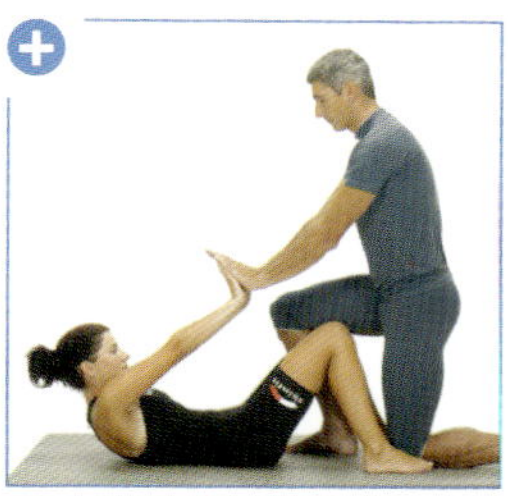

②

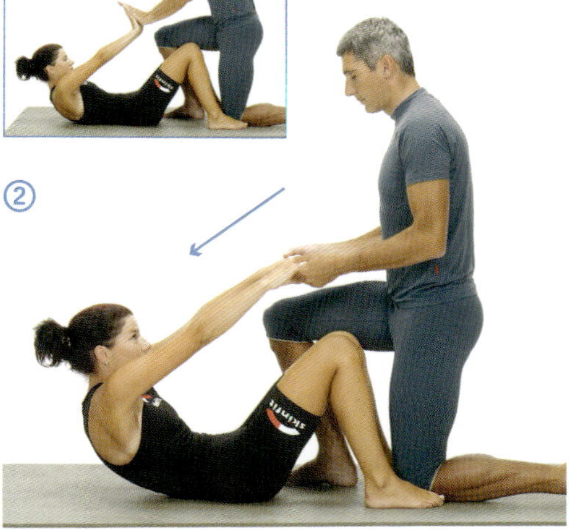

+ Variation durch Partnerwiderstand

Hinweis:

- Partner steuert das exakte Abrollen (Wirbel für Wirbel)

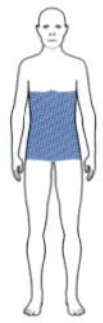

geeignet

Anheben und Ablegen der Beine

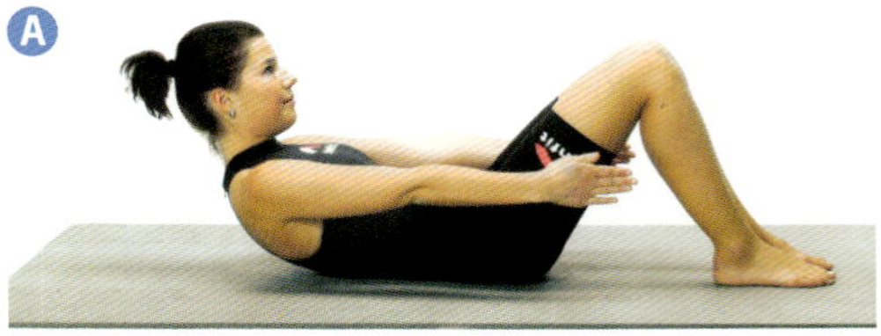

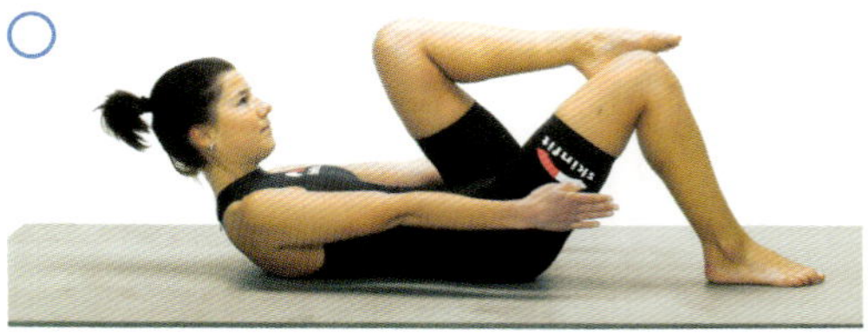

Ⓐ Rückenlage mit angewinkelten Beinen; Vorspannung

○ Wechselweises Anheben eines angewinkelten Beines; Knie Richtung Schultern ziehen

Hinweis:

- Durch das zusätzliche Vorziehen der Hände werden zudem die oberen Anteile der Bauchmuskeln statisch mitgekräftigt.

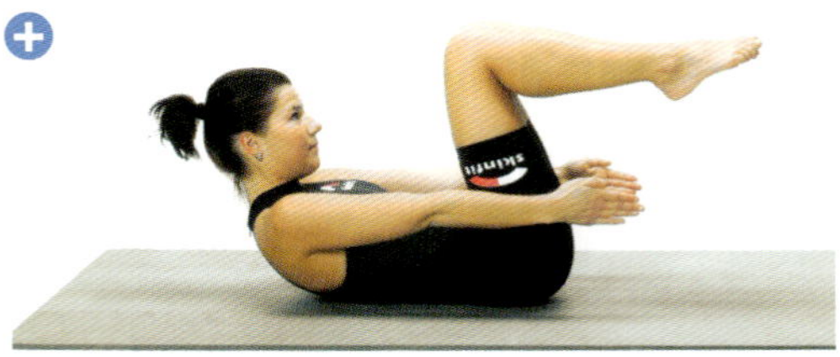

⊕ Variation durch beidbeiniges Anheben und Ablegen

Hinweis:

- Die Vorspannung stabilisiert die Lendenwirbelsäule und die unteren Anteile der Brustwirbelsäule.

ungeeignet

Heben und Senken der gestreckten Beine

Werden die Beine gestreckt gehoben, zieht der Übende, bedingt durch die große Hebelwirkung, verstärkt in den Hohlrücken. Nicht die Bauchmuskeln, sondern vielmehr die Hüftbeuger werden gekräftigt.

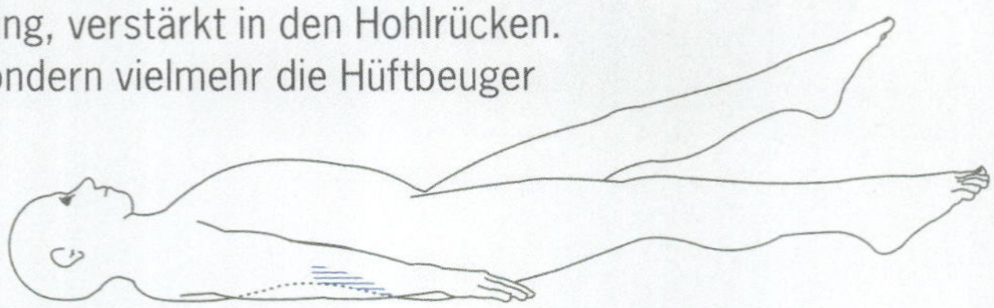

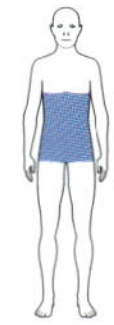

geeignet

Aufrollen des Oberkörpers

A
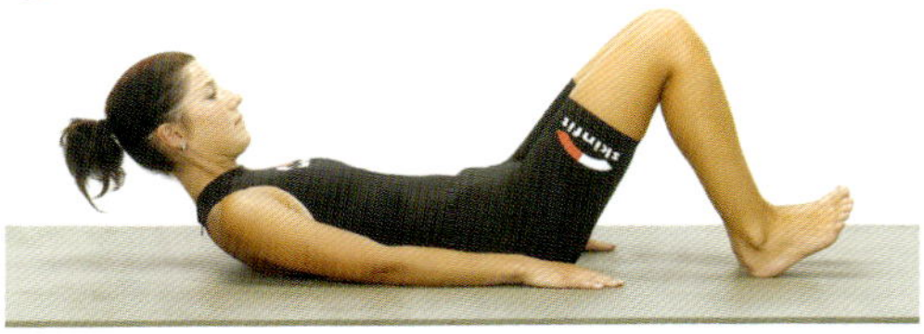

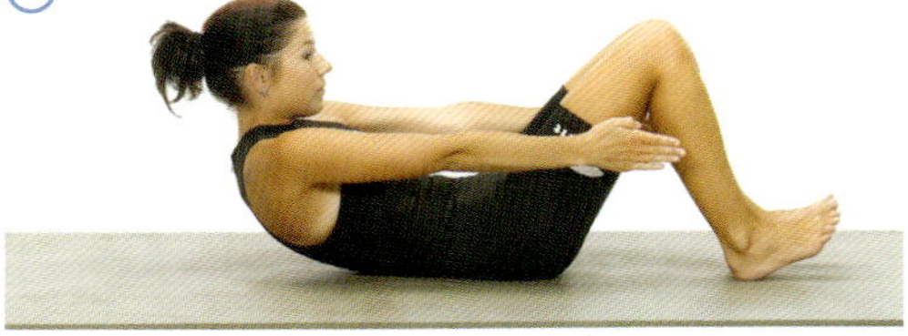

- A Rückenlage mit angewinkelten Beinen; Fersen aufgestellt; Vorspannung
- Aufrollen des Oberkörpers aus der Vorspannung und Abrollen in die Vorspannung

Hinweis:
- Fersen drücken fest gegen den Boden, dadurch wird die Lendenwirbelsäule noch zusätzlich am Boden stabilisiert.

Variation durch veränderte Beinstellung

A
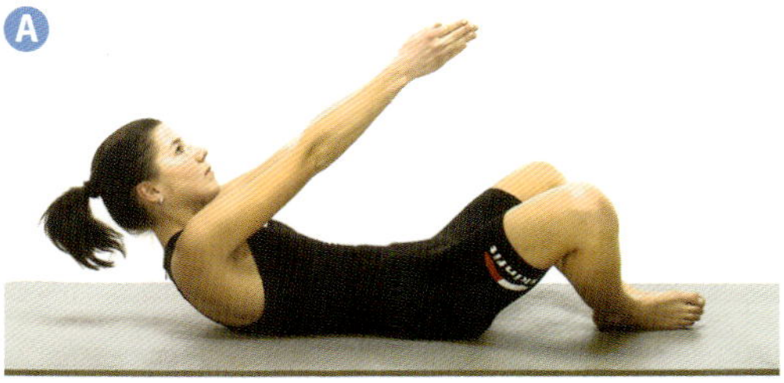

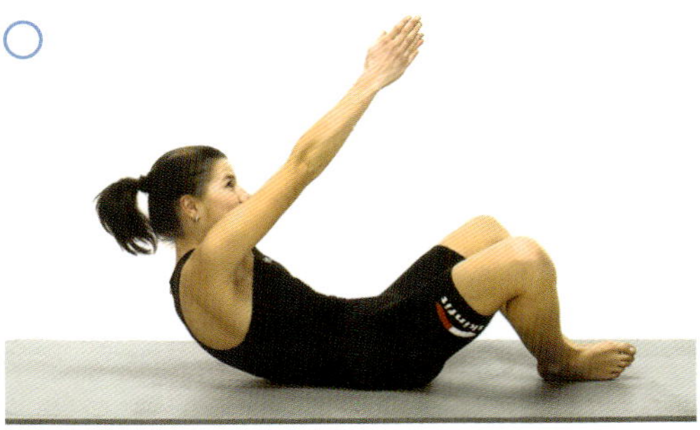

- A Rückenlage; Fußsohlen aneinander, Vorspannung
- Aufrollen des Oberkörpers aus der Vorspannung und Abrollen in die Vorspannung

Hinweis:
- Eine Änderung des Kniewinkels variiert die Übung (kleiner = schwieriger)!

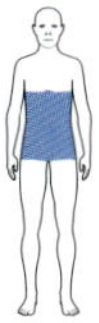

geeignet

Aufrollen des Oberkörpers bis zur Lendenwirbelsäule

A

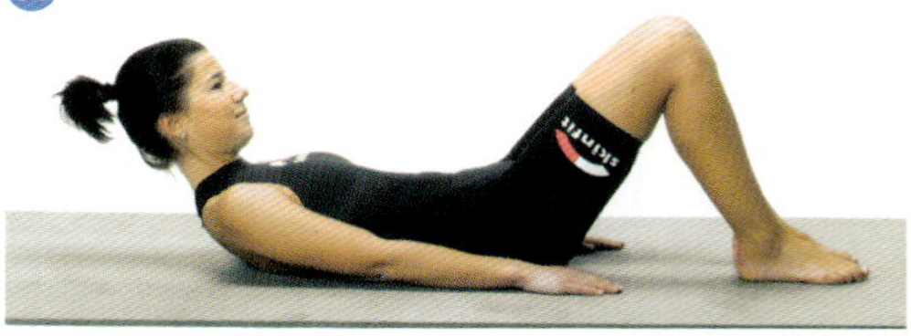

○

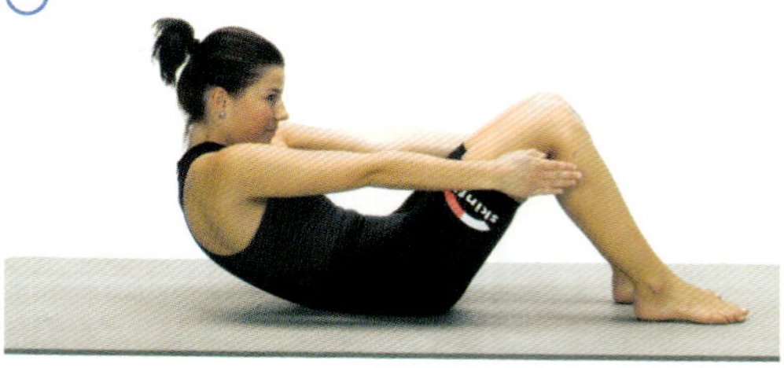

A Rückenlage mit angewinkelten Beinen; Vorspannung

○ Aufrollen des Oberkörpers bis zur Lendenwirbelsäule und Abrollen in die Vorspannung; Hände ziehen nach vorne

Hinweis:

- Fußsohlen bleiben am Boden!
- Lendenwirbelsäule behält Bodenkontakt!

Variation durch »Päckchenhaltung«

A

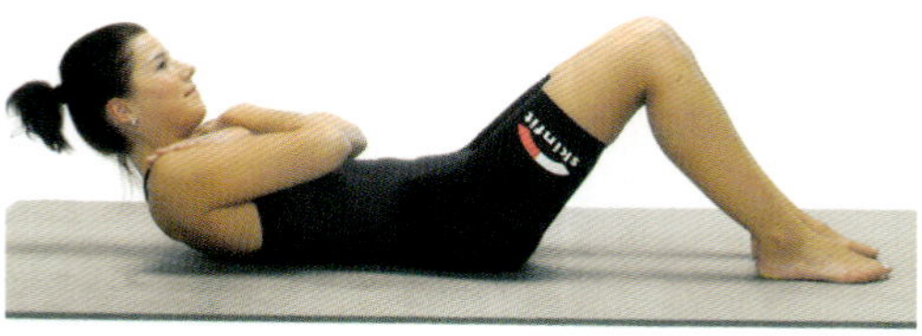

○

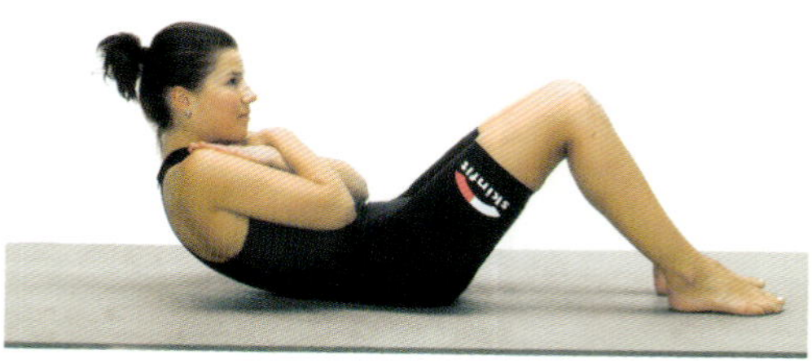

A Rückenlage mit angewinkelten Beinen; Vorspannung mit gekreuzten Armen an der Brust

○ Aufrollen des Oberkörpers bis zur Lendenwirbelsäule und Abrollen in die Vorspannung

Hinweis:

- Durch Verändern des Kniewinkels kann die Übung erschwert bzw. erleichtert werden.

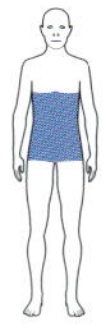

geeignet

Aufrollen des Oberkörpers bis zur Lendenwirbelsäule

A

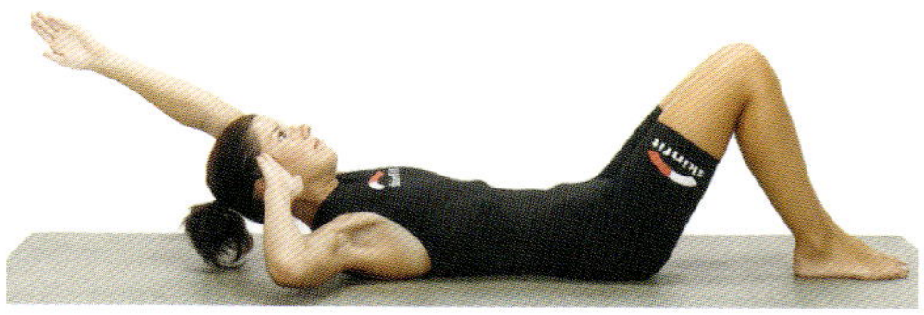

○

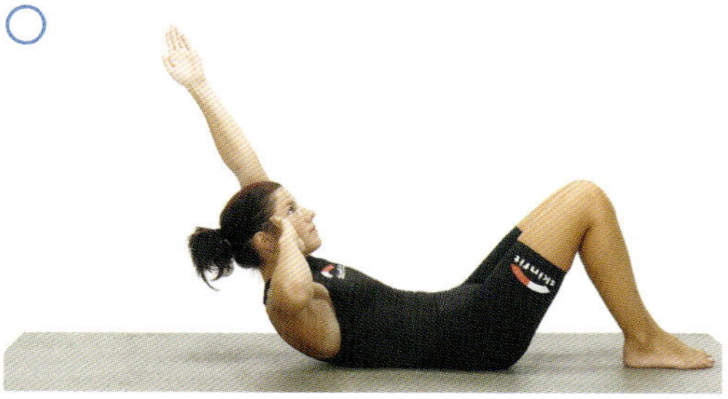

A Rückenlage mit angewinkelten Beinen; ein Arm in Hochhalte; Finger des gebeugten Armes an der Schläfe; Vorspannung

○ Aufrollen des Oberkörpers aus der Vorspannung und Abrollen in die Vorspannung

Hinweis:

- Lendenwirbelsäule behält beim Auf- und Abrollen Bodenkontakt.

+

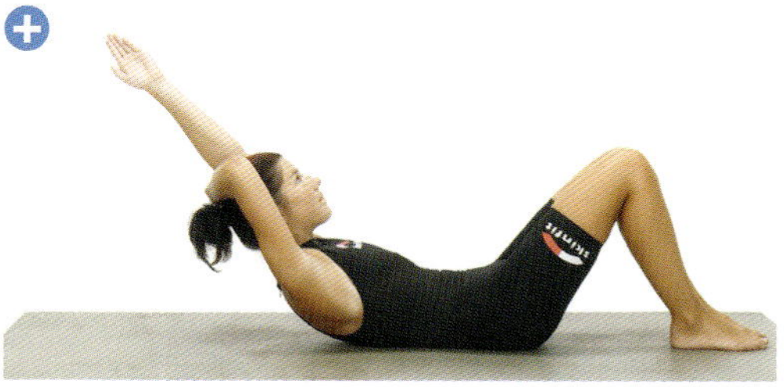

+ Variation durch Fixieren des gestreckten Armes hinter dem Kopf

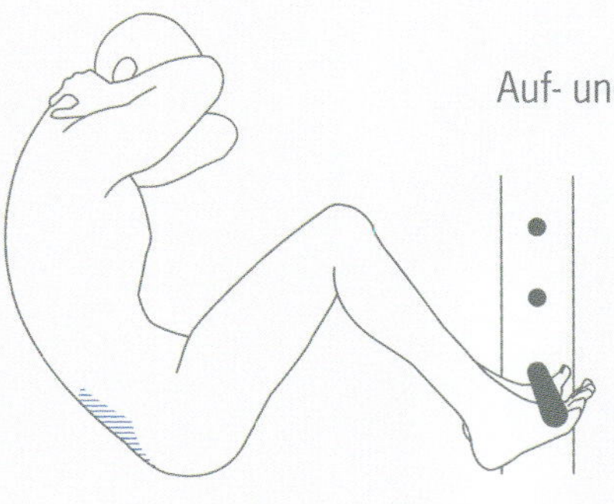

ungeeignet

Auf- und Abrollen des Oberkörpers bei fixierten Beinen

Vorrangige Kräftigung der Hüftbeuger (vor allem des Lenden-Darmbeinmuskels).

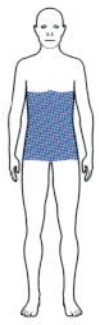

geeignet

Aufrollen des Oberkörpers bis zur Lendenwirbelsäule

A

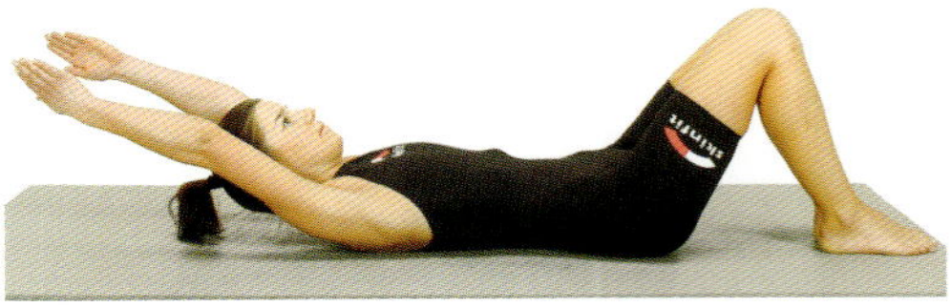

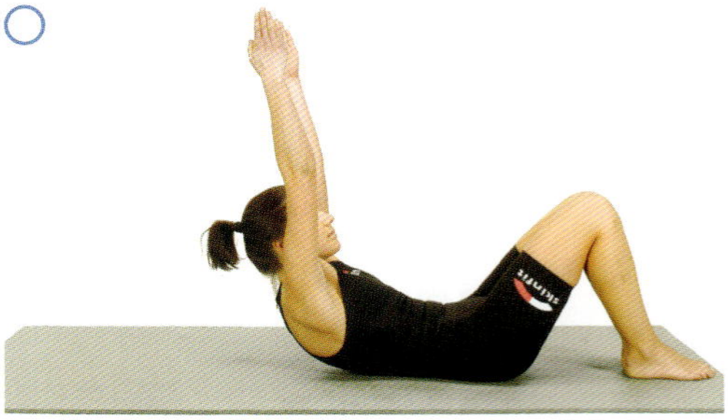

A Rückenlage mit angewinkelten Beinen; Arme in Hochhalte; Vorspannung

○ Langsames Aufrollen des Oberkörpers aus der Vorspannung und Abrollen in die Vorspannung

Hinweis:
- Lendenwirbelsäule hat während der gesamten Bewegung Bodenkontakt.
- Ein kleiner Kniewinkel erschwert und ein großer Kniewinkel erleichtert die Bewegungsausführung.

ungeeignet

Aufrollen des Oberkörpers bis in den Sitz

Die ungünstigen Hebelverhältnisse bewirken eine starke Belastung im Bereich der Lendenwirbelsäule. Typische Übung zur Kräftigung der Hüftbeuger!

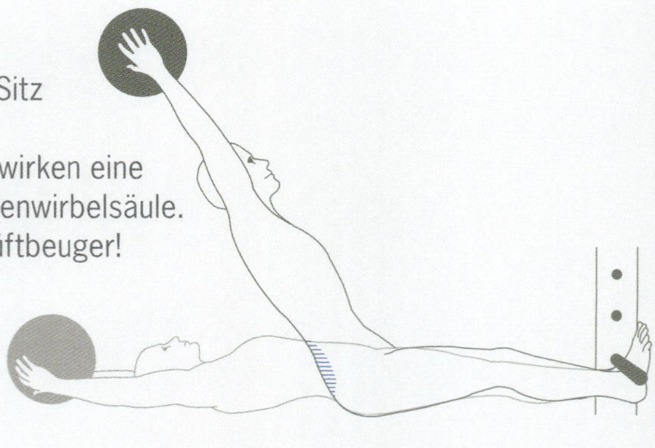

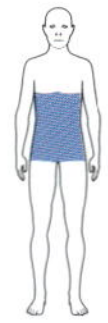

geeignet

Aufrollen des Oberkörpers bis zur Lendenwirbelsäule

A

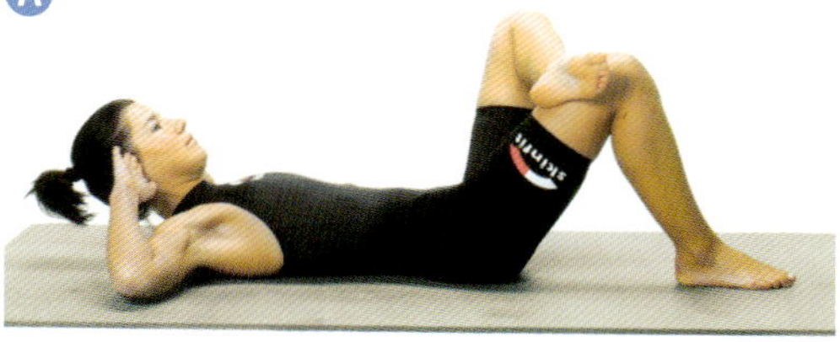

○

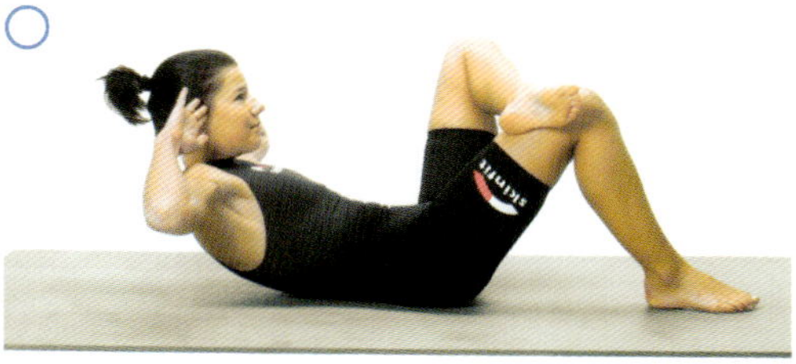

A Rückenlage; ein Bein angewinkelt, eines überkreuzt; Finger an den Schläfen; Vorspannung

○ Aufrollen des Oberkörpers aus der Vorspannung bis zur Lendenwirbelsäule

Hinweis:
- Ellbogen nicht nach vorne ziehen!

Variation durch aufgestelltes Bein

A

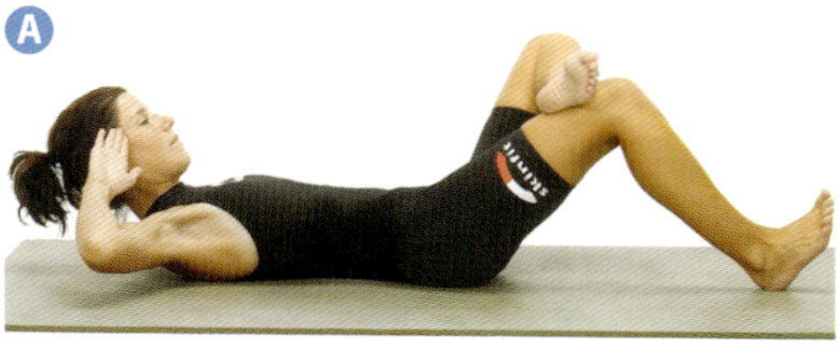

○

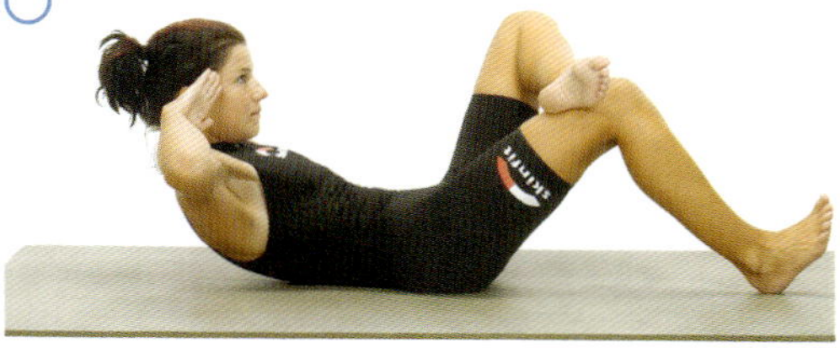

A Rückenlage; ein Bein angewinkelt, Ferse aufgestellt, ein Bein überkreuzt; Vorspannung

○ Aufrollen aus der Vorspannung und Abrollen in die Vorspannung

Hinweis:
- Lendenwirbelsäule hat während der gesamten Bewegung Bodenkontakt.

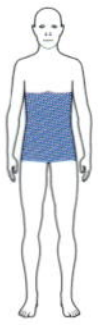

geeignet

Aufrollen des Oberkörpers mit gleichzeitigem Heranziehen der Beine

A

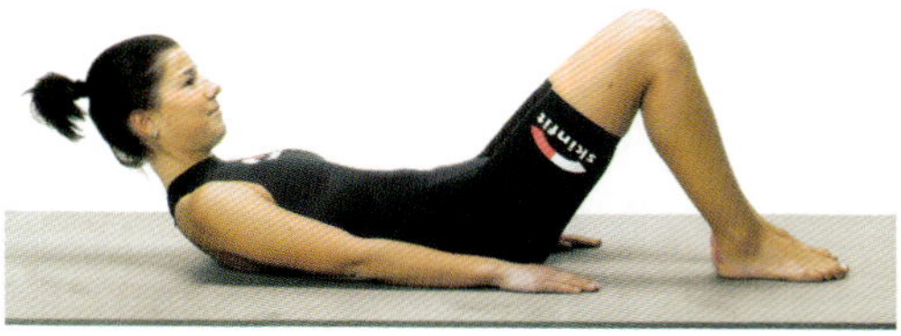

○

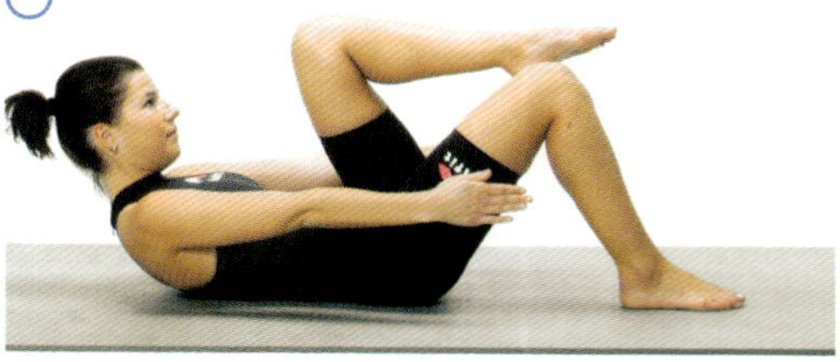

A Rückenlage mit angewinkelten Beinen; Vorspannung (Faust hat zwischen Kinn und Brustbein Platz)

○ Aufrollen des Oberkörpers mit gleichzeitigem Heranziehen eines Beines

Hinweis:
- Kräftige stets beidseitig!
- Langsam, aber dynamisch ausführen!

+

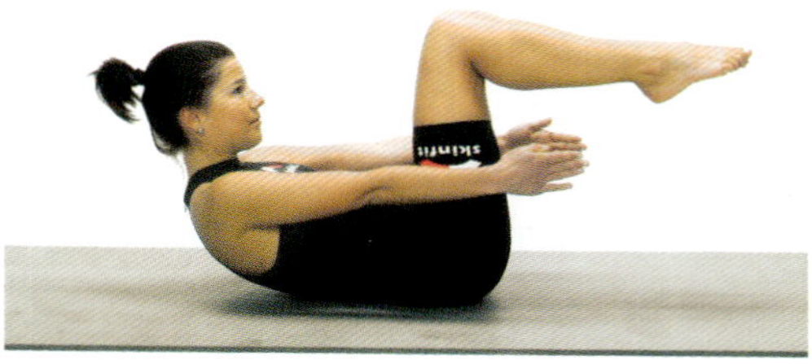

+ Aufrollen des Oberkörpers mit gleichzeitigem Heranziehen beider Beine

Hinweis:
- Hinterkopf berührt nie den Boden.
- Abrollen nur bis in die Vorspannung.

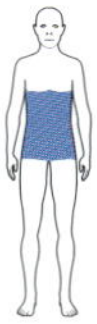

geeignet

Aufrollen des Oberkörpers mit gleichzeitigem Heranziehen der Beine

A

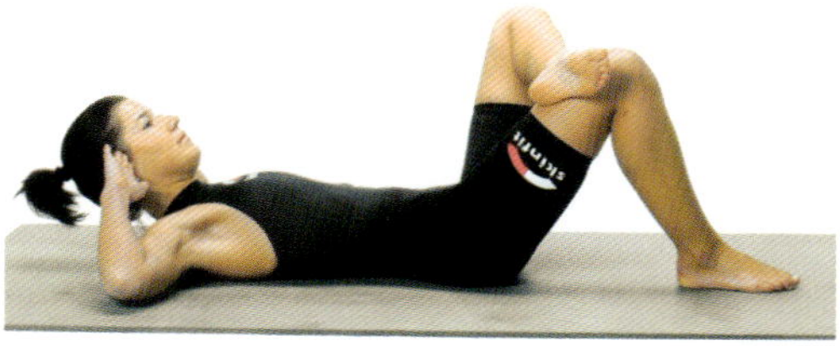

O

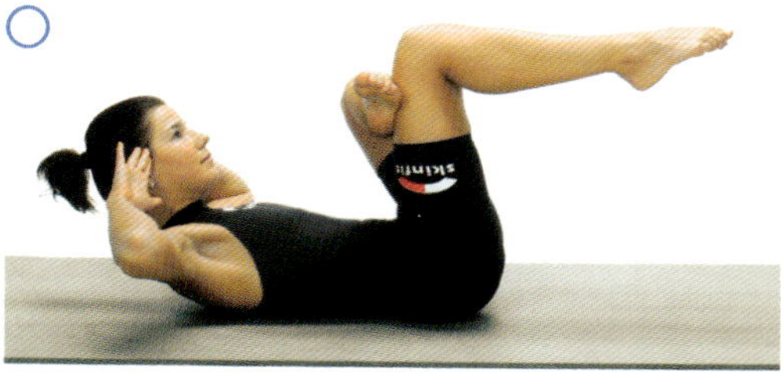

- A Rückenlage; ein Bein angewinkelt, eines überkreuzt; Finger an den Schläfen; Vorspannung
- O Aufrollen des Oberkörpers mit gleichzeitigem Heranziehen der Beine

Hinweis:

- Bei dieser Ausführung wird der große Gesäßmuskel aktiv mitgedehnt!

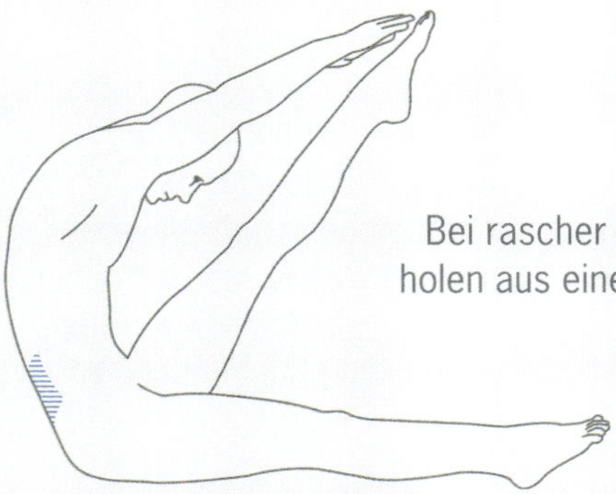

ungeeignet

Einbeinklappmesser mit gestreckten Beinen

Vorrangig Kräftigung der Hüftbeuger! Bei rascher Bewegungsausführung erfolgt das Schwungholen aus einer Gegenbewegung (verstärkter Hohlrücken). Starke Belastung der LWS.

geeignet

Auf- und Abrollen des Oberkörpers

A

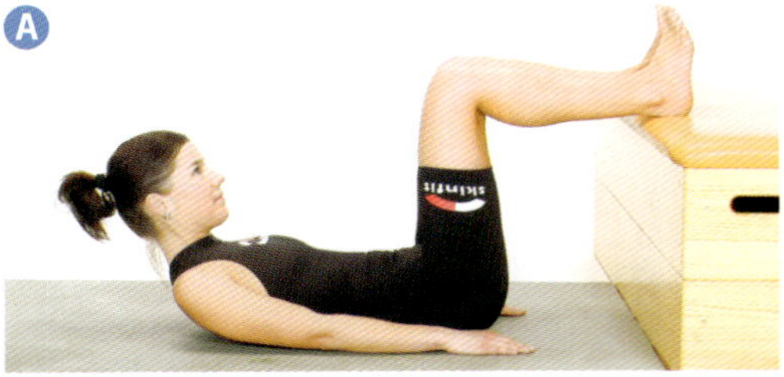

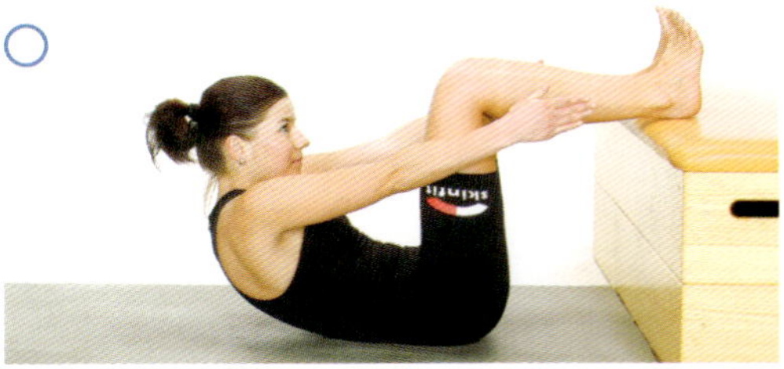

A Rückenlage; Beine rechtwinklig gebeugt auf kniehohem Kasten; Vorspannung

○ Oberkörper aus der Vorspannung aufrollen und in die Vorspannung abrollen

Hinweis:

- Hände ziehen Richtung Fersen, die gegen die Unterlage drücken.
- Durch die Hüftbeugung (Beine rechtwinklig gebeugt) werden die Hüftbeuger nicht aktiviert.

Variation durch Vorziehen der Hände zwischen den Knien

A

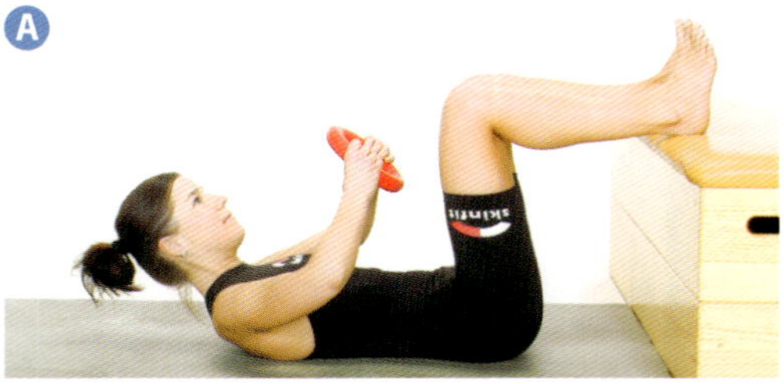

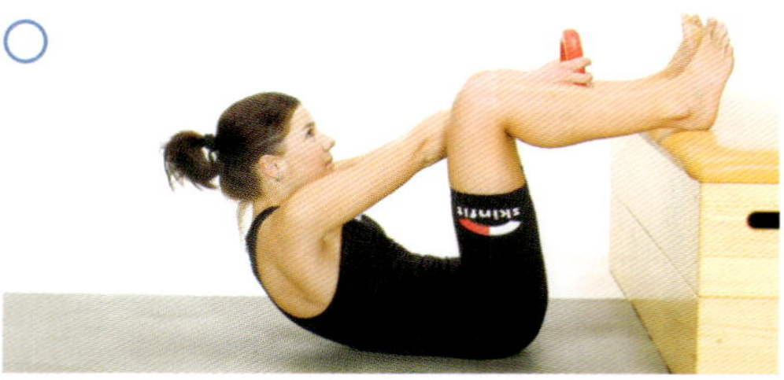

A Rückenlage; Beine rechtwinklig gebeugt auf kniehohem Kasten; Vorspannung

○ Aufrollen aus der Vorspannung, Abrollen in die Vorspannung

Hinweis:

- Hände ziehen zwischen den Beinen zu den Fersen.
- Werden beim Aufrollen die Fersen vom Kasten gehoben, ist dies ein Zeichen für abgeschwächte Bauchmuskeln!

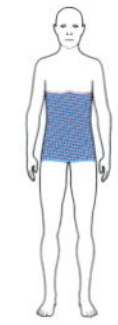

geeignet

Auf- und Abrollen des Oberkörpers

A

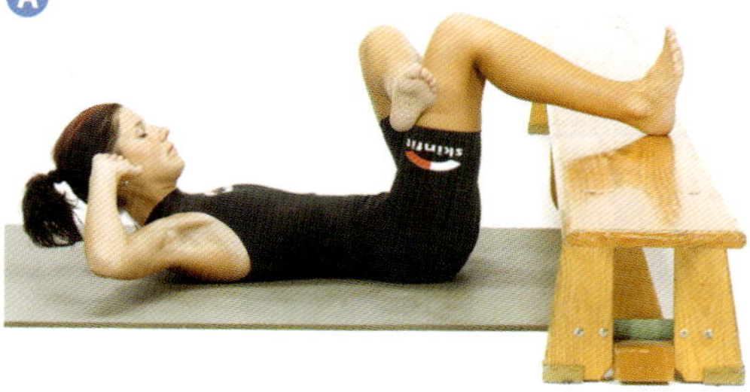

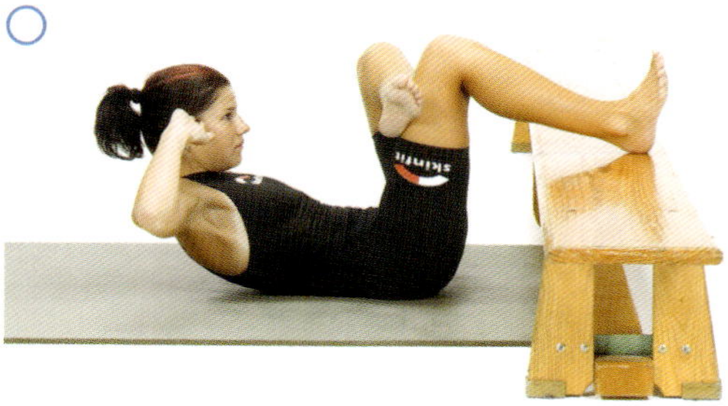

A Rückenlage; ein Bein auf Langbank; eines überkreuzt; Finger an den Schläfen; Vorspannung

O Oberkörper aus der Vorspannung aufrollen und in die Vorspannung abrollen

Hinweis:
- Ferse drückt gegen die Langbank.
- Ellbogen beim Aufrollen nicht nach vorne ziehen!

ungeeignet

Senken und Heben des Oberkörpers aus dem Sitz mit fixierten Beinen

Aufgrund der ungünstigen Hebelverhältnisse starke Überbeanspruchung im Bereich der Lendenwirbelsäule. Hauptsächlich Kräftigung der Hüftbeuger (vor allem des Lenden-Darmbeinmuskels)!

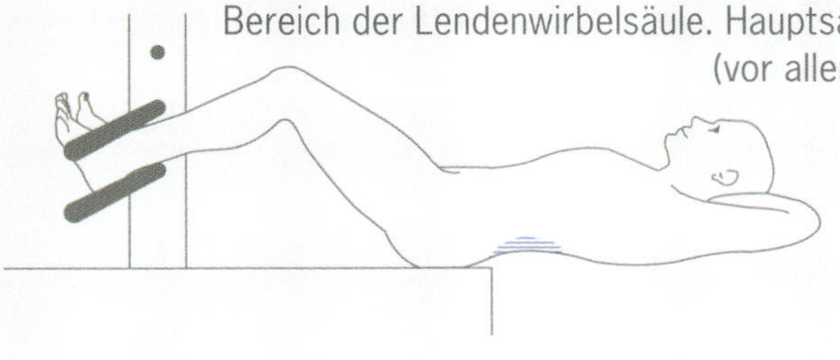

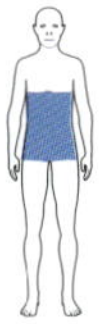

geeignet

Auf- und Abrollen des Oberkörpers

A
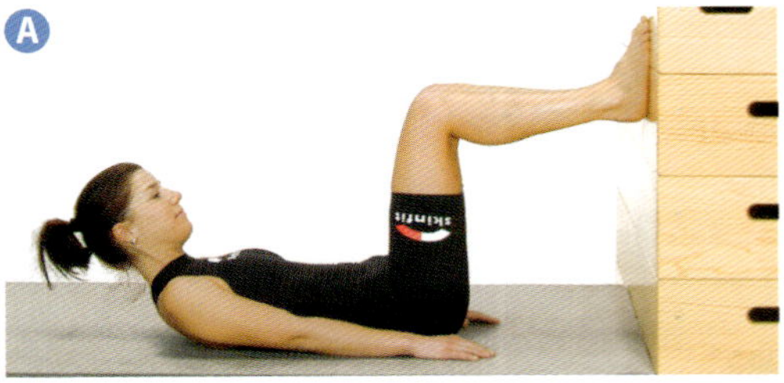

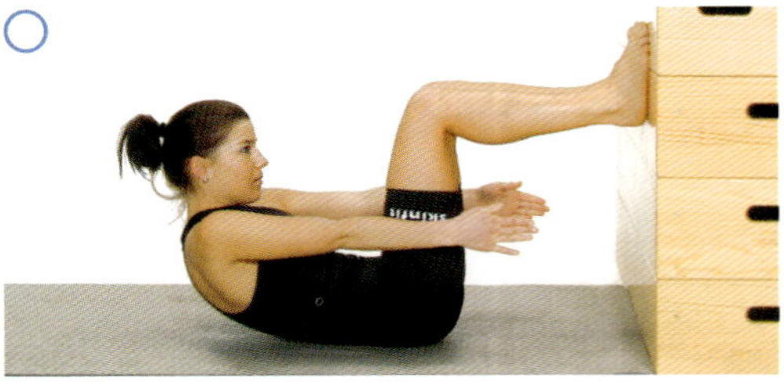

A Rückenlage; rechtwinklig gebeugte Beine an einem Widerstand; Vorspannung

O Aufrollen aus der Vorspannung (Hände ziehen nach vorne) und Abrollen in die Vorspannung

Hinweis:
- Fußsohlen drücken gegen Widerstand!

Variation durch Finger an den Schläfen

A
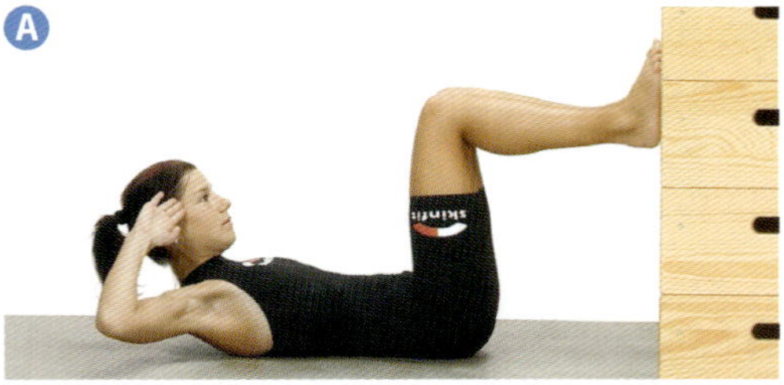

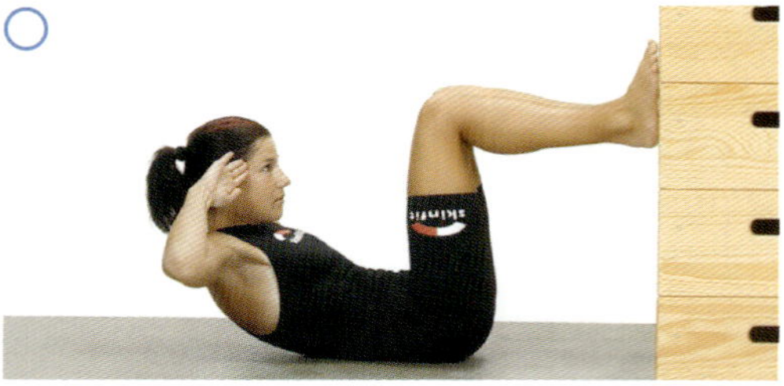

A Rückenlage; Beine an einem Widerstand; Vorspannung

O Aufrollen aus der Vorspannung und Abrollen in die Vorspannung

Hinweis:
- Fußsohlen drücken gegen Widerstand!
- Wird an einer Sprossenwand trainiert, dürfen die Zehen nicht zwischen den Sprossen eingehängt werden, da ansonsten die Hüftbeuger aktiviert werden!

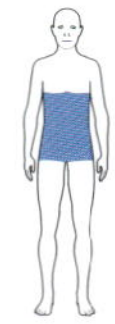

geeignet

Abwechselndes Hochgreifen eines Armes

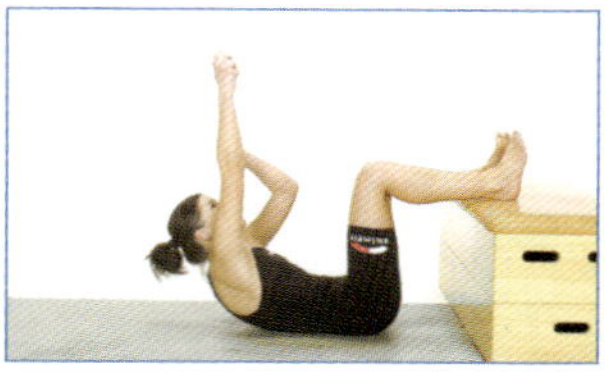

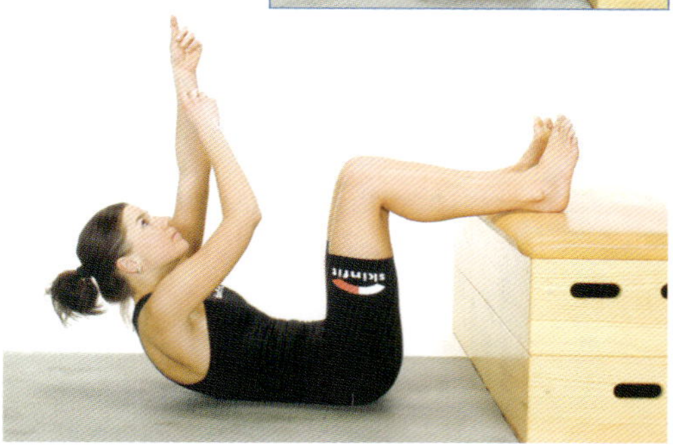

- Ⓐ Rückenlage; Beine rechtwinklig gebeugt auf kniehohem Kasten; Vorspannung
- ○ Abwechselndes Hochgreifen eines Armes aus der Vorspannung (»Äpfel pflücken«)

Hinweis:

- Kopf in Verlängerung der Wirbelsäule!

Variation durch Nach-oben-Ziehen der Arme

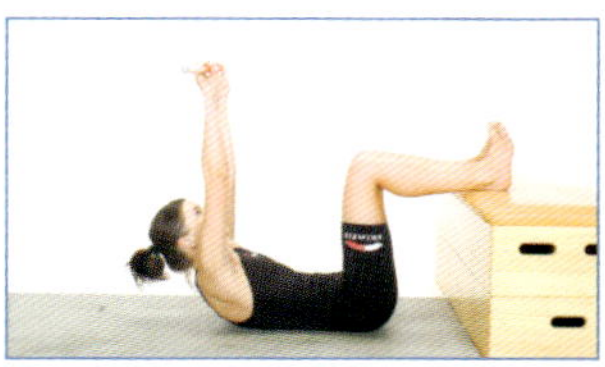

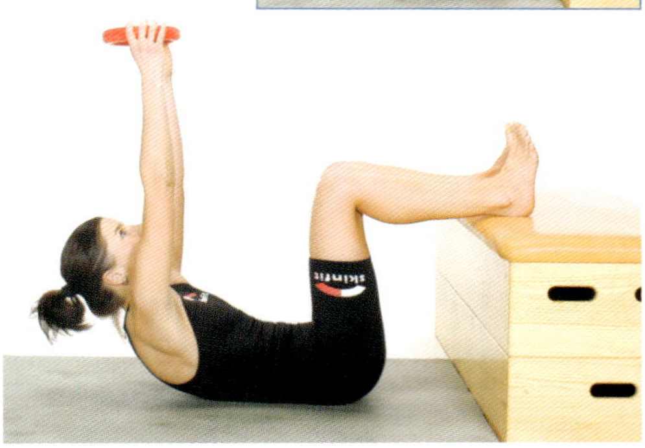

- Ⓐ Rückenlage; Beine rechtwinklig gebeugt auf kniehohem Kasten; Vorspannung
- ○ Hochziehen beider Arme aus der Vorspannung mit Ring oder Stab

Hinweis:

- Aufrollen aus der Vorspannung, Abrollen in die Vorspannung.
- Fersen drücken gegen kniehohen Kasten.

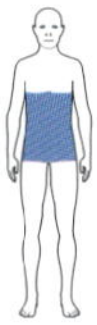

kräftigen

Gerade Bauchmuskeln (vor allem obere Anteile)

geeignet

Hochführen der Arme aus der Vorspannung

Ⓐ
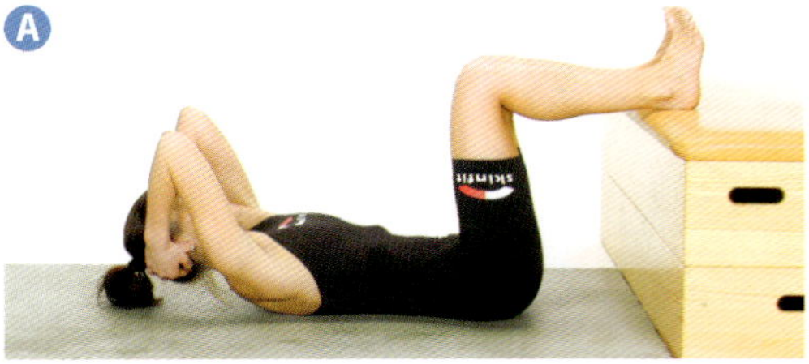

○
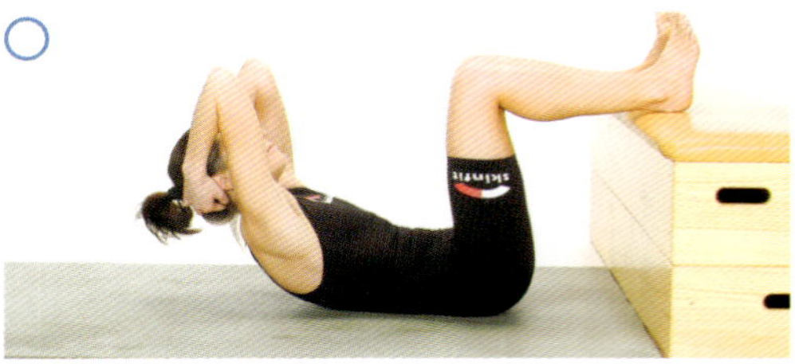

Ⓐ Rückenlage; Beine gebeugt auf erhöhter Unterlage; Hände an den Ohren; Vorspannung

○ Aus der Vorspannung ziehen die Ellbogen Richtung Decke

Hinweis:

- Fersen drücken gegen Unterlage.

⊕
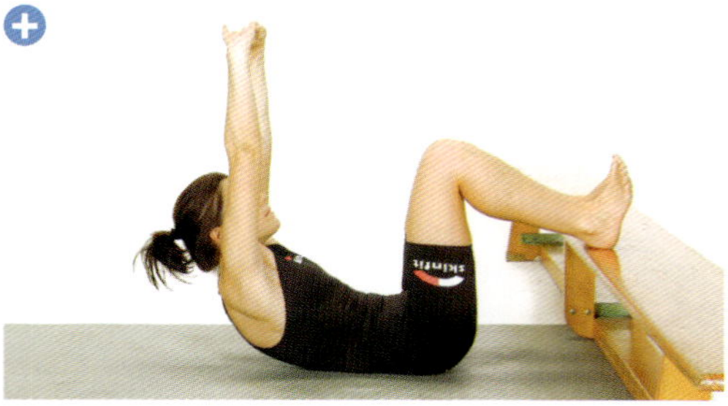

⊕ Variation mit ausgedrehten Armen im Flechtgriff

Hinweis:

- Aus der Vorspannung ziehen die Handflächen Richtung Decke.

ungeeignet

Klappmesser mit gestreckten Beinen

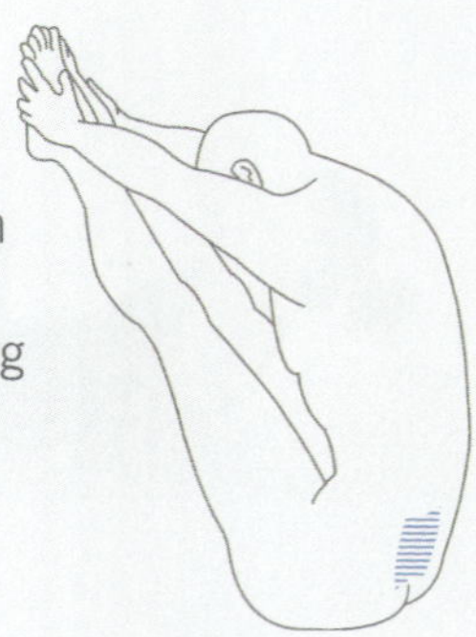

Bei rascher Bewegungsausführung erfolgt das Schwungholen aus einer Gegenbewegung (verstärkter Hohlrücken). Bei schwachen Bauchmuskeln und falscher Bewegungsausführung kommt es zur Überbelastung der Lendenwirbelsäule. Klassische Kräftigung der Hüftbeuger!

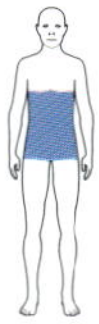

geeignet

Auf- und Abrollen des Oberkörpers

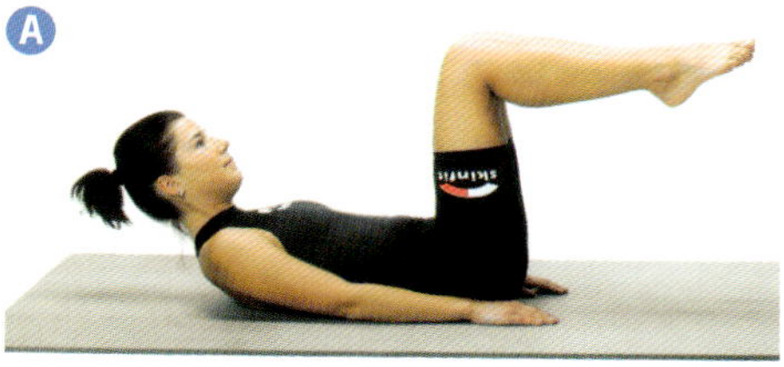

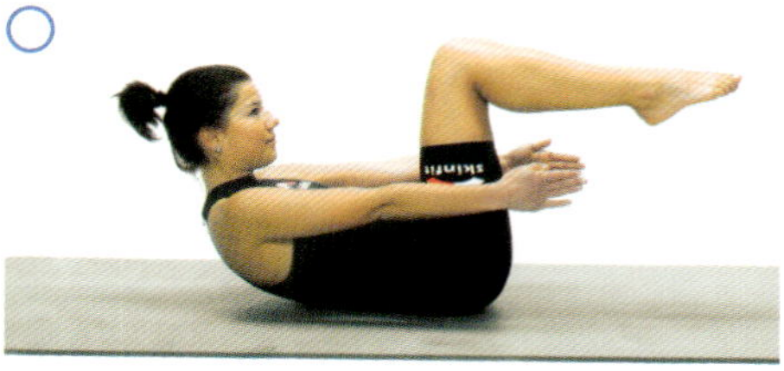

- A Rückenlage mit rechtwinklig gebeugten Beinen; Vorspannung
- ○ Aus der Vorspannung Oberkörper aufrollen; Hände ziehen nach vorne

Hinweis:

- Abrollen nur bis in die Vorspannung; Hinterkopf berührt nie den Boden. Dadurch ist ein Schwungholen aus einer Gegenbewegung nicht möglich.
- Beine bleiben rechtwinklig gebeugt!

ungeeignet

Sit-ups auf schiefer Ebene mit Armen in Nackenhalte

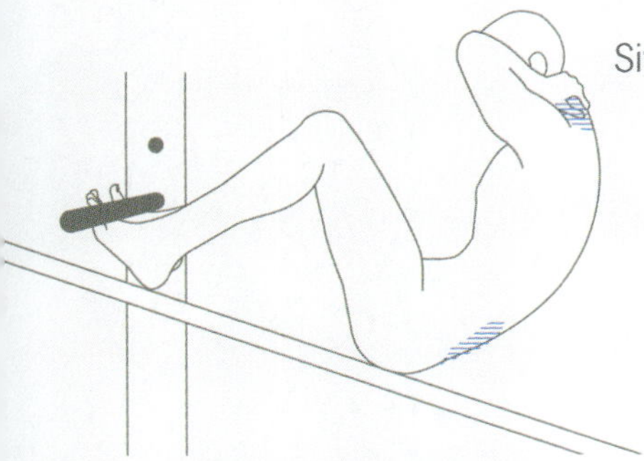

Hauptsächlich Kräftigung der Hüftbeuger, starke Belastung im Bereich der Lendenwirbelsäule. Durch den Zug im Nacken wird zudem die Halswirbelsäule sehr stark belastet.

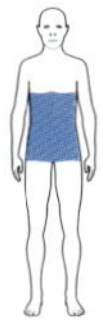

kräftigen
Gerade Bauchmuskeln

geeignet
Auf- und Abrollen des Oberkörpers

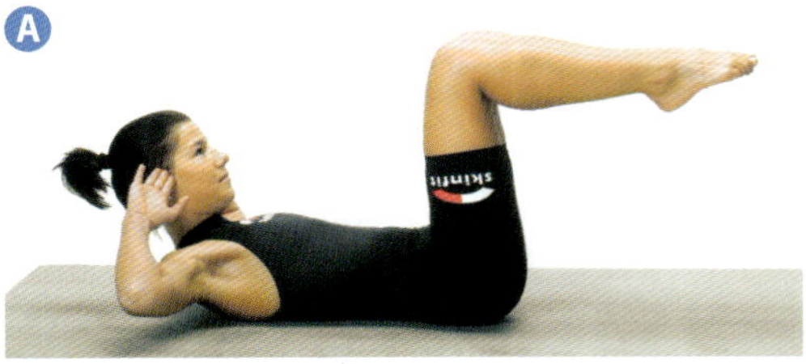

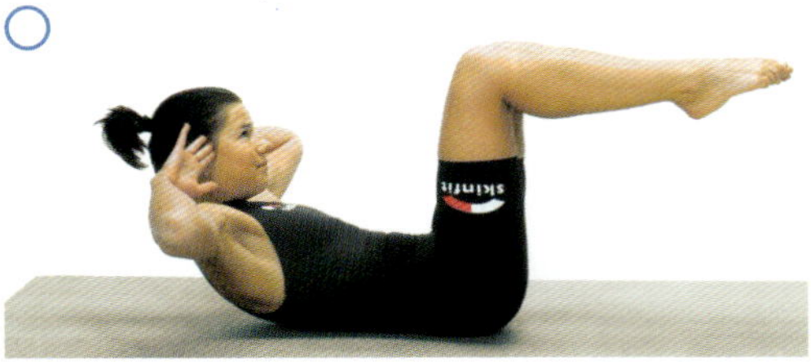

A Rückenlage mit rechtwinklig gebeugten Beinen; Finger an den Schläfen; Vorspannung

○ Oberkörper aus der Vorspannung aufrollen und nur bis in die Vorspannung abrollen

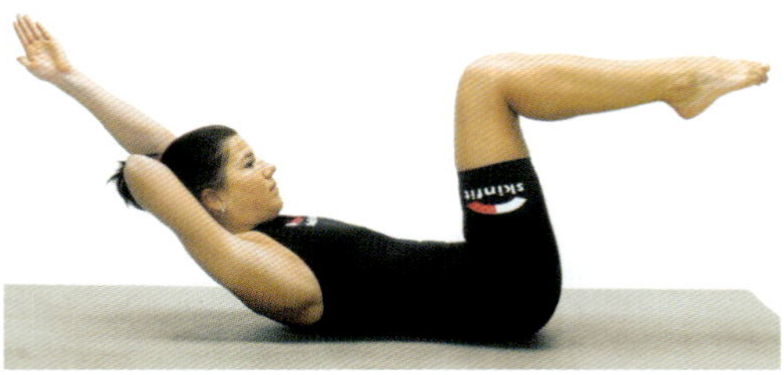

+ Variation durch fixierten Arm hinter dem Kopf

Hinweis:
- Für gut Trainierte!

ungeeignet
Schwungvolles Hochziehen des Rumpfes bei fixierten Beinen

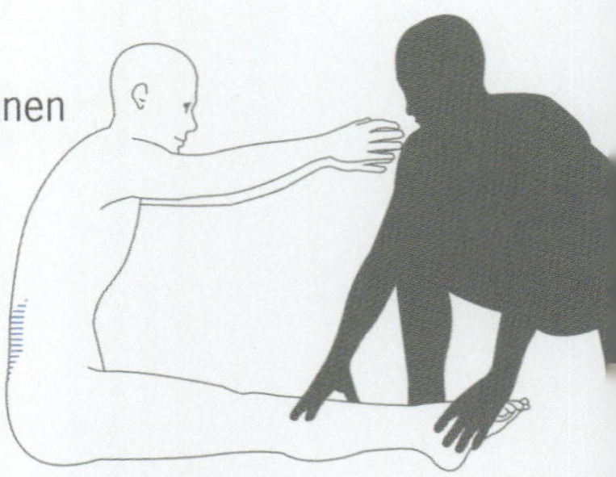

Hauptsächlich Kräftigung der Hüftbeuger!
Das Fixieren der Beine sowie die schwungvolle Ausführung führen zu einer Überbeanspruchung im Bereich der Lendenwirbelsäule.

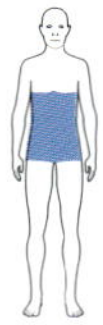

geeignet

Hochziehen eines Armes

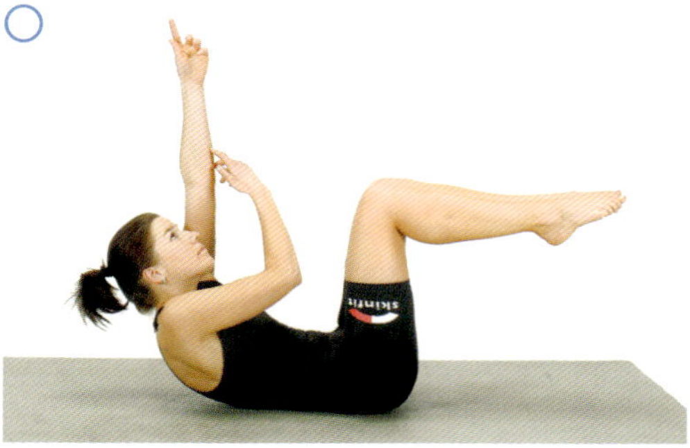

Ⓐ Rückenlage mit rechtwinklig gebeugten Beinen; Vorspannung

○ Abwechselndes Hochgreifen eines Armes aus der Vorspannung

Hinweis:

- Hochziehen aus der Vorspannung und Absenken in die Vorspannung.

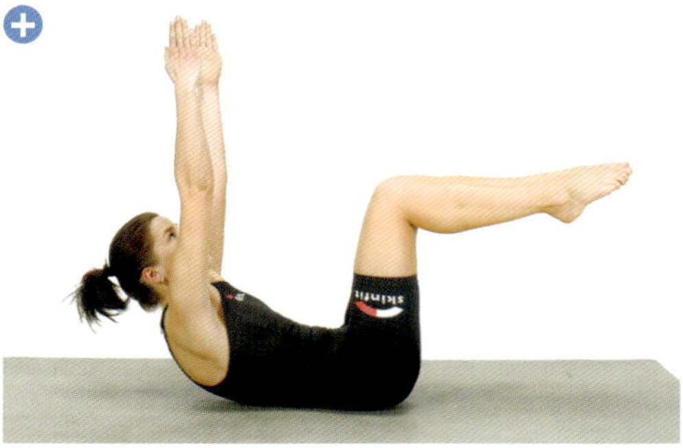

⊕ Variation 1:
Hochziehen beider gestreckten Arme aus der Vorspannung

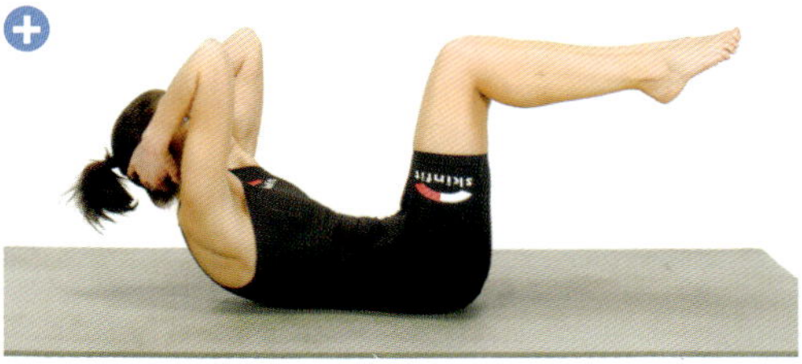

⊕ Variation 2:
Ellbogen ziehen zur Decke (Hände an den Ohren)

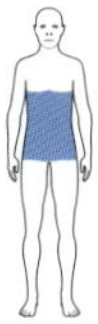

kräftigen

Gerade Bauchmuskeln (vor allem untere Anteile)

geeignet

Heben und Senken des Beckens

Ⓐ

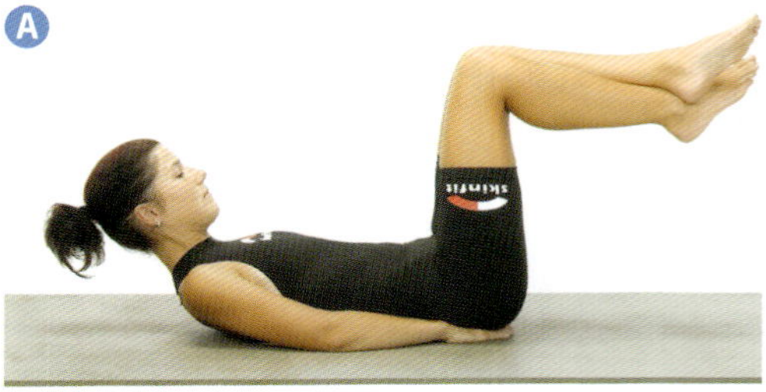

○

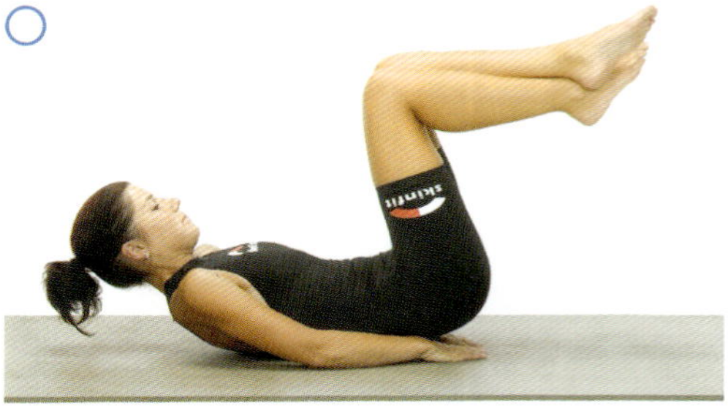

Ⓐ Rückenlage; Beine rechtwinklig gebeugt; Unterschenkel überkreuzt; Arme stützen unter dem Gesäß ab; Vorspannung

○ Heben und Senken des Beckens (sehr anstrengend!)

Hinweis:

- Knie hüftbreit!
- Knie langsam Richtung Decke ziehen.

Variation durch Arme unter dem Kopf

Ⓐ

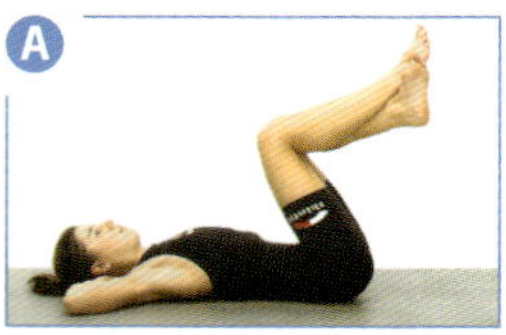

○

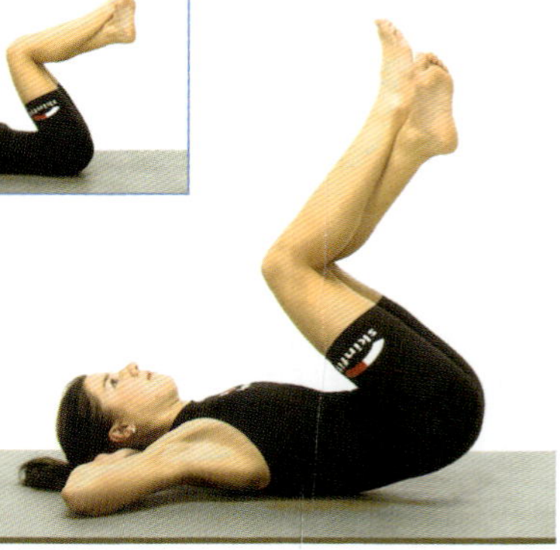

Ⓐ Rückenlage; Arme unter dem Kopf; Ellbogen am Boden

○ Heben und Senken des Beckens (sehr anstrengend!)

Hinweis:

- Ellbogen behalten Bodenkontakt!

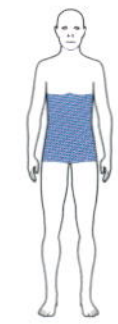

geeignet

Gleichzeitiges Nach-oben-Ziehen von Armen und Knien

A

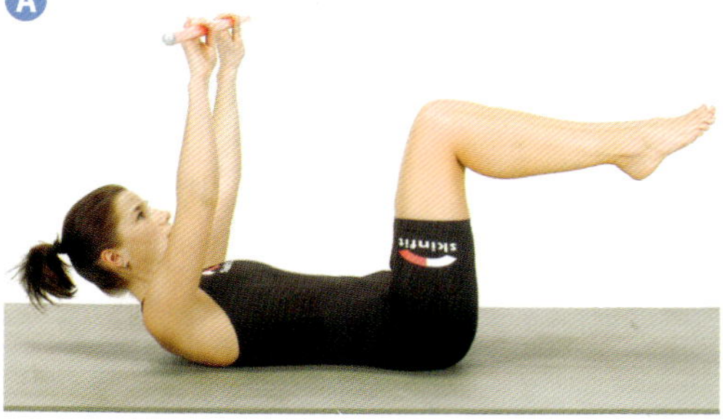

○

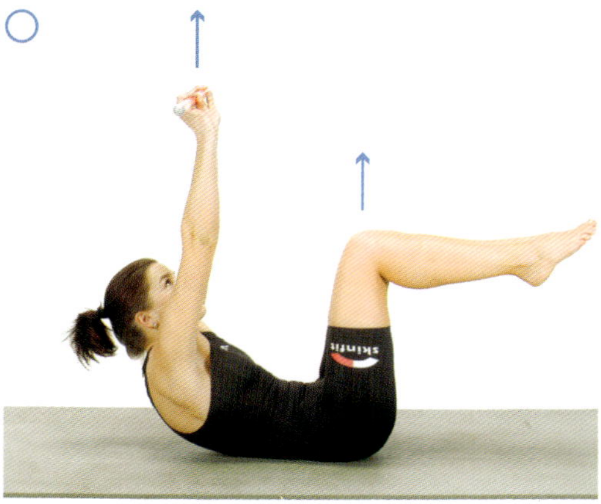

A Rückenlage mit rechtwinklig gebeugten Beinen; Vorspannung (Bauchmuskeln anspannen; LWS dabei zu Boden drücken, Nacken lang machen)

○ Gleichzeitiges Nach-oben-Ziehen von Armen und Knien

Hinweis:

- Kopf nicht in den Nacken nehmen!

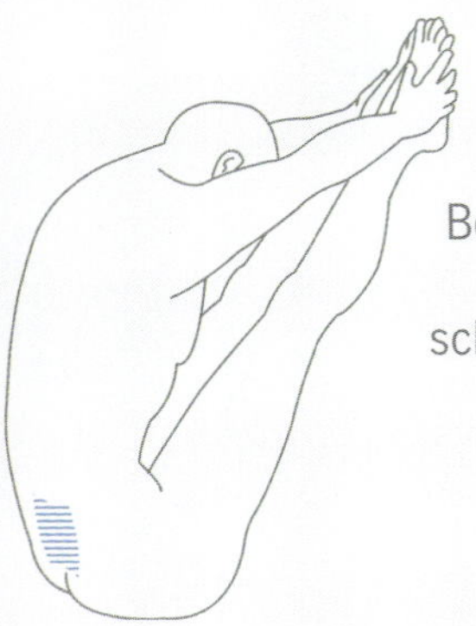

ungeeignet

Klappmesser mit gestreckten Beinen

Bei rascher Bewegungsausführung erfolgt das Schwungholen aus einer Gegenbewegung (verstärkter Hohlrücken). Bei schwachen Bauchmuskeln und falscher Bewegungsausführung kommt es zur Überbelastung der Lendenwirbelsäule. Klassische Kräftigung der Hüftbeuger!

geeignet

Auf- und Abrollen des Oberkörpers

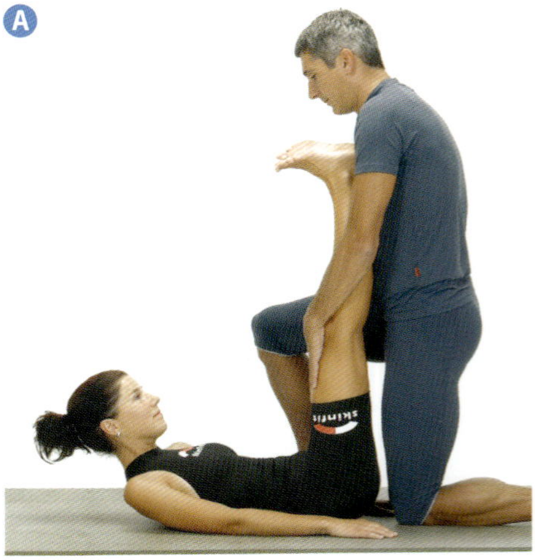

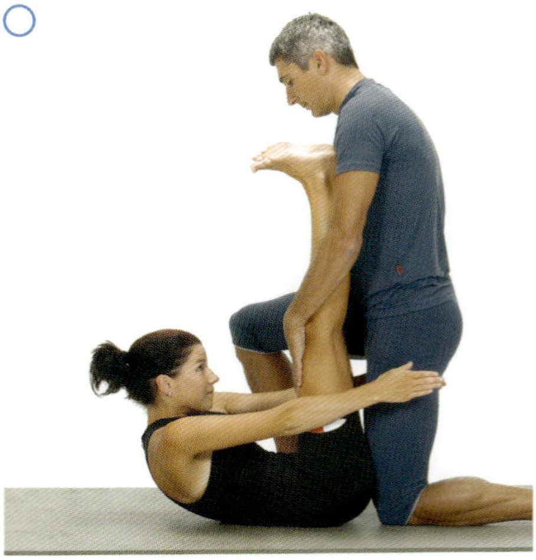

- **A** Partnerübung
  A in Rückenlage, B fixiert Oberschenkel von A; Vorspannung
- **O** Oberkörper aus der Vorspannung aufrollen und nur bis in die Vorspannung abrollen

Hinweis:

- Der Hinterkopf berührt beim Abrollen nie den Boden. Dadurch ist ein Schwungholen aus einer Gegenbewegung (verstärkter Hohlrücken) nicht möglich.

ungeeignet

Sit-ups mit angewinkelten und fixierten Beinen

Durch das Fixieren der Beine werden hauptsächlich die Hüftbeuger gekräftigt. Das Ziehen im Nacken führt zu einer Überbelastung im Bereich der Halswirbelsäule.

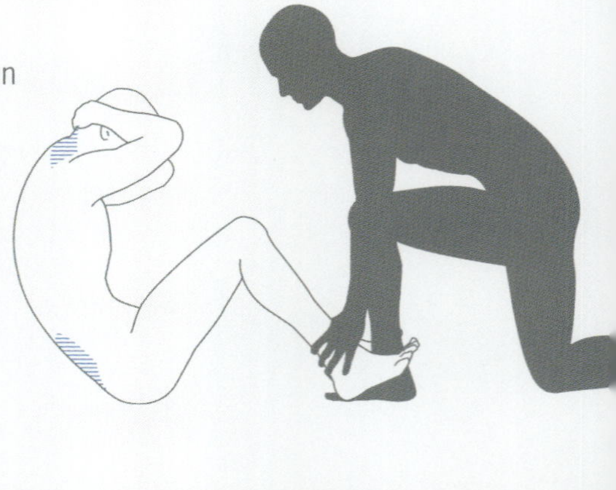

geeignet

Auf- und Abrollen des Oberkörpers

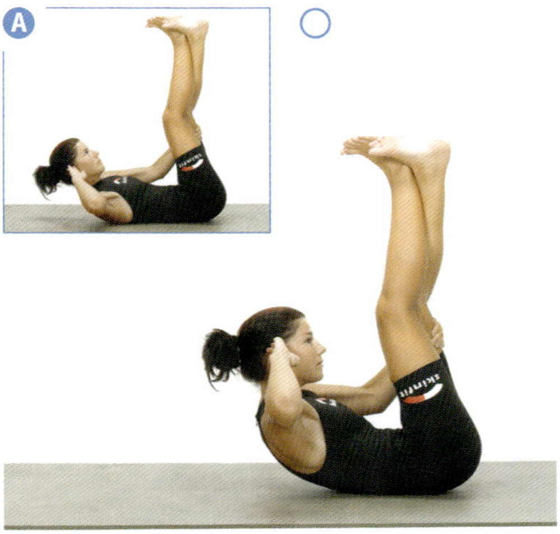

(A) Rückenlage; Beine überkreuzt, nach oben gestreckt; Vorspannung mit Halt am Oberschenkel

(O) Aufrollen aus der Vorspannung und Abrollen in die Vorspannung

Hinweis:
- Ellbogen des »Fliegers« dabei nicht nach vorne ziehen!
- Kräftige beidseitig!

Variation durch Übergeben eines Balles hinter den Beinen

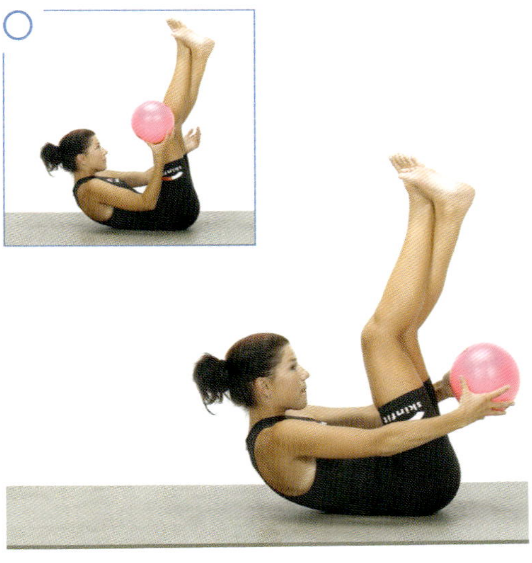

(A) Rückenlage; Beine überkreuzt und nach oben gestreckt; Vorspannung

(O) Aus der Vorspannung den Ball mehrmals hinter den Beinen übergeben/übernehmen

Hinweis:
- Kräftige in beiden Richtungen: von links nach rechts und von rechts nach links.

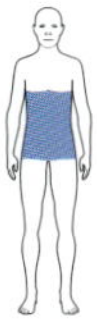

geeignet

Auf- und Abrollen des Oberkörpers

A 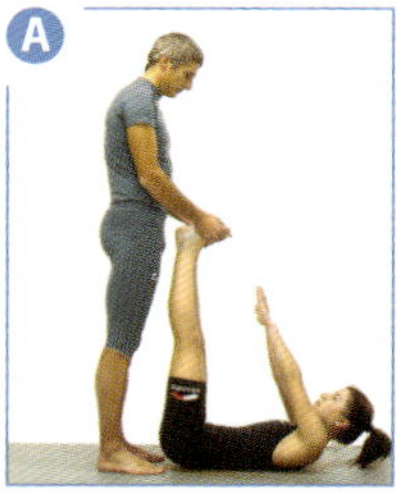

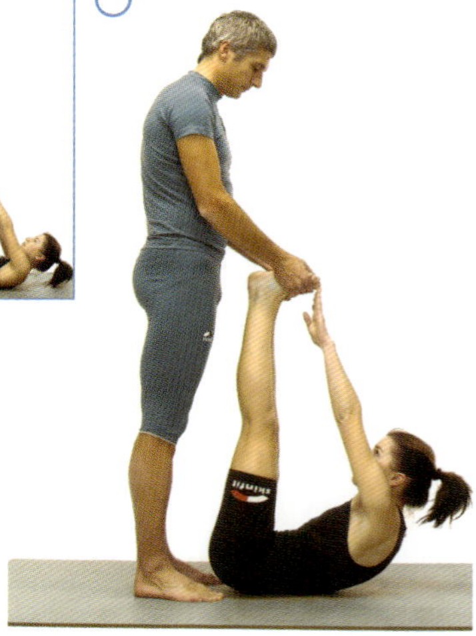

A Partnerübung:
A in Rückenlage, Beine nach oben gestreckt, Vorspannung;
B fixiert an den Zehen

Aufrollen aus der Vorspannung und Abrollen in die Vorspannung

Hinweis:
- Finger versuchen die Zehen zu berühren.
- Kräftige langsam und dynamisch!

Variation mit Ball (für gut Trainierte)

A 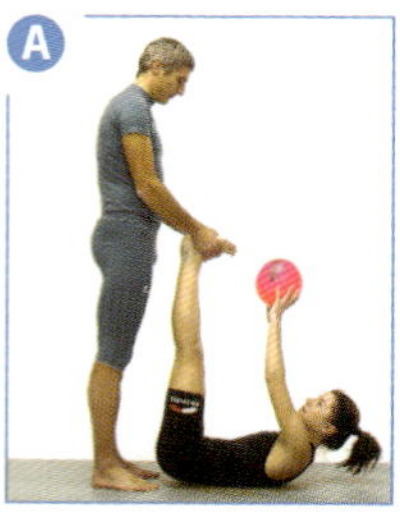

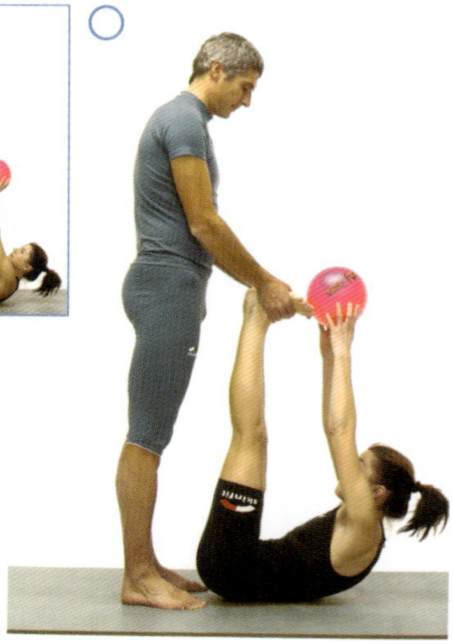

A Partnerübung:
A in Rückenlage, Beine nach oben gestreckt, Vorspannung;
B fixiert an den Zehen

Aufrollen aus der Vorspannung und Abrollen in die Vorspannung

Hinweis:
- Ball bei gestreckten Beinen auf den Sohlen ablegen und beim nächsten Aufrollen wieder holen.

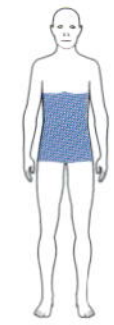

geeignet

Auf- und Abrollen des Oberkörpers

A

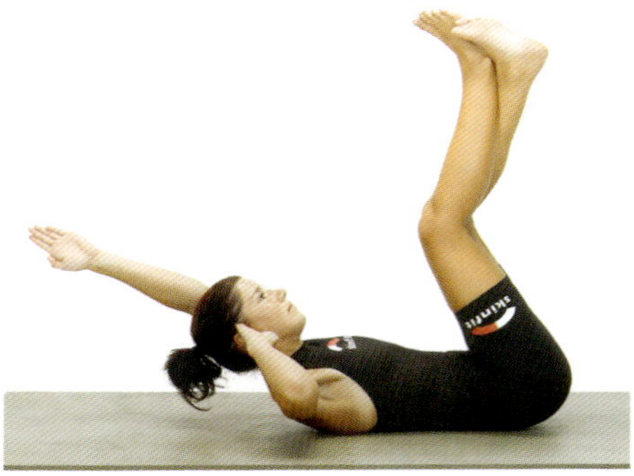

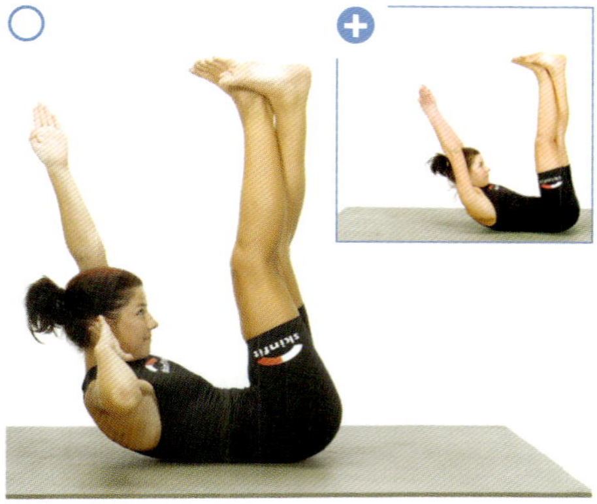

A Rückenlage; Beine überkreuzt und nach oben gestreckt; ein Arm in Hochhalte; Finger des gebeugten Armes an der Schläfe; Vorspannung

○ Aufrollen des Oberkörpers aus der Vorspannung und Abrollen in die Vorspannung

+ Variation durch beide Arme in Hochhalte

Hinweis:

- Während der gesamten Bewegungsausführung bleibt der gestreckte Arm in Hochhalte und der Ellbogen des gebeugten Armes in Verlängerung der Schulterachse.

geeignet

Auf- und Abrollen des Oberkörpers

Ⓐ

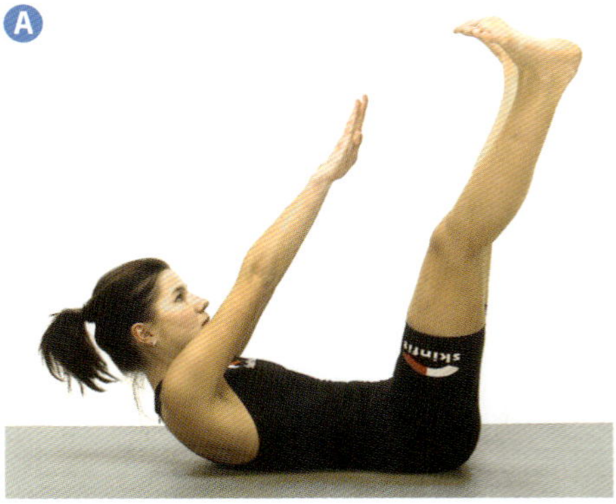

○

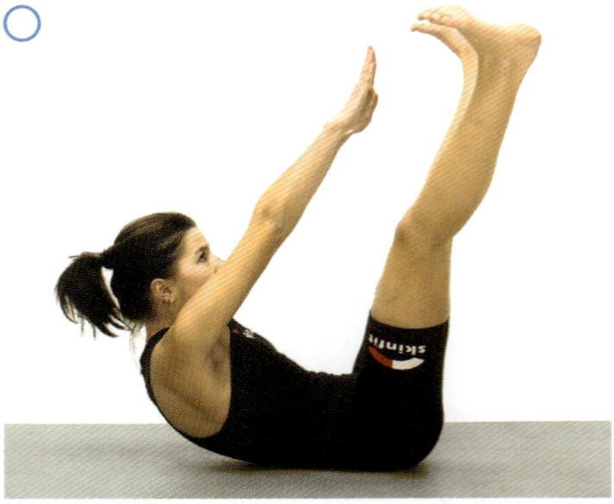

Ⓐ Rückenlage; Beine gegrätscht nach oben gestreckt; Vorspannung

○ Oberkörper aus der Vorspannung aufrollen und in die Vorspannung abrollen

Hinweis:

- Finger ziehen zwischen die Beine nach oben.
- Winkelstellung der Beine beibehalten!

ungeeignet

Heben und Senken der gestreckten Beine im Hang

Klassische Übung zur Kräftigung der Hüftbeuger. Starke Fehlbelastung der Lendenwirbelsäule.

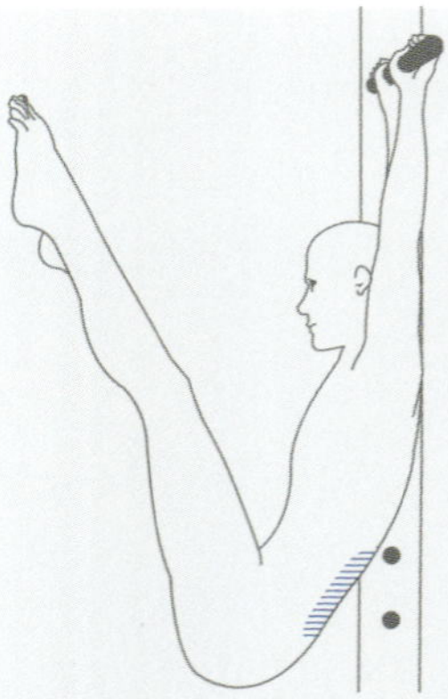

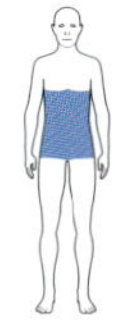

geeignet

Heben und Senken des Beckens

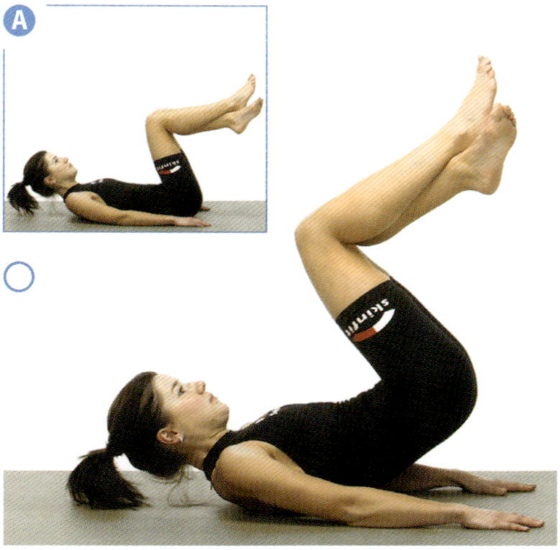

- **A** Rückenlage; Beine gebeugt, Unterschenkel überkreuzt; Arme stabilisieren seitlich am Boden; Vorspannung
- **O** Aus der Vorspannung Becken heben und senken

Hinweis:
- Beim Heben des Beckens, die Beine senkrecht nach oben führen.

Variation mit gestreckten Beinen

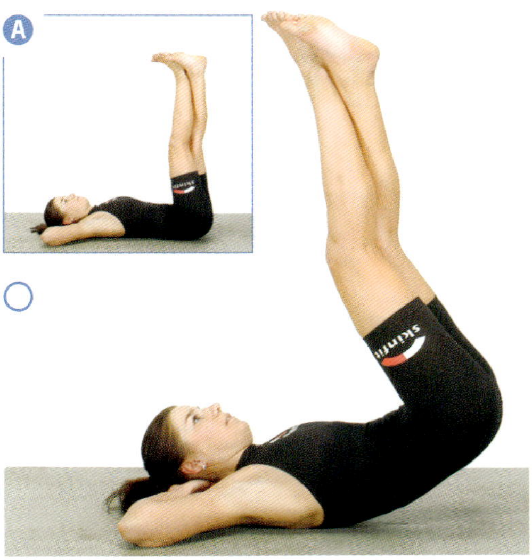

- **A** Rückenlage; Beine überkreuzt und nach oben gestreckt; Arme unter dem Kopf, Ellbogen am Boden
- **O** Bauchmuskeln vorspannen und überkreuzte Beine senkrecht nach oben führen

Hinweis:
- Ellbogen behalten während der gesamten Bewegungsausführung (dynamisch langsam) Bodenkontakt!

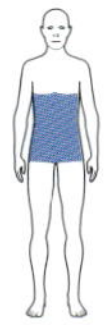

kräftigen

Gerade Bauchmuskeln (vor allem untere Anteile)

geeignet

Nach-oben-Führen der Beine

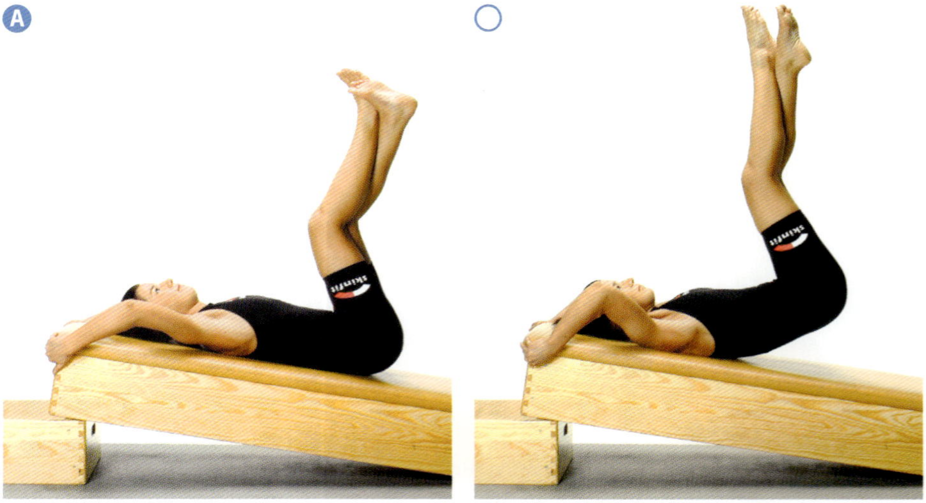

Ⓐ Rückenlage auf schiefer Ebene; Beine überkreuzt und nach oben gestreckt

○ Bauchmuskeln vorspannen und überkreuzte Beine senkrecht nach oben führen

Hinweis:

- Becken langsam heben und senken!
- Atem fließen lassen, keine Pressatmung!

ungeeignet

B versucht die Beine von A hinunterzustoßen,
A fängt den Schwung ab

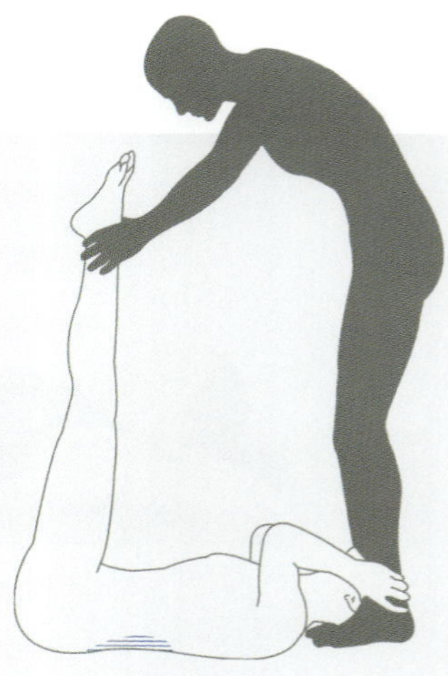

Beim Abbremsen des Schwunges zieht der Übende verstärkt in den Hohlrücken: starke Fehlbelastung. Keine Kräftigung der Bauchmuskeln, sondern vielmehr der Hüftbeuger!

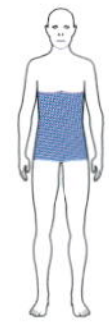

geeignet

Ellbogen und gegengleiches Knie zusammenführen

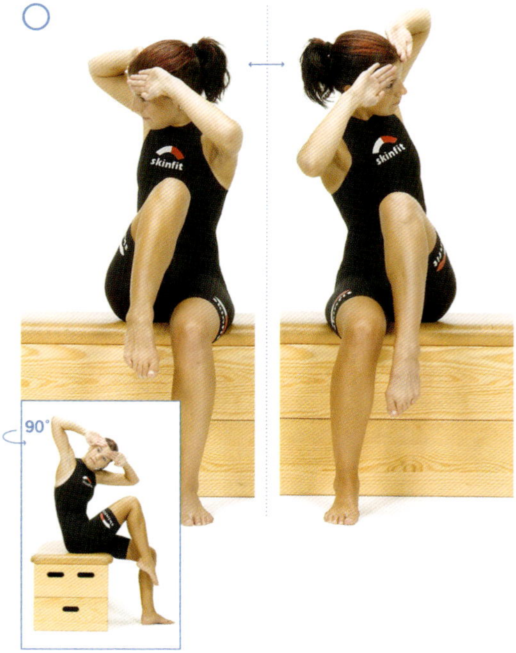

Ⓐ Sitz auf kniehohem Kasten; Finger flach an der Stirn

○ Aus dem aufrechten Sitz Ellbogen und gegengleiches Knie zusammenführen

Hinweis:

- Ellbogen bilden mit Schultern eine Achse (Ellbogen nicht zusammenklappen).
- Langsam aber dynamisch ausführen!

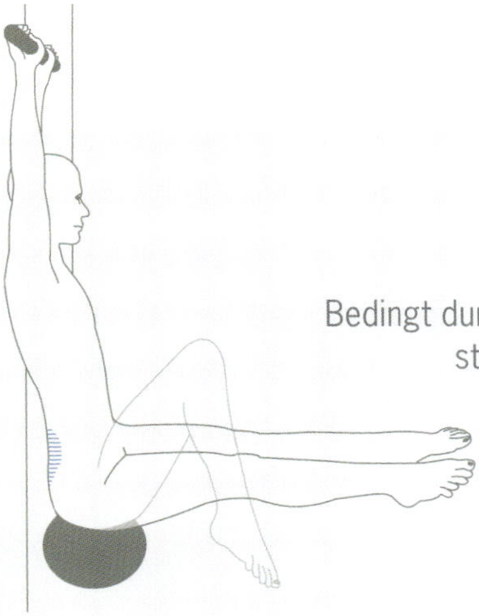

ungeeignet

Beugen und seitliches Wegstrecken der Beine

Bedingt durch die große Hebelwirkung der gestreckten Beine starke Belastung im Bereich der Lendenwirbelsäule. Kräftigung der Hüftbeuger!

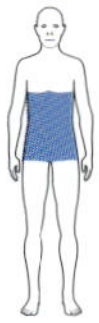

geeignet

Schräges Zur-Schulter-Ziehen der Knie

Ⓐ

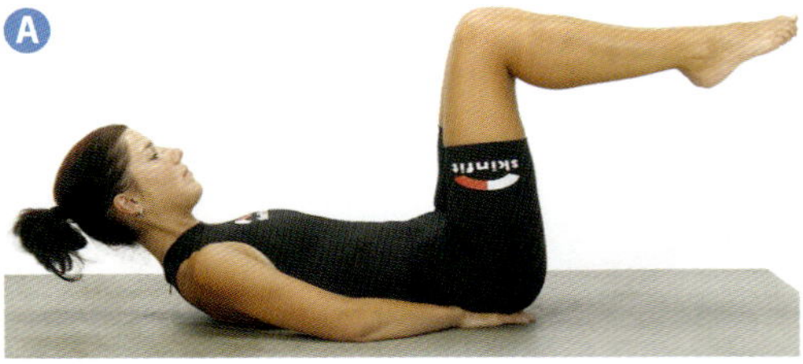

○

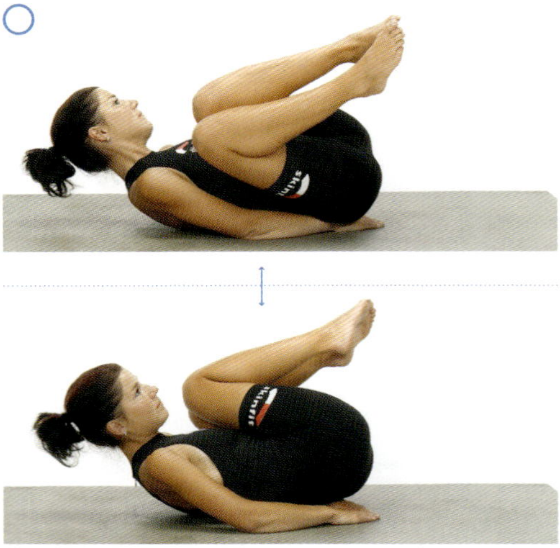

Ⓐ Rückenlage mit angewinkelten Beinen; Vorspannung

○ Schräges Zur-Schulter-Ziehen der Knie aus der Vorspannung

Hinweis:

- Kräftige beidseitig!

ungeeignet

Beugen und seitliches Wegstrecken der Beine

Bedingt durch die große Hebelwirkung der gestreckten Beine starke Belastung im Bereich der Lendenwirbelsäule. Kräftigung der Hüftbeuger!

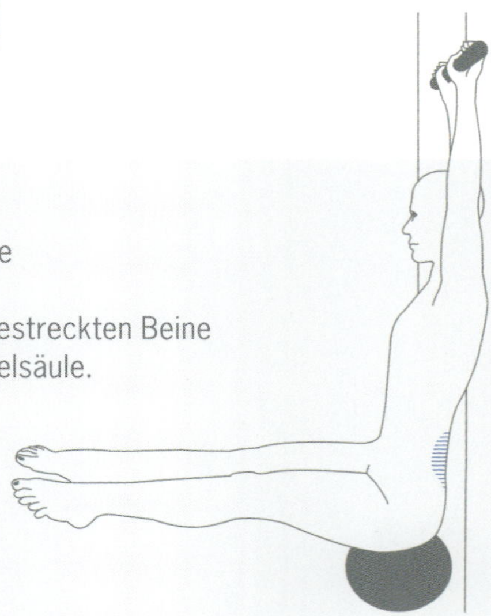

geeignet

Schräges Auf- und Abrollen des Oberkörpers

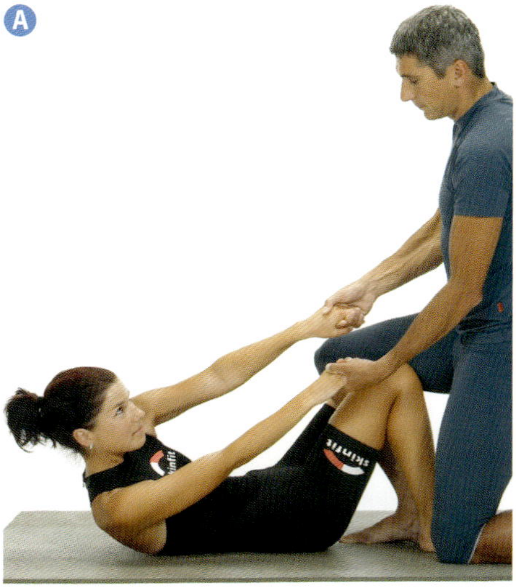

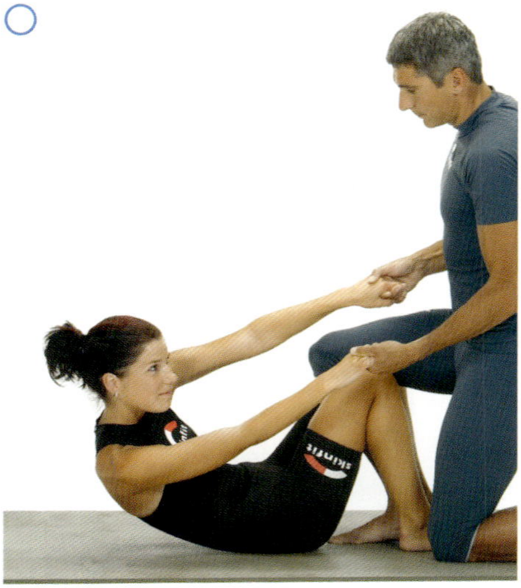

Ⓐ Partnerübung
Rückenlage mit angewinkelten Beinen; Vorspannung

○ Schräges Auf- und Abrollen des Oberkörpers aus der Vorspannung in die Vorspannung

Hinweis:

- Der Partner unterstützt das exakte Auf- und Abrollen.
- Lendenwirbelsäule behält beim Aufrollen Bodenkontakt!
- Kräftige stets beidseitig!

ungeeignet

Zur-Seite-Legen des Oberkörpers bei fixierten Beinen

Starke Belastung vor allem der Lendenwirbelsäule. Durch die fixierten Beine und das schwungvolle Ausführen kommt es im Bereich der Lendenwirbelsäule zu einem starken Gegenzug (verstärkter Hohlrücken). Kräftigung der Hüftbeuger!

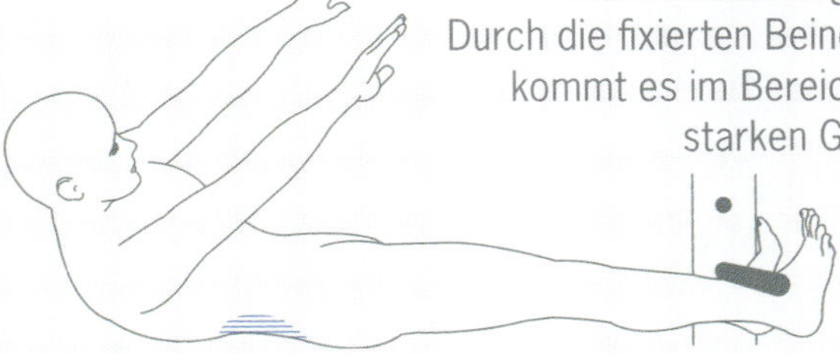

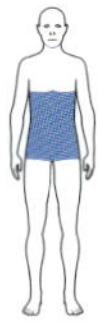

kräftigen

Schräge Bauchmuskeln

geeignet

Schräges Auf- und Abrollen des Oberkörpers

Ⓐ

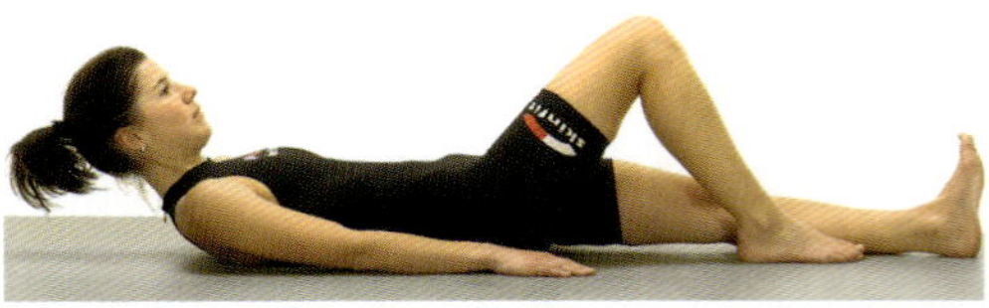

○

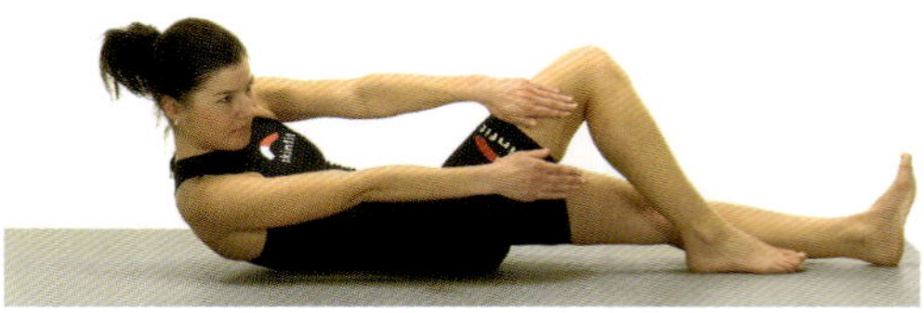

Ⓐ Rückenlage, ein Bein gestreckt, eines angewinkelt; Vorspannung

○ Aus der Vorspannung ziehen die Arme außen am angewinkelten Bein nach vorne

Vorspannung:
Bauchmuskeln anspannen und Nacken lang machen (Faust hat zwischen Kinn und Brustbein Platz)

Hinweis:

- Lendenwirbelsäule behält Bodenkontakt!
- Nicht auf der Schulter abstützen!

ungeeignet

Schräges Auf- und Abrollen des Oberkörpers bei fixierten Beinen

Starke Belastung im Bereich der Hals- und Lendenwirbelsäule. Durch die fixierten Beine und das schwungvolle Ausführen kommt es im Bereich der Lendenwirbelsäule zu einem starken Gegenzug (verstärkter Hohlrücken).
Kräftigung der Hüftbeuger!

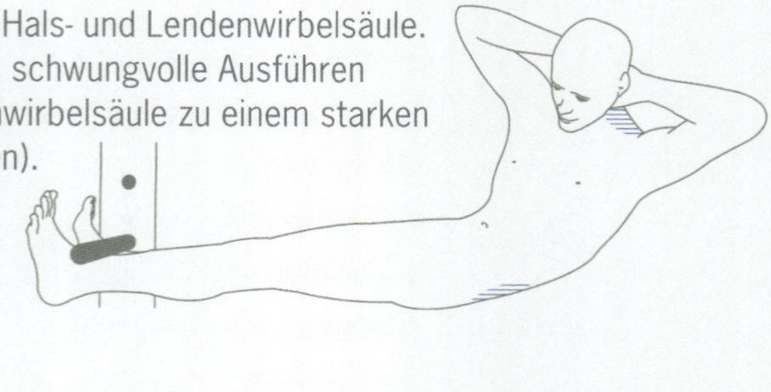

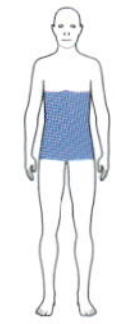

geeignet

Schräges Auf- und Abrollen des Oberkörpers

A

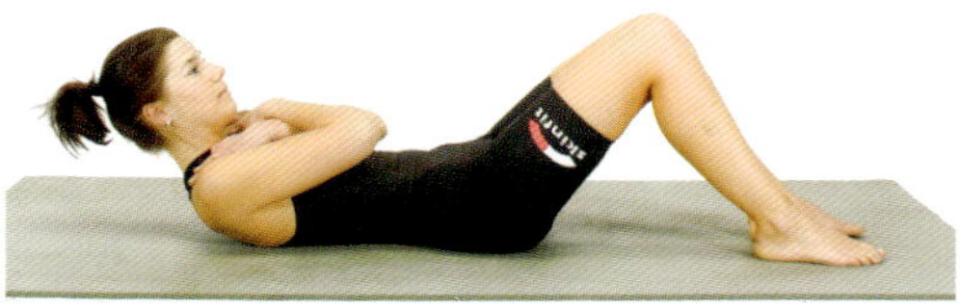

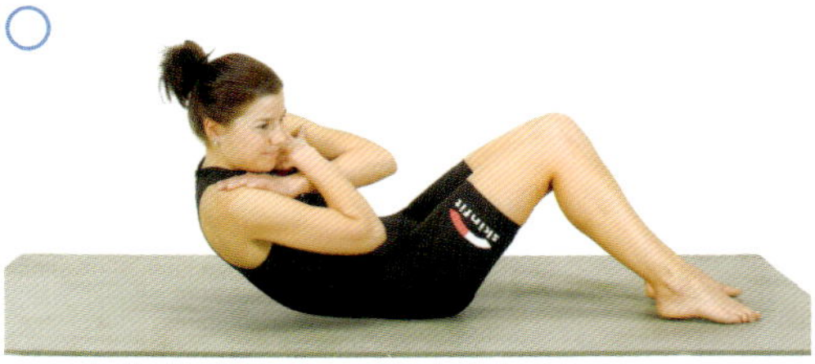

A Rückenlage, Beine angewinkelt; gekreuzte Arme an der Brust (»Päckchen«); Vorspannung

Aufrollen aus der Vorspannung, Abrollen in die Vorspannung

Hinweis:

- Lendenwirbelsäule behält beim Aufrollen Bodenkontakt!
- Beim Abrollen berührt der Hinterkopf nie den Boden!

Variation mit gestreckten Armen

A

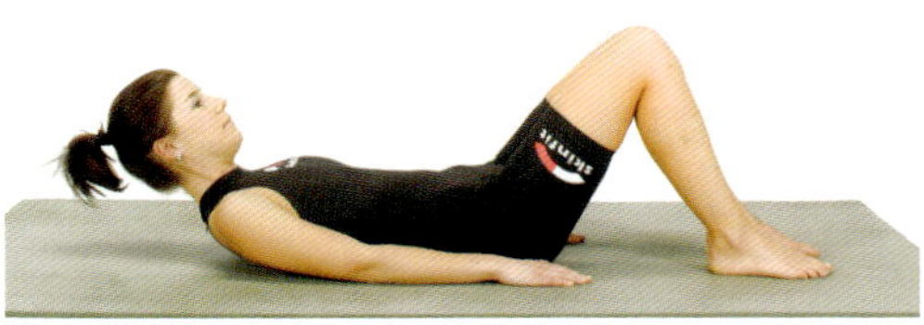

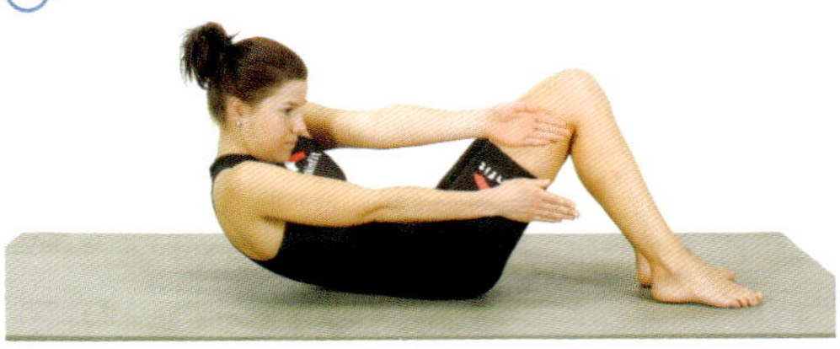

A Rückenlage, Beine angewinkelt, Vorspannung

Aus der Vorspannung ziehen die Arme außen an den angewinkelten Beinen nach vorne

Hinweis:

- Durch Verändern des Kniewinkels kann die Ausführung erschwert bzw. erleichtert werden.
- Nicht auf der Schulter abstützen!

geeignet

Schräges Auf- und Abrollen des Oberkörpers

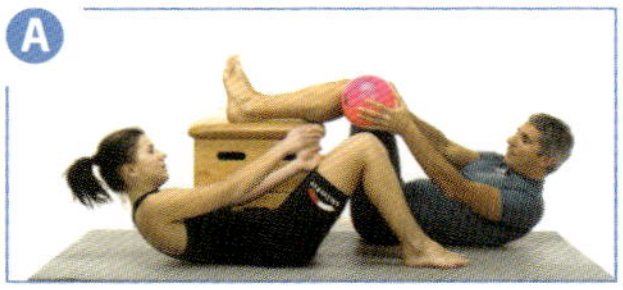

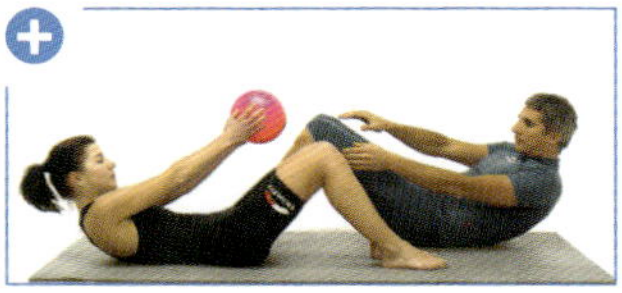

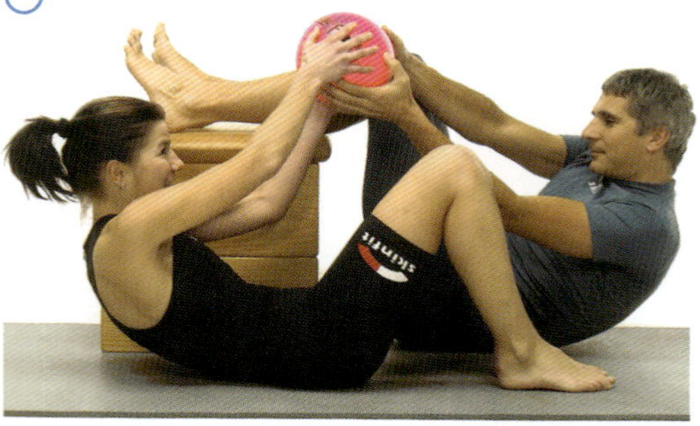

A Partnerübung
Rückenlage mit angewinkelten bzw. abgelegten Beinen; Vorspannung

○ Schräges Aufrollen des Oberkörpers mit Ballübergabe und langsames Abrollen

+ Variation ohne Kasten

Hinweis:

- Aufrollen aus der Vorspannung, Abrollen in die Vorspannung.
- Partner kontrolliert bzw. reguliert die Bewegung.

ungeeignet

Scheibenwischer mit fixierten Armen

Starke Fehlbelastung der Lendenwirbelsäule durch das Heben und Senken der gestreckten Beine (verstärkter Hohlrücken). Überdehnungen und Zerrungen der Brust- und Schultermuskulatur sind möglich.

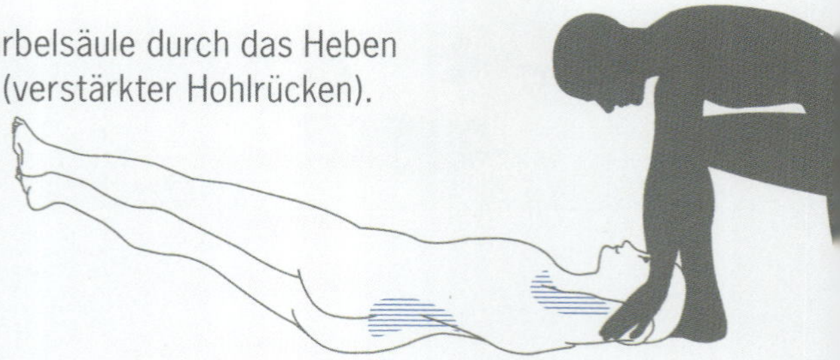

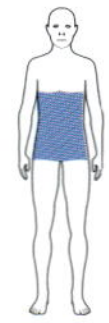

geeignet

Schulter zieht diagonal zum abgelegten Knie

A

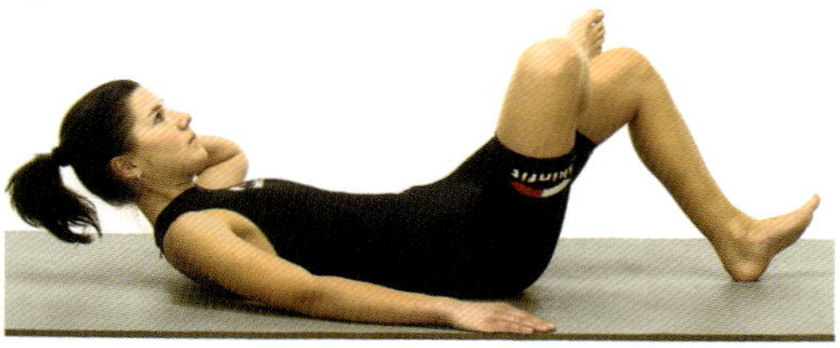

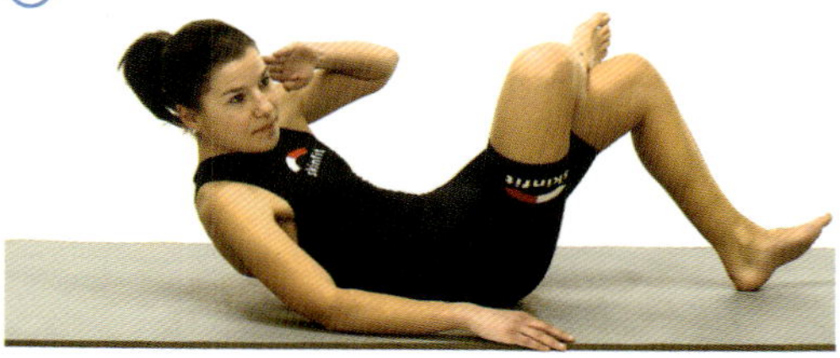

A Rückenlage; ein Bein angewinkelt, eines überkreuzt, Finger an der Schläfe; Vorspannung

Schulter zieht diagonal zum Knie (Ellbogen bildet mit Oberarm und Schultern annähernd eine Achse)

Hinweis:

- Beim Aufrollen nicht auf dem Gegenarm abstützen.
- Abrollen nur bis in die Vorspannung!
- Kräftige stets beidseitig!
- Bei Beinwechsel stets auch Armwechsel.

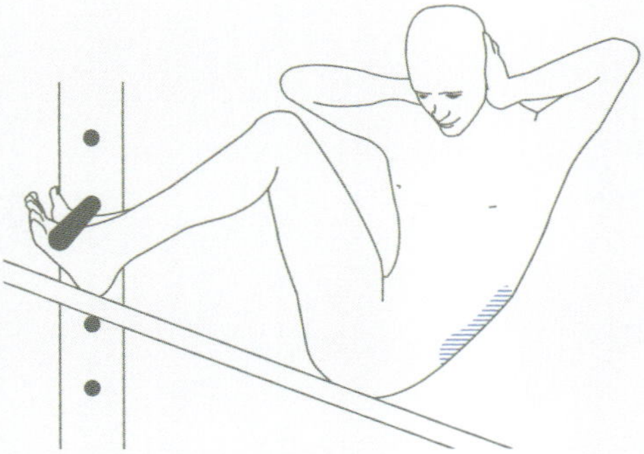

ungeeignet

Diagonale Sit-ups auf schiefer Ebene

Starke Belastung im Bereich der Hals- und der Lendenwirbelsäule. Kräftigung der Hüftbeuger!

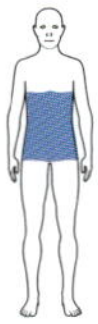

geeignet

Schräges Auf- und Abrollen des Oberkörpers

A
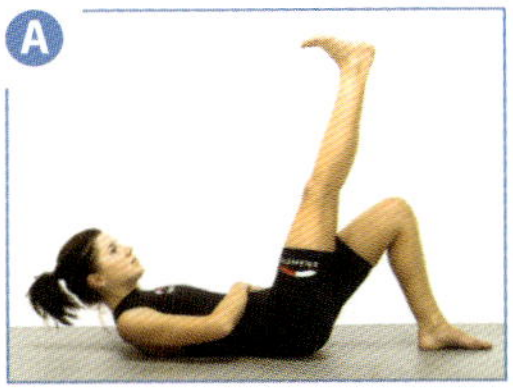

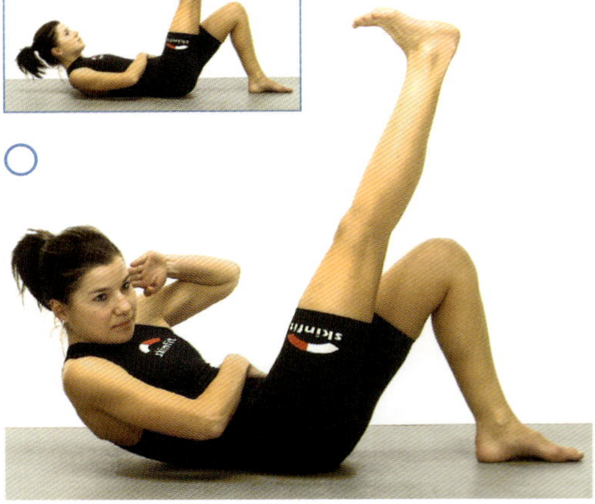

A Rückenlage; ein Bein angewinkelt, eines gestreckt; Finger an der Schläfe, Vorspannung

Schulter zieht diagonal zum gestreckten Knie

Hinweis:
- Der auf dem Bauch abgelegte Arm verhindert ein Ablegen auf der Gegenschulter.

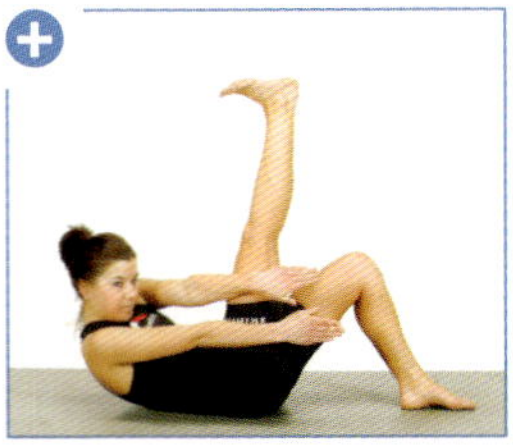

Variation mit beiden Armen

Hinweis:
- Arme ziehen außen am gestreckten Bein vorbei nach vorne.

ungeeignet

Gestreckte Beine anheben und seitlich wegstrecken

Bedingt durch die große Hebelwirkung der gestreckten Beine zieht der Übende verstärkt in den Hohlrücken.

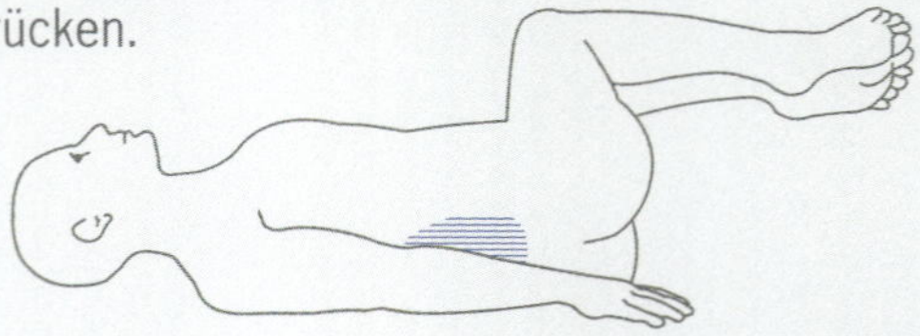

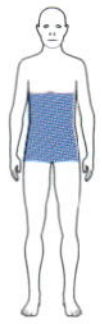

geeignet

Schräges Auf- und Abrollen des Oberkörpers

A

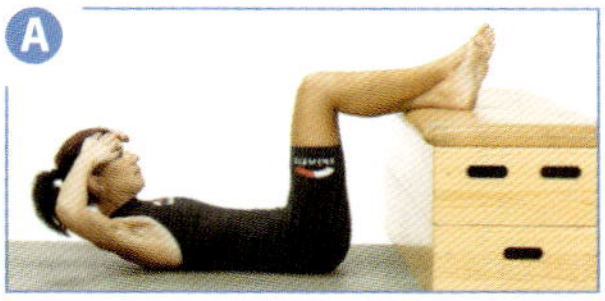

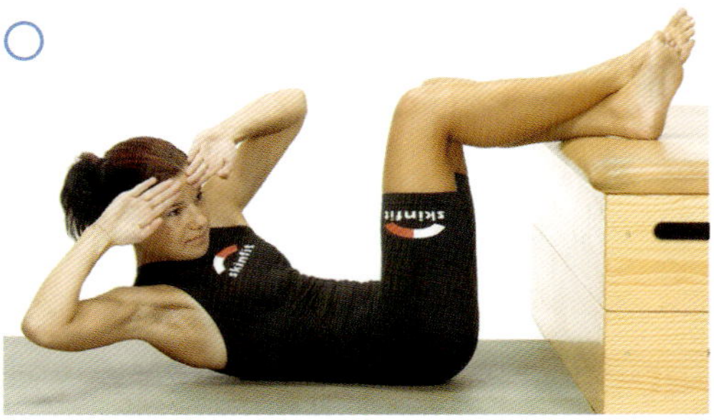

- A Rückenlage; Beine überkreuzt auf kniehohem Kasten abgelegt; Vorspannung
- Linke Schulter Richtung rechtes Knie und rechte Schulter Richtung linkes Knie führen

Hinweis:
- Ellbogen bilden mit Oberarmen und Schultern annähernd eine Achse.

Hand versucht gegengleiches Knie nach vorne zu drücken

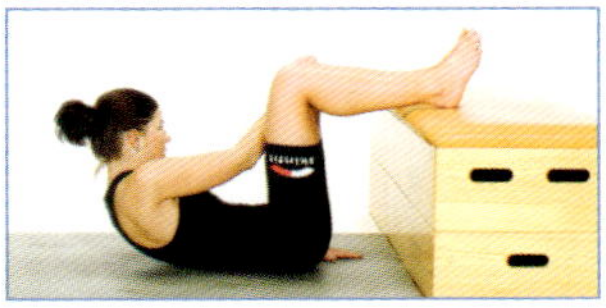

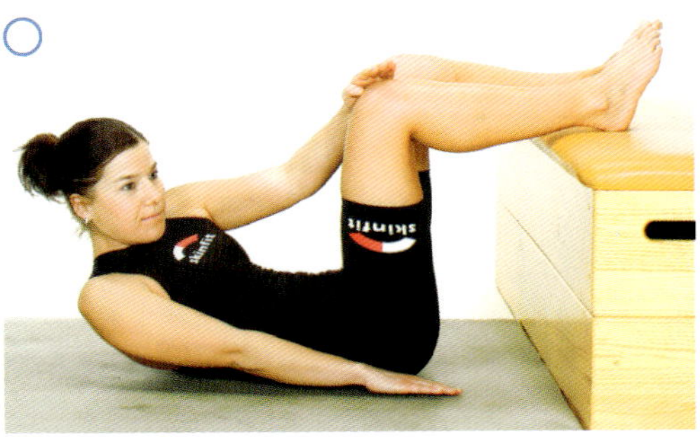

- A Rückenlage; Beine auf kniehohem Kasten; Vorspannung
- Hand versucht gegengleiches Knie nach vorne zu drücken; Knie leistet Widerstand

Hinweis:
- Spannung einige Sekunden halten und Seitenwechsel.

geeignet

Schräges Auf- und Abrollen des Oberkörpers

Ⓐ

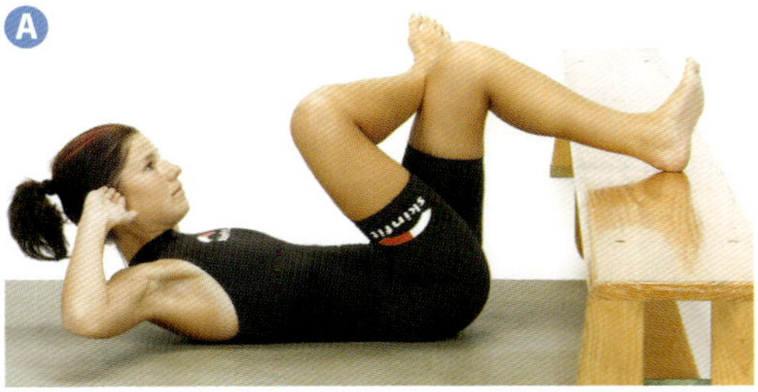

○

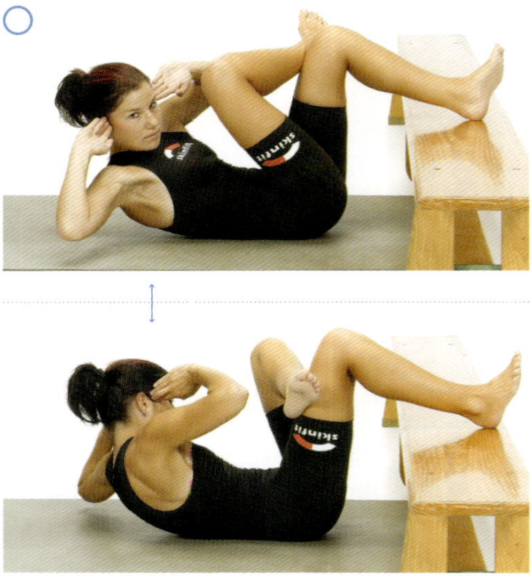

Ⓐ Rückenlage; ein Bein auf Langbank abgelegt, das andere überkreuzt; Vorspannung

○ Oberkörper schräg aufrollen; Gegenschulter zieht zum überkreuzten Knie;
Spannung einige Sekunden halten und Oberkörper in die Vorspannung abrollen

Vorspannung:
Nacken lang machen und Bauchmuskeln vorspannen

Hinweis:

- Ellbogen bilden mit Schultern eine Linie!
- Kräftige stets beidseitig: Seitenwechsel bedeutet Beinwechsel!

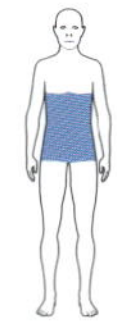

geeignet

Seitliches Übergeben und -nehmen des Balles

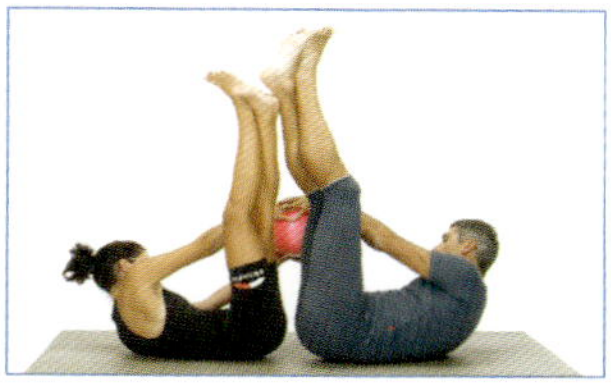

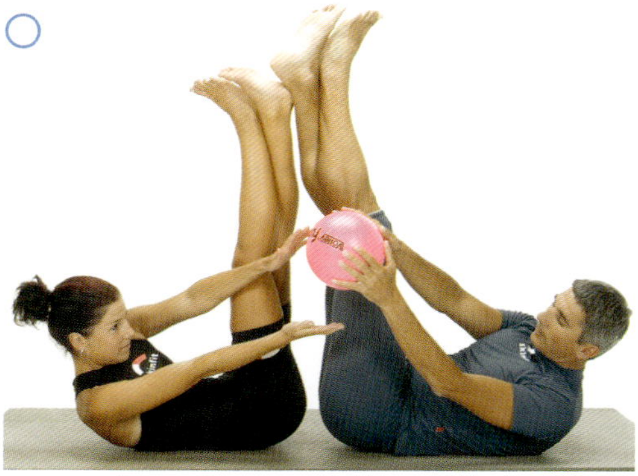

Ⓐ Partnerübung
Rückenlage, Beine senkrecht gestreckt und überkreuzt; Vorspannung

○ Aus der Vorspannung den Ball seitlich übergeben bzw. übernehmen

Hinweis:
- Nicht mit den Ellbogen oder Schultern abstützen!

Variation mit rechtwinklig gebeugten Beinen

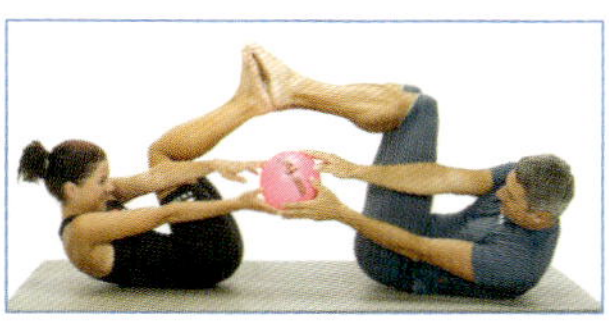

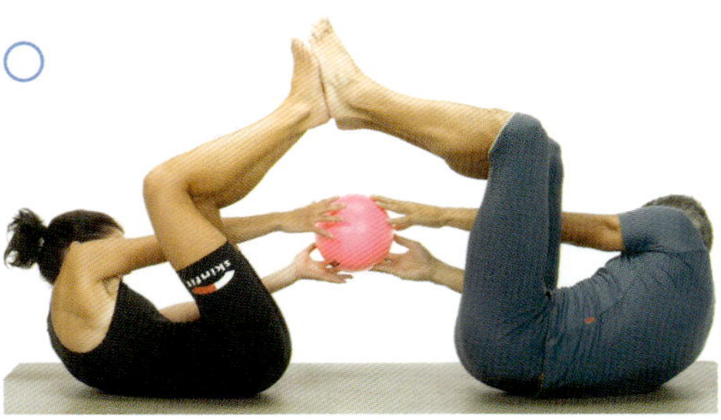

Ⓐ Partnerübung
Rückenlage, Fußsohlen aneinander

○ Aus der Vorspannung den Ball seitlich übergeben bzw. übernehmen

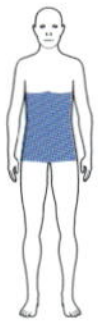

geeignet
Schräges Auf- und Abrollen des Oberkörpers

A

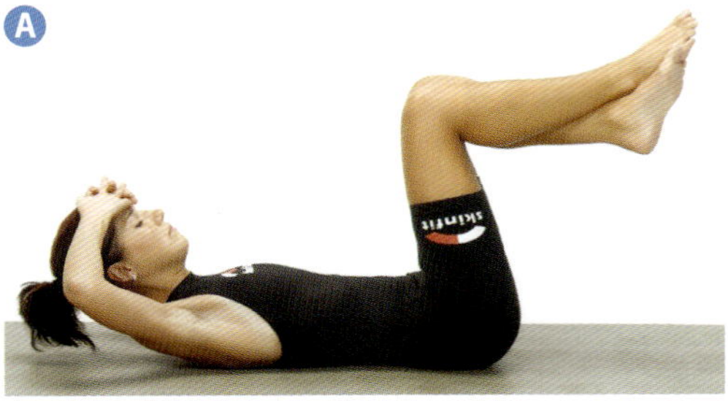

○

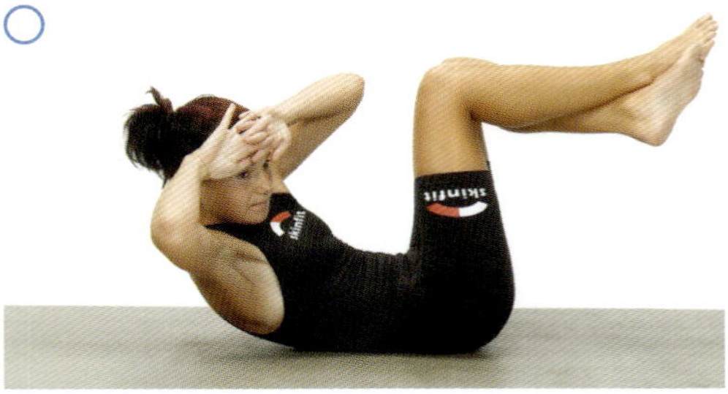

A Rückenlage; Beine rechtwinklig gebeugt, Unterschenkel überkreuzt; Handrücken an der Stirn; Vorspannung

○ Schräges Auf- und Abrollen des Oberkörpers

Hinweis:
- Intensive Kräftigung der schrägen Bauchmuskeln durch Aufrollen aus der Vorspannung und Abrollen in die Vorspannung!

ungeeignet
Scheibenwischer mit fixierten Armen

Starke Fehlbelastung der Lendenwirbelsäule durch das Heben und Senken der gestreckten Beine (verstärkter Hohlrücken). Überdehnungen und Zerrungen der Brust- und Schultermuskulatur sind möglich.

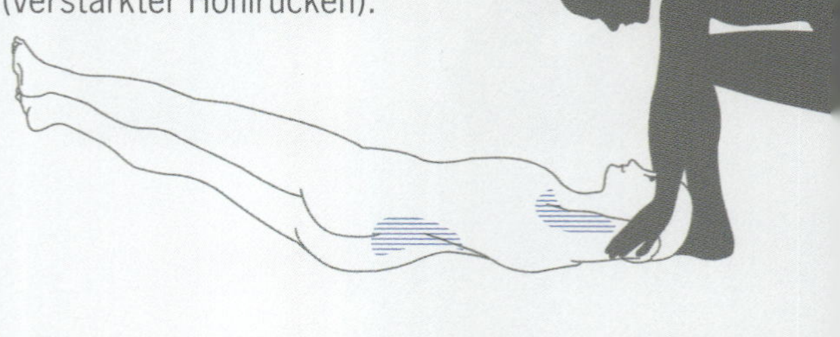

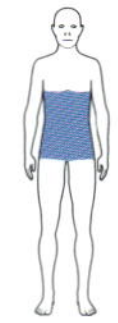

geeignet

Gerades Auf- und Abrollen des Oberkörpers

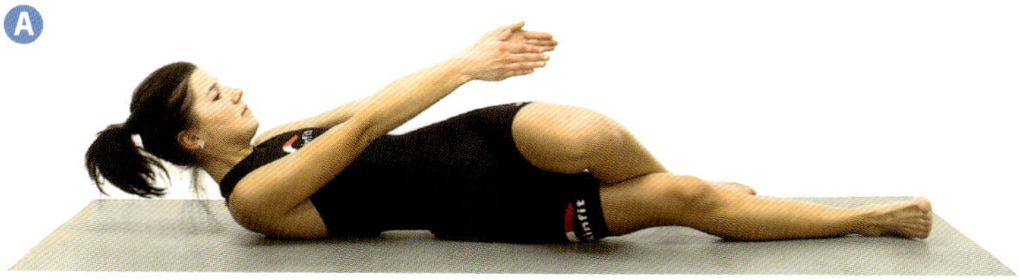

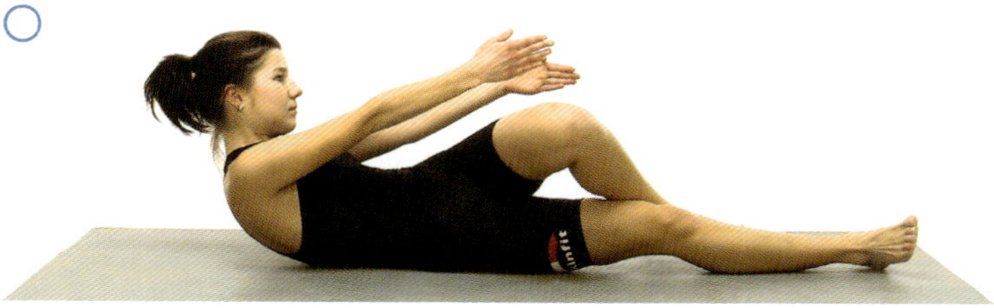

Ⓐ Rückenlage; aufgestelltes Bein über das gestreckte zur Seite gedreht (Drehung in der Hüfte); Vorspannung

○ Aus der Vorspannung ziehen die Arme gerade nach vorne

Hinweis:

- Aufrollen aus der Vorspannung und Abrollen in die Vorspannung.
- Kräftige stets beidseitig, indem du die Hüfte zur anderen Seite drehst!

ungeeignet

Gestreckte Beine anheben und seitlich wegstrecken

Bedingt durch die große Hebelwirkung der gestreckten Beine zieht der Übende verstärkt in den Hohlrücken.

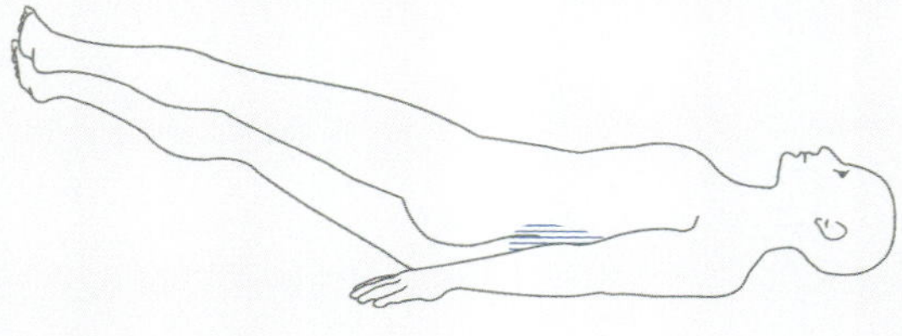

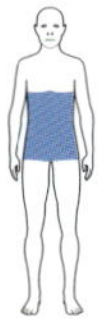

geeignet

Oberkörper gerade auf- und abrollen

A

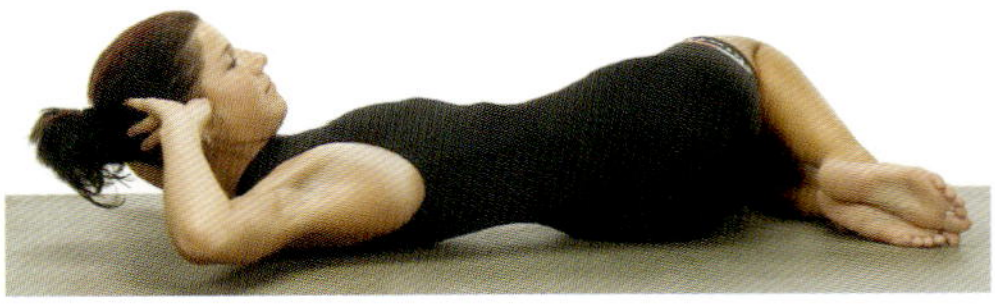

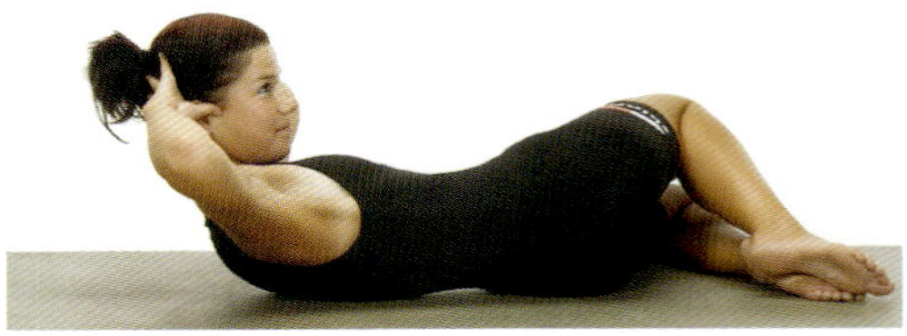

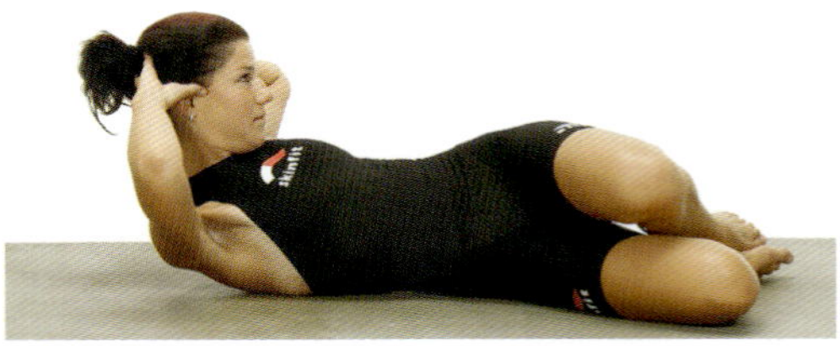

- A Rückenlage; aufgestellte Beine zur Seite abgelegt; Vorspannung
- Aus der Vorspannung den Oberkörper weiter aufrollen

Hinweis:
- Aufrollen aus der Vorspannung und Abrollen nur bis in die Vorspannung.
- Kräftige stets beidseitig, indem du die Beine zur anderen Seite ablegst!

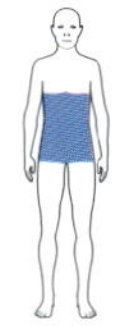

geeignet

Beine und Oberkörper heben

A

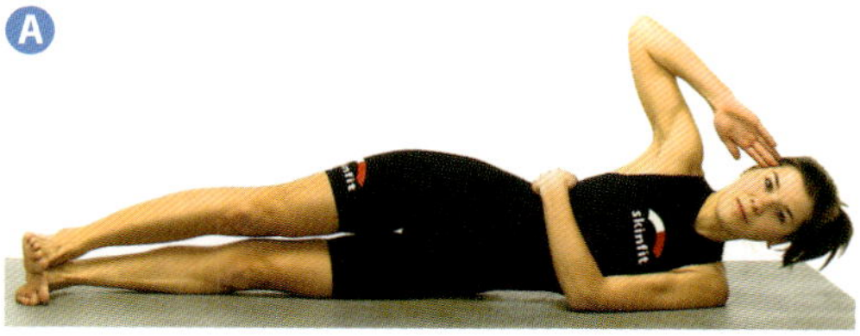

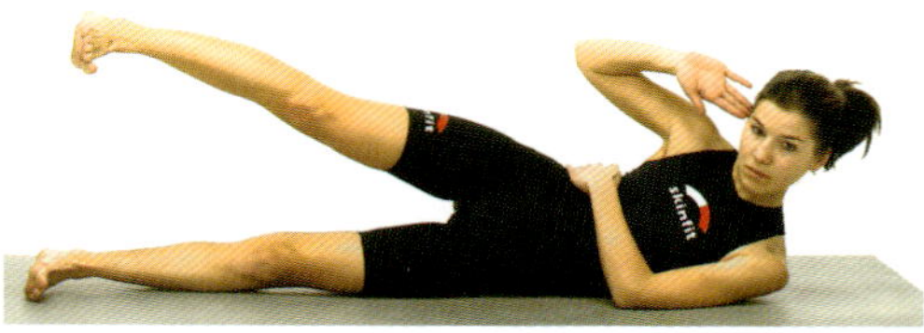

A Seitenlage; unterer Arm an Hüfte fixiert; Ganzkörperspannung

Oberes Bein heben und Oberkörper seitlich hochführen

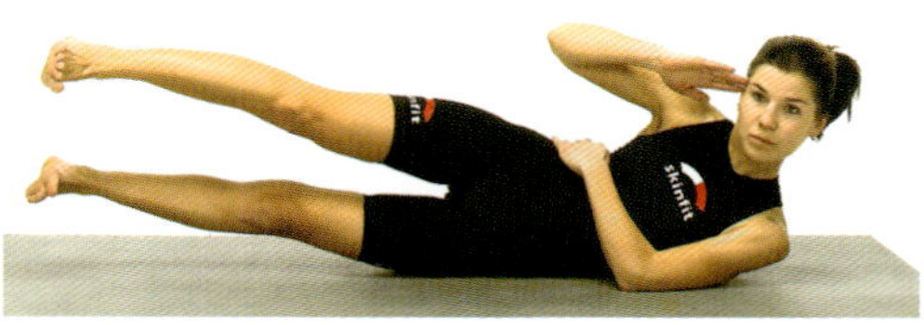

+ Variation für Geübte:
Beide Beine und Oberkörper seitlich hochführen

Hinweis:

- Beim Hochführen von Beinen und Oberkörper nicht in der Hüfte kippen!

ungeeignet

Beine anheben und seitlich wegstrecken

Bedingt durch die große Hebelwirkung der gestreckten Beine zieht der Übende verstärkt in den Hohlrücken.

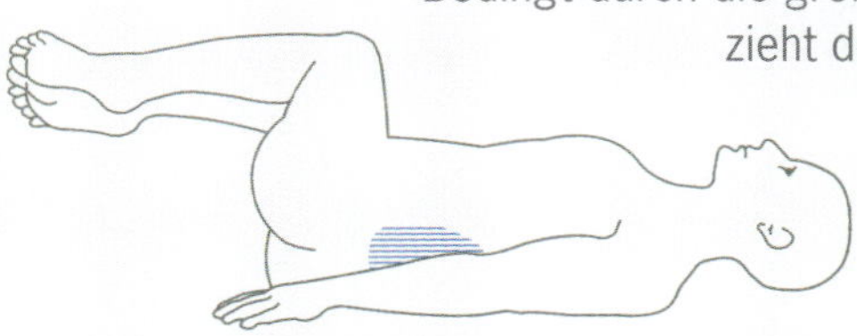

geeignet

Auseinander- bzw. Zusammendrücken der gestreckten Beine

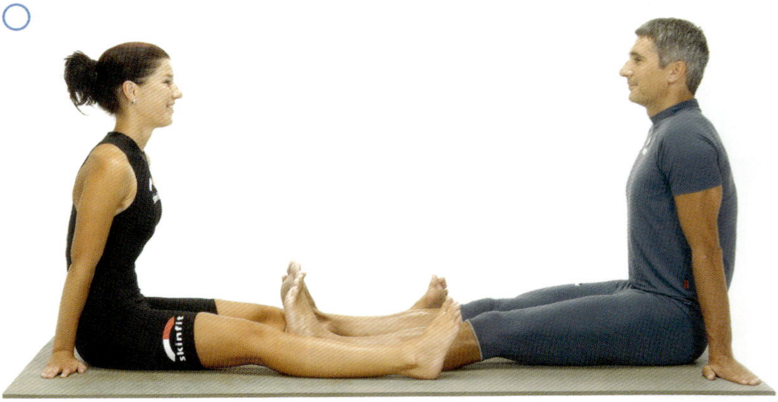

A Partnerübung; Grätschsitz

Auseinander- bzw. Zusammendrücken der gestreckten Beine gegen Widerstand

Hinweis:

- Partner leistet mäßigen Widerstand.
- Auseinanderdrücken der Beine (Kräftigung der Abduktoren).
- Zusammendrücken der Beine (Kräftigung der Adduktoren).

Die Abduktoren befinden sich an der Außenseite des Beckens und stabilisieren es beim Gehen und Laufen. Sind sie ungenügend ausgebildet, kommt es zum seitlichen Abkippen. Ein Seitneigen der unteren Wirbelsäule und damit verbunden eine Fehlbelastung von weiteren Gelenken sind die Folge. Gut ausgebildete Abduktoren (Beinabspreizer) sind wichtig.
Ihre Gegenspieler sind die Adduktoren (Beinanzieher).

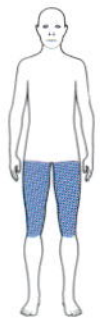

geeignet

Hochführen und Senken des unteren gestreckten Beines

A

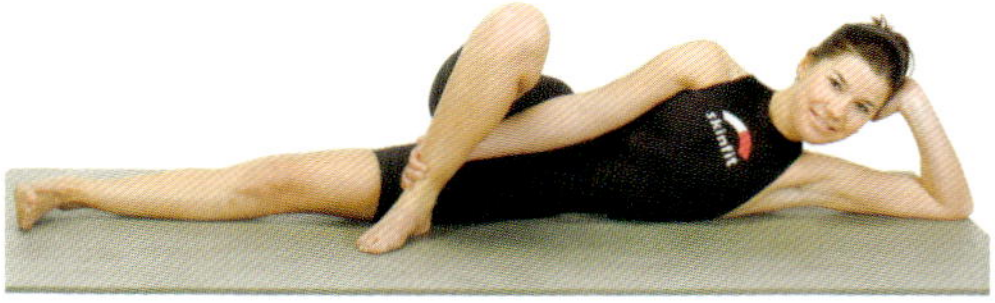

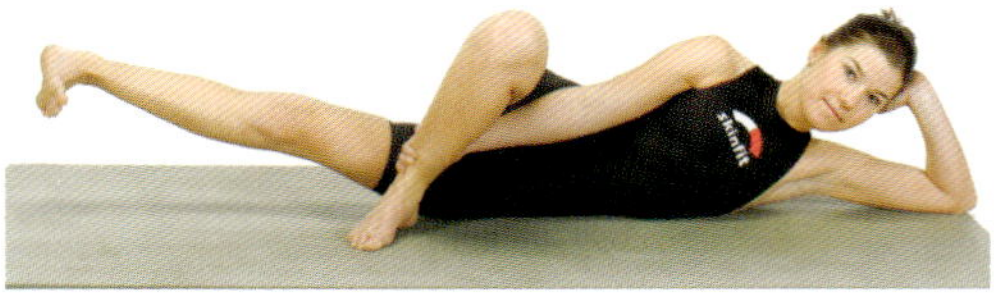

- A Stabile Seitenlage mit einem aufgestellten Bein
- Hochführen und Senken des unteren gestreckten Beines (Ferse höher als Zehen)

Hinweis:
- Während der gesamten Bewegungsausführung bleibt die Hüfte gestreckt!

Kleine Hebebewegungen aus der bereits gehobenen Position

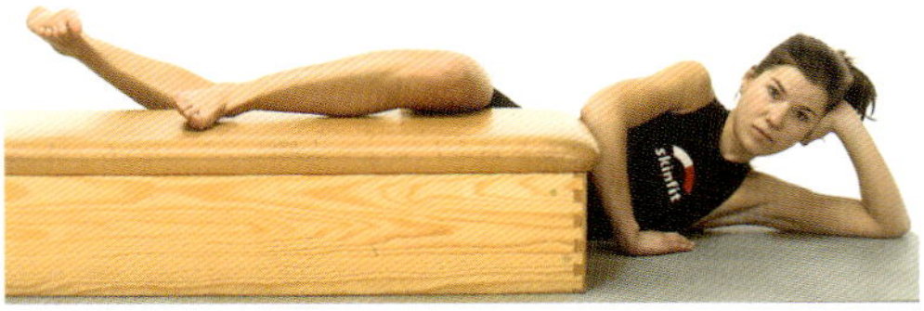

- A Stabile Seitenlage mit einem abgelegten Bein
- Hochführen und Senken des unteren gestreckten Beines (Ferse höher als Zehen)

Hinweis:
- Kräftige langsam dynamisch und stets beidseitig!

> Die Adduktoren liegen an der Innenseite der Oberschenkel.
> Ihre Hauptfunktionen sind Heranziehen des gestreckten Beines und unter anderem Beugen in der Hüfte.

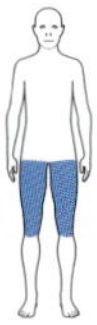

geeignet

Zusammendrücken der Knie

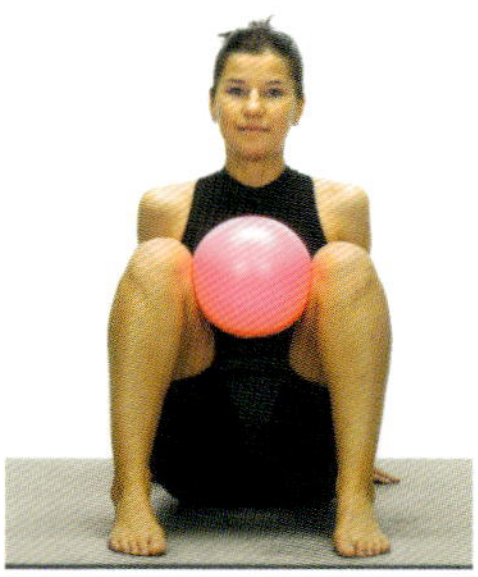

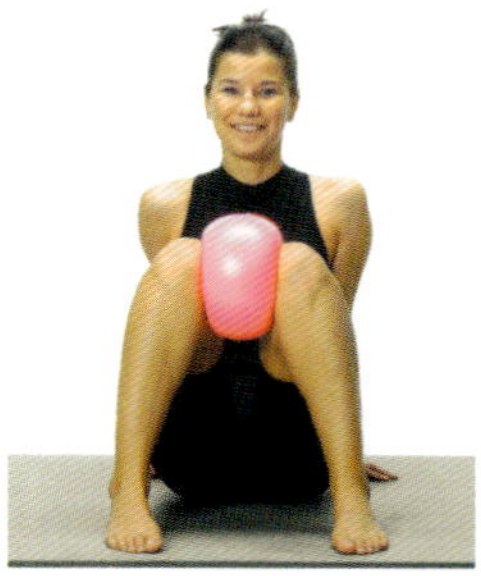

Ⓐ Stabiler Sitz mit angewinkelten Beinen; Arme stützen hinter dem Körper ab;
Softball zwischen den Knien

○ Wiederholtes langsames Zusammendrücken der Knie

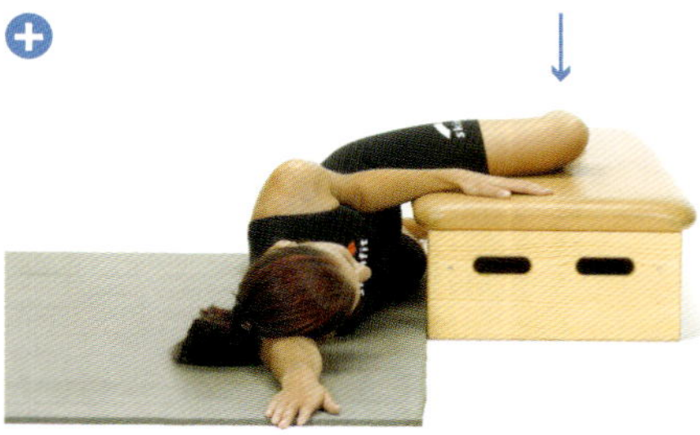

⊕ Variation durch Druck des Knies gegen Kastenoberteil

Hinweis:
- Gebeugtes Bein gegen Unterlage drücken (statische Kräftigung).
- Achte auf einen fließenden Atem (keine Pressatmung)!

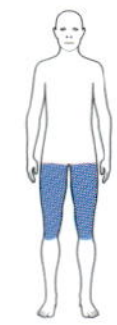

kräftigen
Vordere Oberschenkelmuskulatur (Kniegelenkstrecker)

geeignet
Beugen und Strecken der Knie

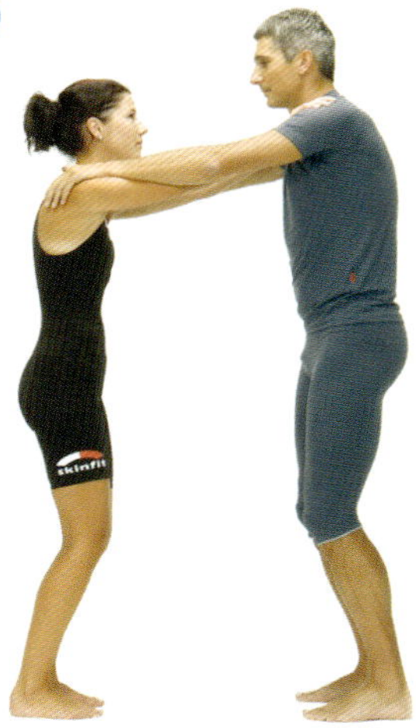

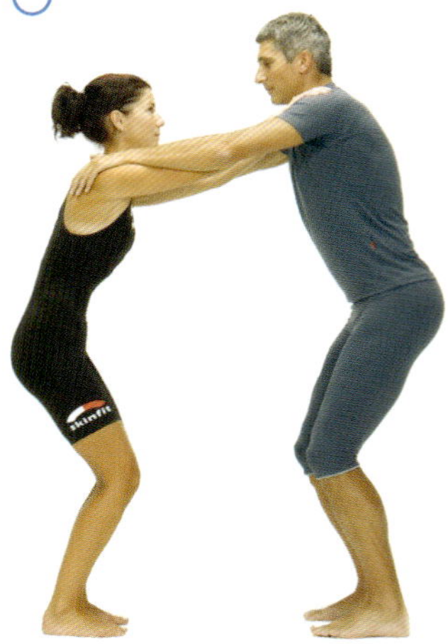

- **A** Partnerübung
  Halbe Kniebeugen mit Händen auf den Schultern
- **O** Beugen und Strecken der Knie (Kniewinkel größer als 90°)
  Beim Strecken der Knie leisten die Partner gegenseitig Widerstand (durch Druck auf die Schultern)

Hinweis:
- Beim Beugen der Knie Bauchmuskeln anspannen (Hüftbeugung).
- Beim Strecken der Knie Gesäßmuskeln anspannen (Hüftstreckung).
- Angemessener Partnerwiderstand!
- Fußsohlen bleiben am Boden.

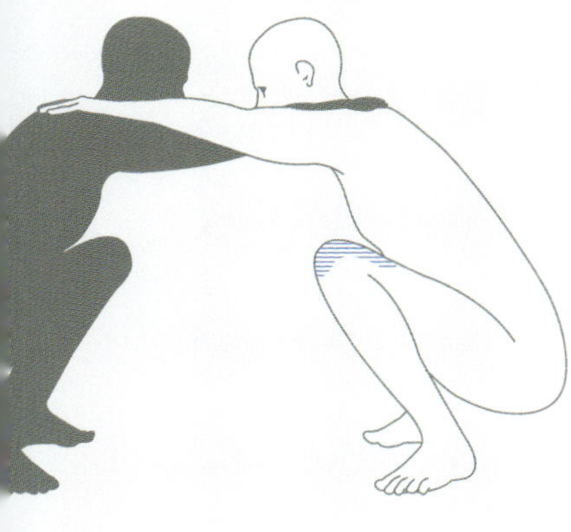

ungeeignet
Tiefe Kniebeugen mit Händen auf den Schultern

Starke Belastung des Kniegelenks, vor allem der Kniescheibensehne und der Kniegelenksknorpel. Besonders der Innenmeniskus ist sehr stark gefährdet, da er wegen seiner Verwachsung mit der Gelenkskapsel und dem inneren Seitenband dem Druck weniger gut ausweichen kann.

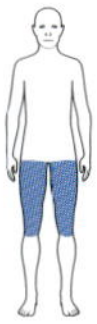

kräftigen
Vordere Oberschenkelmuskulatur (Kniegelenkstrecker)

geeignet
Beugen und Strecken des Standbeines

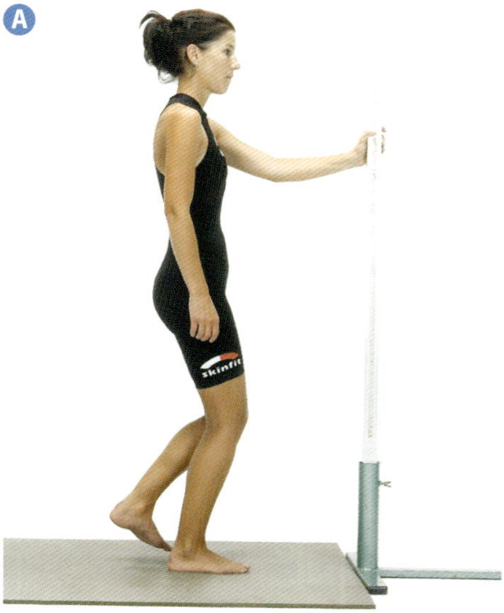

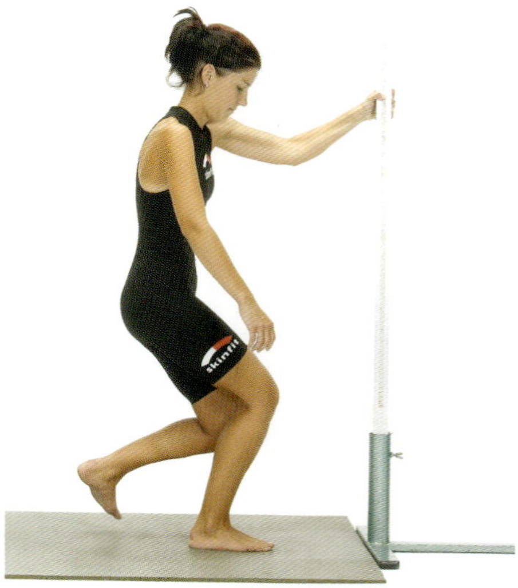

- (A) Stabiler Einbeinstand
- ○ Beugen und Strecken des Standbeines (Kniewinkel größer als 90°)

Hinweis:
- Beim Beugen Bauchmuskeln aktivieren und beim Strecken die Gesäßmuskeln.
- Achte auf einen geraden Rücken!
- Kopf in Verlängerung der Wirbelsäule!
- Kräftige stets beidseitig!

ungeeignet
Tiefe Kniebeugen

Bei tiefer Kniebeuge erhöht sich die Belastung auf die Kniescheibensehne auf das 7fache des Körpergewichts.[22] Dies führt vor allem bei Jugendlichen sehr häufig zu Knorpelreizungen der Kniescheibe.

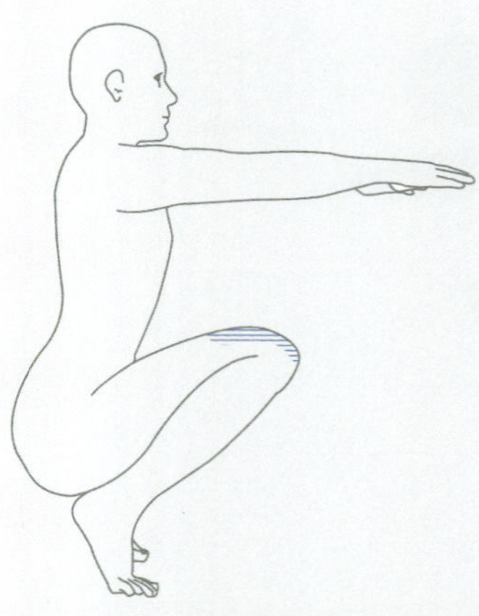

22 vgl. Weineck, 1990, S. 140

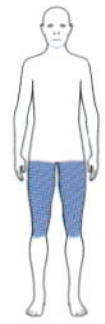

geeignet

Beugen und Strecken des Standbeines

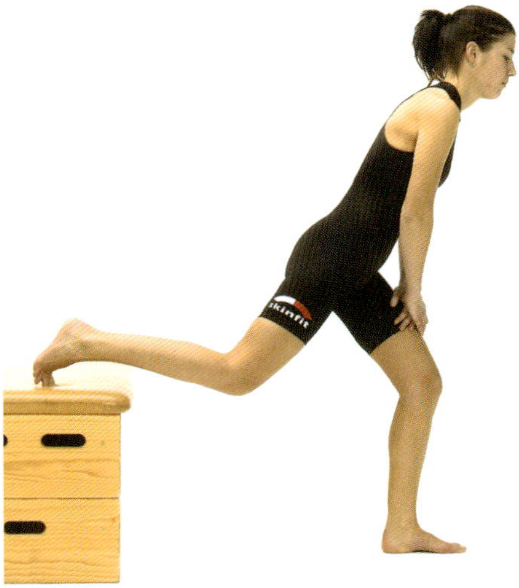

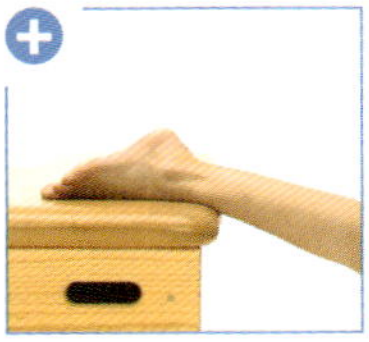

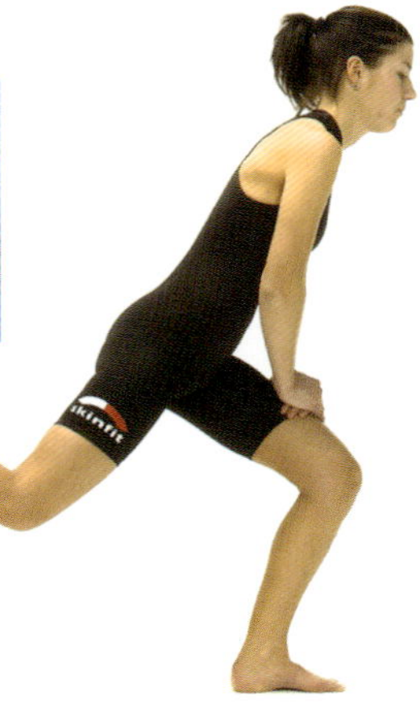

- A: Stand; ein Bein auf kniehohem Kasten abgestellt
- Beugen und Strecken des Standbeines (Kniewinkel stets größer als 90°)

- +: Variation durch abgelegtes Bein

Hinweis:
- Fußsohle bleibt am Boden!
- Achte auf einen geraden Rücken!
- Kräftige stets beidseitig!

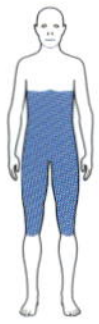

kräftigen

Vordere Oberschenkelmuskulatur (Kniegelenkstrecker) & schräge Bauchmuskeln

geeignet

Hochsteigen mit Zusammenführen von Schwungbein und gegengleichem Ellbogen

A

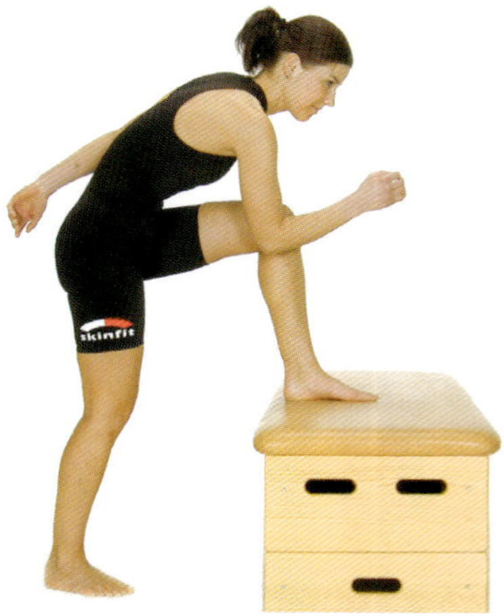

○

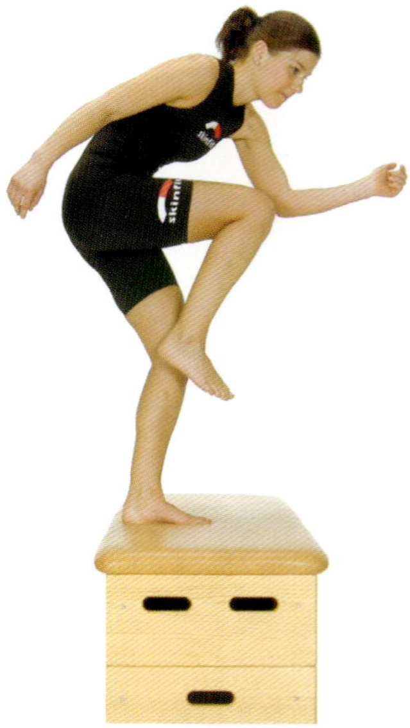

A Stand, ein Bein auf 2-teiligem Kasten

○ Hochsteigen mit gleichzeitigem Zusammenführen von Schwungbein und gegengleichem Ellbogen
→ Koordinationsübung

Hinweis:

- Durch Strecken des Standbeines kann die Übung intensiviert werden.
- Die Sohle des Standbeines (auf dem Kasten) behält vollen Bodenkontakt.
- Kräftige stets beidseitig!

ungeeignet

Hock-Strecksprünge

Verstärkter Hohlrücken durch das schwungvolle Hochführen der Arme.
Beim Absprung und bei der Landung zudem starke Belastung des Kniegelenks durch hohen Anpressdruck.

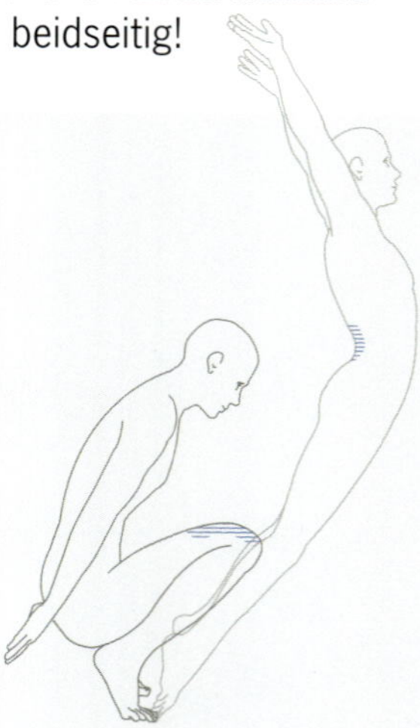

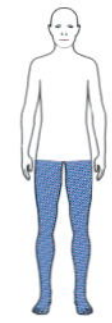

geeignet

Schrittwechselsprünge mit diagonalem Armschwung

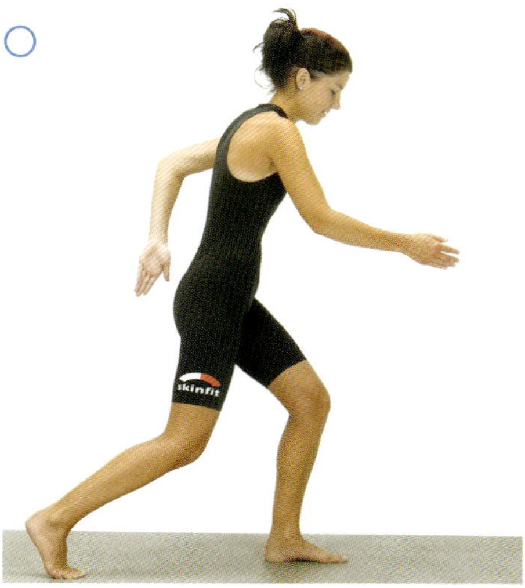

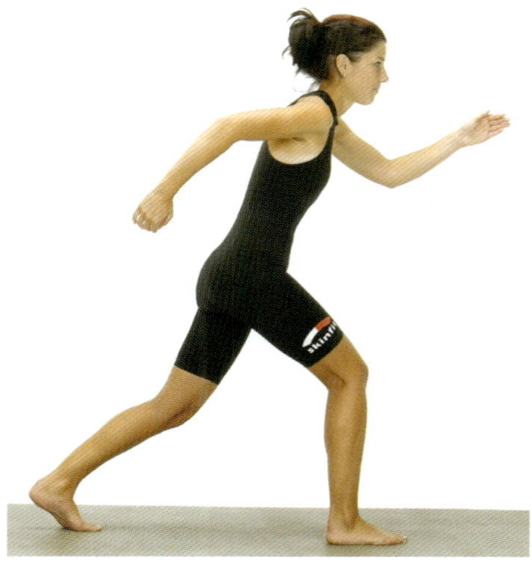

- A Schrittstellung in halber Hocke
- Schrittwechselsprünge mit diagonalem Armschwung

Hinweis:

- Kniewinkel stets größer als 90°, zur Vermeidung einer starken Belastung von Kniescheibensehne und Kniegelenksknorpel.
- Eine barfüssige Ausführung auf weicher Unterlage (Matte, Rasen, ...) kräftigt zudem die Fussmuskulatur.

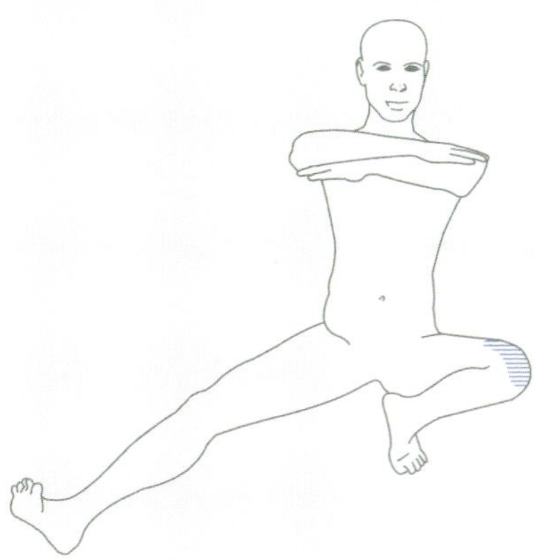

ungeeignet

Kosakentanz

Das Kniegelenk (vor allem die Menisken und das Innenband) ist besonders stark belastet. Ruckartiger Pressdruck auf die Gelenksköpfe und die Menisken.

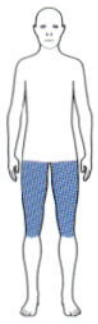

geeignet

Wechselsprünge

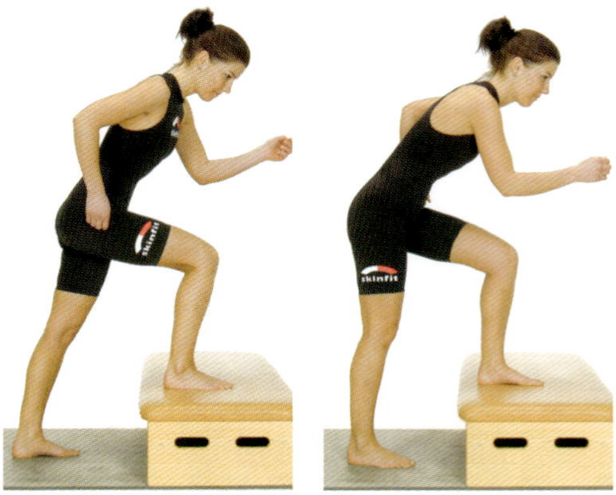

- Ⓐ Stand, ein Fuß auf erhöhter Unterlage
- ○ Wechselsprünge am Kastendeckel

Hinweis:
- Arme pendeln diagonal mit.

Seitliche Wechselsprünge über den Kasten

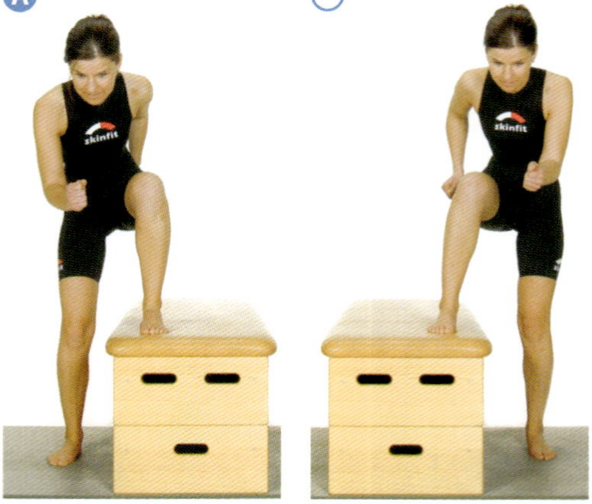

- Ⓐ Stand seitlich am zweiteiligen Kasten
- ○ Seitliche Wechselsprünge über den Kasten; Arme pendeln locker mit

Hinweis:
- Durch Strecken des Beines (auf dem Kasten) kann die Kräftigung intensiviert werden.

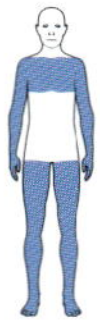

geeignet

Beidbeiniges Springen über die Langbank

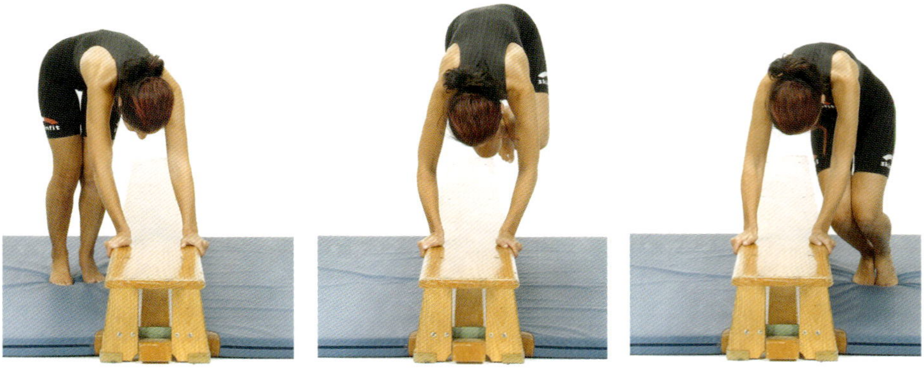

- (A) Stand seitlich an der Langbank; Oberkörper abgestützt
- Beidbeiniges Springen über die Langbank (gleichzeitiger und beidbeiniger Abdruck)

Hinweis:

- Eine weiche Unterlage (Matte, Rasen) intensiviert die Kräftigung der Sprungmuskulatur.

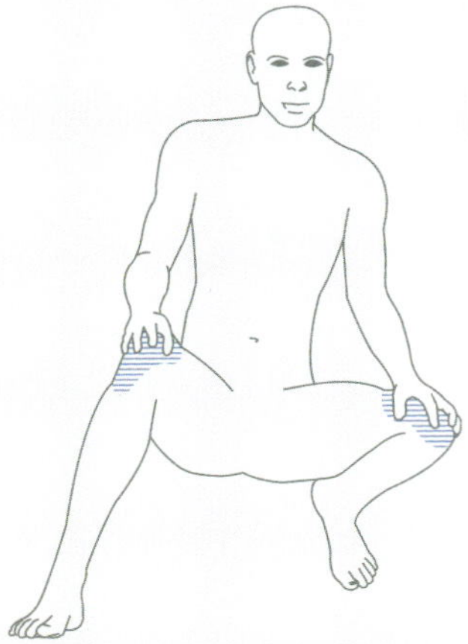

ungeeignet

Entengang

Das Kniegelenk (vor allem die Menisken und das Innenband) ist besonders stark belastet. Ruckartiger Pressdruck auf die Gelenksköpfe und die Menisken.

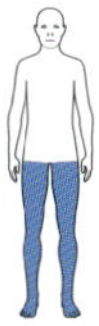

geeignet

Beidbeiniges Springen auf den Kasten bzw. vom Kasten

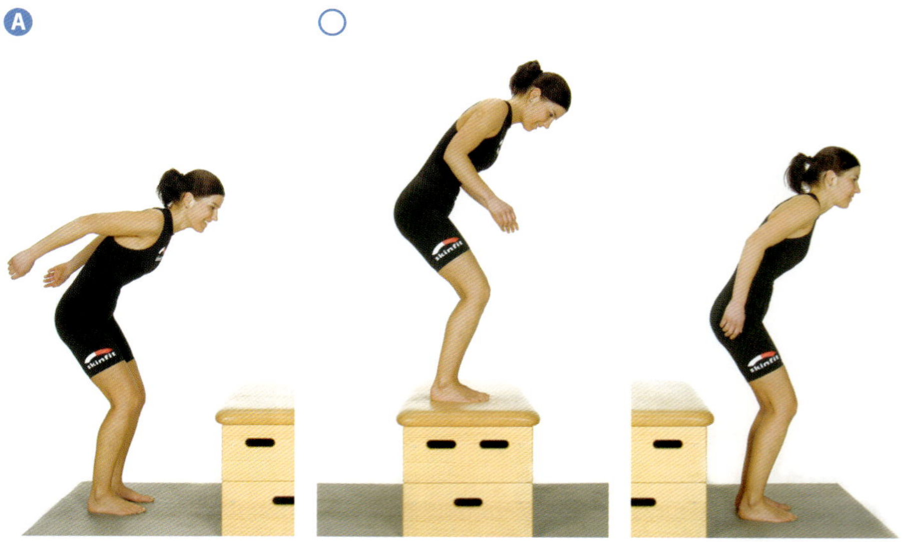

- (A) Stand vor max. kniehohem Kasten
- ○ Beidbeiniges Springen auf den Kasten bzw. vom Kasten

Hinweis:

- Bei Hoch- und Tiefsprüngen werden die vordere Oberschenkel- und die Sprungmuskulatur konzentrisch und exzentrisch gekräftigt.
- Kniewinkel bleibt größer als 90°.
- Arme schwingen locker mit.

ungeeignet

Vorspringen aus der tiefen Hocke

Starke Belastung des Kniegelenks durch hohen Anpressdruck sowohl beim Absprung als auch bei der Landung.

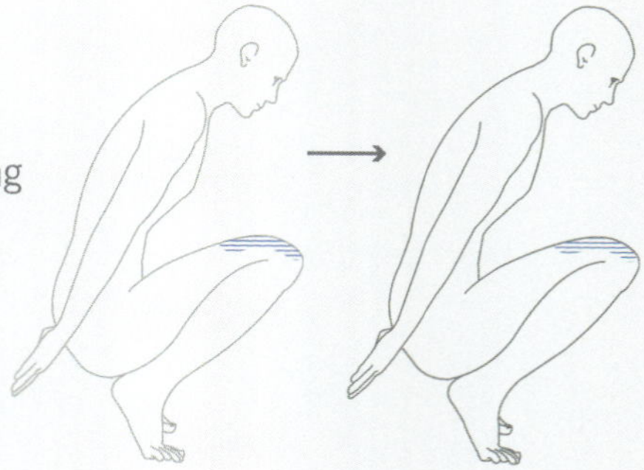

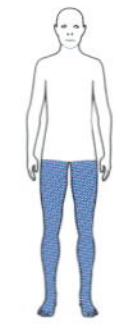

geeignet

Standweitsprung oder Hochsprung (aus der halben Hocke in die halbe Hocke)

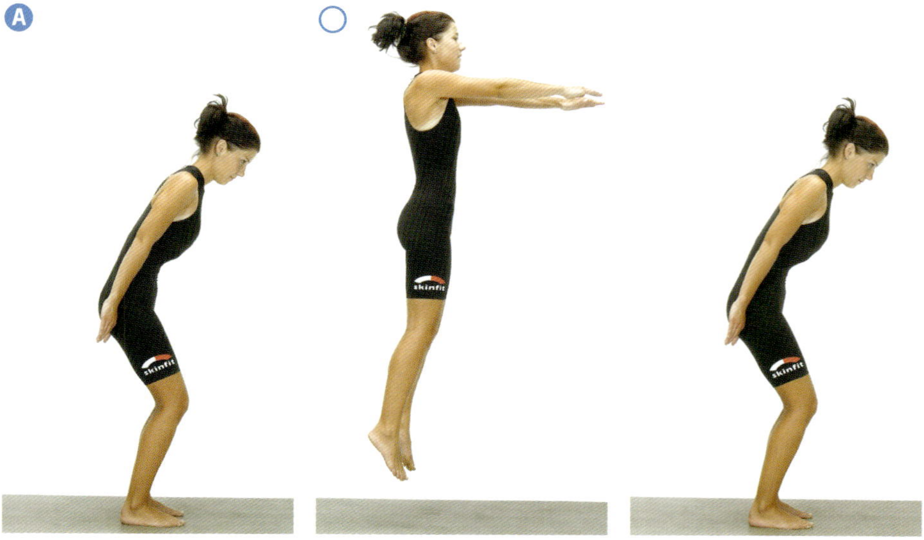

Ⓐ Halbe Hocke

○ Vor- oder Hochspringen in die halbe Hocke

Hinweis:

- Zur Erhöhung der Beinstreckkraft reichen Übungen in halber Hocke aus (Kniewinkel größer als 90°).
- Eine weiche Unterlage intensiviert die Kräftigung!
- Der Armschwung nur bis zur Waagrechten (Handrücken oben) und die Bauchspannung stabilisieren Wirbelsäule und Becken.

geeignet

Springen über knöchel- bis max. kniehoch gespannte Schnur

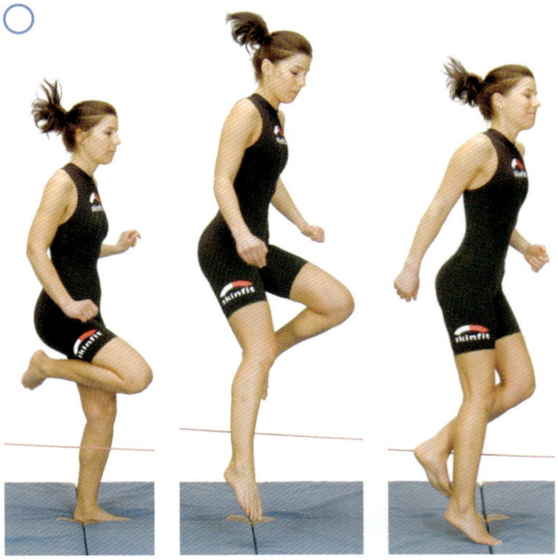

- **A** Einbeinstand auf Weichboden
- Wechselsprünge über knöchel- bis max. kniehoch gespannte Schnur

---

Variation durch beidbeinige Sprünge

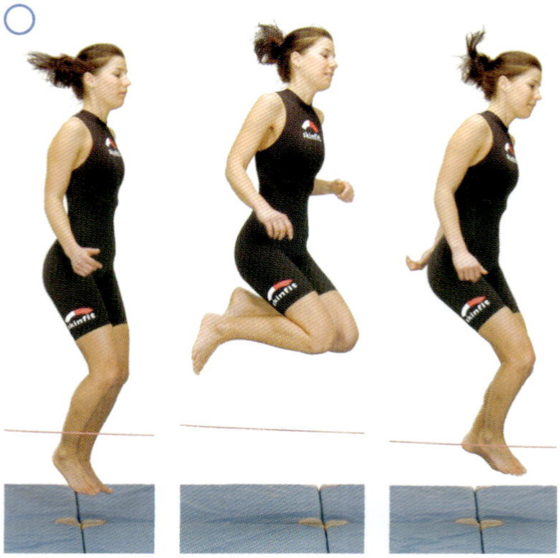

- **A** Stand
- Beidbeinige Sprünge auf Weichboden

Hinweis:

- Sprünge (auf Weichboden) ohne Turnschuhe bewirken eine intensive Kräftigung der Sprunggelenkstabilisatoren sowie der Fußmuskulatur.

geeignet

Heben der Fersen in den Zehenballenstand

A

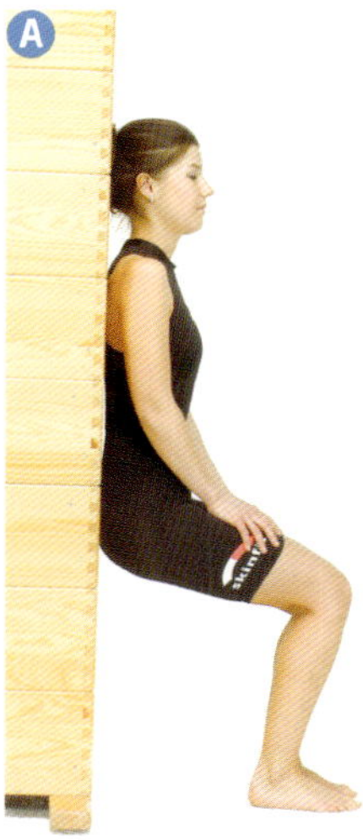

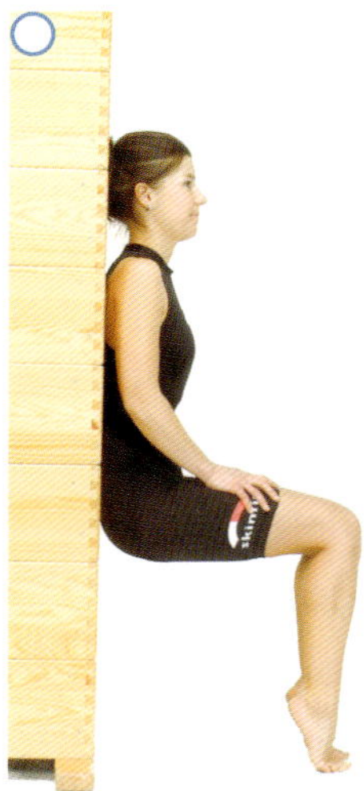

- A Stand: Rücken an der Wand, Kniewinkel größer als 90°
- Heben der Fersen in den Zehenballenstand

Hinweis:
- Heben und Senken der Fersen: Wechsel von Sohlenstand und Zehenballenstand.

Variation durch stabilen Stand auf Kastendeckel

A

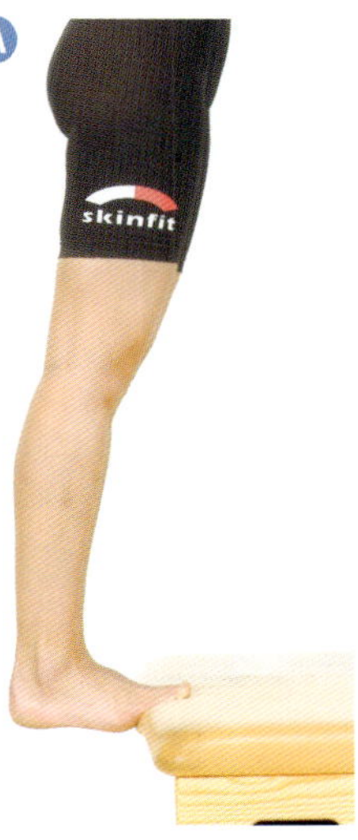

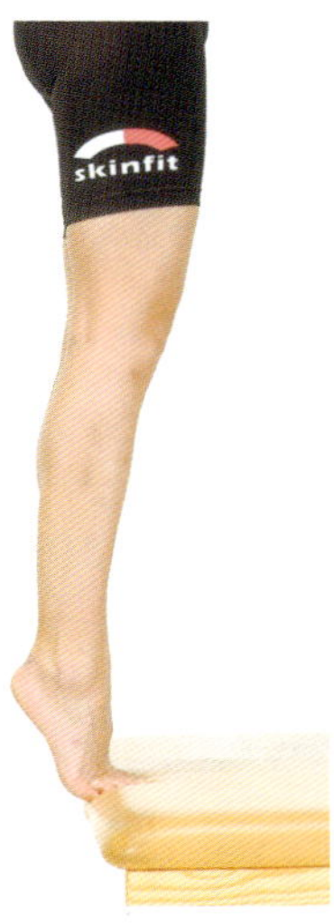

- A Stabiler Stand auf Kastendeckel
- Heben der Fersen in den Zehenballenstand

Hinweis:
- Diese Übung kann mit parallelen, mit leicht einwärts- oder auswärtsgedrehten Füßen ausgeführt werden.

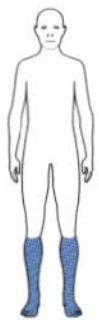

kräftigen
Schienbeinmuskulatur

geeignet
Heranziehen der Zehen

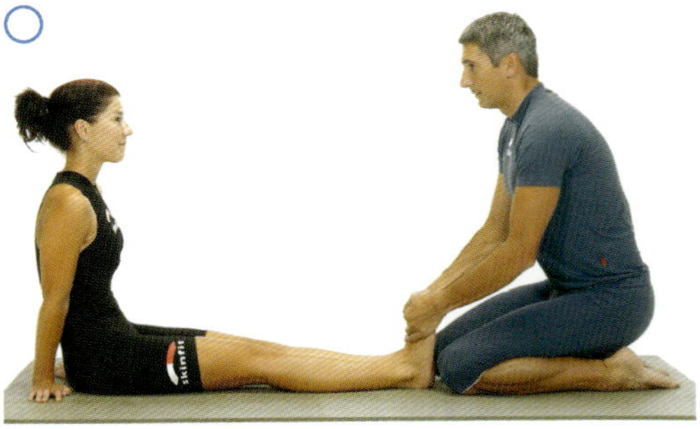

- **A** Partnerübung
  Langsitz; Partner leistet bei den Zehen Widerstand
- **O** Heranziehen der Zehen gegen den Widerstand des Partners

---

Variation durch stabilen Stand

A 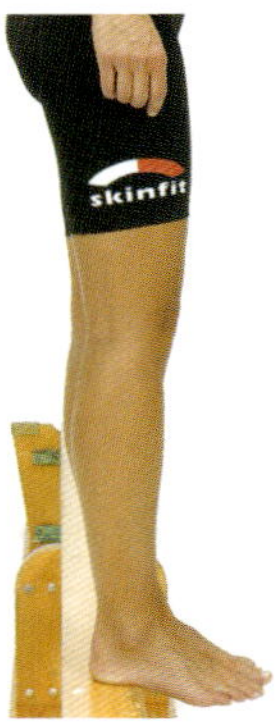 **O** 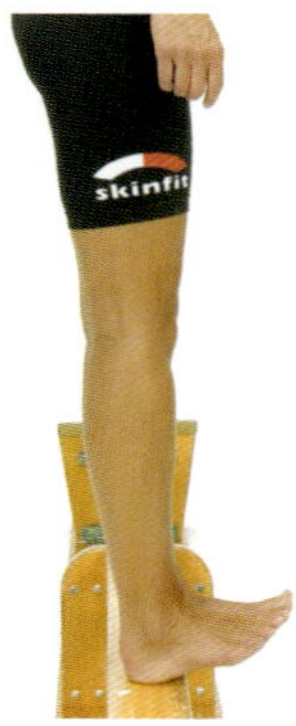

- **A** Stabilen Stand auf Langbank
- **O** Zum-Schienbein-Ziehen der Zehen (Zehen nach oben ziehen)

ungeeignet
Tiefe Kniebeugen

Bei tiefer Kniebeuge erhöht sich die Belastung auf die Kniescheibensehne auf das 7fache des Körpergewichts.|[23] Dies führt vor allem bei Jugendlichen sehr häufig zu Knorpelreizungen der Kniescheibe.

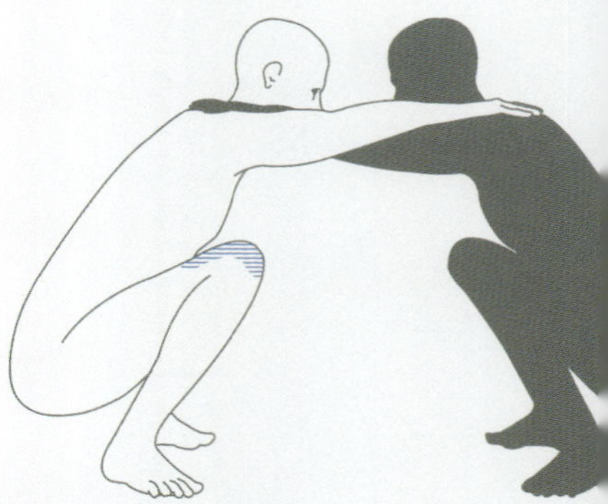

23 vgl. Weineck, 1990, S. 140

geeignet
Gehen auf schiefer Ebene

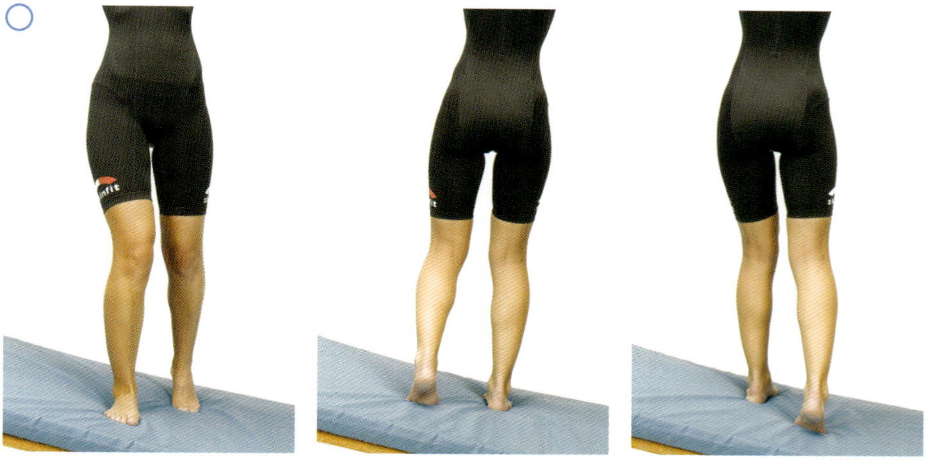

- A Stand
- Gehen auf schiefer Ebene

Hinweis:
- Durch ausreichende Kräftigung der Sprunggelenkstabilisatoren kann Verletzungen der Bänder vorgebeugt werden.
- Das Gehen auf schiefer Ebene sowie auf einer weichen Unterlage sorgen für eine umfassende Kräftigung der Sprunggelenkstabilisatoren.

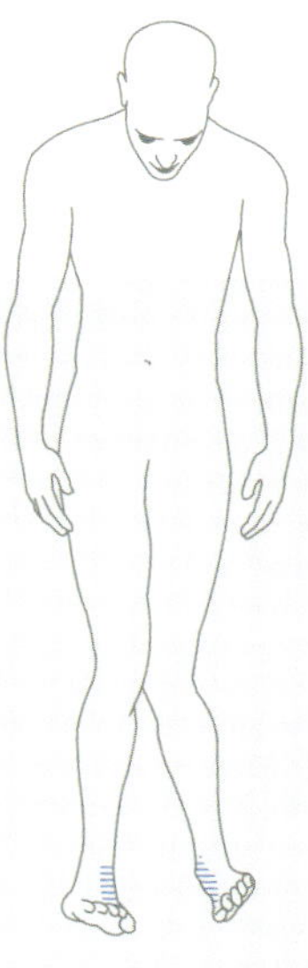

ungeeignet
Gehen auf den Innenkanten

Das Gehen auf den Innenkanten hat eine erhöhte Belastung des Gelenksknorpels und des inneren Bandapparates zur Folge.

geeignet
Kreisen der Füße

A

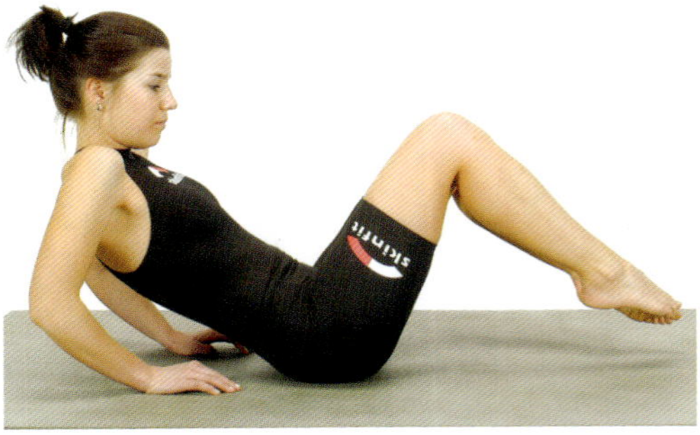

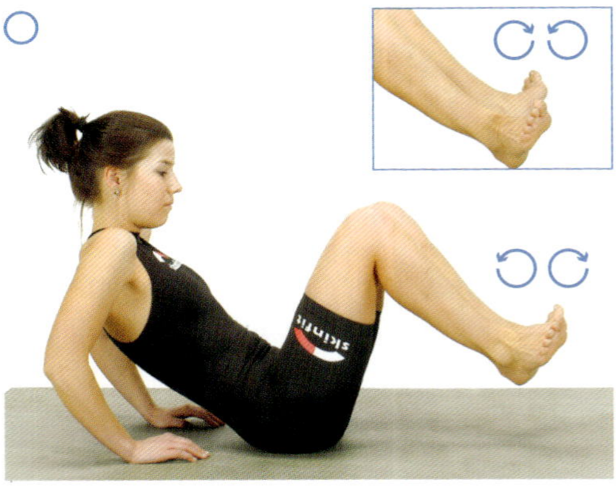

- A Sitz mit gebeugten Beinen
- Kreisen der Füße nach innen und außen

Hinweis:
- Durch eine ausreichende Kräftigung der Sprunggelenkstabilisatoren kann Verletzungen der Bänder vorgebeugt werden.
- Mobilisierung der Sprunggelenke

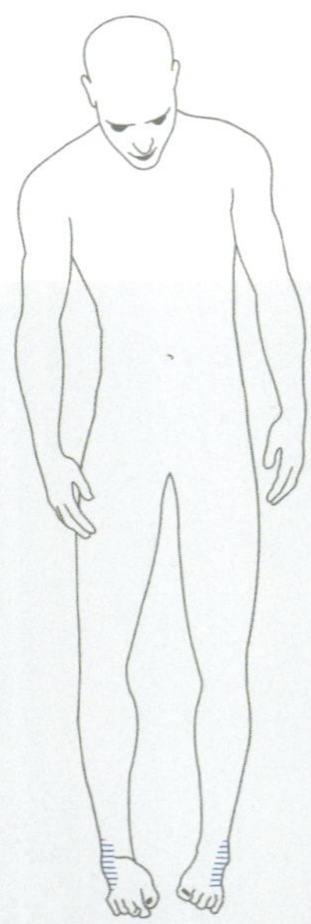

ungeeignet
Gehen auf den Außenkanten

Beim Gehen auf den Außenkanten lastet das Körpergewicht auf den äußeren Anteilen des Sprunggelenks.
Die Kontaktfläche im Gelenk ist sehr gering (instabile Position).
Der Gelenksknorpel und die äußeren Bänder sind einer erhöhten Belastung ausgesetzt.

Allgemeine Fußgymnastik

Bei der Koordination und Steuerung von Bewegungen spielen die Rezeptoren eine wichtige Rolle. Diese Rezeptoren liegen in den Gelenkskapseln, Sehnen, Bändern und in der Muskulatur.

Propriozeptoren

Die propriozeptiven Rezeptoren, die so genannten Sinnesfühler, erfassen die Reize im Körperinneren. Sie liefern Informationen über

- die Änderung der Muskellänge
- die Stellung und Bewegung der Gelenke
- die Sehnendehnung und
- andere Parameter der Lage und Bewegung unseres Körpers.|[24]

Mit dem Begriff »Propriozeption« wird die innere Wahrnehmung bezeichnet. Stellvertretend werden in der Literatur auch die Begriffe Tiefensensibilität oder kinästhetische Innenansicht verwendet.
Die propriozeptive Aktivität des Fußes und der Halswirbelsäule hat wesentlichen Anteil an der Haltung und Bewegung des Körpers. Die Rezeptoren des Fußes, im besonderen der Fußsohle, haben eine Schlüsselrolle bei der Haltungskorrektur. In unserer »allgemeinen Fußgymnastik« sind einige Übungen angeführt, die durch die propriozeptiven Reize zu einer verbesserten Bewegungsqualität und zu einer Stabilisierung der Gelenkbewegungen führen. Diese besondere Form der Wahrnehmung über Stellung und Bewegung der Gelenke zählt mit zu den wichtigen Voraussetzungen für physiologische Bewegungsabläufe.
Eine regelmäßige Fußgymnastik ist der beste Garant für eine gut ausgebildete Fußmuskulatur sowie für einen straffen Bandapparat. Werden diese Übungen noch barfuss ausgeführt, ist eine bessere Wahrnehmung der Reize im Fußbereich gewährleistet.
Schwächen oder Fehlformen im Bereich des Fußes lösen Kettenreaktionen aus. Übungen, die gezielt am Fuß ansetzen, haben eine Haltungsverbesserung zur Folge und neuromuskuläre Reaktionen werden »geschult« und dadurch beschleunigt. Ihr Training umfasst in erster Linie die Verbesserung der Gleichgewichtsfähigkeit, der Reaktions- und der Anpassungsfähigkeit als Komponenten der Koordination (siehe Seite 187).

24 vgl. Häfelinger/Schuba, 2002, S. 25f

geeignet

Strecken und Beugen der Zehen

A

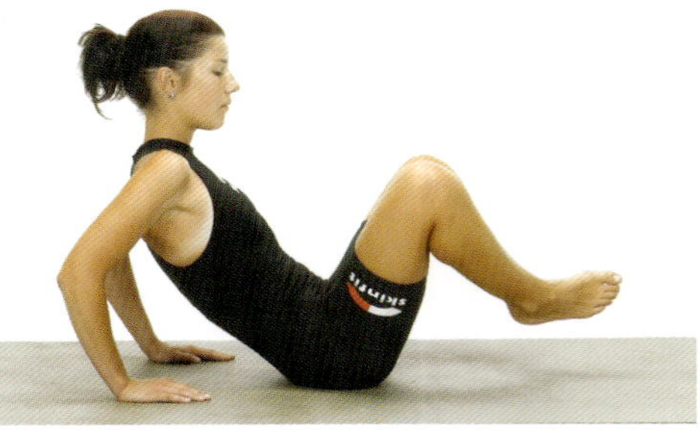

① 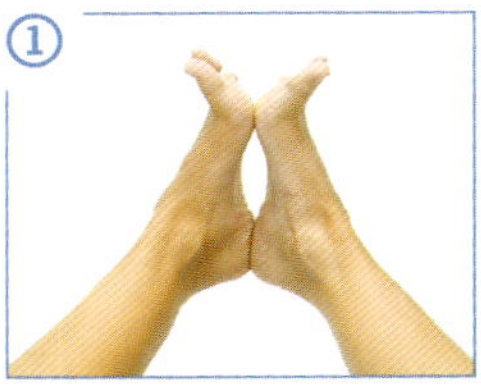 ② 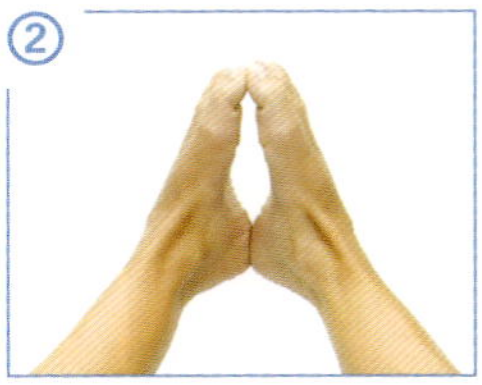

- A Sitz; Fußsohlen aneinander
- ① Abwechselndes Strecken
- ② und Beugen der Zehen

Hinweis:
- Fersen bleiben beieinander.

Variation

A

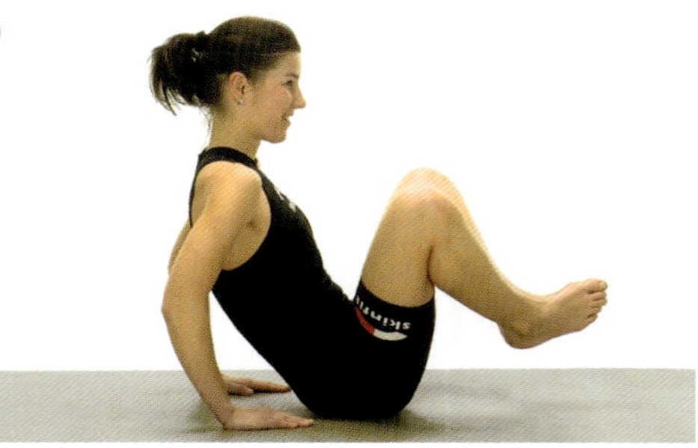

① 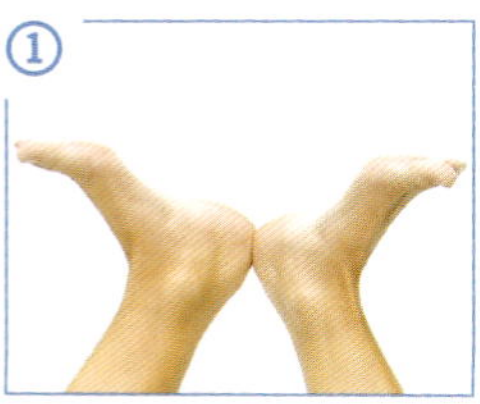 ② 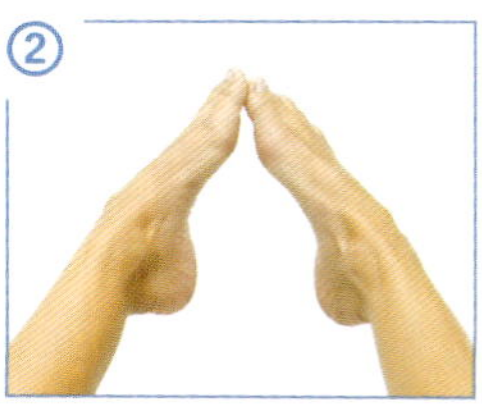

- A Sitz; Fußsohlen aneinander
- ① Abwechselnd Ferse an Ferse (Zehen wegdrücken)
- ② bzw. große Zehe an große Zehe (Fersen wegdrücken)

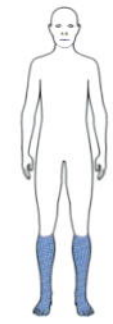

geeignet

Spreizen und Klammern der Zehen (»Faust«)

A

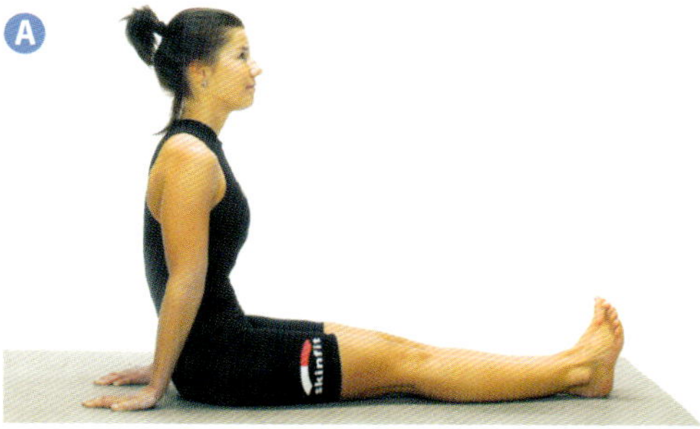

①

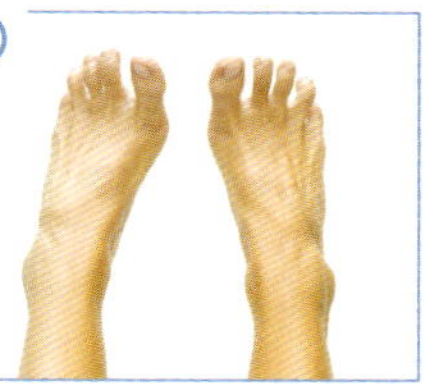

②

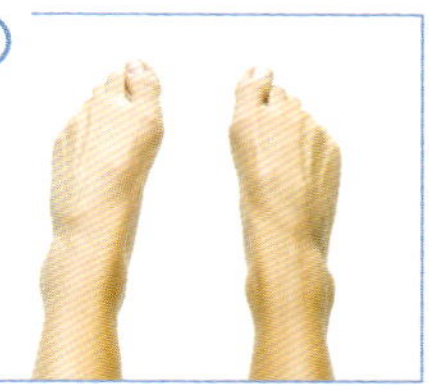

- A Sitz
- ① Spreizen der Zehen
- ② und Klammern der Zehen (»Faust«)

Raupengang

①

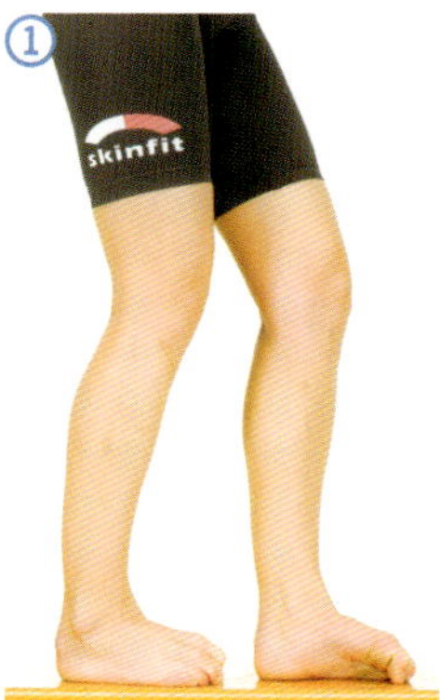

②

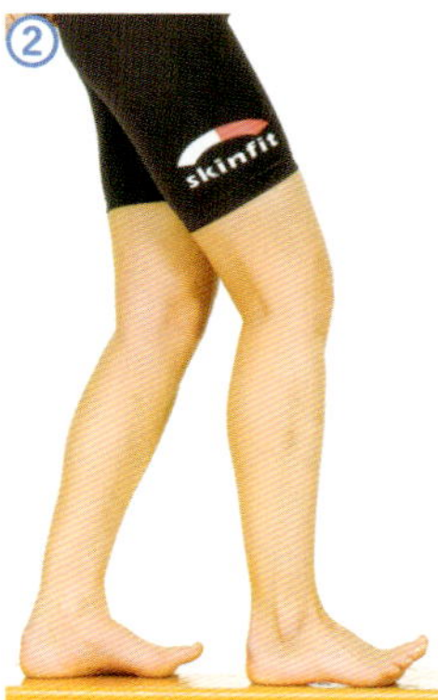

- A Stand
- Vorwärtsbewegen:
- ① durch Beugen und
- ② Strecken der Zehen

Hinweis:
- Durch das Beugen der Zehen werden die Fersen nachgezogen → »Raupengang«.

geeignet

Mit den Zehen greifen

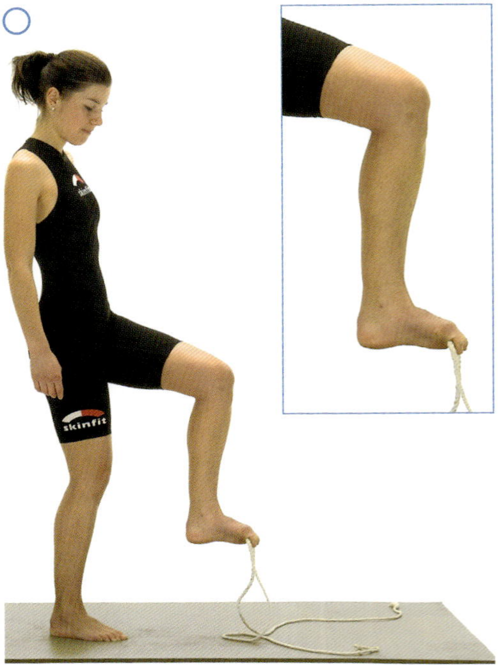

A Stand

Mit den Zehen ein auf dem Boden liegendes Seil greifen und heben

Hinweis:
- Kräftige beidseitig.

Partnerübung

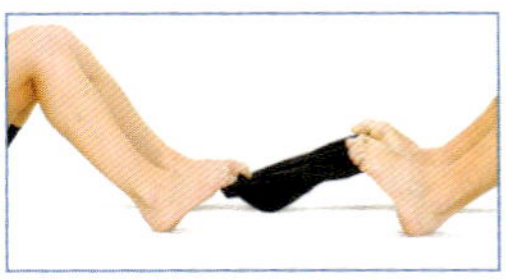

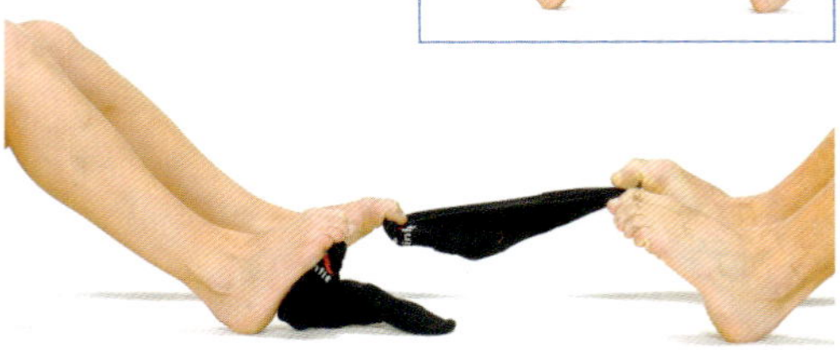

A Sitz

Mit den Zehen einen Socken greifen und dem Partner wegnehmen

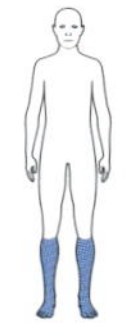

geeignet

Strecken und Beugen im Sprunggelenk

①

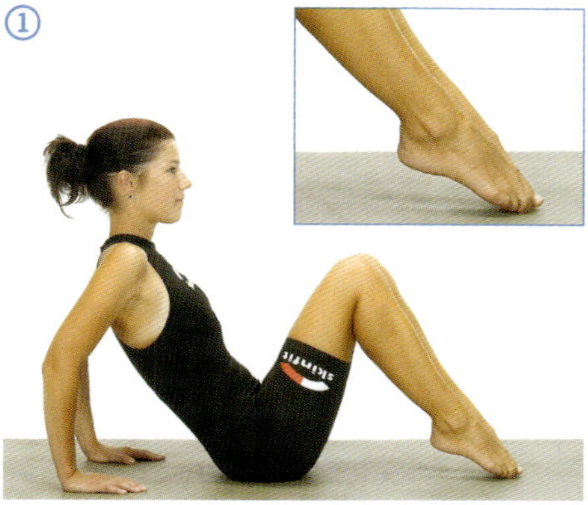

②

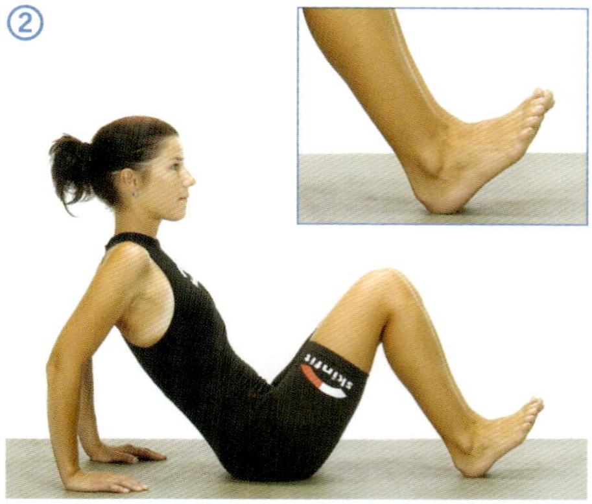

Ⓐ Sitz mit angewinkelten Beinen

① Gleichseitiges Strecken und

② Beugen im Sprunggelenk

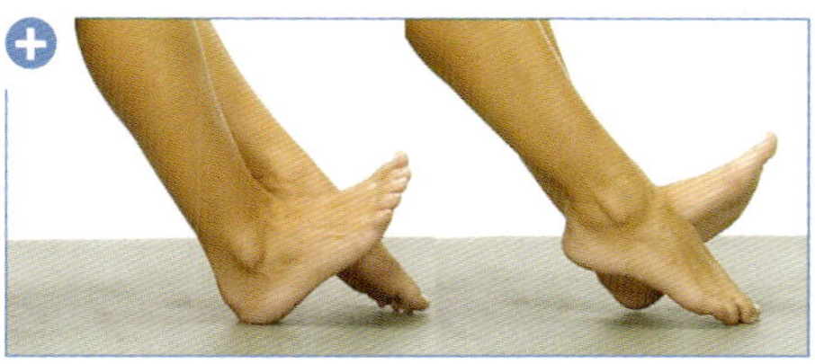

⊕ Variation:
Wechselseitiges Beugen und Strecken im Sprunggelenk

geeignet

Heben und Senken der Fußspitze / des Fußrandes

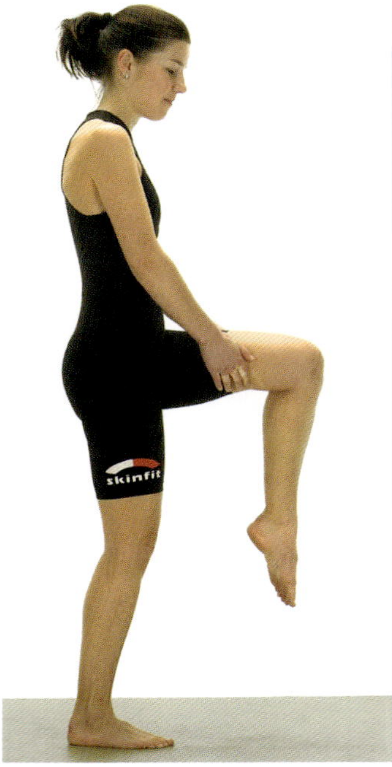

① 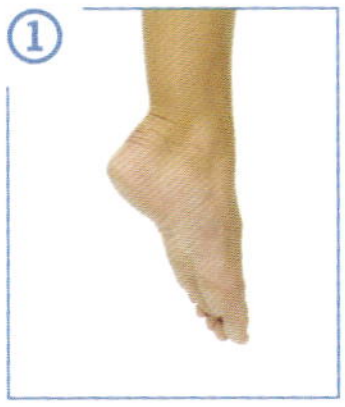

② 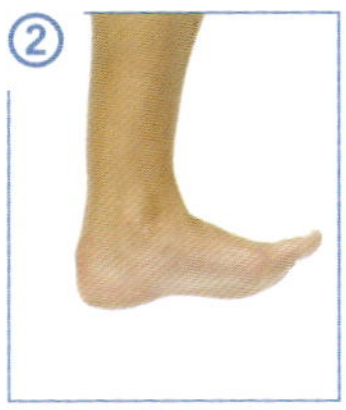

③ 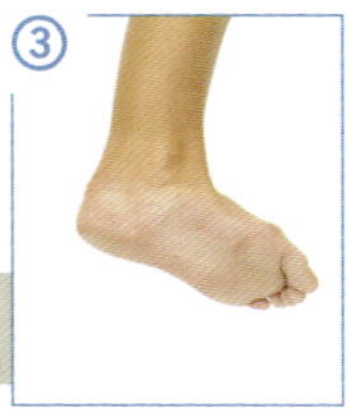

④ 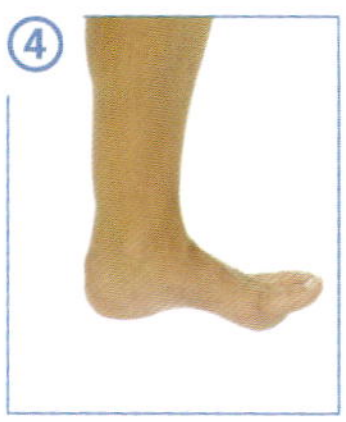

- Ⓐ Stand
- ① Senken der Fußspitze (Plantarflexion)
- ② Heben der Fußspitze (Dorsalflexion)
- ③ Heben des inneren Fußrandes (Supination)
- ④ Heben des äußeren Fußrandes (Pronation)

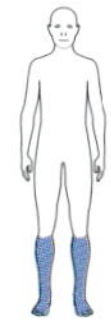

geeignet

Heben und Senken der Fersen

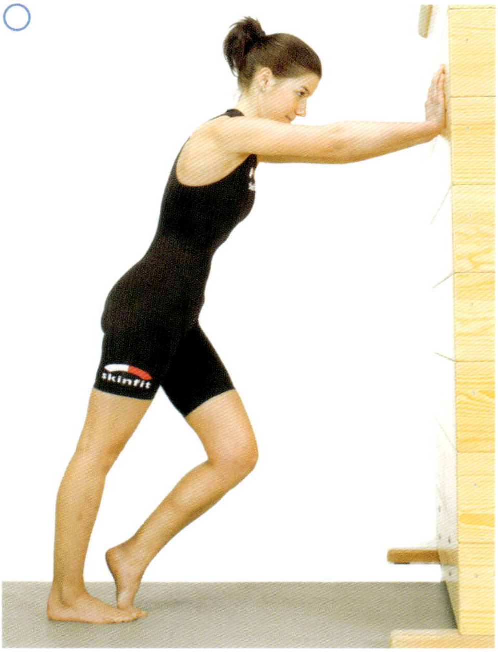

- A Stabiler Stand mit leichter Vorlage
- Wechsel zwischen Zehen- und Sohlenstand

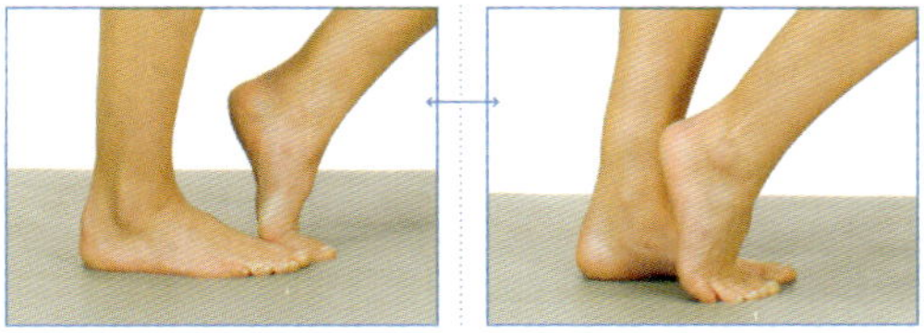

Hinweis:

- Bewusstes Abrollen über den Zehenballen.

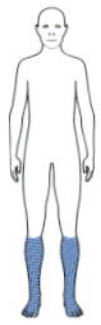

geeignet

Heben und Senken der Fersen

① ②

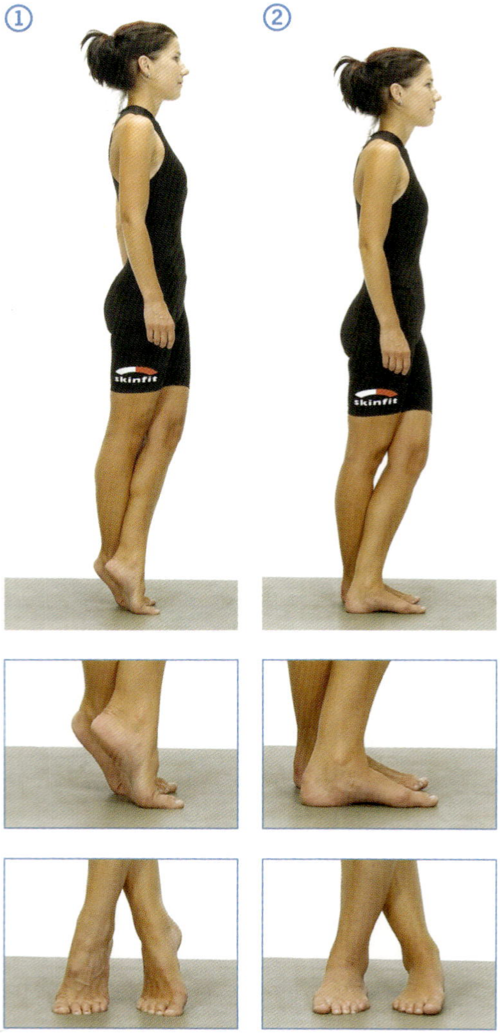

- Ⓐ Stand mit überkreuzten Beinen
- ① Heben der Fersen
- ② Senken der Fersen

Hinweis:

- Variiere die Beinstellung: rechts vor links und links vor rechts.

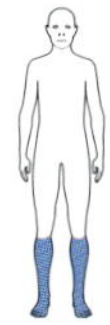

geeignet

Heben und Senken des Fersen

①

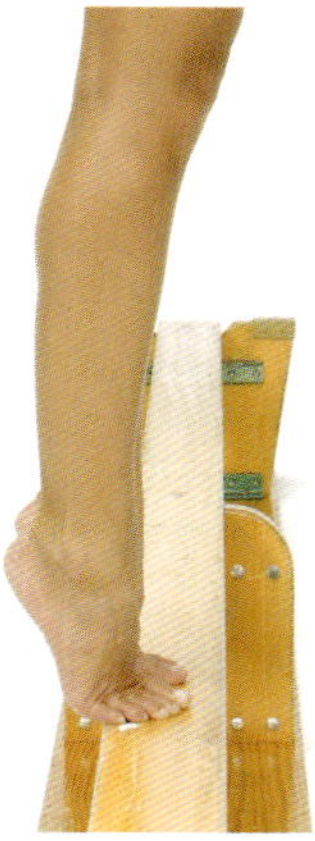

②

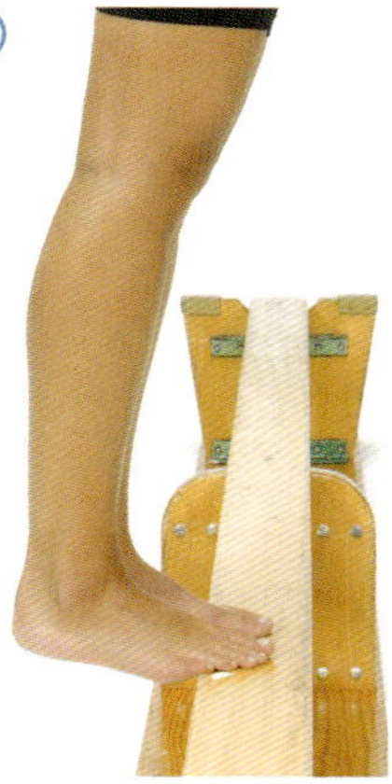

- Ⓐ Stabiler Stand
- ① Heben der Fersen
- ② Senken der Fersen

Heben und Senken der Zehen

①

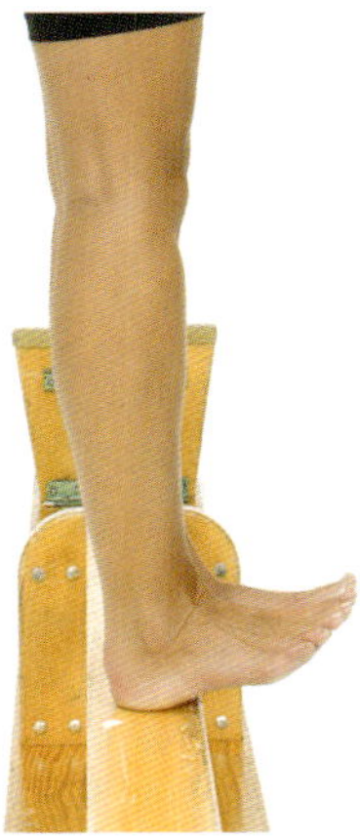

②

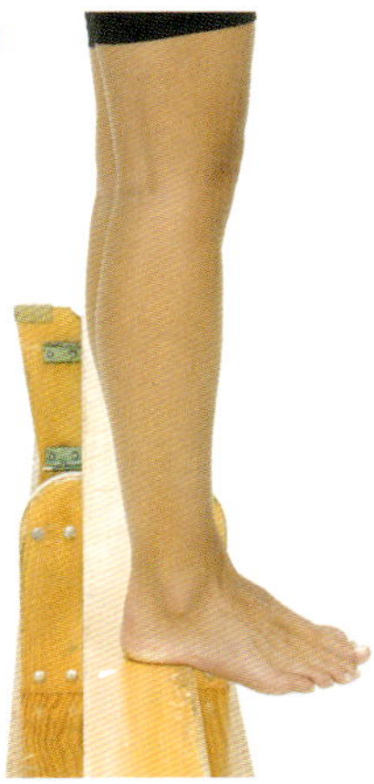

- Ⓐ Stabiler Stand
- ① Heben der Zehen
- ② Senken der Zehen

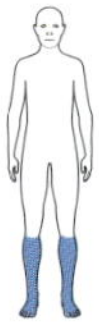

kräftigen
Fußmuskulatur

geeignet
Vor- und Zurückrollen der Keule

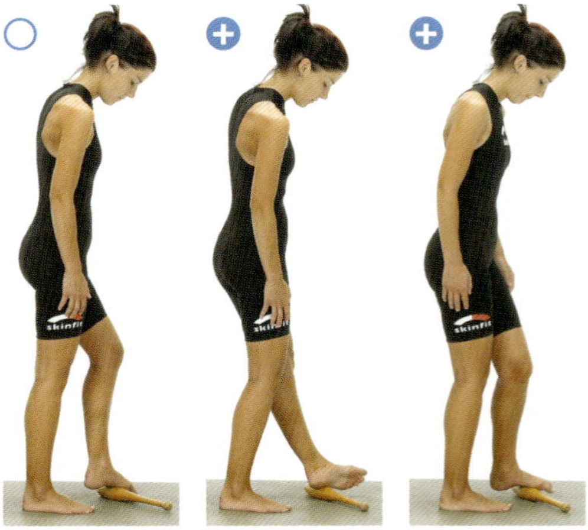

- A Stand; ein Fuß auf Keule (oder Stab)
- ○ Vor- und Zurückrollen der Keule (von den Zehenspitzen bis zur Ferse) mit der Fußsohle
- + Variante 1: mit der Außenkante des Fußes
- + Variante 2: mit der Innenkante des Fußes

Vor- und Zurückrollen des Noppenballes

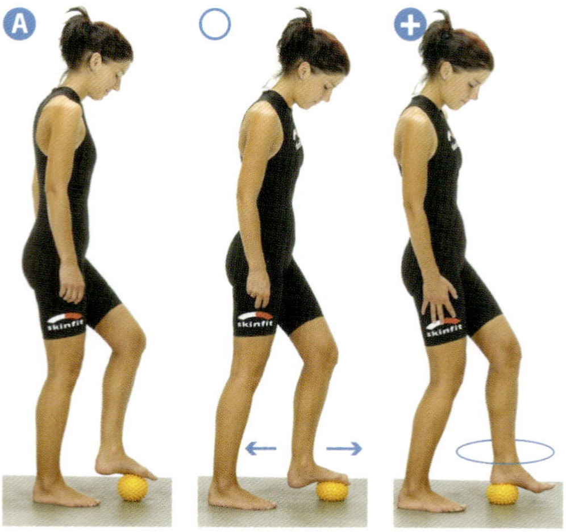

- A Stand; ein Fuß auf Noppenball
- ○ Vor- und Zurückrollen des Noppenballes (von den Zehenspitzen bis zur Ferse)
- + Rolle den Noppenball in alle Richtungen bzw. im Kreis

Hinweis:
- Führe die Übung ca. eine Minute lang mit jedem Fuß aus.

Unter dosiertem Druck die »Fußsohlen weichmachen« und erst allmählich den Druck verstärken (zur Erhöhung der Blutzirkulation in den Fußsohlen)

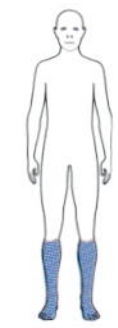

geeignet

Gehen auf dem Tau

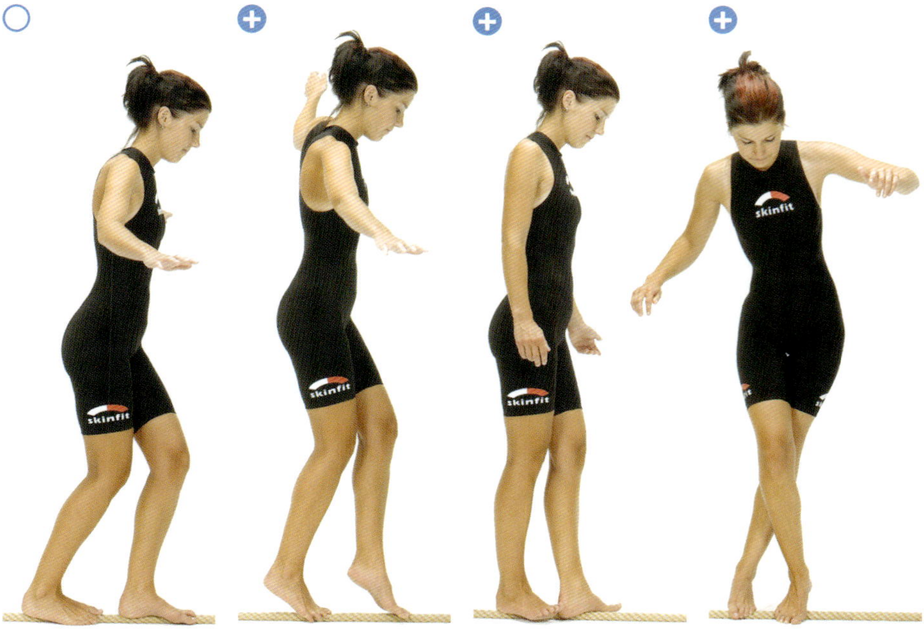

- **A** Stand auf dem Tau
- **○** Gehen auf dem Tau mit der gesamten Fußsohle

- **+** Variante 1: Gehen nur mit den Zehen auf dem Tau
- **+** Variante 2: Gehen nur mit den Fersen auf dem Tau
- **+** Variante 3: Seitliches Überkreuzen auf dem Tau

geeignet

Vor- und Zurückrollen des Rundholzes (Nudelholzes) mit den Füßen

A

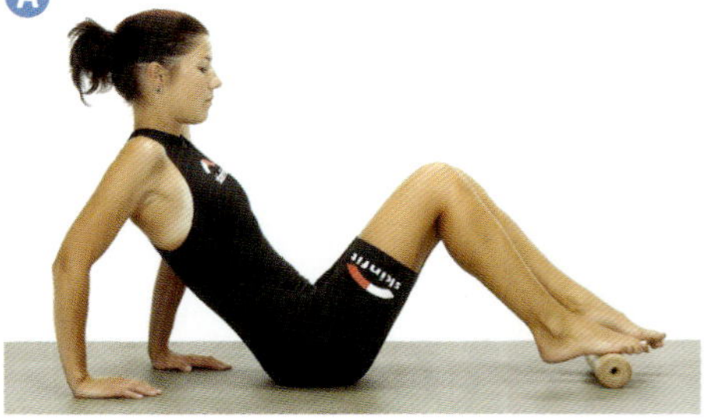

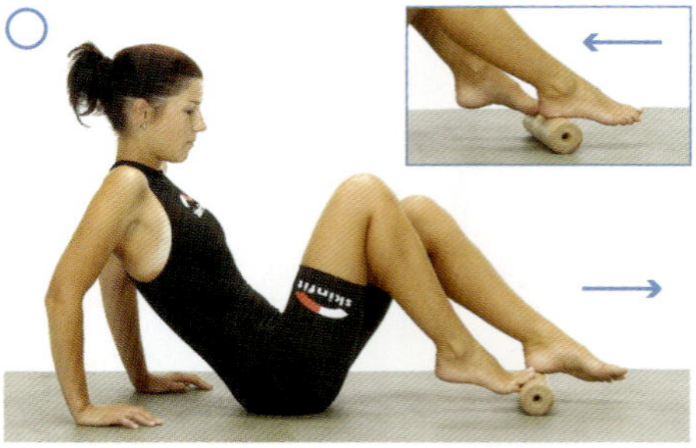

- A Stabiler Sitz (Füße liegen auf Rundholz auf)
- ○ Vor- und Zurückrollen des Rundholzes (Nudelholzes) mit den Füßen

---

Variation für Fortgeschrittene

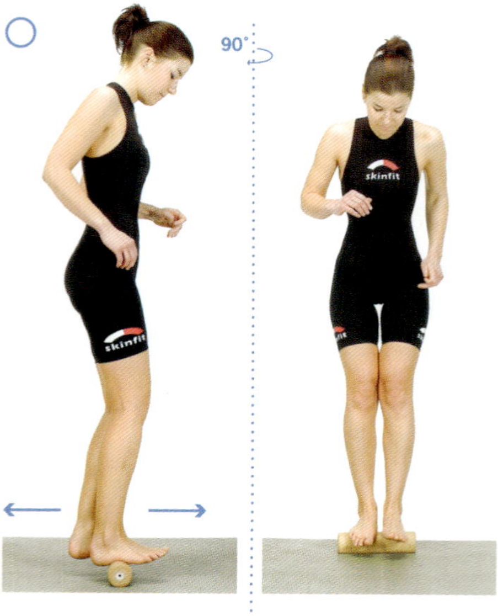

- A Stabiler Stand auf Rundholz
- ○ Stehen und Rollen auf dem Rundholz (anfänglich ratsam mit Partnerunterstützung)

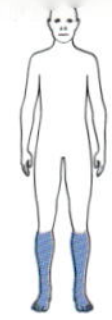

geeignet

Gewichtsverlagerung auf labiler Unterlage

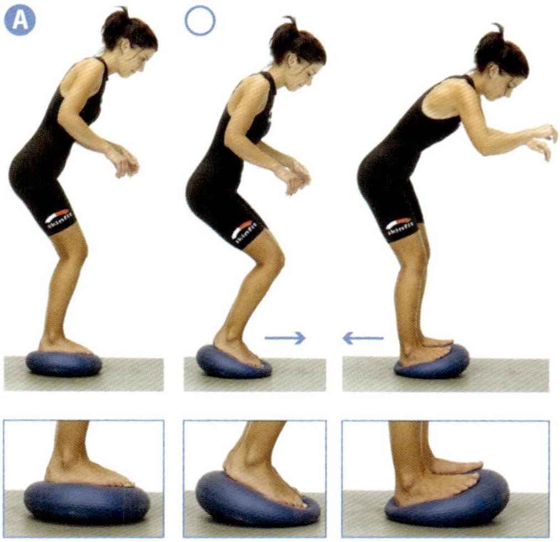

- A Beidbeiniger Stand auf einem Luftkissen (Knie leicht gebeugt)
- ○ Gewichtsverlagerung nach vorne und zurück

Variation

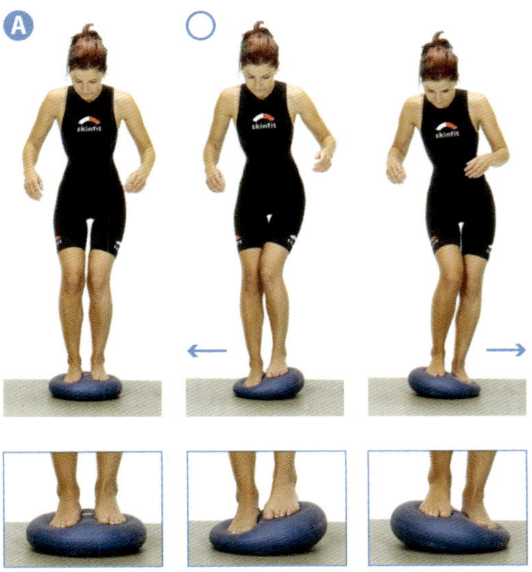

- A Beidbeiniger Stand auf einem Luftkissen (Knie leicht gebeugt)
- ○ Gewichtsverlagerung zur Seite (nach rechts und links)

geeignet

Gewichtsverlagerungen

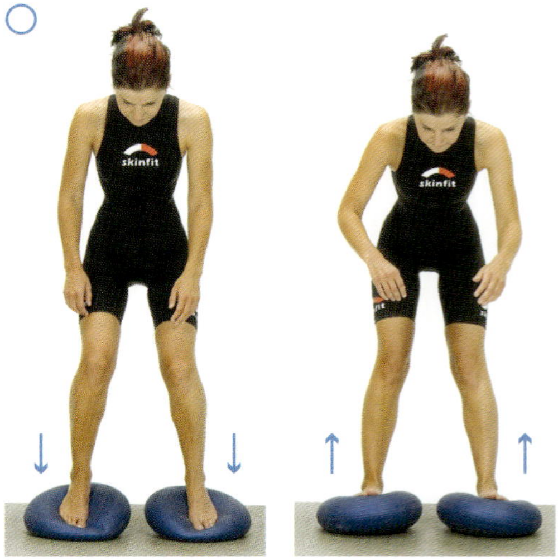

- **A** Stand auf zwei Luftkissen (Knie leicht gebeugt)
- Gewichtsverlagerung nach vorne bzw. zurück

Abfahren

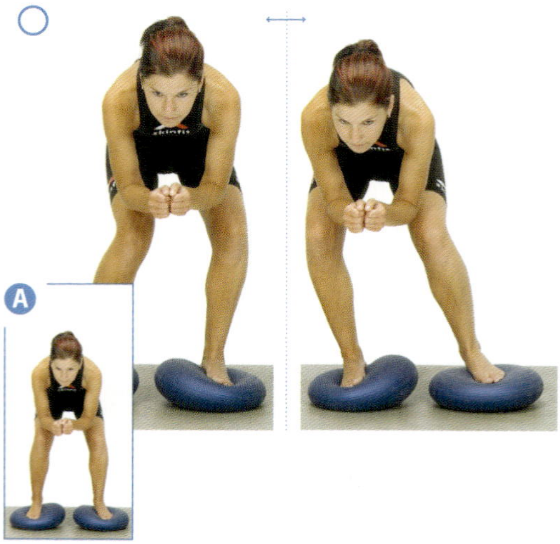

- **A** Abfahrtshocke (Kniewinkel größer als 90°)
- Knie umlegen (zur Seite legen) = Carven

geeignet

Gleichgewichtsübung auf labiler Unterlage (Luftkissen)

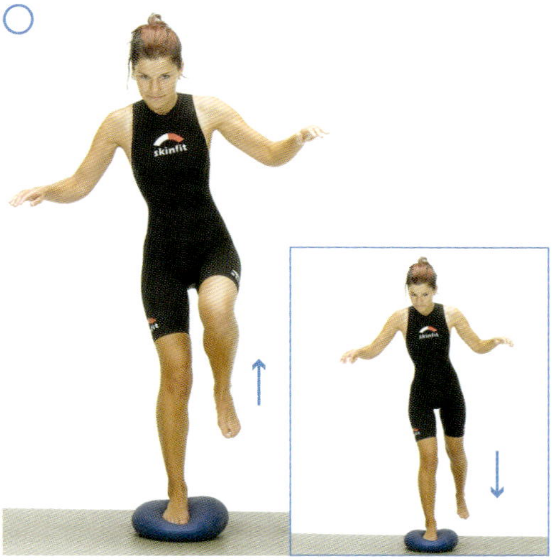

- **A** Einbeinstand auf einem Luftkissen (Standbein leicht gebeugt)
- **○** Gleichgewicht halten und mit dem Schwungbein kleine Bewegungen ausführen:
  - nach vorne und zurück
  - Bein leicht abspreizen bzw.
  - kleine Kreise beschreiben

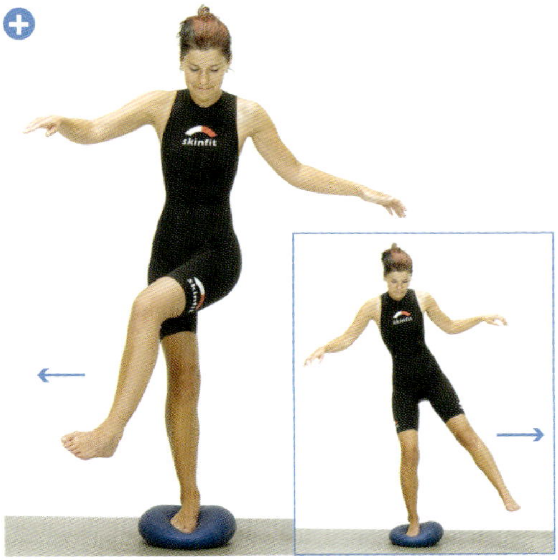

+ Pendeln des Schwungbeines vor dem Körper

Hinweis:

- Trainiere stets beidseitig und in alle Bewegungsrichtungen!

geeignet

Stehen und Balancehalten auf einem Wippbrett

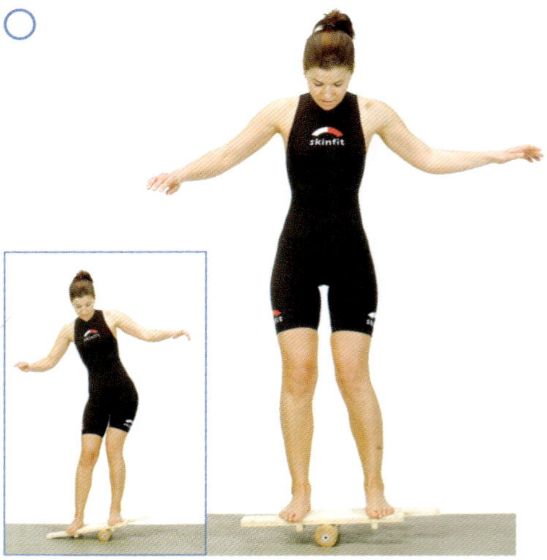

- **A** Füße parallel zum Rundholz
- Stehen und Balancehalten auf dem Wippbrett (Links/rechts – Balance)

Variation durch leichte Schrittstellung

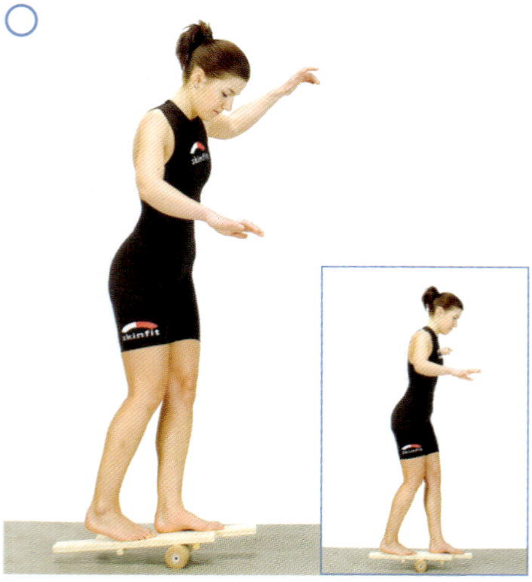

- **A** Füße im rechten Winkel zum Rundholz
- Stehen und Balancehalten (Vor/zurück-Balance)

geeignet

Gehen auf Medizinbällen

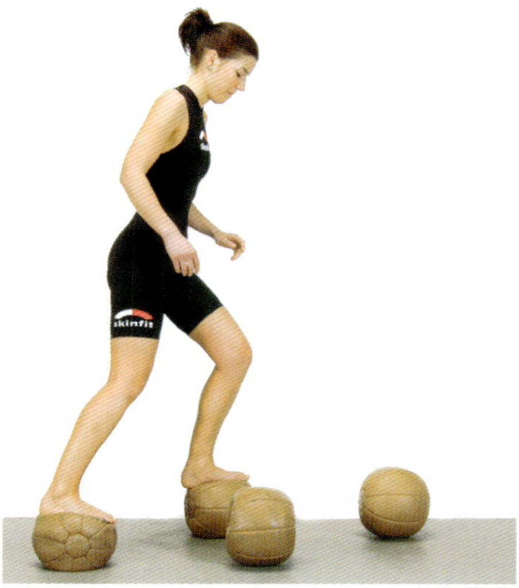

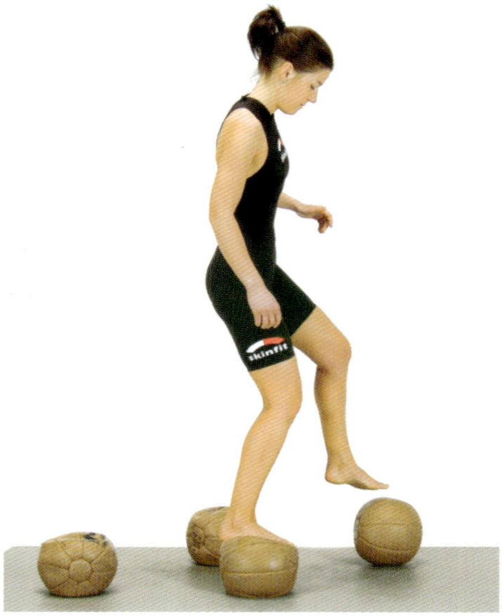

- Ⓐ Stand auf Medizinbällen (Knie leicht gebeugt)
- ○ Gehen auf Medizinbällen

Hinweis:

- Variiere die Bewegungsaufgabe durch Verändern der Abstände, durch verschiedene Ballgrößen, ….

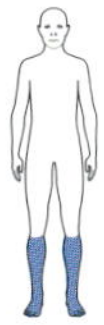

geeignet

Stehen und Vorwärtsbewegen auf Tennisbällen

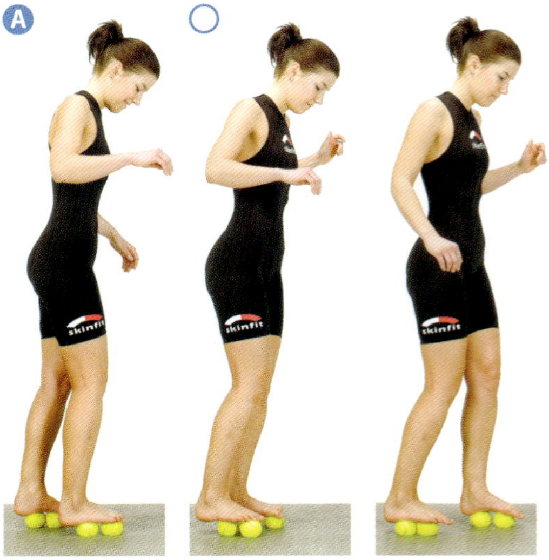

- Ⓐ Stand auf Tennisbällen
- ○ Stehen und Vorwärtsbewegen auf Tennisbällen

Richtiges Abrollen des Fußes

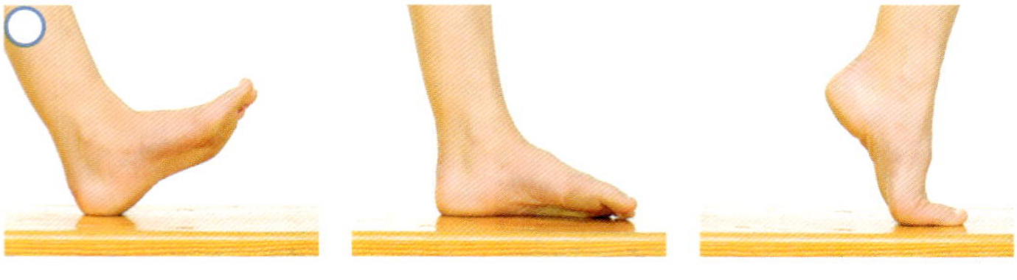

- Ⓐ Stand
- ○ Rollen von der Ferse über die Außenkante zum Großzehenballen

Grundsätzliches

- Trainiere zur besseren Reizwahrnehmung stets barfuss!
- Nimm die Fußgymnastik oder Teile daraus fix in Deine Trainingseinheiten auf. Der ideale Zeitpunkt ist am Anfang der Einheit, nach einem kurzen Aufwärmprogramm.
- Führe die Übungen mehrmals hintereinander und vor allem stets beidseitig aus!
- Viele dieser Übungen setzen vielfältige Bewegungserfahrungen und ein gutes Balancegefühl voraus. Ungeübten empfehlen wir daher unterstützende Partnerhilfe.
- Werden einzelne Balanceübungen noch dazu mit geschlossenen Augen ausgeführt, stellt dies eine zusätzliche Herausforderung für besonders Geübte dar.

Stichworte

A

B

D

E

F

Empfehlenswerte Literatur

die von uns für dieses Buch verwendet wurde

Aigelsreiter, H./Lanz, E. (2005): Dehnen, Kräftigen, Bewegen. 13. Aufl. Graz. Eigenverlag.

Aigelsreiter, H. (2001): Die 7 Aigelsreiter für Wohlbefinden und Leistungssteigerung. 1. Aufl. Graz. Eigenverlag.

Albrecht, K./Meyer, St./Zahner, L. (2001): Stretching – Das Expertenhandbuch. 3. Aufl. Heidelberg. Karl F. Haug Verlag.

Bäker, B. (2000): Die verrückte Bandscheibe – Wirbelsäulenbeschwerden und ihre Behandlung. 2. Aufl. München. Ehrenwirth.

Bischops, K./Gerards, H.-W. (2001): Koordinationstraining. Aachen. Meyer & Meyer Verlag.

Delavier, F. (2000): MuskelGuide. 2. Aufl. München. BLV Verlag.

Ehlenz, H./ Grosser, M./Zimmermann, E. (2003): Krafttraining. 7. Aufl. München. BLV Sportwissen.

Geiger, L. V. (1997): Überlastungsschäden im Sport. München. BLV Sportwissen.

Geiger, L. V.(1999): Gesundheitstraining. München. BLV Sportwissen.

Grosser, M./Starischka/Zimmermann E. (2001): Das neue Konditionstraining. 8. Aufl. München. BLV Sportwissen.

Häfelinger, U./Schuba, V. (2004): Koordinationstherapie – Propriozeptives Training. 2. Aufl. Aachen. Meyer & Meyer Verlag.

Junghanns, H. (1986): Die Wirbelsäule in Forschung und Praxis. Bd.100. (Die Wirbelsäule unter den Einflüssen des täglichen Lebens, der Freizeit, des Sports). Stuttgart. Hippokrates Verlag.

Kempf, H.-D. (2001): Die Rückenschule. 17. Aufl. Reinbek bei Hamburg. Rowohlt Sachbuch.

Kendall, F. P./Kendall Mc Creary, E. (1988): Muskeln; Funktionen und Test. 3. Aufl. Stuttgart. Gustav Fischer Verlag.

Lewit, K. (1993): Manuelle Medizin. 6. Aufl. München. Urban und Schwarzenberg.

Letzelter, M. (1982): Trainingsgrundlagen (Training – Technik – Taktik). Reinbek bei Hamburg. Rowohlt Sport.

Markworth, P. (2002): Sportmedizin, Physiologische Grundlagen. 16. Aufl. Reinbek bei Hamburg. Rowohlt

Michler, P./Graß, M. (1996): Gymnastik – aber richtig. 4. Aufl. Hard. Eigenverlag.

Quenzer, E./Nepper, H.-U. (2002): Funktionelle Gymnastik. 3. Aufl. Wiebelsheim. Limpert Verlag.

Rd. (2004): »Muskeln in Gefahr«. In: Medical Tribune, 36. Jahrgang, Nummer 10, 3. März 2004.

Redl, S.(Hrsg.) (1992): Sport in der Schule. Bd. 69. Wien. Österreichischer Bundesverlag.

Redl, S.(Hrsg.) (1989): Sport in der Volksschule. Bd. 66. Wien. Österreichischer Bundesverlag.

Renström, P./Peterson, L. (2002): Verletzungen im Sport. 3. Aufl. Köln. Deutscher Ärzte-Verlag.

Schnack, G. (1992): Intensivstretching und Ausgleichsgymnastik (Aktivtherapie bei Fehlbelastungen in Beruf und Sport). Köln. Deutscher Ärzte-Verlag.

Spring, H./Illi, U. u.a. (2001): Dehn- und Kräftigungsgymnastik – Stretching und dynamische Kräftigung. 5. Aufl. Stuttgart. Georg-Thieme-Verlag.

Trunz, E./Freiwald, J./Konrad, P. (2000): Fit durch Muskeltraining. Reinbek bei Hamburg. Rowohlt Sport.

Tschirner T./Wolters Ch. (2003): Das Bauchmuskelbuch. (aus der Reihe Men´s Health). Reinbek bei Hamburg. Rowohlt.

Weineck, J. (1990): Sportanatomie: (Beiträge zur Sportmedizin, Band 9). 6. Aufl. Erlangen. perimed-Fachbuch-Verlags-GesmbH.

Weineck, J. (1996): Optimales Training (Leistungsphysiologische Trainingslehre unter besonderer Berücksichtigung des Kinder- und Jugendtrainings). 9. Aufl. Erlangen. perimed-spitta.

Wirhed, R. (1988): Sport-Anatomie und Bewegungslehre. 2. Aufl. Stuttgart. Schattauer Verlag.

Noch mehr »Gymnastik – aber richtig!«

Trainingskarten

Das reichhaltige Sortiment von mobilisierenden, dehnenden und kräftigenden Übungen bringt Abwechslung und individuelle Vielfalt in das sportliche Training. Die Sammlung der besten Übungen besticht durch ihre einfache und praktische Handhabung und bietet zudem noch sportartspezifische Trainingsprogramme, unsere so genannten Gym-Hits.

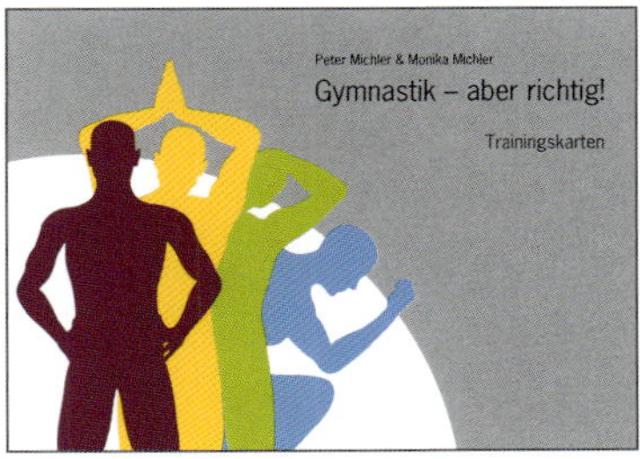

ISBN-10: 3-9500524-4-5, ISBN-13: 978-3-9500524-4-2

Muskelfunktionstests

Spezielle Testübungen ermöglichen eine genaue Diagnose. Verkürzte oder abgeschwächte Muskeln? Gymnastik, aber richtig bzw. gezielte Bewegungen schaffen Abhilfe bei muskulären Dysbalancen.

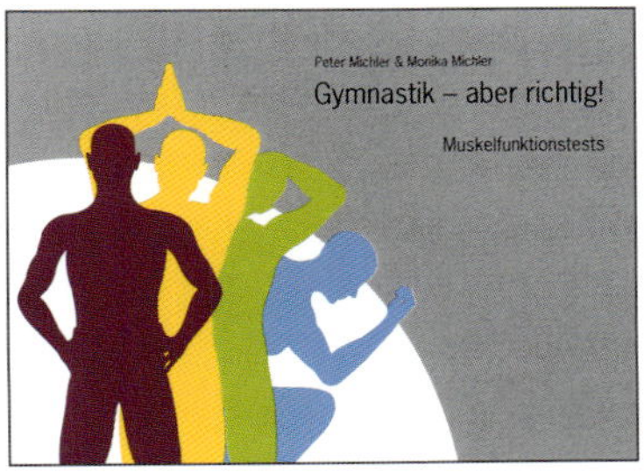

ISBN-10: 3-9500524-5-3, ISBN-13: ISBN 978-3-9500524-5-9

Dies ist nicht die letzte Seite

Noch mehr »Gymnastik – aber richtig!«

Die Urlaubszeit ist doch die schönste Zeit des Jahres?!
Wenn nur die Strapazen der Hin- und Rückreise nicht wären!

Infofolder

Unser Infofolder liefert nützliche Informationen und Bewegungstipps für diese kritische »Reisezeit«.

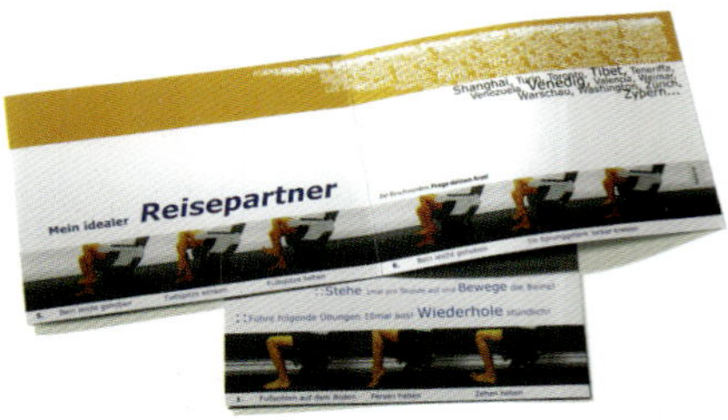

Reisethrombose

Der anspruchsvoll Reisende wird sich für dieses handliche Produkt entscheiden. Beinstress hat damit keine Chance mehr.

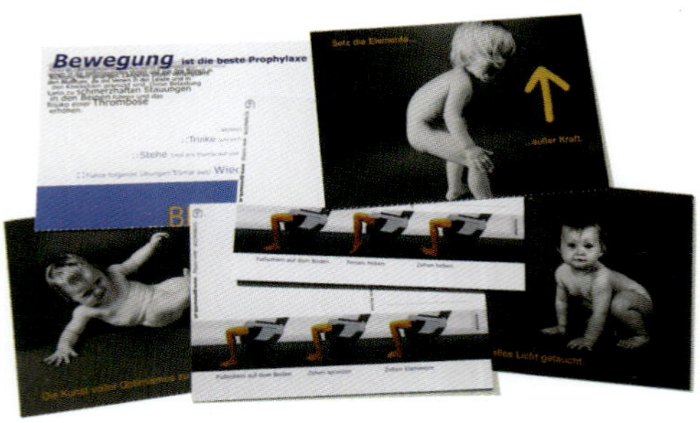

Weitere Informationen finden Sie unter www.gymnastik.at
Bestelladresse: Peter Michler Eigenverlag, Im Winkel 1, A - 6971 Hard
Fon & Fax: +43 (0) 55 74/78 391, E-Mail: office@gymnastik.at